临床医学专业"十三五"规划教材/多媒体融合创新教材

供临床医学类、护理学类、相关医学技术类等专业使用

药理学

YAOLIXUE

主编 ⊙ 金少举　马瑜红

郑州大学出版社

图书在版编目(CIP)数据

药理学/金少举,马瑜红主编.—郑州:郑州大学出版社,2018.5

ISBN 978-7-5645-5106-3

Ⅰ.①药… Ⅱ.①金…②马… Ⅲ.①药理学 Ⅳ.①R96

中国版本图书馆 CIP 数据核字(2018)第 008378 号

郑州大学出版社出版发行
郑州市大学路 40 号　　　　　　　邮政编码:450052
出版人:张功员　　　　　　　　　发行电话:0371-66966070
全国新华书店经销
郑州市诚丰印刷有限公司印制
开本:850 mm×1 168 mm　1/16
印张:24
字数:583 千字
版次:2018 年 5 月第 1 版　　　　印次:2018 年 5 月第 1 次印刷

书号:ISBN 978-7-5645-5106-3　　　定价:49.00 元

本书如有印装质量问题,由本社负责调换

作者名单

主　　编　金少举　马瑜红
副 主 编　高建岭　张耀锋　周成林
　　　　　任丽平
编　　委　（按姓氏笔画排序）
　　　　　马瑜红　王　方　卢泽恺
　　　　　任丽平　许卫锋　孙明振
　　　　　宋佳玉　张　琨　张红霞
　　　　　张耀锋　金少举　周成林
　　　　　赵汴霞　高建岭

临床医学专业"十三五"规划教材/多媒体融合创新教材

建设单位

(以单位名称首字拼音排序)

安徽医学高等专科学校	漯河医学高等专科学校
安徽中医药高等专科学校	南阳医学高等专科学校
安阳职业技术学院	平顶山学院
达州职业技术学院	濮阳医学高等专科学校
汉中职业技术学院	商丘医学高等专科学校
河南大学	三门峡职业技术学院
河南护理职业学院	山东医学高等专科学校
河南医学高等专科学校	邵阳学院
河南科技大学	襄阳职业技术学院
湖南医药学院	新乡医学院
黄河科技学院	新乡医学院三全学院
嘉应学院	信阳职业技术学院
金华职业技术学院	邢台医学高等专科学校
开封大学	永州职业技术学院
临汾职业技术学院	郑州澍青医学高等专科学校
洛阳职业技术学院	郑州大学

前言

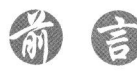

为紧密结合国家医疗卫生体制改革，适应面向基层的专科层次医学人才培养，郑州大学出版社启动了临床医学专科专业"十三五"规划教材编写工作。《药理学》在编写的过程中一直遵循秉承传统、追踪前沿、服务临床的宗旨，努力提高教材编写质量。

随着我国医药卫生事业和卫生职业教育的快速发展，高职高专医学生的培养目标、方法和内容有了很大变化，教材的编写也需要不断改革创新，健全课程体系，完善课程结构，进一步提高教材的思想性、科学性、先进性、启发性和适用性。《药理学》是临床医学、药学、护理学等医药学专业的基础课程。本书围绕医学专科教育特点，突出知识的基础性和实用性，在掌握基本理论、基本概念和药物作用及机制的同时，以基层医药卫生应用为目的，将基本知识和拓展知识相结合，内容的选择上注重与基础课程和后续专业课内容衔接，紧密联系临床实际，删繁就简，突出重点，以便教师讲授和学生学习。

全书内容共八篇，四十七章。第一篇为总论部分，包括第一章至第四章内容；第二篇为传出神经系统药理学，包括第五章至第九章内容；第三篇为中枢神经系统药理学，包括第十章至第十七章内容；第四篇为心血管系统药理学，包括第十八章至第二十三章内容；第五篇为内脏系统药理学，包括第二十四章至第二十八章内容；第六篇为内分泌系统药理学，包括第二十九章至第三十二章内容；第七篇为化学治疗药理学，包括第三十三章至第四十二章内容；第八篇为其他类药物，包括第四十三章至第四十七章内容。

药理学的内容极为丰富，本书仅是专科生应掌握的基本内容，希望学习者用唯物辩证的眼光从本书中得到帮助和启发，不要采用一成不变的观点来学习药理学。

尽管编写组成员均是有多年临床医学专业教学经历、经验丰富的教师，但因水平和经验有限，教材的内容与形式难免有欠缺和疏漏之处，敬请广大读者、同行、专家批评指正，以便我们不断地加以改进。

编者
2018年2月

目 录

第一篇 总论

第一章 绪论 ... 1
第一节 药理学概述 ... 1
第二节 药物一般知识 ... 4

第二章 药物代谢动力学 ... 9
第一节 药物的体内过程 ... 9
第二节 药动学基本概念和参数 ... 16

第三章 药物效应动力学 ... 23
第一节 药物作用 ... 23
第二节 药物的剂量和效应关系 ... 27
第三节 药物作用机制 ... 30

第四章 影响药物作用的因素 ... 36
第一节 机体方面的因素 ... 36
第二节 药物方面的因素 ... 38

第二篇 传出神经系统药理学

第五章 传出神经系统药理概述 ... 42
第一节 传出神经系统的递质和受体 ... 42
第二节 传出神经系统药物的基本作用方式及分类 ... 46

第六章 拟胆碱药 ... 49
第一节 胆碱受体激动药 ... 49
第二节 抗胆碱酯酶药 ... 51
第三节 胆碱酯酶复活药 ... 54

第七章 抗胆碱药 ... 58
第一节 M胆碱受体阻断药 ... 58
第二节 N胆碱受体阻断药 ... 62

第八章　拟肾上腺素药 ... 67
第一节　α受体激动药 ... 68
第二节　α和β受体激动药 ... 69
第三节　β受体激动药 ... 73

第九章　抗肾上腺素药 ... 77
第一节　α受体阻断药 ... 77
第二节　β受体阻断药 ... 79
第三节　α和β受体阻断药 ... 82

第三篇　中枢神经系统药理学

第十章　麻醉药 ... 85
第一节　全身麻醉药 ... 85
第二节　局部麻醉药 ... 87

第十一章　镇静催眠药 ... 93
第一节　苯二氮䓬类 ... 93
第二节　巴比妥类 ... 95
第三节　其他镇静催眠药 ... 96

第十二章　抗癫痫药和抗惊厥药 ... 99
第一节　抗癫痫药 ... 99
第二节　抗惊厥药 ... 103

第十三章　治疗中枢神经系统退行性疾病药 ... 106
第一节　抗帕金森病药 ... 106
第二节　抗阿尔茨海默病药 ... 110

第十四章　抗精神失常药 ... 114
第一节　抗精神病药 ... 114
第二节　抗抑郁药和抗躁狂药 ... 117

第十五章　镇痛药 ... 121
第一节　概述 ... 121
第二节　阿片受体及内源性阿片肽 ... 122
第三节　吗啡及其他阿片受体激动药 ... 122
第四节　其他镇痛药 ... 126
第五节　阿片受体拮抗药 ... 126

第十六章　解热镇痛抗炎药 ... 129
第一节　概述 ... 129
第二节　常用解热镇痛抗炎药 ... 131
第三节　选择性环氧酶-2抑制剂 ... 135
第四节　抗痛风药 ... 135

第十七章　中枢兴奋药与促大脑功能恢复药 ... 139
第一节　中枢兴奋药 ... 139

第二节 促大脑功能恢复药 ………………………………………………………… 141

第四篇 心血管系统药理学

第十八章 利尿药和脱水药
第一节 利尿药 ………………………………………………………………… 143
第二节 脱水药 ………………………………………………………………… 149

第十九章 抗高血压药
第一节 抗高血压药的分类 …………………………………………………… 152
第二节 常用抗高血压药 ……………………………………………………… 153
第三节 其他抗高血压药 ……………………………………………………… 158
第四节 抗高血压药的临床用药原则 ………………………………………… 160
第五节 高血压药物治疗进展 ………………………………………………… 161

第二十章 抗心律失常药
第一节 心律失常的电生理学基础 …………………………………………… 164
第二节 抗心律失常药的基本作用及药物的分类 …………………………… 167
第三节 常用抗心律失常药 …………………………………………………… 168
第四节 抗心律失常药的用药原则 …………………………………………… 172

第二十一章 抗心绞痛药
第一节 硝酸酯类 ……………………………………………………………… 175
第二节 β受体阻断药 ………………………………………………………… 177
第三节 钙通道阻滞药 ………………………………………………………… 178

第二十二章 抗慢性心功能不全药
第一节 慢性心功能不全的病理生理学基础及治疗药物分类 ……………… 181
第二节 正性肌力药物 ………………………………………………………… 183
第三节 减轻心脏负荷药 ……………………………………………………… 185
第四节 肾素–血管紧张素–醛固酮系统抑制药 ……………………………… 186
第五节 其他药 ………………………………………………………………… 187

第二十三章 调血脂与防治动脉粥样硬化药
第一节 调血脂药 ……………………………………………………………… 190
第二节 抗氧化剂 ……………………………………………………………… 194
第三节 多烯脂肪酸类 ………………………………………………………… 194
第四节 黏多糖和多糖类 ……………………………………………………… 195

第五篇 内脏系统药理学

第二十四章 作用于血液及造血系统的药物
第一节 抗凝血药 ……………………………………………………………… 197
第二节 纤维蛋白溶解药与纤维蛋白溶解抑制药 …………………………… 199
第三节 抗血小板药 …………………………………………………………… 200
第四节 促凝血药 ……………………………………………………………… 201

第五节　抗贫血药及造血细胞生长因子 …………………………… 202
　　第六节　促白细胞生成药 …………………………… 204
　　第七节　血容量扩充药 …………………………… 205

第二十五章　组胺与抗组胺药
　　第一节　组胺 …………………………… 208
　　第二节　组胺受体阻断药 …………………………… 209

第二十六章　作用于消化系统的药物
　　第一节　抗消化性溃疡药 …………………………… 213
　　第二节　消化功能调节药 …………………………… 217

第二十七章　作用于呼吸系统的药物
　　第一节　平喘药 …………………………… 224
　　第二节　镇咳药 …………………………… 229
　　第三节　祛痰药 …………………………… 230

第二十八章　子宫平滑肌兴奋药和抑制药
　　第一节　子宫平滑肌兴奋药 …………………………… 234
　　第二节　子宫平滑肌抑制药 …………………………… 236

第六篇　内分泌系统药理学

第二十九章　肾上腺皮质激素类药
　　第一节　糖皮质激素类药 …………………………… 238
　　第二节　盐皮质激素类药 …………………………… 243
　　第三节　促皮质素及皮质激素抑制药 …………………………… 243

第三十章　甲状腺激素类药与抗甲状腺药
　　第一节　甲状腺激素类药 …………………………… 247
　　第二节　抗甲状腺药 …………………………… 248

第三十一章　降血糖药
　　第一节　胰岛素 …………………………… 253
　　第二节　口服降血糖药 …………………………… 255
　　第三节　其他新型降血糖药 …………………………… 257

第三十二章　性激素类药及避孕药
　　第一节　性激素类药 …………………………… 260
　　第二节　避孕药 …………………………… 263

第七篇　化学治疗药理学

第三十三章　抗菌药物概论
　　第一节　抗菌药常用术语 …………………………… 270
　　第二节　抗菌药物的作用机制 …………………………… 271
　　第三节　细菌的耐药性 …………………………… 272
　　第四节　抗菌药的合理应用原则 …………………………… 273

第三十四章 β-内酰胺类抗生素 … 275
第一节 β-内酰胺类抗生素的分类、抗菌作用机制和耐药机制 … 275
第二节 青霉素类 … 277
第三节 头孢菌素类 … 280
第四节 其他 β-内酰胺类抗生素 … 282
第五节 β-内酰胺酶抑制药及其复方制剂 … 283

第三十五章 大环内酯类、林可霉素类及多肽类抗生素 … 287
第一节 大环内酯类抗生素 … 287
第二节 林可霉素类抗生素 … 289
第三节 多肽类抗生素 … 290

第三十六章 氨基糖苷类抗生素 … 293

第三十七章 四环素类与氯霉素 … 297
第一节 四环素类 … 297
第二节 氯霉素 … 299

第三十八章 人工合成抗菌药 … 302
第一节 喹诺酮类药 … 302
第二节 磺胺类药 … 304
第三节 其他合成抗菌药 … 307

第三十九章 抗结核病药及抗麻风病药 … 310
第一节 抗结核病药 … 310
第二节 抗麻风病药 … 313

第四十章 抗真菌药和抗病毒药 … 316
第一节 抗真菌药 … 316
第二节 抗病毒药 … 318

第四十一章 抗寄生虫药 … 323
第一节 抗疟药 … 323
第二节 抗阿米巴病药及抗滴虫病药 … 325
第三节 抗吸虫药 … 327
第四节 抗线虫药 … 327
第五节 抗绦虫药 … 328

第四十二章 抗恶性肿瘤药 … 330
第一节 概述 … 330
第二节 常用抗肿瘤药 … 331
第三节 抗恶性肿瘤药物的用药原则 … 336

第八篇 其他类药物

第四十三章 影响免疫功能的药物 … 340
第一节 免疫抑制剂 … 340
第二节 免疫增强剂 … 343

第四十四章　消毒防腐药 ······ 346
　　第一节　概述 ······ 346
　　第二节　常用消毒防腐药 ······ 347

第四十五章　盐类及酸碱平衡调节药 ······ 353
　　第一节　调节盐类平衡药 ······ 353
　　第二节　调节酸碱平衡药 ······ 354

第四十六章　维生素类药物 ······ 358
　　第一节　脂溶性维生素 ······ 358
　　第二节　水溶性维生素 ······ 359

第四十七章　解毒药 ······ 363
　　第一节　有机磷酸酯类中毒解毒药 ······ 363
　　第二节　金属和类金属中毒解毒药 ······ 364
　　第三节　氰化物中毒解毒药 ······ 366
　　第四节　其他解毒药 ······ 367

参考文献 ······ 369

第一篇 总论

第一章 绪论

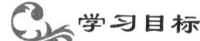
学习目标

1. 掌握药物、药理学、药物效应动力学和药物代谢动力学的概念。
2. 了解药理学的性质和研究任务,药物与药理学的发展史,药理学的研究方法。

第一节 药理学概述

一、药理学的性质与任务

药物(drug)是指能影响机体器官组织的生理功能和(或)细胞代谢过程,用于预防、治疗及诊断疾病的化学物质。药物可来源于动物、植物、微生物、无机盐或者人工合成。利用 DNA 重组技术获得的蛋白质产品可称为基因工程药物。

药理学(pharmacology)是研究药物与机体(包括病原体)之间相互作用规律及机制的科学。其研究内容分为:①药物效应动力学(pharmacodynamics),简称药效学,它研究药物对机体的作用及作用机制,临床应用及不良反应等;②药物代谢动力学(pharmacokinetics),简称药动学,它研究机体对药物的处置过程,包括药物在体内的吸收、分布、代谢和排泄过程及血药浓度随时间变化的规律。药效学和药动学在体内是同时进行并相互关联的。

药理学是基础医学与临床医学及医学与药学之间的桥梁和纽带。它既与生理学、生物化学、病理学、病理生理学、免疫学、微生物学等医学基础理论及内科学、外科学、妇科学、儿科学等临床医学知识有广泛的联系,又与药物化学、生药学、药剂学、药事管理学、药物分析等药学知识密切相关。药理学主要阐明药物对机体(包括病原体)的作用(action)和作用机制(mechanism of action)、在临床上的主要适应证(indication)、不良反应(adverse reaction)和禁忌证(contraindication)、药物的体内过程和用法等。

药理学的学科任务是要为阐明药物作用机制、改善药物质量、提高药物疗效、开发新药、发现药物新用途并为探索细胞生理、生化及病理过程提供实验资料。药理学的方法是实验性的,即在严格控制的条件下观察药物对机体或其组成部分的作用规律并分析其客观作用原理。根据实验不同,药理学的实验方法又分为:①实验药理学方法,以健康动物和正常器官、组织、细胞、亚细胞、受体分子和离子通道等为实验对象,进行药物效应动力学和药物代谢动力学的研究;②实验治疗学方法,是以病理模型动物或组织器官为实验对象,观察药物治疗作用的一种方法,实验治疗学方法既可在整体进行,也可用培养细菌、寄生虫及肿瘤细胞等方法在体外进行;③临床药理学方法,以健康志愿者或患者为对象,研究药物的药效学、药动学和药物的不良反应,并对药物的疗效和安全性进行评价,促进新药开发,推动药物治疗学发展,确保合理用药。

二、药物与药理学的发展简史

古代人类为了生存,从生产与生活经验中认识到一些天然植物、动物或矿物可以治疗伤痛和疾病,如饮酒止痛、大黄导泻、麻黄止喘等。随着人们医药实践经验的积累,专门记载药物知识的书籍开始出现。公元1世纪前后成书的《神农本草经》是我国最早的一部药物专著,收载药物365种,其中不少药物沿用至今。公元659年唐代的《新修本草》收载药物884种,是我国最早的一部药典,也是世界上第一部药典。明代医药学家李时珍通过长期实践,在1596年写出了闻名于世的《本草纲目》巨著,全书共52卷,收载药物1 892种,插图1 160幅,药方11 000余条,该书是研究中药的必读书,受到国际医药界的广泛重视,先后译成英、日、朝、德、法、俄、拉丁七种文本,流传于全世界,对促进我国和世界药物学的发展做出了杰出贡献。

药理学的发展与现代科学技术的发展密不可分。19世纪初,化学、生物学及生理学的发展,促进了实验药理学的形成与发展。生理学家F. Fontana通过动物实验对上千种药物进行了毒性测试,得出了天然药物都有其活性成分、可选择作用于机体某个部位而引起典型反应的客观结论。德国学者从罂粟中分离提纯吗啡,用狗做实验证明有镇痛作用。法国人Magendi用青蛙做实验,确定了士的宁的作用部位在脊髓。有机化学的发展为药理学提供了物质基础,从植物药中不断提纯其活性成分,得到纯度较高的药物,如依米丁、奎宁、士的宁、可卡因等。20世纪初,德国Ehrlich发现砷凡纳明能治疗梅毒,从而开始用合成药物治疗传染病。药理学作为独立的学科应从德国R. Buchheim(1820—1879年)算起,他建立了第一个药理实验室,写出第一本药理教科书,也是世界上第一位药理学教授。其学生O. Schmiedeberg(1838—1921年)继续发展了实验药理学,开始研究药物的作用部位,被称为器官药理学。受体原是英国生理学家J. N. Langley(1852—1925年)提出的药物作用学说,现已被证实是许多特异性药物作用的关键机制。此后药理学得到飞跃发展,第二次世界大战结束后出现了许多前所未有的药理新领域及新药,如抗生素、抗癌药、抗精神病药、抗高血压药、抗组胺药、抗肾上腺素药等。

近年来,分子生物学技术的迅猛发展及其他新技术(同位素技术、色谱技术、纳米技术、微电极测量等)在药理学中的广泛应用,促进了药理学的快速发展。药理学研究从器官和细胞水平深入到分子和量子水平。在药理学研究的深度和广度方面,出现了许多药理学的分支学科,如分子药理学、量子药理学、时辰药理学、临床药理学、心血管药理学、化疗药理学、神经药理学、免疫药理学、遗传药理学、内分泌药理学、中药药理学、护理药理学等,药理学已步入一个新的发展阶段。

三、新药的研究与开发

新药是指化学结构、药品组分或药理作用不同于现有药品的药物。我国《药品管理法》规定:"新药系指未曾在中国境内上市销售的药品。对已上市药品改变剂型、改变给药途径、增加新适应证的药品,亦属于新药范畴。"

新药的来源包括天然产物、半合成化学物质、全合成化学物质等。过去选药主要方法是依靠实践经验,现在可以根据有效药物的植物分类学找寻近亲品种进行筛选或从有效药物化学结构与药理活性关系推断,定向合成系列产品,然后进行药理筛选。近年来对于机体内在抗病物质(蛋白成分)利用 DNA 基因重组技术,即将 DNA 的特异基因区段分离并植入能够迅速生长的细菌或酵母细胞,以获得大量所需蛋白药物。此外,通过对现有药物进行化学结构改造(半合成)或改变剂型,也可获得疗效更好、毒性更小或应用更方便的药物。

新药研究过程大致可分为临床前研究、临床研究和上市后药物监测(post marketing surveillance)三个阶段。临床前研究包括用动物进行的系统药理研究及急、慢性毒性观察。对于具有选择性药理效应的药物,在进行临床试验前还需要测定该药物在动物体内的吸收、分布及消除过程。临床前研究是要弄清新药的作用谱及可能发生的毒性反应,在经过药物管理部门的初步审批后才能进行临床试验,目的在于保证用药安全。临床研究包括Ⅰ、Ⅱ、Ⅲ、Ⅳ期。Ⅰ期临床试验是以 10～30 例健康成年志愿者为对象,观察新药耐受性,找出安全剂量。Ⅱ期临床试验选择有特异指征的患者随机分组、设立已知有效药物及空白安慰剂双重对照,并尽量采用双盲法(患者及医护人员均不能分辨治疗药品或对照药品)观察,以对新药的有效性及安全性做出初步评价,受试病例数一般不应少于 300 例。Ⅲ期临床试验为新药上市前扩大的多中心临床试验,对那些需要长期用药的新药,应有 50～100 例患者累积用药半年至一年的观察记录,由此制定适应证、禁忌证、剂量疗程及说明可能发生的不良反应后,再经过药政部门的审批才能生产上市。Ⅳ期临床试验是指新药上市后进行的社会性考查与评价,旨在了解长期使用后出现的不良反应和远期疗效(包括无效病例)。药物只能依靠广大用药者(医生及患者)才能做出正确的历史性评价。

第二节 药物一般知识

一、药物的分类

药物按照用途可分为感冒药、退热药、胃药、泻药、催眠药等;按照性质可分为中药材、中药饮片、中成药、中西成药、化学原料药及其制剂、抗生素、生化药品、放射性药品、血清、疫苗、血液制品和诊断药品等;按照药品的性质、临床适应证及安全性等特点,可分为处方药和非处方药。处方药(prescription drug)是指必须凭执业医师或执业助理医师处方才可调配、购买、在医护人员指导下使用的药品,例如抗生素类药品。非处方药(nonprescription drug)是指经国家药品监督管理部门认定的、应用安全、质量稳定、疗效确切、不需要凭执业医师或执业助理医师处方即可自行判断、购买和使用的药物,例如治疗感冒的药品。

二、药物的名称

药物的名称分为通用名、商品名及化学名。

1. 通用名 由研发该药的制药公司或集团命名,被国家药品食品监督管理总局或世界卫生组织(World Health Organnization,WHO)认定,可作为国家药典收载的法定名称。常用在教科书、杂志及手册中,如普萘洛尔(propranolol)。

2. 商品名 药厂生产新药时,向政府管理部门申请许可证时所用的专属名称,如普萘洛尔的商品名为心得安(inderal)。同一药物的商品名可因生产厂家不同而有别,所以医药工作者必须依药品说明书了解其所含成分,鉴别是否同一药物,以免重复使用。在处方、学术刊物和著作中不能使用商品名。

3. 化学名 依药物的化学组成按公认的命名法则命名,如普萘洛尔的化学名为1-异丙氨基-3(1-萘氧基)-2-丙醇,因过于烦琐,临床很少采用。

三、药物的制剂与剂型

药物制剂是指按照国家颁布的药品规格、标准,将原料药经加工制成具有一定形态和规格,便于使用和保存的药物制品,其具体形态叫作剂型。临床常用剂型按其形态可分为液体剂型、固体剂型、半固体剂型。

(一)液体剂型

本类剂型是将药物分散在液体介质中,分散度好,起效快,剂量易于调控。

1. 注射剂 是供注入人体内使用的药物灭菌制剂,包括溶液、乳浊液、混悬液及供临用前配成溶液或混悬液的粉剂。油剂、混悬剂不得静脉给药,以免发生血管栓塞。

2. 溶液剂 是可供内服或外用的非挥发性药物的澄明水溶液。

3. 酊剂 是将生药浸在乙醇里或把化学药物溶解在乙醇里而成的药剂。如颠茄酊、橙皮酊、碘酊等。

4. 糖浆剂 指含有药物、药材提取物或芳香物质的口服浓蔗糖水溶液。如可待因糖浆。

5. **其他液体剂型** 如合剂、流浸膏剂、水剂、洗剂、喷雾剂、气雾剂、滴眼剂等。

(二) 固体剂型

本类剂型最为常用，一般理化性质稳定，生产成本相对较低，使用方便，尤其适合长期应用和患者自行使用，但吸收影响因素较多，起效较慢。

1. **片剂** 是药物与适宜的赋形剂混合通过制剂技术制成的固体制剂，主要供口服。外层包衣的片剂又称包衣片，又可分为肠溶衣片、糖衣片等。肠溶衣片不能嚼碎吞服，糖衣片应密闭防潮保存。另外，为改进药物的吸收，延迟作用时间，还研制出新型片剂如控释片、缓释片、泡腾片、异型片等，以满足不同治疗需要。

2. **胶囊剂** 是将药物分装于空胶囊内制成的制剂。该剂型综合了散剂分散快和片剂便于使用等优点，较为常用。如氨苄西林胶囊。

3. **颗粒剂** 又称冲剂，是生药提取物或药物加适量辅料制成的干燥颗粒状内服制剂，服用时用温开水冲化即可。如板蓝根冲剂。

4. **丸剂** 将药物与辅料混合做成的球形固体制剂。如藿香正气丸。

5. **其他固体制剂** 如散剂、膜剂、微型胶囊等。

(三) 半固体剂型

本类剂型介于固体剂型与液体剂型之间，分散度较好，作用时间较长，适于外用。

1. **软膏剂** 指药物与适宜基质均匀混合制成的具有一定稠度的半固体外用制剂，多供皮肤、黏膜用药。如红霉素软膏。

2. **乳膏剂** 是由脂肪酸与碱性物质作用而制成的一种稠厚乳状剂型，较软膏剂易于吸收，不污染衣物。如地塞米松乳膏。

3. **栓剂** 是供人体腔道内给药的半固体制剂，形状和大小因用药腔道而异，进入人体腔道后可软化、溶解、释放出药物。如咪康唑阴道栓。

四、药品的管理

(一) 药品管理的主要法律法规

1. **药品管理法规** 《中华人民共和国药品管理法》是我国药品管理工作的主要法律依据。与临床用药相关的其他常用法律法规还包括《药品说明书和标签管理规定》《药品流通监督管理办法》《药品注册管理办法》《药品召回管理办法》《处方药与非处方药分类管理办法》《药品不良反应报告和监测管理办法》等。

2. **药典** 药典为国家记载药品规格、标准的法典。它由国家组织编纂，由政府颁布施行，具有法律效力。药典所收载的药物均为疗效确切、不良反应小、质量较稳定的常用药物及制剂，并规定了药品质量标准、制备要求和检验方法等项，作为药品生产、检验、供应和使用的依据。为保证安全用药，药典对剧毒药规定有极量，没有特殊情况，临床医生开处方时不应超过极量。目前颁布实施的是2015年出版的《中华人民共和国药典》，简称《中国药典》。

(二) 国家基本药物制度

国家基本药物是适应我国基本医疗卫生需求，剂型适宜，价格合理，能够保障供应,公众可公平获得的药品。政府设置的基层医疗卫生机构全部配备和使用基本药物,其他各类医疗机构也都必须按规定使用基本药物。国家基本药物遴选应当按照防治必需、安全有效、价格合理、使用方便、中西药并重、基本保障、临床首选和基层能够配备的原则,结合我国用药特点,参照国际经验,合理确定品种(剂型)和数量。

(三)特殊管理的药品

麻醉药品、精神药品、医疗用毒性药品、放射性药品等属于特殊管理药品,在管理和使用过程中,应严格执行国家有关管理规定。

1. **麻醉药品** 指对中枢神经有麻醉作用,连续使用后易产生生理依赖性、能形成瘾癖的药品。包括阿片类、可卡因类、大麻类、合成麻醉药类及国家食品药品监督管理总局指定的其他易成瘾癖的药品、药用原植物及其制剂。

2. **精神药品** 指直接作用于中枢神经系统,使之兴奋或抑制,连续使用能产生依赖性的药品。依据其使人体产生的依赖性和危害人体健康的程度,分为:第一类精神药品,如氯胺酮、三唑仑等;第二类精神药品,如地西泮、咖啡因等。

3. **医疗用毒性药品** 指毒性剧烈、治疗剂量与中毒剂量相近、使用不当会致人中毒或死亡的药品。如蟾酥、雄黄、洋地黄毒苷、阿托品等。

4. **放射性药品** 指用于临床诊断或者治疗的放射性核素制剂或者其标记化合物。这类药物在分子内或制剂内含有放射性,它所射出的射线具有较强的穿透力。当其通过人体时,可与组织发生电离作用,应注意其对正常组织的损害。

五、处方和医嘱

1. **处方的概念和种类** 处方(prescription,recipe)是指由注册的执业医师和执业助理医师在诊疗活动中为患者开具的,由取得药学专业技术职务任职资格的药学专业技术人员审核、调配、核对,并作为患者用药凭证的医疗文书。处方是医生对患者用药的书面文件,具有法律、技术、经济责任。处方一般有医疗处方、法定处方及协定处方三类,在临床工作中以医疗处方最为常用。

2. **医疗处方的结构**

(1)前记 包括医院(或预防、保健)机构名称,处方编号,费别,患者姓名、性别、年龄,门诊或住院病历号,科别或病室和床位,临床诊断,开具日期等,并可添列专科要求的项目。

(2)正文 以 Rp 或 R(拉丁文 Recipe "请取"的缩写)标示,分列药品名称、规格、数量、用法用量。

(3)后记 医师签名和(或)加盖专用签章,药品金额及审核、调配、核对、发药的药学专业技术人员签名。

3. **处方常用外文缩写** 为方便,书写处方时常用拉丁语或英文缩写词来代替汉字,以给药途径、次数、时间及药物剂型等用得较多。处方中常用的拉丁文缩写见表1-1。

4. **医嘱的书写规则** 医嘱是医师为患者制定的各种诊疗的具体措施。医嘱单必须由主治医师亲自填写,如实习医生填写则需经带教老师审查批准。医嘱内容包括医嘱的日期,时间,护理级别,隔离种类,饮食,体位,各种检查和治疗,药物名称、剂量、用法,医师和护士的签名。书写要求一般如下:

表1-1 处方常用拉丁文缩写词

缩写词	中文	缩写词	中文	缩写词	中文
Rp.	取	p.o 或 o.s	口服	Tab.	片剂
b.i.d	一日2次	i.h	皮下注射	a.c	饭前
t.i.d	一日3次	i.m	肌内注射	p.c	饭后
q.i.d	一日4次	i.v	静脉注射	h.s	睡时
q.d	一日1次	i.v.gtt	静脉滴注	a.m.	上午
q.2d	两日1次	U	单位	p.m.	下午
q.h	每小时1次	IU	国际单位	p.r.n.	需要时
q.6h	每六小时1次	Amp.	安瓿剂	s.o.s	必要时
pr.dos	顿服,一次量	Caps.	胶囊剂	star.	当即
q.n	每晚	Inj.	注射剂	cato	缓慢地

(1)药名用拉丁、英文或中文,不许用化学分子式;用全药名或规定的缩写药名,不可用自编药名缩写。

(2)液体必须写浓度,合剂不用写浓度;液体以毫升(mL)表示,固体以克(g)或毫克(mg)、微克(μg)表示(过去习惯:以"克"为单位时,单位"克"往往省略)。

(3)药物名称、剂量、单位、用法的字体要一致,即用英文都用英文,用中文都用中文,不能中英文混合应用。

(4)静脉给药需数药并用时,先写溶药的溶剂名,后按主次顺序排写药名。用法另起一行,并注明滴数。

(5)凡试敏药物,应记录在临时医嘱单上,医生在药物后画以蓝色括号,试敏后用红色"+""-"表示"过敏""不过敏",例如,青霉素过敏表示为青霉素(+)。

(6)每项医嘱前填写日期、时间,医嘱后签名。

(7)取消医嘱,在医嘱执行时间栏里以红色标记"取消"字样。

六、药品说明书

药品说明书是载明药品重要信息的法定文件,是选用药品的法定指南,其内容包括药品的品名、规格、生产企业、批准文号、产品批号、有效期、主要成分、适应证或功能主治、用法、用量、禁忌、不良反应和注意事项等。药品说明书能提供用药信息,是医务人员、患者了解药品的重要途径。

医师、护士等应根据说明书内容综合考虑患者病情给予服药指导,同时不鼓励患者自行治疗。当患者自行服药治疗时,应选择对应病症的药物,并严格遵照说明书的用法及用量服药,以不超过最大用量为原则。

笔记栏

一、名词解释

1. 药物 2. 药理学 3. 药物效应动力学 4. 药物代谢动力学

二、单项选择题

1. 对于"药物"的较全面的描述是（　　）
   A. 是一种化学物质
   B. 能干扰细胞代谢活动的化学物质
   C. 能影响机体生理功能的物质
   D. 是用以防治、诊断疾病或计划生育的化学物质
   E. 是具有滋补营养、保健康复作用的物质

2. 药理学是研究（　　）
   A. 药物与机体相互作用规律的学科
   B. 药物作用的学科
   C. 临床合理用药的学科
   D. 药物实际疗效的学科
   E. 药物作用和作用机制的学科

3. 药物代谢动力学（药动学）研究的重点是（　　）
   A. 药物作用的产生过程
   B. 药物作用的动态规律
   C. 药物在体内的过程特别是血药浓度随时间变化的规律
   D. 药物的毒性与血药浓度的关系
   E. 药物作用强度随剂量、时间变化的规律

4. 药物效应动力学（药效学）研究（　　）
   A. 药物的临床疗效
   B. 药物的作用机制
   C. 药物对机体的作用规律及其机制
   D. 影响药物疗效的因素
   E. 药物在体内的变化

5. 以下不属于特殊管理药品的是（　　）
   A. 麻醉药品
   B. 医疗用毒性药品
   C. 血液制品
   D. 精神药品
   E. 放射性药品

单项选择题参考答案：1. D　2. A　3. C　4. C　5. C

（漯河医学高等专科学校　金少举）

第二章 药物代谢动力学

学习目标

1. 掌握影响简单扩散的因素，影响药物吸收、分布、代谢和排泄的因素，血浆半衰期、稳态血药浓度及其临床意义。
2. 熟悉生物利用度、清除率和表观分布容积。

第一节 药物的体内过程

药物代谢动力学（pharmacokinetics）简称药动学，主要研究药物在体内的动态变化规律，包括药物的体内过程（吸收、分布、生物转化和排泄）及运用数学原理和方法阐述药物在体内随时间而变化的规律。

一、药物的跨膜转运

药物的跨膜转运是指药物在体内吸收、分布、生物转化、排泄时通过生物膜的过程。生物膜主要由脂质和蛋白质组成，还有少量糖类物质。液态脂质双层构成膜的基架，不同结构和功能的蛋白质镶嵌于其中，糖类分子与脂质、蛋白质结合后附在膜的表面。脂质分子以磷脂较多，具有一定的流动性和通透性，有利于脂溶性药物通过。

药物跨膜转运的方式主要有被动转运和主动转运两种类型。

（一）被动转运

被动转运（passive transport）是药物依赖膜两侧的浓度差，从生物膜高浓度一侧向低浓度一侧进行的跨膜转运方式。被动转运包括简单扩散、滤过和易化扩散。

1. 简单扩散（simple diffusion） 非极性药物分子以其所具有的脂溶性溶解于细胞膜的脂质层，顺浓度差通过细胞膜的过程称为简单扩散，又称为脂溶扩散。简单扩散是大多数药物的体内转运方式，其特点是：不需要载体，不消耗能量，无饱和现象和竞争性抑制现象。

影响简单扩散的因素包括：①生物膜的性质、面积及膜两侧的浓度差。前两者不变的情况下,转运速率与膜两侧的浓度差成正比,当膜两侧浓度相同时转运即保持在动态平衡状态。②药物的分子量、脂溶性和极性。分子量小于200、脂溶性大、极性小的药物易跨膜转运,反之不易跨膜转运。③药物的解离度和体液的pH值。药物多呈弱酸性或弱碱性,在体液中均有一定程度的解离,生成的离子型药物因极性大、脂溶性低,不易跨膜转运,而非离子型(分子型)药物极性小、脂溶性高,易跨膜转运。药物解离度受体液pH值的影响,弱酸性药物在酸性体液、弱碱性药物在碱性体液中不易解离,非离子型药物多,脂溶性好,易跨膜转运;反之,弱酸性药物在碱性体液、弱碱性药物在酸性体液中易于解离,离子型药物多,脂溶性小,不易跨膜转运。因此,当生物膜两侧的pH值不同时,弱酸性药物易由较酸侧进入偏碱侧,而弱碱性药物则易由较碱侧进入偏酸侧。

2. 滤过(filtration)　是指直径小于膜孔的水溶性小分子药物,借助膜两侧的流体静压和渗透压差通过膜孔到达低压侧的过程,又称膜孔扩散、水溶扩散。如肾小球对药物的滤过,水、乙醇、乳酸、O_2、CO_2等均可通过膜孔滤过扩散。

3. 易化扩散(facilitated diffusion)　是一种特殊的被动转运,包括载体转运和离子通道转运。其特点是:通过与生物膜上的特异载体结合或通过离子通道顺差扩散,不消耗能量,有饱和现象,可出现竞争性抑制。只有少部分药物通过此方式转运,如维生素B_{12}经胃肠道吸收,葡萄糖进入红细胞内等。

(二) 主动转运

主动转运(active transport)是药物依赖生物膜中的特异性载体、从低浓度一侧向高浓度一侧的跨膜转运方式。其特点是:需要载体,消耗能量,有饱和现象,同一载体同时转运两种药物时可产生竞争性抑制现象。如丙磺舒和青霉素均自肾小管分泌,二者竞争可抑制青霉素排泄,延长其作用时间。

二、药物体内过程的基本环节

药物由给药部位进入机体产生药理效应,随后排出体外,其间经过吸收、分布、生物转化(代谢)和排泄四个基本过程,这一过程称为药物的体内过程(图2-1)。

(一) 吸收

药物的吸收(absorption)是指药物自给药部位进入血液循环的过程。药物吸收的快慢和吸收量的多少,直接影响药物的起效快慢和作用强弱。不同的给药途径对药物吸收有很大影响。

1. 口服给药　口服是最常用的给药途径,大多数药物口服后以简单扩散的形式自胃肠道吸收。胃黏膜较厚,表面有较厚的黏液层,pH值0.9~1.5,吸收面积小(约0.1 m^2),药物在胃内滞留的时间较短,因此胃内吸收的药量较少。小肠黏膜薄,绒毛多,血流丰富,蠕动快,吸收面积大(约100 m^2),且pH值4.8~8.2,弱酸性及弱碱性药物均易吸收,是口服给药吸收的主要场所。

药物的吸收受诸多因素的影响:①胃排空速率。胃排空速率快,药物进入小肠快,药物吸收快;反之,药物吸收慢。②胃肠液的pH值。在胃液酸性环境下,弱酸性药物不易解离,易被胃黏膜吸收;弱碱性药物易解离,则不易吸收。小肠内弱酸性药物和弱碱性药物均易被吸收。③食物及药物。食物成分的不同可影响胃肠pH值等,药物相

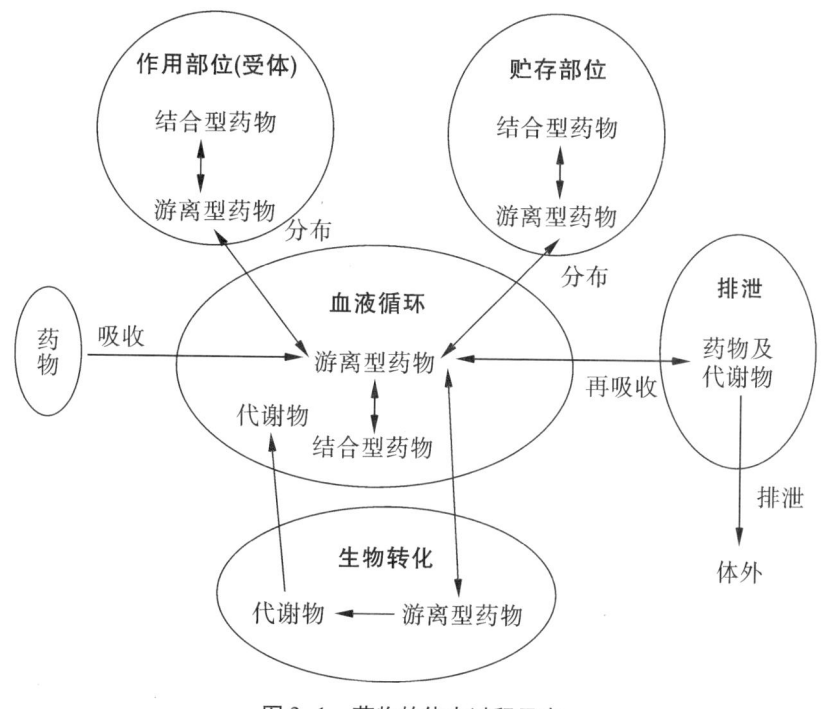

图 2-1 药物的体内过程示意

互间可引起化学性质的改变等,均可影响药物的吸收。④药物的崩解速率。固体药物只有崩解后释出有效成分,才能在胃肠吸收。崩解越快,释出药物越快,吸收越快。

口服给药时药物首先通过胃肠黏膜进入毛细血管,然后汇集到肝门静脉,再进入肝而进入循环系统。有些药物在经肠黏膜和肝时,部分药物发生生物转化,使进入体循环的有效药量减少、药效降低,这种现象称为首关代谢(first-pass metabolism)或首关效应、首关消除,也称为首过消除或首过效应。首关消除明显的药物吸收少,需考虑改变给药途径。如硝酸甘油口服后,受首关效应的影响可灭活约90%,因此,常采用舌下给药。

口服给药具有简便、安全、经济的优点,适用于大多数药物和患者。但也存在一定的缺点:①吸收较慢而不规则,显效时间长,不适宜急救。②昏迷、抽搐、呕吐、吞咽困难以及严重腹泻患者不能口服给药。③易被消化液破坏的药物不宜口服给药。④胃肠不吸收的药物无法通过口服给药被吸收。

2. 注射给药　注射给药可避免胃肠液中酸碱物质及消化酶对药物的影响,可避开首关代谢。大部分药物可注射给药,但注射给药操作复杂,与口服相比,其缺点是不够方便、经济和安全。临床上常用的注射方法有如下几种:

(1)肌内注射　其特点为吸收速率一般较口服快、无首关代谢、给药剂量较准确。临床上常将药液注入臀大肌上部。影响肌内注射的因素:①药物的水溶性。水溶性高的药物易于在注射部位扩散,有利于吸收;而混悬剂吸收慢而持久。②注射部位的血流量。组织血流越丰富,药物吸收速率越快。水溶液、油剂、混悬液均可用于肌内注射,但刺激性很强的药物不宜应用,以免引起局部组织坏死。肌内注射的用药容积一般为1~5 mL。

(2) 静脉注射或静脉滴注　是将药液避开吸收屏障而直接注入或滴入静脉,无吸收过程,故作用发生快。全部药物直接进入血液而迅速生效,适用于容积大、不易吸收或刺激性强的药物给药,特别适用于急症、重症患者。但静脉注射危险性较大,尤其是药液浓度高或注射速率过快时,可引起严重的不良反应。静脉给药的药物制剂必须澄明、无沉淀、无异物、无热原、不引起溶血、无凝血反应或蛋白质凝固等。油剂、混悬液及含有气泡的药液均不可静脉给药,以免发生栓塞;某些浓度高、刺激性强的药物可静脉给药,但注射时不可将药液漏出血管外。静脉注射的部位常用肘正中静脉;静脉滴注的部位常用手背,小儿可采用头皮静脉。

(3) 皮下注射　是将药液注射于皮下组织。此法吸收速率缓慢均匀,较口服吸收快,较肌内注射吸收慢,药效维持时间较长。一般将药液注入上臂外侧皮下组织。皮下感觉神经末梢较多,刺激性强的药物、油剂不宜做皮下注射。皮下注射药量较小,一般为 1~2 mL。

(4) 皮内注射　皮内注射的药物较难吸收,所用药量很小,主要用于皮内试验(如药敏试验)及预防接种等。

(5) 椎管注射　是将药液直接注入脊髓蛛网膜下腔。此法可使药物在局部达到较高的浓度,多用于椎管麻醉或治疗脑脊髓膜疾患等。

(6) 动脉注射　是将药物直接注入动脉。如用于肿瘤化疗的局部给药,可减轻全身不良反应。动脉注射操作复杂,不常用。

3. 吸入给药　药物经口、鼻吸入,自肺泡吸收进入血液循环。肺泡血流丰富且表面积较大(约 200 m^2),肺泡和毛细血管的细胞较薄,有利于药物快速、大量吸收。气体、挥发性液体或气雾剂均可穿过肺泡壁被迅速吸收。吸入给药的缺点是药物对呼吸道有刺激性。

4. 舌下给药　舌下给药可通过舌下静脉及毛细血管迅速吸收。药物不经过门静脉而进入血液循环,可避开首关代谢。但舌下给药吸收面积小、药物不易溶出,只有少数用量小、无异味且脂溶性高的药物可舌下给药,如硝酸甘油片等。

5. 直肠和结肠给药　采用栓剂或灌肠的方法给药,药物以简单扩散方式吸收,吸收面积不大,吸收慢而不规则。直肠和结肠给药不能完全避开首关代谢,只适用于少数刺激性强的药物(如水合氯醛)或不能口服给药的患者(如小儿、严重呕吐或昏迷者)。

6. 皮肤或黏膜给药　皮肤的吸收能力很差,只有脂溶性高的药物才能通过皮肤吸收,如硝酸甘油贴剂贴于前臂内侧或胸前区可预防心绞痛发作。在制剂中加入透皮吸收剂如氮酮,可加快皮肤吸收速率。黏膜吸收能力较皮肤强,如鼻腔黏膜吸收面积大,血管丰富,吸收迅速。

(二) 分布

药物从血液循环通过跨膜转运到各组织、器官的过程,称为药物的分布(distribution)。其特点是:①药物在体内的分布是不均匀的,其作用的强度取决于药物在靶组织(作用部位)分布的浓度,因此,药物的分布直接关系到药物的疗效和毒性。②药物的分布部位和作用部位之间并没有绝对的对应关系,例如强心苷选择性地作用于心脏,却广泛分布在骨骼肌和肝。其影响因素如下:

1. 药物与血浆蛋白结合　多数药物吸收入血后可与血浆蛋白产生不同程度的可

逆性结合,因此,血浆中的药物存在结合型和游离型两种形式。只有游离型药物才能透过毛细血管壁进入组织细胞中发挥作用。结合型药物分子量大,不易跨膜转运,不被代谢,也不通过肾排泄,以贮存型存在于血液循环中,暂时失去药理活性。结合型与游离型的药物之间可以相互转换,并始终处于动态平衡状态,当血中游离型药物减少时,结合型药物可随时释放出游离型药物。药物与血浆蛋白结合的越多,形成的结合型越多,游离型越少,发挥作用越慢,由于分布的时间长,故作用维持时间越长。反之,发挥作用快,但维持时间短。

药物与血浆蛋白结合的特异性低,且血浆蛋白与药物的结合位点数量有限,如同时应用两种或两种以上与血浆蛋白结合率高的药物,则可能发生竞争置换现象。被置换出来的药物游离型增多,其作用和毒性均增强。如抗凝血药华法林与解热镇痛药保泰松的血浆蛋白结合率分别是 99% 和 98%,如两药合用,后者可使前者的蛋白结合率降为 98%,而游离型则由 1% 增至 2%,导致华法林的作用明显增强,甚至引起出血。此外,药物与血浆蛋白结合存在着饱和性,当血浆药物浓度过高,与血浆蛋白结合达到饱和时,也可导致血浆中游离型药物突然增多,效应增强,毒性增加。

2. 体液 pH 值　弱酸性药物或弱碱性药物在体内的分布受体液 pH 值的影响,细胞内液 pH 值为 7.0,细胞外液 pH 值为 7.4,弱碱性药物在细胞外液解离少,容易由细胞外液扩散到细胞内液,弱酸性药物则相反。改变体液的 pH 值,则可改变药物的分布方向,如弱酸性药物巴比妥类中毒时,静脉滴注碳酸氢钠碱化血液,可促进巴比妥类药物从脑组织向血液转运,同时碱化尿液并可使肾小管对巴比妥类药物的重吸收减少,加速药物随尿排出。

3. 药物与组织的亲和力　有些组织对某些药物有特殊的亲和力,使这些组织中的药物浓度高于血浆游离药物浓度,使药物的分布具有一定的选择性。如甲状腺组织对碘有较高的亲和力,碘在甲状腺中的浓度比血浆中高 25 倍;氯喹在肝内浓度比血浆中的浓度高 200～700 倍。某些药物可以分布至脂肪等组织形成贮存库,或分布到皮肤、毛发、指(趾)甲中。但应注意有些药物可与组织产生不可逆的结合而引起毒性反应,如四环素类抗生素可与骨骼及牙齿中新沉积的钙质形成络合物,影响未成年人骨骼及牙齿的正常生长发育。

4. 组织器官的血流量　药物必须通过血液循环才能分布到各组织器官,人体各组织器官的血流量是不均一的,药物首先到达心、脑、肝、肾等血流量大的器官,随后再向血流量小的器官及组织分布。例如麻醉药硫喷妥钠静脉注射后,首先到达脑组织发挥作用,由于其脂溶性大,随后可迅速转运至脂肪组织中贮存起来,以致麻醉作用持续时间较短,此现象称为药物在体内的再分布(redistribution)。

5. 体内的特殊屏障

(1) 血-脑屏障　脑组织的毛细血管壁的内皮细胞紧密相连,其表面由星状胶质细胞包绕,包括血-脑、血-脑脊液和脑脊液-脑三种屏障。这些特殊结构形成了天然的生理屏障,有利于维持中枢神经系统内环境的相对稳定,保护大脑。只有分子量小、解离度低、脂溶性高的药物才能通过此屏障。治疗脑部疾患时,应选择能够通过血-脑屏障的药物。但血-脑屏障的通透性可发生改变,如脑组织发炎时,其通透性增加,药物可在脑脊液中达到有效治疗浓度。小儿血-脑屏障发育不完善,药物容易透过,应予注意。

(2)胎盘屏障 是指胎盘绒毛与子宫血窦间的屏障,由数层生物膜组成。其通透性和一般生物膜没有明显的区别,实质上胎盘对药物的转运并无屏障作用,几乎所有药物都能穿透胎盘进入胎儿体内,只是药物进入胎儿循环相对较慢。应注意脂溶性较高的药物,如全身麻醉药、镇痛药、巴比妥类等药物可通过胎盘屏障进而抑制胎儿的中枢神经系统。有些药物有潜在性的致畸作用或对胎儿有毒性,孕妇用药时应谨慎。

(三)药物的生物转化

药物的生物转化(biotransformation)是指进入机体内的药物发生化学结构和药理活性变化的过程,也称代谢(metabolism)。药物代谢的主要器官是肝,小肠、肺及肾也参与代谢。

1. 生物转化的意义 生物转化是药物在机体内消除的重要方式之一。经过药物的生物转化,将极性较小、脂溶性较高的药物转化为极性较大、水溶性较高的代谢产物,有利于药物排出,如硝酸甘油、普萘洛尔等极性小、脂溶性高的药物必须经肝代谢后,才能以代谢产物的形式排出体外。并不是所有的药物均需通过肝代谢才能消除,如青霉素、庆大霉素等极性大、脂溶性低的药物无须经过代谢便可直接溶于尿液排出体外。

2. 生物转化的方式 药物在体内生物转化的方式有氧化、还原、水解和结合。多数药物的转化步骤分为两个时相,氧化、还原和水解反应为Ⅰ相反应,结合反应为Ⅱ相反应。也有一些药物经过Ⅰ相反应后的代谢产物具有较大的极性,易溶于水而经肾排出,便无须经过Ⅱ相反应。

大多数药物经生物转化后其药理活性减弱或消失,称为灭活。但也有一些药物经生物转化后其代谢产物仍有药理活性或毒性,如地西泮的代谢产物仍有药理活性。还有少数药物本身无活性,须经生物转化后才具有活性或产生毒性,这一过程称为活化,如可的松须转化为氢化可的松后才能发挥作用,环磷酰胺必须在体内羟基化后才发挥抗肿瘤作用等。

3. 生物转化的酶系 药物代谢过程需要各种酶的参与并进行催化,其中与药物代谢有关的酶系主要有微粒体酶和非微粒体酶两大类。

(1)微粒体酶 主要存在于肝细胞滑面内质网上的细胞色素 P 450(cytochrome P 450,简称 CYP 450)酶系,有 100 余种同工酶,是催化药物生物转化的主要酶系统,故称为"肝微粒体药物代谢酶",简称"肝药酶",其中有氧化酶、还原酶、水解酶、结合酶等。

微粒体酶参与许多内源性物质和包括药物在内的多数外源性物质的代谢。其特点如下。①选择性低:为非专一性酶系,能催化多种物质代谢。经同一种酶代谢的不同药物可发生竞争性抑制现象。②变异性大:受种族、遗传、年龄、营养状况、疾病等因素的影响,个体间存在明显的差异。③活性可变:受某些化学物质(包括药物)的影响,其活性可增强或减弱。

(2)非微粒体酶 主要存在于肝、肠、肾、神经组织细胞的细胞质、线粒体和血浆中,是针对特定化学结构基团进行代谢的特异性酶,具有专一性,如单胺氧化酶、胆碱酯酶等。

4. 药酶的诱导与抑制 某些药物可以改变药酶的活性,影响药物的代谢速率,从而改变药物的作用强度和维持时间。

（1）药酶诱导　是指使药酶活性增强。凡能使药酶活性增强或加速其合成的药物称为药酶诱导剂。苯巴比妥、苯妥英钠、利福平等具有肝药酶诱导作用的药物可使其本身和另一些药物代谢速率加快，从而使血药浓度降低、药效减弱。如苯巴比妥与抗凝血药双香豆素合用，可加速双香豆素在肝的代谢，使其血药浓度降低、药效减弱。苯巴比妥连续应用后，因加速了自身的代谢而产生耐受性。

（2）药酶抑制　是指使药酶活性减弱。凡能使药酶活性减弱或减少其合成的药物称为药酶抑制剂。西咪替丁、氯霉素、异烟肼等具有药酶抑制作用的药物可使其本身及另一些药物代谢速率减慢，而使血药浓度增高、药效增强。如氯霉素与苯妥英钠合用，可减慢苯妥英钠在肝的代谢，使其血药浓度增高、作用增强，但同时也增加了毒性反应的发生率。

肝是参与药物生物转化的最重要器官。临床用药时应根据患者的肝功能状况选择药物。当肝功能不全时，肝的生物转化功能也相应降低，尽量不选择以肝代谢为主要消除途径的药物，必须选用时应相应降低给药剂量和(或)延长给药间隔时间。

（四）药物的排泄

药物的排泄（excretion）是指药物原形及其代谢产物通过排泄器官或分泌器官排出体外的过程。机体排泄药物的主要器官是肾，胆道、肠道、汗腺、唾液腺、乳腺及肺等也有一定的排泄功能。

1. 肾排泄　大多数药物的原形及其代谢产物通过肾小球滤过排泄，少数药物在近曲小管经载体主动分泌到肾小管腔中排泄。

（1）肾小球滤过　肾小球毛细血管膜孔较大，血液中未与血浆蛋白结合的游离型药物及其代谢产物均可经肾小球滤过，其滤过速率取决于药物分子量和血浆药物浓度。

（2）肾小管分泌　近曲小管细胞能以主动转运方式将部分药物自血浆分泌入肾小管内。近曲小管细胞存在两种非特异性转运机制，分别是阴离子通道和阳离子通道。阴离子通道分泌弱酸性药物，阳离子通道分泌弱碱性药物。这两种通道各有其转运载体，但载体的选择性不高，转运两种以上药物时存在竞争性抑制现象。如丙磺舒与青霉素合用，因丙磺舒竞争性抑制了青霉素自肾小管的分泌，而使青霉素血浆药物浓度升高、疗效增强。

（3）肾小管重吸收　经滤过或分泌进入肾小管的药物，随着原尿水分的重吸收，尿中药物浓度升高，当超过血浆浓度时，一些脂溶性大、极性低的药物可被重吸收回血浆中，水溶性大、极性高的代谢物则不能被重吸收而随尿排泄。通过调节肾小管腔内的pH值，可改变弱酸性药物及弱碱性药物的解离度，进而加速或减慢药物的排泄。如碱化尿液可促进巴比妥类镇静催眠药的排泄。

另外，原尿中的水分99%被肾小管重吸收，使尿中药物浓度远远高于血药浓度，一方面有利于治疗泌尿系统的某些疾病，另一方面也可能损害肾。如磺胺类药物在肾小管腔内可析出结晶，服用本类药物时，应嘱咐患者多饮水，同时口服碳酸氢钠以增加药物的溶解度，减轻其对肾的损伤。

药物经肾的排泄受肾功能的影响，当肾功能不全时，以肾为主要排泄途径的药物自肾的消除率减慢，此时应避免选择以肾排泄为主要消除途径的药物，必须选用时，应相应降低给药剂量和(或)延长给药间隔时间。

2. 胆汁排泄　某些药物及其代谢产物可随胆汁进入肠道,然后被肠道重吸收,由肝门静脉重新进入血液循环,称为肝肠循环(hepato-enteral circulation),也称肠肝循环。有肝肠循环的药物排泄缓慢,易引起蓄积中毒。如洋地黄毒苷口服吸收后约有26%形成肝肠循环,使药物作用的持续时间明显延长。经胆汁排泄的药物在胆道内的药物浓度较高,可用于治疗胆道疾病,如红霉素、头孢哌酮、头孢拉定等药物适合用于治疗胆道感染。

3. 乳汁排泄　乳汁较血液偏酸性,因而碱性药物,如吗啡、奎宁、阿托品等生物碱在乳汁中的浓度较血浆内浓度略高,故哺乳期妇女用药时应谨慎。

4. 其他途径排泄　吸入性麻醉药氧化亚氮、异氟烷等具有挥发性,其主要排泄途径为肺。有些药物可自唾液排出,且排出量与血药浓度呈正相关,如氨茶碱等药物可通过测定唾液药物浓度来代替血药浓度的检测。

第二节　药动学基本概念和参数

在药物的吸收、分布、生物转化和排泄过程中,血浆药物浓度始终处在随时间而变化的动态过程中。这一过程与药物起效的快慢、维持时间的长短等密切相关。熟悉药动学的基本概念及血药浓度随时间变化的动态规律,对临床合理用药具有重要的参考意义。

一、血药浓度-时间曲线

血药浓度-时间曲线(药-时曲线)是指在单次非静脉给药后,在不同时间采集血液样本,测定血药浓度,以时间为横坐标,以血药浓度为纵坐标,绘制出的血药浓度随时间变化而升降的曲线(图2-2)。由坐标轴与药-时曲线围成的面积称为曲线下面积(area under curve,AUC),AUC反映进入体循环药物的相对量。

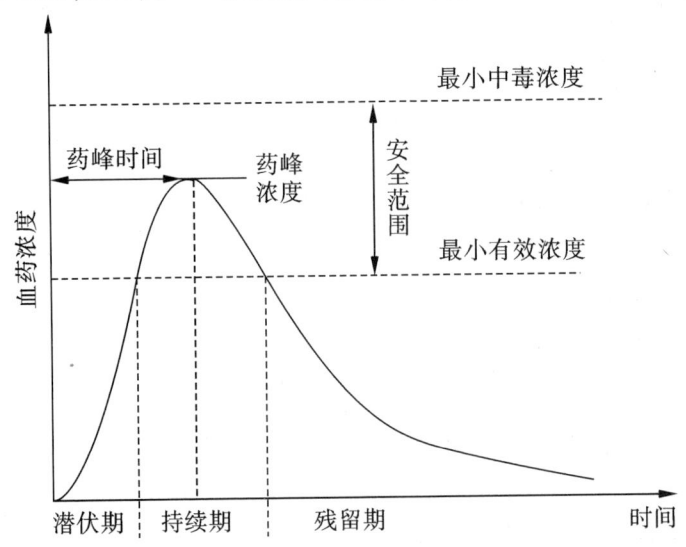

图2-2　单次非静脉给药后的药-时曲线示意

药-时曲线一般可分为潜伏期、持续期和残留期三期。潜伏期是指从给药后到达最低有效血药浓度的时期,主要反映药物的吸收和分布情况;持续期是药物维持最低有效血药浓度或基本疗效的时期,其长短与药物的吸收及消除速率有关;残留期指体内药物降至最低有效浓度以下,但尚未完全从体内消除的时期,其长短与药物的消除速率有关。药峰浓度(peak concentration,C_{max})是指用药后所能达到的最高浓度。达峰时间(peak time,T_{max})是指用药后达到最高血药浓度的时间。C_{max}和T_{max}等指标可反映药物药效的强弱及起效快慢。若将图2-2纵坐标的平均血药浓度改为药物效应,该曲线可表示药物效应随时间变化的过程,即为时-效曲线,曲线的形态和分期不变。

二、药物消除动力学

药物在体内经分布、生物转化、贮存或排泄,使血药浓度不断降低的动态变化过程称为药物消除。按药物消除速率与血药浓度之间的关系特征,药物消除动力学过程可分为两种方式。

1. 一级动力学过程　是指单位时间内按恒定的比例消除药物,又称恒比消除。其单位时间内消除的量与血药浓度成正比,血药浓度越高,消除药物的量越多(图2-3A)。当机体消除功能正常、体内药物未超过机体的最大消除能力时,绝大多数药物以恒比消除方式消除。由于一级动力学过程在半对数坐标系的药-时曲线为一斜线,故又称为线性消除(图2-3B)。

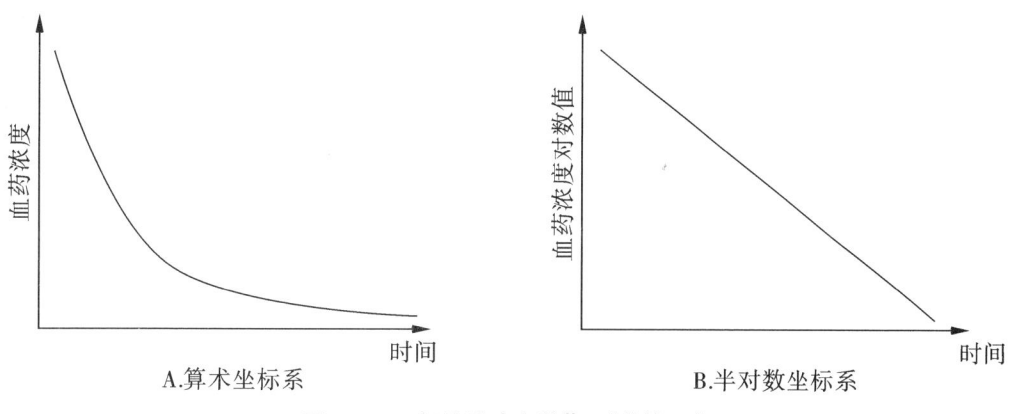

图2-3　一级消除动力学药-时曲线示意

2. 零级动力学过程　是指单位时间内按恒定的量消除药物,又称恒量消除。其单位时间内消除的药量相等,与血药浓度无关(图2-4A)。当机体消除功能低下或用药量超过机体最大消除能力时,机体按恒量方式消除药物。依据零级动力学过程在半对数坐标系的药-时曲线特点,又将其称为非线性消除(图2-4B)。

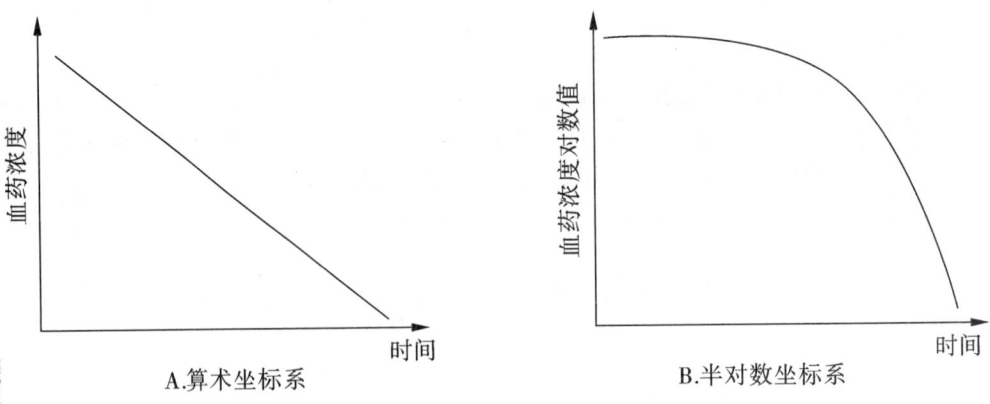

图2-4 零级消除动力学药-时曲线示意

三、半衰期

半衰期(half-life time,$t_{1/2}$)是指血浆药物浓度下降一半所需要的时间,故又称为药物血浆半衰期。半衰期反映药物在体内的消除速率,对恒比消除的药物,其半衰期是恒定值,不受血药浓度和给药途径的影响。但当肝功能不全时,经肝代谢的药物半衰期延长;当肾功能不全时,经肾排泄的药物半衰期延长。

半衰期的临床意义:①药物分类的依据。根据半衰期长短可将药物分为短效类、中效类和长效类等。②确定给药间隔时间。半衰期短,给药间隔时间短;半衰期长,给药间隔时间长。既保障药效,又可避免蓄积中毒。③预测药物基本消除的时间。恒比消除的药物,停药达4～5个半衰期,药物消除达95%左右,可认为药物基本消除。④预测连续给药达到稳态血药浓度的时间。在临床实践中,大多数药物治疗采用定时恒量多次给药,体内的药物总量随着不断给药而逐步增加,直至药物的吸收速率与消除速率基本达到平衡,血药浓度不再升高,达到稳定状态,此时的血药浓度称为稳态血药浓度。恒比消除的药物,经4～5个半衰期,药物在体内可达到稳态(表2-1)。

表2-1 一级消除动力学过程药物的消除与蓄积

半衰期数	单次给药		连续恒量给药	
	消除药量	体内残余药量	消除药量	体内累积药量
1	50.00%	50.00%	50.00%	50.00%
2	75.00%	25.00%	75.00%	75.00%
3	87.50%	12.50%	87.50%	87.50%
4	93.75%	6.25%	93.75%	93.75%
5	96.87%	3.13%	96.87%	96.87%
6	98.44%	1.56%	98.44%	98.44%
7	99.22%	0.78%	99.22%	99.22%

四、稳态血药浓度

稳态血药浓度(steady state concentration,C_{ss}),又称为坪值(plateau concentration),其临床意义:①当单位时间内给药量不变时,延长或缩短给药间隔,并不影响达到稳态血药浓度的时间,如每日用药总量确定后,可分多次给药。②稳态血药浓度的高低取决于恒量给药时连续给药的剂量,剂量大则稳态浓度高,剂量小则稳态浓度低。理想的稳态浓度是有效而不产生毒性反应的治疗浓度范围。恒速静脉滴注时血药浓度可以平稳地到达稳态血药浓度,无上下波动。③因维持量给药,通常需要4~5个半衰期才能达到稳态血药浓度,增加剂量或缩短给药间隔时间均不能提前达到稳态,只能提高稳态浓度。若患者急需达到稳态血药浓度以迅速控制病情,可采用首次使用负荷剂量,然后再给予维持剂量的方法,使稳态血药浓度提前产生。如每隔一个半衰期给药一次(如口服、肌内注射),负荷量用首剂量加倍,可在一个半衰期内达到稳态血药浓度(图2-5);持续静脉滴注时,负荷量用1.44倍的第一个半衰期的静脉滴注量静脉注射,可立即达到稳态血药浓度。

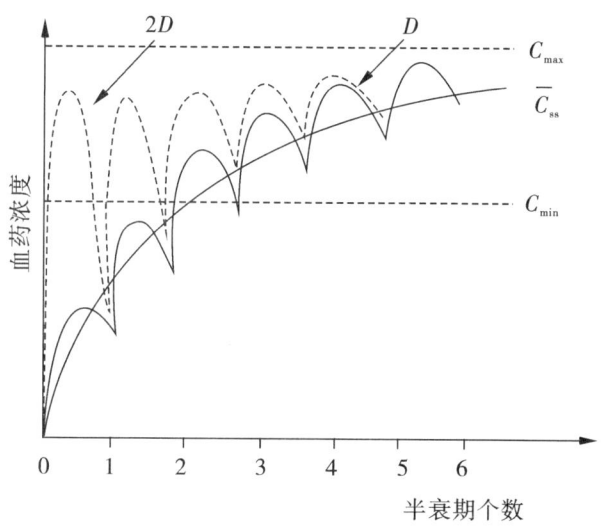

图2-5 非血管连续给药的血药浓度变化

D:每个半衰期的给药量。$2D$:首剂加倍量。C_{max}:血药峰浓度。C_{min}:血药谷浓度。$\overline{C}_{ss}$:稳态浓度均值。

五、生物利用度

生物利用度(bioavailability)是指血管外给药后药物被机体吸收进入体循环的程度和速率,常用 F 来表示。吸收进入体内的速率可用药-时曲线表示,吸收进入体内的程度可用下列公式计算:

$$F = \frac{A}{D} \times 100\%$$

式中,A 为吸收进入体循环的总药量,D 为给药剂量。

测定生物利用度,通常以非血管给药(如口服、肌内注射、舌下给药等)后所得的药-时曲线下面积(AUC)与血管内(如静脉注射)给药所得的AUC相比较,其比值称为绝对生物利用度,以此评价同一种药物不同给药途径的吸收程度。当两种药物给药途径相同时,可用被测制剂的AUC与相同剂量的标准制剂的AUC相比较,得到的比值称为相对生物利用度。

$$绝对生物利用度 = \frac{非血管给药的AUC}{血管内给药的AUC} \times 100\%$$

$$相对生物利用度 = \frac{被测制剂的AUC}{标准制剂的AUC} \times 100\%$$

不同厂家同一种制剂或同一厂家不同批号的药品之间的生物利用度可能存在差异,从而影响药物疗效。为了保证用药的有效性和安全性,生物利用度被列为药物制剂质量控制标准的重要指标。

六、表观分布容积

表观分布容积(apparent volume of distribution, V_d)是指假定药物均匀分布于机体所需要的理论容积。计算公式为 $V_d = D/C$。其中 D 为给药量,C 为药物在体内分布达到平衡时的血药浓度。因实际上药物在体内的分布并不均匀,因此 V_d 值并不是真正意义的容积空间,而是一假定值。

V_d 的临床意义在于:①推测药物的分布范围。如一位70 kg体重的正常成人,V_d 为5 L左右时表示药物大部分分布于血浆,V_d 为10~20 L时则表示药物分布于全身体液中,V_d 为40 L左右时表示药物分布到组织器官中,V_d 为100~200 L时则表明药物在体内某些组织中有蓄积。②推测给药剂量。根据药物的 V_d 值,可以计算预期血浆药物浓度所需要的给药剂量,也可根据测得的血药浓度来推算体内的药量。③推测药物的消除速率。一般而言,药物的 V_d 值越大消除越慢,V_d 值较小的药物自体内的消除较快。

七、清除率

清除率(clearance, CL)是指在单位时间内从体内清除的药物表观分布容积数,即每分钟有多少毫升血中的药量被清除。计算公式是 $CL = k \cdot V_d$,其中 k 表示药物的消除速率常数,单位是 $L \cdot h^{-1}$ 或 $mL \cdot min^{-1}$。该公式表明:清除率与消除速率常数及表观分布容积成正比。单位时间内清除的药量等于清除率与血药浓度的乘积。

多数药物自体内清除是通过肝的生物转化及肾的排泄。肝、肾功能不全的患者,其清除率相应下降,用药时需调整给药剂量及用药间隔时间,以免引起蓄积中毒。

第二章 药物代谢动力学

同步练习

一、名词解释

1. 吸收 2. 首关代谢 3. 分布 4. 生物转化 5. 肝肠循环 6. 生物利用度 7. 血浆半衰期 8. 稳态血药浓度 9. 药酶诱导剂 10. 药酶抑制剂

二、单项选择题

1. 大多数药物在体内以哪种方式通过细胞膜（　　）
   A. 简单扩散　　　　　　　　　　B. 滤过
   C. 主动转运　　　　　　　　　　D. 易化扩散
   E. 载体转运

2. 关于药酶诱导剂的叙述错误的是（　　）
   A. 使肝药酶的活性增加　　　　　B. 可能加速自身的代谢，产生耐受性
   C. 可加速被肝药酶转化的药物的代谢　　D. 可使被肝药酶转化的药物血药浓度升高
   E. 可使被肝药酶转化的药物血药浓度降低

3. 患者口服苯妥英钠几周后因消化性溃疡加服西咪替丁，测得苯妥英钠血药浓度明显升高，主要原因是（　　）
   A. 西咪替丁使苯妥英钠吸收增加
   B. 西咪替丁提高了苯妥英钠的生物利用度
   C. 西咪替丁与苯妥英钠竞争血浆蛋白，使苯妥英钠游离型浓度升高
   D. 西咪替丁抑制肝药酶使苯妥英钠代谢减少
   E. 西咪替丁诱导肝药酶使苯妥英钠代谢增加

4. 弱酸性药物在碱性尿液中（　　）
   A. 解离度大，水溶性大，不易重吸收　　B. 解离度大，水溶性小，易重吸收
   C. 解离度小，脂溶性高，不易重吸收　　D. 解离度小，脂溶性低，易重吸收
   E. 解离度大，脂溶性高，易重吸收

5. 药物的肝肠循环可影响（　　）
   A. 药物的药理活性　　　　　　　B. 药物作用起效快慢
   C. 药物作用持续时间　　　　　　D. 药物的分布范围
   E. 药物的安全范围

6. 药物与血浆蛋白结合后，下列叙述哪项正确（　　）
   A. 药理作用增强　　　　　　　　B. 药理作用减弱
   C. 暂时失去药理作用　　　　　　D. 药理作用无变化
   E. 药物的不良反应减弱

7. 药物按恒比消除时其半衰期（　　）
   A. 随血中浓度而改变　　　　　　B. 半衰期延长
   C. 固定不变　　　　　　　　　　D. 半衰期缩短
   E. 随剂量而改变

8. 每隔 1 个 $t_{1/2}$ 给药 1 次，达到稳态血药浓度时经过了（　　）
   A. $4\sim5$ 个 $t_{1/2}$　　　　　　B. $1\sim2$ 个 $t_{1/2}$
   C. $3\sim4$ 个 $t_{1/2}$　　　　　　D. $5\sim6$ 个 $t_{1/2}$
   E. $2\sim3$ 个 $t_{1/2}$

9. 尿液呈酸性时，弱酸性药物（　　）

A. 解离多,重吸收少,排泄快 B. 解离少,重吸收多,排泄慢
C. 解离少,重吸收少,排泄快 D. 解离多,重吸收多,排泄慢
E. 解离少,重吸收多,排泄快

10. 以 $t_{1/2}$ 为给药间隔时间,为迅速达稳态血药浓度可采用首次剂量(　　)
   A. 增加 1 倍 B. 增加 2 倍
   C. 增加 3 倍 D. 增加 4 倍
   E. 增加 5 倍

11. 药物生物转化的主要酶体系是(　　)
   A. 单胺氧化酶体系 B. 磷酸二酯酶
   C. 细胞色素 P450 酶系统 D. H^+,K^+-ATP 酶
   E. 乙酰胆碱酯酶

12. 药物与血浆蛋白结合的量越多,药物的作用就(　　)
   A. 起效越快,维持时间越长 B. 起效越慢,维持时间越长
   C. 起效越快,维持时间越短 D. 起效越慢,维持时间越短
   E. 起效越快,转化快

13. 对肝药酶的叙述,下列哪项不正确(　　)
   A. 个体差异大 B. 存在于肝微粒体内
   C. 是混合功能酶系统 D. 专一性高
   E. 专一性低

14. 硝酸甘油口服后经肠道吸收,经由门静脉入肝,最终进入体循环的药量约为给药量的 10% 左右,说明该药(　　)
   A. 活性低 B. 效能低
   C. 排泄快 D. 首关代谢显著
   E. 分布广

15. 某镇静催眠药 $t_{1/2}=3\text{ h}$,当血中药物降至 12.5 mg 以下时患者苏醒,当给药 100 mg 和 200 mg 时患者各能睡(　　)
   A. 6 h,8 h B. 9 h,12 h
   C. 9 h,18 h D. 8 h,16 h
   E. 8 h,10 h

三、思考题

1. 简述血浆半衰期的临床意义。
2. 影响药物分布的因素有哪些?
3. 简述影响药物吸收的因素。

单项选择题参考答案:1. A 2. D 3. D 4. A 5. C 6. C 7. C 8. A 9. B 10. A 11. C
12. B 13. D 14. D 15. B

(南阳医学高等专科学校　马瑜红)

第三章 药物效应动力学

> **学习目标**
> 1. 掌握药物的基本作用、药物作用的类型、药物作用的两重性,药物量效关系的特点,药物受体理论。
> 2. 了解药物的其他作用机制。

第一节 药物作用

药物作用(drug action)是指药物与机体细胞间的初始作用。药理效应(pharmacological effect)是指继发于药物作用之后所引起的机体原有生理、生化功能的改变。前者是动因,后者是结果。例如去甲肾上腺素,药物作用是其激动 α 受体,药理效应是血管收缩、血压上升。由于二者含义接近,通常互为通用。

一、药物的基本作用

药物的基本作用是指药物对机体原有功能活动的影响。按药物作用的结果,将药物的作用分为兴奋(excitation)作用和抑制(inhibition)作用。

1. 兴奋作用　能使机体生理功能或生化代谢过程增强的作用称为兴奋作用。如肌肉或血管收缩、心率加快、血压升高、尿量增加、酶活性升高等。过度兴奋称为"亢进"。

2. 抑制作用　能使机体生理功能或生化代谢过程减弱的作用称为抑制作用。如中枢神经系统兴奋性降低、血压下降、肌肉松弛等。过度抑制使功能活动接近停止称为"麻痹"。

药理效应在整体的表现有时比较复杂。同一药物对不同器官、组织的作用会有所不同。如强心苷类药物加强心肌收缩力,但减慢心率,抑制房室传导;吗啡抑制痛觉和呼吸中枢,但兴奋胃肠道、胆道和泌尿道平滑肌。

二、药物作用的类型

(一)直接作用和间接作用

根据作用方式不同,将药物作用分为直接作用和间接作用。药物对其接触的器官、组织直接产生的作用称为直接作用。药物发挥直接作用后,通过机体的整体反射机制而产生的生理影响称为间接作用。如去甲肾上腺素能够激动血管平滑肌上的 α_1 受体,使血管收缩、血压升高是直接作用;而血压升高后可通过减压反射,使心率减慢的作用则为间接作用。

(二)局部作用和吸收作用

根据作用范围不同,将药物作用分为局部作用和吸收作用。局部作用是指药物吸收进入血液循环之前,在用药部位产生的直接作用。如局部麻醉药普鲁卡因对感觉神经的麻醉作用、口服硫酸镁的导泻和利胆作用。吸收作用是指药物被吸收进入血液后,随着血液循环分布到全身各器官、组织后所呈现的作用,也称全身作用。如阿司匹林口服后可产生解热作用、注射硫酸镁的降压和抗惊厥作用。

三、药物作用的选择性

药物进入机体后只对一个或几个组织或器官产生比较明显的作用,而对其他组织或器官作用不明显,药物的这种对机体不同组织器官在作用性质或作用强度方面的差异称为药物作用的选择性(selectivity)。如洋地黄吸收后可分布到全身,但只对衰竭心脏有增强心肌收缩力的作用,表现出较强的选择性。药物作用的选择性与药物在体内的分布、药物与组织的亲和力、机体组织结构的差异及机体组织的生化功能等方面的差异有关。

药物作用的选择性是药物的分类依据和临床选用药物的基础。选择性高的药物作用专一,不良反应较少,但临床应用范围较窄;选择性低的药物作用针对性不强,不良反应较多,但应用范围较广。药物的选择作用是相对的,受用药剂量的影响,随着用药剂量的加大,其选择性可逐步降低。如尼可刹米等中枢兴奋药治疗量时兴奋延髓呼吸中枢,随着剂量的加大,中枢兴奋的部位和作用范围也随之扩大,过量时则可引起中枢神经系统广泛兴奋,甚至产生惊厥。

四、药物作用的两重性

药物对机体既可呈现有利的防治疾病的作用,也会产生不良反应,体现了药物作用的两重性。

1. 防治作用 防治作用可分为预防作用和治疗作用。预防作用是指提前用药防止疾病发生的药物作用,如小儿注射麻疹减毒活疫苗预防麻疹。治疗作用是指对疾病进行治疗的药物作用,如口服硝苯地平降低血压。治疗作用分为对因治疗(etiological treatment)和对症治疗(symptomatic treatment)。对因治疗可以消除原发致病因子,达到根治目的,又称治本,如抗生素杀灭病原体以控制感染性疾病。对症治疗是利用药物缓解症状,减轻患者痛苦,又称治标,如阿司匹林使发热患者体温降至正常。

通常情况下,对因治疗比对症治疗重要,但对某些危重急症,如休克、惊厥、急性心力衰竭、高热、剧痛、呼吸困难等,对症治疗便显得尤为迫切和重要。因此对因治疗和对症治疗是相辅相成的,祖国医学提倡"急则治其标,缓则治其本,标本兼治"。

2. 不良反应(adverse reaction)　是指在使用药物产生治疗作用的同时,出现的与治疗目的无关或给患者带来不适、痛苦,甚至危害的反应。

（1）副作用(side effect)　药物在治疗剂量时出现的与防治作用无关的作用称为副作用,又称副反应(side reaction)。副作用产生的原因与药物的选择性不高或作用范围广泛有关。

副作用的特点:①是药物固有的作用,与治疗作用同时发生。②可给患者带来不适,但多不严重,危害不大,停药后即可恢复。③副作用可因用药目的不同而相互转化。如阿托品阻断 M 胆碱受体,可产生抑制腺体分泌、解除平滑肌痉挛等作用,若用于麻醉前给药,可减少呼吸道腺体分泌量,防止术中窒息,但可出现术后腹部胀气、尿潴留等副作用;若用于治疗胃肠绞痛,则可产生口干等副作用。④可以预知,并可采取措施予以减轻。如红霉素有胃肠刺激作用,饭后服或服用肠溶片便可减轻这一副作用。

（2）毒性反应(toxic reaction)　毒性反应是指用药剂量过大、用药时间过长或机体敏感性过高时,药物对机体产生的危害性反应。用药后立即产生的毒性反应,称为急性毒性(acute toxicity)反应;长期反复用药,进入体内的药量蓄积而缓慢发生的毒性反应,称为慢性毒性(chronic toxicity)反应。急性毒性作用多损害循环、呼吸、神经等系统功能,慢性毒性作用多损害肝、肾、内分泌及造血系统功能。

有些药物可通过妊娠母体进入胚胎干扰胚胎发育,导致胎儿发生永久性形态结构异常,称为致畸(teratogenesis)。妊娠 20 d 至 3 个月,为胚胎器官形成期,胚胎对药物很敏感,细胞分裂易受到影响。有的药物可导致 DNA 或染色体损伤,使正常细胞转化为癌细胞,称为致癌(carcinogenesis)。有的药物可干扰 DNA 的复制,引起 DNA 变异或染色体畸变,称为致突变(mutagenesis)。致畸、致癌、致突变合称"三致"反应,是药物损伤细胞遗传物质所致的特殊毒性作用,也属于慢性毒性范畴。

药物与毒物之间无绝对的界限。较小剂量即可对机体产生毒害作用的化学物质称为毒物,而任何药物剂量过大均可产生毒性反应。药物毒性反应多数是可以预知的,因此,在用药过程中应注意控制用药剂量和用药时间,必要时应停药或改用其他药物。

（3）变态反应(allergic reaction)　是指药物引起的病理性免疫反应,又称过敏反应。致敏原可能是药物本身或其代谢产物,也可能是药物制剂中的辅料或杂质。致敏原多以半抗原的形式与体内蛋白质结合而形成全抗原,初次进入机体后,刺激机体产生抗体;当药物再次进入机体后,抗原与抗体结合,引起异常的免疫反应。

变态反应的特点:①其发生与药物的用量无关,治疗量或极小剂量即可发生,但反应程度与剂量呈正相关。②不同药物产生的症状类似,轻者表现为发热、皮疹、血管神经性水肿、支气管及胃肠平滑肌痉挛、血清病样反应,最严重的是过敏性休克,若抢救不及时可危及生命。③结构相似的药物可发生交叉过敏反应。④不易预知,常见于过敏体质的患者。对于易致敏的药物或过敏体质的患者,用药前详细询问过敏史,确认无过敏史者须做皮肤过敏试验,阳性反应者禁用。但应注意因存在假阳性或假阴性反应,皮试结果只作为参考。使用药物过程中应严密观察患者的反应,一旦发生过敏性休克,应立即皮下或静脉注射肾上腺素等药物进行抢救。

(4)后遗效应(residual effect) 是指停用药物后,血浆药物浓度降至阈浓度以下时残存的药理效应。后遗效应持续的时间有长有短,如服用催眠药苯巴比妥后,次晨仍有困倦、头晕、乏力等宿醉现象,持续时间较短;长期应用肾上腺皮质激素类药物,停药后出现的肾上腺皮质功能低下则数月内难以恢复。

(5)继发反应(secondary reaction) 是由药物治疗作用所引起的不良后果,又称治疗矛盾。如长期口服广谱抗生素,可使肠道敏感菌被抑制,破坏正常菌群的共生状态,耐药菌或真菌乘机繁殖,引起继发感染,也称二重感染。

(6)停药反应(withdrawal reaction) 患者长期使用某种药物,突然停药出现原有疾病症状迅速重现或加剧的现象,也称反跳现象(rebound phenomenon)。如长期应用普萘洛尔降血压,突然停药后可出现血压骤然升高现象。

(7)特异质反应(idiosyncrasy) 是少数特异体质的患者对某些药物特别敏感,发生反应的性质与常人不同,但与药理效应基本一致的有害反应。其严重程度与药物剂量相关。特异质反应是一种由先天遗传异常引起的反应,如:先天性葡萄糖-6-磷酸脱氢酶缺乏患者,应用伯氨喹等氧化剂后可出现溶血反应;血浆胆碱酯酶缺乏者,应用骨骼肌松弛药琥珀胆碱等可引起肌肉松弛时间过长。

(8)耐受性(tolerance)和耐药性(resistance) 用药后机体对药物的反应性降低,须增加剂量方可产生应有的药物效应,称为耐受性。在短时间内多次用药后快速发生者称为快速耐受性(tachyphylaxis),其产生原因与遗传或疾病有关。临床上更多见的是后天获得的耐受性,是连续多次用药所致,停药后对药物的反应性可逐渐恢复,如长期应用巴比妥类催眠药可引起药效降低,发生原因与酶诱导作用、人体对药物产生适应性等因素有关。耐药性(resistance)是指病原体或肿瘤细胞对化疗药物的反应性降低,亦称抗药性。滥用抗菌药物是病原体产生耐药性的重要原因之一。

(9)药物依赖性(dependence) 是指长期使用或周期性使用某种麻醉药品或精神药品后,患者对该药物产生强迫性的要连续或定期用药的行为或其他反应。药物依赖性分为两种类型:①精神依赖性(psychic dependence),又称心理依赖性(psychological dependence),曾称为习惯性。患者用药后产生愉快、满足的感觉,有连续用药的欲望,以获得满足感或避免不适感。停药会造成患者的精神负担,有主观的不适感觉,渴望再次用药,无客观体征,不会出现戒断症状。②躯体依赖性(physical dependence),又称生理依赖性(physiological dependence),曾称成瘾性,是长期反复应用依赖性药物造成的一种躯体适应状态,必须有足量药物维持才能使机体处于正常功能状态。若中断用药将产生戒断症状(abstinence symptoms),表现为精神和躯体方面一系列特有的症状,使患者非常痛苦和难以忍受。产生药物依赖性的患者为求得继续用药,会带来严重的社会危害,因此对麻醉药品和精神药品要严格按照麻醉药品和精神药品的管理规范进行管理,合理使用。

药物的防治作用与不良反应是药物固有的两重性,临床用药时既要考虑其有效性,也要重视其安全性,依据"最大治疗效果、最小不良反应"的原则权衡利弊、合理应用。

第二节 药物的剂量和效应关系

药物剂量与效应之间的关系称为剂量-效应关系(dose-effect relationship),简称量效关系。研究量效关系可定量分析和阐明药物剂量与效应之间的规律,了解药物作用的特点,为临床安全用药提供重要的依据。

一、药物剂量

剂量(dose)就是用药的分量。在一定范围内,血药浓度的高低取决于用药剂量的大小,剂量越大,血药浓度越高,作用越强(图3-1),但超过一定范围,则可能发生中毒,甚至死亡。故临床用药时应严格掌握用药剂量,充分发挥药物疗效,减少不良反应发生。

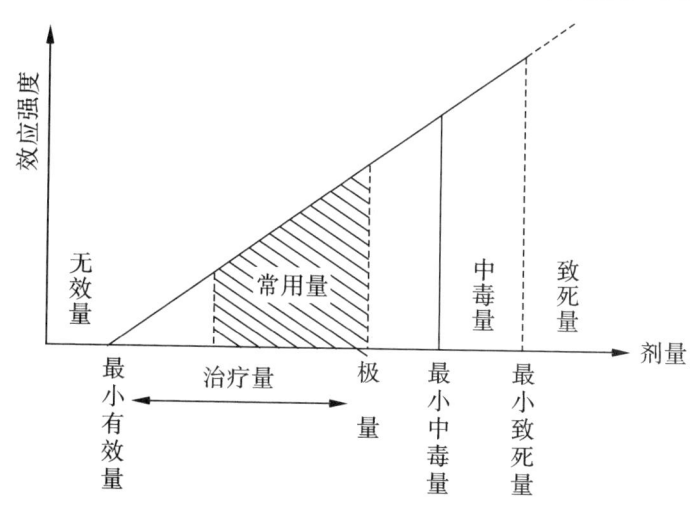

图3-1 药物剂量与效应关系示意

1. 无效量　药物剂量过小,在体内达不到有效浓度,不出现任何药理效应的剂量。
2. 最小有效量　即开始出现药理效应的药物剂量。
3. 极量　指能够引起最大效应,但尚未出现毒性反应的剂量,又称最大治疗量,即治疗疾病时允许使用的最大剂量。《中华人民共和国药典》对药物的极量有明确规定,除非特殊情况需要,用药剂量不得超过极量。
4. 治疗量及常用量　治疗量是指最小有效量和极量之间的剂量范围。临床上为了保障用药的安全及有效,在用药时,常采用比最小有效量大些,比极量小些的剂量范围作为常用量。
5. 中毒量、致死量和安全范围　能引起药物毒性反应的最小剂量称为最小中毒量。能引起人或动物死亡的最小药物剂量称为最小致死量。介于最小中毒量与最小致死量之间的剂量范围为中毒量。临床上常将最小有效量与最小中毒量之间的剂量范围称为安全范围,该范围愈大则药物的安全性愈好。

二、量效关系曲线

通常将量效关系以坐标图形式表示,横坐标表示药物剂量或浓度,纵坐标表示药物效应,绘制出的曲线,称为量效关系曲线(dose-effect curve)。

1. **量反应量效曲线** 药物效应的强度随着剂量的增加而连续变化,称为量反应,可用具体的数量或最大效应的百分率来表示(图3-2),例如心率、血压、尿量、血糖浓度等。其研究对象为单一的生物个体。

当横坐标以实际给药剂量(或浓度)表示,纵坐标表示药物效应时,随着药物剂量的增加,效应强度相应增加,当增至最大效应之后,即使剂量再增加,效应也不再增强(图3-2A)。当横坐标以对数剂量(或浓度)表示时,量效关系曲线呈对称的长尾"S"形,常用这种半对数坐标图表示量效关系曲线(图3-2B)。

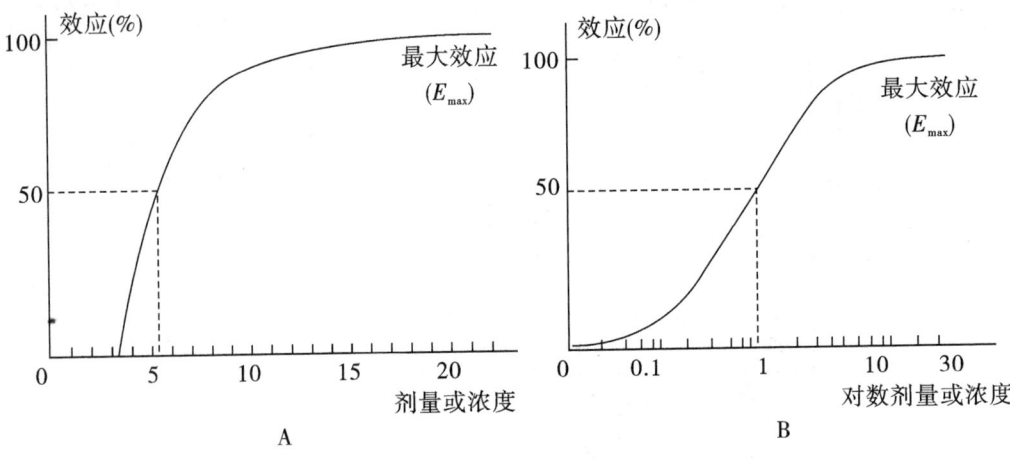

图 3-2 药物的量反应量效关系曲线示意

2. **质反应量效曲线** 药理效应强度不是随着药物剂量或浓度的增减呈现出连续性量的变化,而表现为反应性质(全或无,阳性或阴性)的变化,称为质反应,如存活与死亡、清醒与睡眠等。药理效应以反应的阳性百分率或阴性百分率来表示,其研究对象为生物群体。

若以阳性反应发生频数为纵坐标,对数剂量(或浓度)为横坐标,做出的质反应量效曲线呈现对称的"倒钟"形曲线,即正态分布曲线。若以累加阳性反应率为纵坐标,其曲线亦呈现出对称的长尾"S"形(图3-3)。

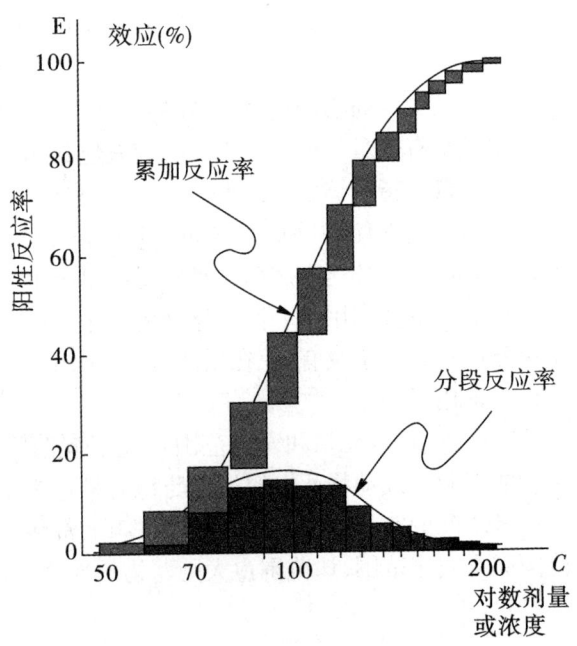

图 3-3 药物的质反应量效关系曲线示意

三、量效关系的几个重要概念

1. **效能**(efficacy) 指药物所能产生的最大效应(maximal effect, E_{max})。在量反应中,随着药物剂量(或浓度)的增加,效应强度也相应增强,但达到一定极限时,即使剂量(或浓度)继续增加,效应也不再增加,此时的效应强度也就是效能。E_{max}反映药物本身的内在活性,效能低的药物无论如何增大剂量也不可能达到高效应药物的最大效应,如哌替啶是高效能镇痛药,而阿司匹林是低效能镇痛药,后者剂量再大也无法达到前者的镇痛效果。

2. **效价**(potency) 是指药效性质相同的药物引起等效反应时的相对剂量或浓度,也称效价强度。产生同等效应所需的药物剂量越小,该药物的效价越强,如吗啡的一般镇痛剂量是 10 mg,而哌替啶是 100 mg,即吗啡的效价是哌替啶的 10 倍。

效能和效价均为评价药物药效学的重要指标,分别反映药物性质的两个不同方面,临床用药时须根据病情需要,综合考虑效能与效价,选择适宜的药物。例如,以每日排钠量作为衡量利尿药效应强度的指标,呋塞米的效能明显大于氢氯噻嗪,而氢氯噻嗪的效价则远远高于呋塞米(图3-4)。

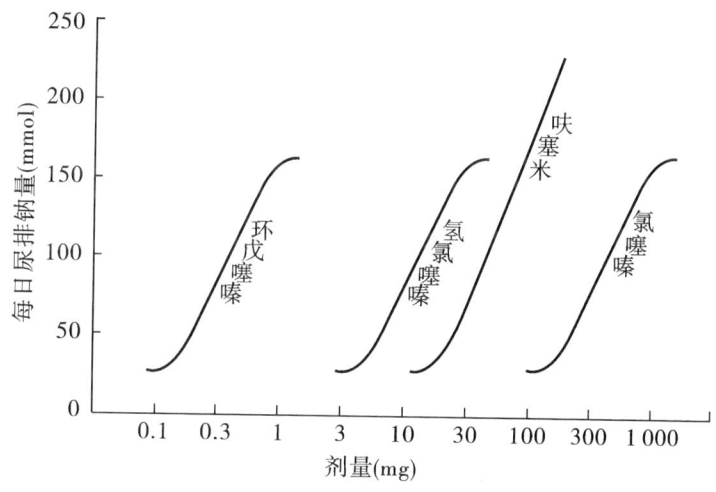

图3-4 几种利尿药的效能与效价比较

3. **治疗指数**(therapeutic index, TI) 在动物实验中,将引起50%最大效应(量反应)或50%阳性反应(质反应)时的给药剂量称为半数有效量(ED_{50}),将引起50%实验动物死亡时的给药剂量称为半数致死量(LD_{50})。ED_{50}是反映药物治疗效应的重要参数,LD_{50}是反映药物毒性大小的重要参数。将药物的LD_{50}与ED_{50}的比值(LD_{50}/ED_{50})称为治疗指数,用以表示药物的安全性,一般而言,此值越大表示该药物越安全。有时也用1%致死量(LD_1)与99%有效量(ED_{99})的比值,或者5%致死量(LD_5)与95%有效量(ED_{95})之间的距离来衡量药物的安全性。

第三节 药物作用机制

研究药物作用机制是为了阐明药物效应的初始反应及其中间各环节,即药物是如何发挥作用的。目前,对药物作用机制的研究仍有许多问题不十分清楚,有待进一步研究。由于药物种类繁多,药物的作用机制也是多种多样的,主要可归纳为两大类,即非特异性机制和特异性机制。研究和学习药物的作用机制,有助于理解药物的药理作用、临床应用及不良反应,提高药物治疗水平和防范不良反应的能力。

一、药物受体作用机制

受体理论是药理学最重要的理论之一,是从分子水平阐明生命现象的生理和病理过程,解释药物的作用、作用机制及构效关系等的一种基本理论。1878年英国人Langley研究了阿托品与毛果芸香碱对猫唾液分泌的影响,发现这两种物质存在着拮抗作用。Ehrlich于1908年提出了受体学说,认为受体能与药物结合,并用"锁和钥匙"的假说解释了药物的作用。1933年Clark在研究药物对蛙心作用的剂量与效应关系时,阐明了药物与受体在量效关系方面存在相互作用,指出很小剂量的具有结构特异性的药物即可产生生物效应。20世纪70年代,人们不仅证实了N胆碱受体的存在,而且分离、提纯得到了受体蛋白。近年来,在受体的亚型、立体构象、理化特性、分布和功能等方面的研究取得了突飞猛进的进展。

(一)受体和配体的概念

1.受体 是分布在细胞膜上、细胞质内或细胞核中的一种具有特殊功能的大分子物质(蛋白质、酶或酶的一部分),能识别并特异性地与神经递质、激素、自体活性物质或药物结合并通过信息传递引起特殊的生物效应。

2.配体 是指能与受体特异性结合的化学物质,分为内源性配体和外源性配体。受体均有其相对应的内源性配体,包括神经递质、激素、自体活性物质等。药物、毒物等为外源性配体,与内源性配体具有相同或相似的化学结构。

(二)受体的特性

1.特异性 受体对其配体具有高度的特异性识别能力,一种受体只能与特定的配体结合,产生特异的生物效应。

2.敏感性 受体只需与很低浓度的配体结合即能产生显著的生物效应。

3.饱和性 因受体数目是有限的,配体与受体的结合量具有饱和性。作用于同一受体的配体之间存在竞争现象。

4.可逆性 受体与配体的结合是可逆的,配体与受体结合形成的受体-配体复合物可以解离,且配体与受体的结合可被其他特异性配体置换。

5.多样性及可变性 同一受体可广泛分布于不同的细胞而产生不同的效应,如心肌细胞膜上的M受体兴奋时表现为心脏抑制,胃肠平滑肌细胞膜上的M受体兴奋时则表现为平滑肌收缩。受体的数目和活性不是一成不变的,在生理、病理或药物等因素的调节下,常处于动态变化中。

(三)受体的类型

1. **配体门控离子通道受体** 由配体结合部位及离子通道两部分组成。当受体兴奋时离子通道开放,细胞膜去极化或超极化,产生生物效应。N胆碱受体、γ-氨基丁酸(GABA)受体、甘氨酸受体等属于此类。

2. **G蛋白偶联受体** G蛋白是鸟苷酸结合调节蛋白的简称,包括α、β、γ三个亚基,存在于细胞膜内侧。G蛋白偶联受体可将配体带来的信号传递至效应器蛋白,产生生物效应。迄今为止,这一类受体被发现的种类最多,包括多数神经递质、生物胺及多肽激素类等,如肾上腺素、多巴胺、5-羟色胺、前列腺素等受体。

3. **酪氨酸激酶受体** 这类受体是一种跨膜糖蛋白,镶嵌于细胞膜上。当该受体被激动后,能促进酪氨酸激酶残基的磷酸化,激活细胞内蛋白激酶,增加蛋白合成,产生细胞的生长分化等效应。胰岛素及一些生长因子的受体属于此类。

4. **细胞内受体** 这类受体存在于细胞质内,激动后可促进某些特殊基因的转录,产生活性蛋白质而呈现生物效应。甾体激素、甲状腺激素及维生素A、维生素D等的受体属于此类。

(四)药物与受体的相互作用

药物与受体结合后产生生物效应,需具备以下两个条件:

1. **亲和力** 是指药物与受体结合的能力。作用性质相同的药物,与受体的亲和力同药物作用强度呈正相关。

2. **内在活性** 是指药物与受体结合后,激活受体产生特定药理效应的能力,也称为效应力(efficacy)。药物的内在活性决定药物的最大效应。

(五)作用于受体的药物类型

1. **受体激动药** 是指与受体既有较强的亲和力,又有显著内在活性的药物。

2. **受体拮抗药** 是指与受体仅有较强的亲和力,而无内在活性的药物,也称为受体阻断剂。受体拮抗剂本身不引起生物效应,但与受体结合后,可阻碍其他配体与受体的结合,从而对抗受体激动剂或内源性配体的作用,因而也呈现生物效应。如β受体阻断剂普萘洛尔占据β受体后,使去甲肾上腺素不能激动β受体,因而可产生心脏抑制、血管收缩等作用。

依据受体拮抗剂是否与激动剂竞争同一受体,可将其分为竞争性拮抗剂和非竞争性拮抗剂。竞争性拮抗剂与激动剂竞争结合同一受体,亲和力下降,而内在活性无改变,使激动剂的量效曲线向右平移,最大效应不变(图3-5A)。非竞争性拮抗剂不与激动剂竞争结合同一受体,但可使激动剂的亲和力和内在活性均降低,不仅使激动剂的量效曲线右移,最大效应也相应降低(图3-5B)。

3. **受体部分激动剂(partial agonist)** 是指与受体有一定的亲和力,但内在活性较弱的药物。只能产生较弱的受体激动效应,单用时表现为激动作用,与激动剂合用时,因其已占据了受体而拮抗激动剂的部分作用。如喷他佐辛有较弱的镇痛作用,但与吗啡合用时,不但不增加镇痛效应,反而使效应降低。

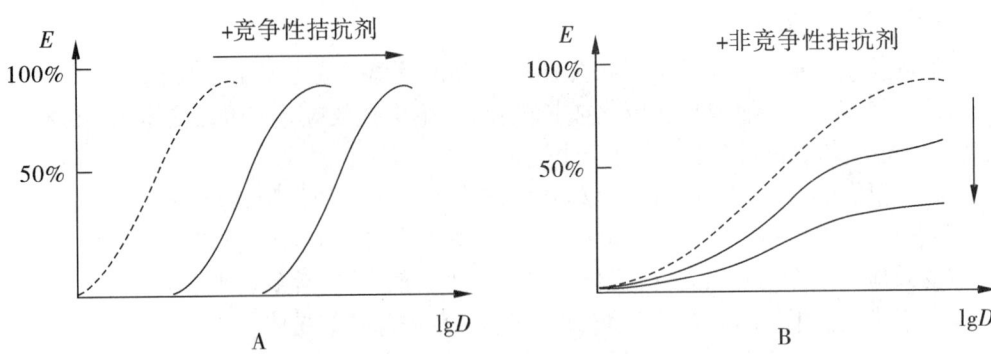

图3-5 受体激动剂合用不同类型的受体拮抗剂前后的量效曲线

图中lgD表示对数剂量,E表示药物效应;虚线表示单用激动剂时的量效曲线,实线表示合用竞争性拮抗剂(A)、非竞争性拮抗剂(B)后的量效曲线;箭头表示拮抗剂浓度增加后量效曲线的移动方向。

(六)受体的调节

受体的数目、亲和力和效应在不同的生理、病理条件下或受药物的影响而发生的变化称为受体的调节。

1. 向上调节　受体的数目增多、亲和力增加或内在活性增强,称为向上调节。向上调节是在长期使用受体阻断药时产生的。向上调节的受体对再次使用受体激动药非常敏感,使药物效应增强的现象称为受体超敏。如长期应用β受体阻断药,β受体向上调节,数目增多且对去甲肾上腺素敏感性增高,一旦突然停药,可出现血压急剧升高、心动过速等反应。

2. 向下调节　受体的数目减少、亲和力降低或内在活性减弱,称为向下调节。向下调节是在长期使用受体激动药时产生的。向下调节的受体对再次使用受体激动药反应迟钝,使药物效应减弱的现象称为受体脱敏。这种向下调节或脱敏现象是某些药物出现耐受性的原因之一。

二、药物的其他作用机制

(一)非特异性药物作用机制

非特异性药物作用机制主要与药物的理化性质有关,是通过药物分子与机体靶细胞成分间的初始理化反应,如改变渗透性、吸附作用、酸碱中和、氧化还原、水解结合及络合反应等,引起细胞内外环境改变而产生药理效应。例如,静脉注射甘露醇高渗溶液,利用渗透压作用使组织中的水分进入血管,以消除脑水肿、肺水肿;口服氢氧化铝等抗酸药中和胃酸,缓解消化性溃疡的症状;口服碳酸氢钠碱化血液及尿液,以促进巴比妥类等酸性药物的排泄;酸类、醛类、卤素等化学物质改变蛋白质性质,用于体外消毒和防腐;二巯基丙醇能络合砷、汞而发挥解毒作用。

(二)特异性药物作用机制

特异性药物作用机制与药物的化学结构关系密切,是通过药物自身结构的特异性与机体生物大分子功能基团结合,引起一系列的生物效应,可概括为以下几个方面:

1. 参与或干扰代谢过程　细胞代谢是细胞生命的基本过程,也是药物作用的主要环节。有些药物通过补充生命代谢物质,参与机体正常代谢过程,治疗机体相应物质缺乏引起的疾病,如维生素 B_1 治疗脚气病,铁剂治疗缺铁性贫血等。有些抗肿瘤药物的化学结构和机体所需要的正常代谢物质的结构类似,可以参与代谢,但不能产生正常的效应,干扰细胞的生化过程,达到抗肿瘤作用,如氟尿嘧啶与尿嘧啶的结构相似,可掺入肿瘤细胞的 DNA 或 RNA 中,干扰其生化功能。

2. 影响酶的活性　机体的许多功能和代谢过程都是在酶的催化下进行的,酶参与所有细胞的生命活动,而且极易受各种因素的影响。有些药物以酶为作用靶点,对酶可产生激活、诱导、抑制或复活作用。例如,尿激酶激活血浆纤溶酶原,新斯的明抑制胆碱酯酶,氯解磷定复活被有机磷酸酯类抑制的胆碱酯酶等。有些药物本身就是酶,如胃蛋白酶。

3. 影响体内活性物质的合成和释放　激素、神经递质及前列腺素等体内活性物质在体内有着极其广泛的生物活性,对调节机体功能起着重要的作用。有些药物可通过影响这些活性物质的合成或释放而发挥作用。例如,阿司匹林能抑制体内前列腺素的合成和释放,产生解热、镇痛和抗炎等作用。

4. 影响物质转运过程　体内许多物质(离子、递质、激素等)通过跨膜转运完成其交换、合成、释放和排泄等过程来维持机体正常生理和生化功能。一些药物可通过干扰这一过程而发挥作用。如局部麻醉药普鲁卡因阻断神经细胞膜上的钠通道而产生局部麻醉作用,硝苯地平阻滞血管平滑肌钙通道而产生降低血压等作用。

5. 影响免疫功能　药物可通过调节免疫功能发挥药理作用。如糖皮质激素可干扰免疫过程的多个环节而抑制免疫功能;白细胞介素-2 能诱导 B 淋巴细胞、T 辅助淋巴细胞和杀伤性 T 淋巴细胞的增殖及分化,产生免疫增强作用。

6. 作用于受体　详见药物受体作用机制。

同步练习

一、名词解释
1. 副作用　2. 局部作用　3. 治疗指数　4. 药物作用的选择性　5. 不良反应　6. 受体
7. 停药反应　8. 受体激动药　9. 受体阻断药　10. 安全范围　11. 毒性反应　12. 变态反应
13. 后遗效应　14. 继发反应　15. 耐受性　16. 依赖性　17. 亲和力　18. 内在活性

二、单项选择题
1. 受体激动药的特点是(　　)
   A. 对受体无亲和力,有内在活性
   B. 对受体有亲和力,有内在活性
   C. 对受体无亲和力,无内在活性
   D. 对受体有亲和力,无内在活性
   E. 对受体有亲和力,有弱的内在活性

2. 药物的治疗指数是指(　　)
   A. ED_{95}/LD_5
   B. ED_{90}/LD_{10}
   C. ED_{50}/LD_{50}
   D. LD_{50}/ED_{50}
   E. ED_{50} 与 LD_{50} 之间的距离

3. 药物与特异性受体结合后,可能兴奋受体,也可能阻断受体,这取决于(　　)
   A. 药物的给药途径
   B. 药物的剂量
   C. 药物的剂型
   D. 药物与受体是否具有亲和力

E. 药物是否有内在活性

4. 下列不属于药物不良反应的是（　　）
   A. 副作用
   B. 过敏反应
   C. 首关代谢
   D. 毒性反应
   E. 继发反应

5. 药物的常用量是指（　　）
   A. 极量与最小中毒量之间的剂量
   B. 最小有效量和最小中毒量之间的剂量
   C. 最小有效量和最小致死量之间的剂量
   D. 比最小有效量大些、比极量小些的剂量
   E. 比最小有效量大些、比最小中毒量小些的剂量

6. 受体阻断药（　　）
   A. 对受体无亲和力,有内在活性
   B. 对受体有亲和力,有内在活性
   C. 对受体无亲和力,无内在活性
   D. 对受体有亲和力,无内在活性
   E. 有协同作用

7. 药物过敏反应发生的主要原因是（　　）
   A. 用药剂量过大
   B. 用药时间过长
   C. 药物作用广泛
   D. 药物的治疗指数太小
   E. 患者体质过敏

8. 服用催眠剂量的巴比妥类药物后,次晨出现头晕、困倦、乏力、精神不振,这是药物的（　　）
   A. 副作用
   B. 后遗效应
   C. 继发反应
   D. 毒性反应
   E. 变态反应

9. 可以表示药物安全性的参数是（　　）
   A. 最小有效量
   B. 极量
   C. 治疗指数
   D. 半数致死量
   E. 半数有效量

10. 质反应的量效曲线可以为用药提供参考的是药物的（　　）
    A. 性质
    B. 疗效大小
    C. 安全性
    D. 给药方案
    E. 体内过程

11. 药物基本作用的表现是（　　）
    A. 防治作用和不良反应
    B. 对因治疗和对症治疗
    C. 选择作用和普遍细胞作用
    D. 局部作用和吸收作用
    E. 兴奋作用和抑制作用

12. 药物作用的两重性是指（　　）
    A. 治疗作用与不良反应
    B. 预防作用与不良反应
    C. 对症治疗与对因治疗
    D. 预防作用与治疗作用
    E. 原发作用与继发作用

13. 药物产生副作用的药理学基础是（　　）
    A. 安全范围小
    B. 治疗指数低
    C. 排泄慢
    D. 选择性低,作用广泛
    E. 患者肝、肾功能低下

14. 副作用是在下述哪种剂量时产生的不良反应（　　）
    A. 治疗量
    B. 无效量
    C. 极量
    D. 中毒量

E. LD_{50}

15. 肌内注射阿托品治疗肠绞痛时,引起的口干是( )
   A. 治疗作用　　　　　　　　B. 后遗效应
   C. 变态反应　　　　　　　　D. 毒性反应
   E. 副作用

三、思考题

1. 简述药物不良反应的类型。
2. 简述效能和效价的临床意义。

单项选择题参考答案:1. B　2. D　3. E　4. C　5. D　6. D　7. E　8. B　9. C　10. C　11. E
　　　　　　　　　 12. A　13. D　14. A　15. E

(南阳医学高等专科学校　马瑜红)

第四章 影响药物作用的因素

> **学习目标**
> 1. 掌握影响药物作用的机体方面的因素。
> 2. 熟悉影响药物作用的药物方面的因素。

药物的作用常受到多种因素影响而发生量或质的变化。主要包括机体方面的因素和药物方面的因素。在临床用药时必须考虑影响药物作用的因素，以利于充分发挥药物疗效，尽量减少药物不良反应，并根据个体情况制订合适用药方案，做到用药个体化，取得最佳的治疗效果。

第一节 机体方面的因素

一、年龄

《中国药典》（2015版）规定14岁以下儿童所用剂量为儿童剂量，14~65岁使用成人剂量，65岁以上使用老年剂量。小儿及老年人处于生长发育或衰老过程的不同时期，其生理特点有所不同，对药物的处置过程也可能存在差异性。

1. **小儿** 特别是新生儿、早产儿及婴幼儿，各组织器官正处于生长发育阶段，年龄越小，各组织器官的发育越不完善，和成年人比较有较大的差异，用药时不只是存在着量的区别，药物的体内过程与成年人也有很大差别，主要表现在以下几个方面。

(1) 血浆蛋白结合率　小儿血浆蛋白总量较少，药物血浆蛋白结合率较低，因而血浆中游离药物浓度升高，药物作用增强。

(2) 血-脑屏障　小儿血-脑屏障发育不完善，对药物的屏障作用差，药物容易穿过血-脑屏障而对脑组织产生影响。脑组织对中枢抑制药和中枢兴奋药尤其敏感。

(3) 肝、肾功能　小儿肝、肾功能发育不全，对药物的代谢和排泄能力较低，药物在体内存留时间延长，血药浓度升高，易发生毒性反应。如新生儿肝脏葡萄糖醛酸结合能力低下，应用氯霉素可能引起灰婴综合征。

(4)体液占体重比例　小儿体液占体重比例较大,水盐代谢率较高,但对水盐的调节能力差,易发生水、电解质平衡紊乱。

(5)生长状态　小儿体力和智力都处于迅速发育阶段,易受药物影响,可发生一些成年人没有的反应,如服用四环素可影响骨骼及牙齿发育,服用同化激素会影响长骨发育等。

总之,由于小儿对药物的反应一般比较敏感,加之新药临床试验一般不选择小儿,缺乏小儿的药动学数据,故小儿临床用药必须慎重。

2. 老年人　老年人的组织器官及其功能随着年龄增长存在生理性衰退现象,常伴有某些老年性疾病造成的病理状态,如心脑血管病、糖尿病、骨代谢疾病、前列腺肥大、胃肠疾病、痴呆等。老年人的药动学和药效学均可发生变化,如肝、肾功能衰退,使药物代谢和排泄速率明显减慢;血浆蛋白减少,且与药物的亲和力明显降低,使血浆中游离药物浓度升高;体液减少,脂肪增多,使水溶性药物血药浓度升高,脂溶性药物血药浓度降低;对作用于中枢神经系统、心血管系统的药物比较敏感;等等。因此,老年人用药也应慎重,用药剂量一般为成年人的3/4;老年人常同时患有几种疾病,需同时应用多种药物,因此要兼顾药物对疾病的影响及药物之间的相互影响;部分老年人由于记忆力减退等原因,用药依从性较差,容易发生漏服、误服和过量服药,因此需加强用药指导和监护。

二、性别

除性激素外,性别对药物的反应通常无明显差别,但应注意女性的月经期、妊娠期、分娩期和哺乳期等特殊生理时期,用药时必须慎重。月经期不宜应用峻泻药、抗凝血药和刺激性药物,以免引起盆腔充血和月经过多;妊娠期的3~12周是胚胎、胎儿各器官处于高度分化、迅速发育阶段,一些已知有致畸作用的药物如锂盐、苯妥英钠、华法林等应禁用;在妊娠晚期和哺乳期应考虑药物通过胎盘屏障和乳汁对胎儿和婴儿发育的影响,如吗啡不用于此期,因其可通过胎盘屏障和乳汁抑制胎儿和婴儿的呼吸。

三、遗传因素

遗传因素的差异是构成药物反应差异的决定因素。显著影响药物作用的遗传因素有以下几种:

1. 葡萄糖-6-磷酸脱氢酶(G-6-PD)缺陷　红细胞中的G-6-PD在生理状态下对维持红细胞稳定性有重要的作用。G-6-PD遗传缺陷患者服用具有氧化作用的药物(伯氨喹、维生素K、阿司匹林和磺胺类等)或某些食物(新鲜蚕豆)时,可使红细胞破坏而出现急性溶血。

2. 拟胆碱酯酶缺陷　正常人血浆中的拟胆碱酯酶能迅速水解肌肉松弛药琥珀胆碱,故其作用仅持续几分钟。某些个体存在遗传性拟胆碱酯酶缺陷,使琥珀胆碱不能被迅速水解,骨骼肌松弛作用增强,严重者可造成呼吸肌麻痹。

3. 乙醇脱氢酶和乙醛脱氢酶多态性　乙醇在体内主要由醇脱氢酶(alcohol dehydrogenase, ADH)水解成乙醛,继而再由醛脱氢酶(aldehyde dehydrogenase, ALDH)将乙醛水解成乙酸。饮酒引起的面红、心率加快、皮肤温度升高等症状是由乙醛促进肾上腺素和去甲肾上腺素分泌所致。东方人对乙醇敏感,饮酒后易出现面红、心率加快等现象,正是因为ADH活性高而ALDH活性低,导致血浆中乙醛增高所致。

4.乙酰化代谢多态性　异烟肼、普鲁卡因、磺胺类、咖啡因等在人体内均经肝N-乙酰转移酶代谢。因N-乙酰转移酶数量不同,可将人群分为慢乙酰化型、快乙酰化型两类。白种人的快乙酰化者占30%~50%,中国人的快乙酰化者占70%~80%。以异烟肼为例,慢乙酰化者血药浓度高,半衰期长,治疗肺结核适合1周用药1~2次,患者易发生周围神经炎;而快乙酰化者血药浓度低,半衰期短,治疗肺结核必须每日给药,不易发生周围神经炎,但易损害肝细胞,导致氨基转移酶升高和黄疸。

四、病理状态

病理状态不仅能改变药物的药动学过程,也能改变机体对药物的敏感性而影响疗效。如心力衰竭时药物在胃肠道的吸收下降、分布容积减少、消除速率变慢;严重营养不良时,血浆蛋白含量减少,血浆中游离型药物浓度升高,药物效应增强甚至发生毒性反应;当发生脑膜炎时,血-脑屏障的通透性增加,青霉素可在脑脊液中达到有效浓度而抗菌;严重肝功能不全,可导致经肝代谢的药物代谢减慢、半衰期延长,需经肝转化才有活性的药物,如可的松或泼尼松等则不能起效;肾功能不全时,主要由肾排泄的药物从体内消除变慢,半衰期延长,容易发生蓄积中毒;机体缺钾时可提高强心苷类药物的敏感性,易导致药物中毒。不同的病理状态也可影响药物的作用,如:氢氯噻嗪用于水肿患者可产生利尿作用,用于尿崩症患者可产生抗利尿作用;阿司匹林只能降低发热者的体温,对正常体温者无影响。

五、心理因素

患者的心理因素与药物疗效关系密切。安慰剂(placebo)是不含药物成分、不具药理活性而外观和药品相似的制剂。对于高血压、头痛、心绞痛、手术后痛、感冒咳嗽、神经官能症等慢性疾病,安慰剂能获得35%~45%的疗效。在新药临床研究的双盲对照实验中安慰剂极其重要,可用于排除假阳性疗效或假阳性不良反应。影响心理变化的因素包括患者的文化素养、人格特征、疾病性质及医护人员的语言、表情、信任程度、态度、工作经验、技术操作熟练程度等,医护人员要充分利用这一效应,关心患者,鼓励其树立信心战胜疾病。

第二节　药物方面的因素

一、药物制剂和给药方法

(一)药物制剂

同一药物的不同剂型对药效的发挥可产生影响,如:片剂、胶囊、口服液等口服制剂,因药物崩解、溶解速率不同,一般液体制剂比固体制剂吸收快,固体制剂中胶囊剂吸收快于片剂;肌内注射时吸收速率,水溶液>混悬剂>油剂。

近年来生物制剂学的发展,为临床用药提供了许多新的剂型,如缓释制剂(slow release formulation)和控释制剂(controlled release formulation)等,能按要求非恒速或恒速地缓慢释放有效成分,作用平稳,药效维持时间长。如目前降压临床上多主张用硝苯地平缓释片代替短效降压药,以减少血压波动引起的心、脑、肾等靶器官的损伤。

(二)给药方法

1.给药途径 大多数药物给药途径不同时产生的效应相同,区别在于因药物在吸收、分布方面的不同而影响药物作用的速率和强度,仅表现为量的区别。各种给药途径起效快慢的一般规律是:静脉注射>吸入>肌内注射>皮下注射>舌下给药>直肠给药>口服>皮肤或黏膜给药。但也有例外,如地西泮肌内注射吸收慢而不规则,而口服给药则吸收迅速而完全。

少数药物在给药途径不同时,药物作用的性质发生改变,即产生质的差异,如硫酸镁口服产生导泻、利胆作用,而注射给药则产生降低血压、抗惊厥作用。

2.给药剂量 见第三章第二节。

3.给药时间 口服给药时为增加药物的吸收程度和速率,通常是饭前空腹服用,但对胃有刺激性的药物宜在饭后服用,如阿司匹林。另外应根据病情需要及药物特点决定用药时间,如催眠药均应在睡前服用,降血糖药、胰岛素宜在餐前给药,驱虫药空腹或半空腹服用,泻药和利尿药的起效时间应尽量避开患者的睡眠时间等。

研究生物节律与药物作用、药物毒性、药物体内过程之间关系的学科称为时辰药理学(chronopharmacology)。即使相同剂量下,给药时间不同,机体对药物的反应性和药效也会有差别。如糖皮质激素早上8时左右一次用药对肾上腺皮质分泌的抑制作用比其他时间给药要弱;洋地黄治疗心功能不全在夜间用药,机体的敏感性较白昼给药要高40倍左右;氨茶碱扩张支气管效应白昼给药好于夜间。

4.给药间隔 给药间隔时间过短易致蓄积中毒,给药间隔时间过长血药浓度波动加大。药物半衰期是确定给药间隔的基本参考依据之一,临床上还需结合药物特点及患者情况进行调整。如青霉素虽其半衰期为0.5~1.0 h,因其毒性小且有明显的抗菌后效应,可将一日量分2~4次肌内注射或4~6次静脉滴注。肝、肾功能不全者应适当调整给药间隔时间。

5.疗程 即给药持续时间。对于一般疾病和急重症患者,症状消失后即可停药;对于某些慢性病及感染性疾病应按规定持续用药一段时间,以避免疾病复发或加重病情。如治疗癫痫应在症状完全控制后持续用药2~3年,停药过程也至少要半年甚至1~2年。疗程过短或突然停药,可导致癫痫复发。

二、药物相互作用

两种或两种以上药物同时或先后使用,称为联合用药(drug in combination)或配伍用药。联合用药的目的是扩大治疗范围、提高药物疗效、减少不良反应和避免或延缓病原体产生耐药性。药物相互作用(drug interaction)是指同时或相继使用两种或两种以上药物,引起药物作用或效应的变化。相互作用可发生在体外,也可发生在体内;可使药效增强,也可使药效减弱或不良反应加重。

1.配伍禁忌(incompatibility) 在体外配制液体药物时,药物与药物、药物与辅料、药物与溶剂之间,可出现变色、产气、混浊、沉淀等化学变化,使药物活性降低、消失或者毒性增加。如氨基糖苷类与青霉素类抗生素不可混合注射,否则可使后者失去抗菌活性。红霉素只能用葡萄糖注射液溶解,如用生理盐水则易析出结晶。血液、血浆、氨基酸、白蛋白等特殊性质的输液剂,不允许加入其他药物。在配置注射剂前要认真查对配伍禁忌表。

2.药动学方面的相互作用 药物吸收、分布、代谢和排泄的任何一个环节均可发生相互作用。如四环素类药物能与钙、镁、铁、铝等离子形成络合物,相互影响吸收;服用抗酸药改变胃液pH值可减少弱酸性药物的吸收;磺酰脲类降血糖药与阿司匹林等解热镇痛药合用,可被后者从血浆蛋白结合位点置换出来而使降糖作用增强;肝药酶诱导剂(如苯巴比妥、利福平、苯妥英钠及烟、酒等)能增加肝对药物的转化而使药效减弱;肝药酶抑制药(如异烟肼、氯霉素、西咪替丁等)能减慢肝对药物的转化而使药效加强;能改变尿液酸碱度的药物可影响弱酸性或弱碱性药物的排泄;均通过肾小管主动转运分泌排泄的药物联合应用可发生竞争性抑制,分泌减少使药物作用时间延长,如水杨酸盐能竞争性抑制甲氨蝶呤自肾小管排泄而增加后者的毒性反应。

3.药效学方面的相互作用 药物联合应用可产生协同作用(synergism)和拮抗作用(antagonism)。①协同作用:是指配伍用药后药物作用增强。如两药合用后其总效应等于各药单用时效应之和,称为相加作用(addition);如两药合用后其总效应大于各药单用时之和,称为增强作用(potentiation)。如磺胺甲噁唑(SMZ)与甲氧苄啶(TMP)联合应用,使磺胺类药物的抗菌作用增强,并明显地延缓了细菌耐药性的产生;普鲁卡因注射液中加入微量肾上腺素,后者使用药局部的血管收缩,减少普鲁卡因的吸收,使普鲁卡因的毒性降低、局麻作用时间延长。②拮抗作用:是指配伍用药使药物作用减弱。药物的拮抗作用可用于中毒解救或纠正某些药物的不良反应,如应用呼吸中枢兴奋药尼可刹米对抗吗啡中毒时的呼吸抑制;静脉注射碱性鱼精蛋白中和过量的肝素,以纠正后者过量引起的出血症状。

同步练习

一、名词解释

1.安慰剂 2.联合用药 3.药物相互作用

二、单项选择题

1.影响药物作用的因素不包括( )

A.年龄 B.剂型

C.适应证 D.给药途径

E.肝肾功能

2.对同一药物来讲,下列描述中错误的是( )

A.在一定范围内剂量越大,作用越强

B.对不同的个体,用量相同,作用不一定相同

C.妇女用药时,应注意妊娠期、哺乳期、月经期等特殊时期的用药特点

D.患者应用药物时,剂量应随年龄增长而增大

E.小儿应用时,可根据其体重或体表面积计算用量

3.老年人用药剂量一般为( )

A. 成人剂量的 1/2 B. 成人剂量的 3/4
C. 稍大于成人剂量 D. 与成人剂量相同
E. 以上都不对

4. 安慰剂是一种（ ）
A. 可以增加疗效的药物 B. 阳性对照药
C. 口服制剂 D. 使患者在精神上得到鼓励和安慰的药物
E. 不具有药理活性的剂型

5. 决定药物每天用药次数的主要因素是（ ）
A. 吸收快慢 B. 作用强弱
C. 体内分布速度 D. 体内转化速度
E. 体内消除速度

6. 某两种药物联合应用后其总效应大于各药单用时之和，这种作用叫作（ ）
A. 增强作用 B. 相加作用
C. 协同作用 D. 互补作用
E. 拮抗作用

7. 不属于影响药物作用的药物方面因素的是（ ）
A. 药物制剂和给药途径 B. 剂量和疗程
C. 给药时间 D. 个体差异
E. 药物相互作用

8. 不属于影响药物作用的机体方面因素的是（ ）
A. 年龄、性别 B. 遗传因素
C. 病理状态 D. 心理因素
E. 配伍禁忌

三、思考题

1. 简述小儿和老年人用药的特点。
2. 简述联合用药的目的。
3. 药物的相互作用有哪些类型？

单项选择题参考答案：1. C 2. D 3. B 4. E 5. E 6. A 7. D 8. E

(南阳医学高等专科学校　马瑜红)

第二篇 传出神经系统药理学

第五章 传出神经系统药理概述

> **学习目标**
> 1. 掌握传出神经受体的类型、分类和效应。
> 2. 熟悉传出神经系统的递质和分类，传出神经药物的作用方式和分类。

按解剖学分类，传出神经系统包括自主神经和运动神经。自主神经包括交感神经和副交感神经两部分，二者双重支配心脏、平滑肌和腺体等内脏器官活动。自主神经从中枢发出后，都须进入神经节更换神经元后才能到达所支配的效应器，故有节前纤维和节后纤维之分。运动神经仅支配骨骼肌，自中枢发出后中途不更换神经元，直接到达所支配的效应器骨骼肌，故无节前纤维和节后纤维之分。

第一节 传出神经系统的递质和受体

一、传出神经系统的递质和分类

（一）传出神经系统的递质

神经末梢与次一级神经元或效应器之间的衔接处称为突触（synapse），电镜下突触包括突触前膜、突触间隙和突触后膜。当神经兴奋冲动到达神经末梢时，突触前膜释放的具有传递信息功能的化学物质即为递质。递质通过突触间隙与突触后膜上相应的受体结合，影响次一级神经元或效应器细胞的活动。传出神经系统的递质主要有乙酰胆碱（acetylcholine，ACh）和去甲肾上腺素（noradrenaline，NA）。

1. 乙酰胆碱 在胆碱能神经末梢中,胆碱和乙酰辅酶 A 经胆碱乙酰化酶(choline acetylase)催化合成 ACh。ACh 合成后进入囊泡并与 ATP、囊泡蛋白共同贮存在囊泡中。当神经冲动到达神经末梢时,以胞裂外排方式释放 ACh 至突触间隙,与突触后膜的胆碱受体结合并产生效应。ACh 释放后在数毫秒内即被突触部位的胆碱酯酶(acetylcholinesterase,AChE)水解为胆碱和乙酸而失活,部分胆碱被神经末梢摄取重复利用(图 5-1)。

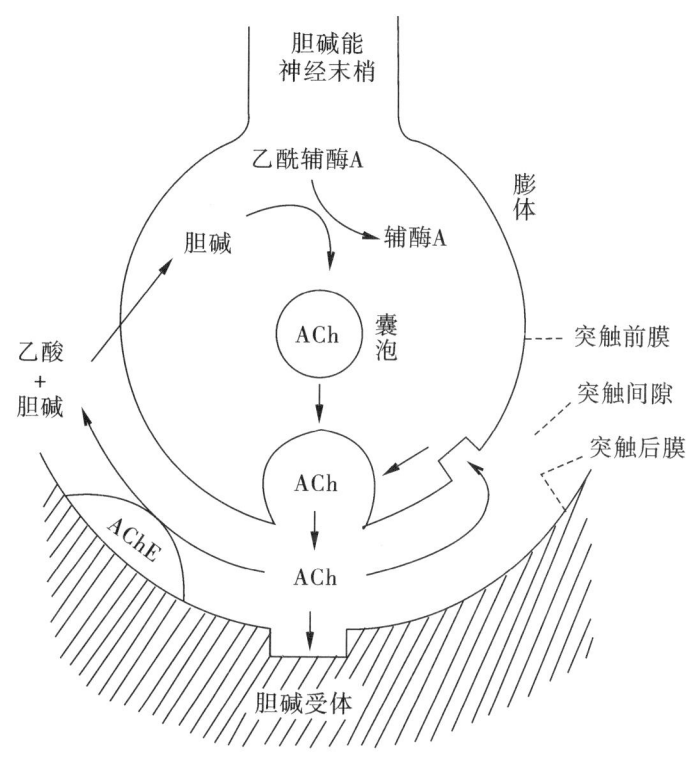

图 5-1 乙酰胆碱的体内过程
ACh:乙酰胆碱   AChE:胆碱酯酶

2. 去甲肾上腺素 去甲肾上腺素能神经末梢从血液中摄取酪氨酸,经神经胞质中的酪氨酸羟化酶催化合成多巴(dopa),再经多巴脱羧酶脱羧成为多巴胺(dopamine,DA)。多巴胺由胺泵主动摄入囊泡中,经多巴胺 β-羟化酶催化合成 NA,并与 ATP、嗜铬颗粒蛋白结合贮存于囊泡中。当神经冲动抵达神经末梢时,通过胞裂外排的方式释放入突触间隙,激动突触后膜上相应的受体产生效应。NA 的消除主要由突触前膜主动摄取到神经末梢,而后再摄取入囊泡中贮存,供下次释放所用,称为摄取-1,其摄取量为释放量的 75% ~95%;部分未进入囊泡的 NA 可被胞质中线粒体膜上的单胺氧化酶(monoamine oxidase,MAO)破坏。一些非神经组织如心肌、平滑肌等也能摄取 NA,称为摄取-2,摄取后即被细胞内的儿茶酚氧位甲基转移酶(catechol-O-methyltransferase,COMT)和 MAO 所破坏。此外,尚有小部分 NA 从突触间隙扩散到血液,最后被肝、肾等组织中的 COMT 和 MAO 破坏失活(图 5-2)。

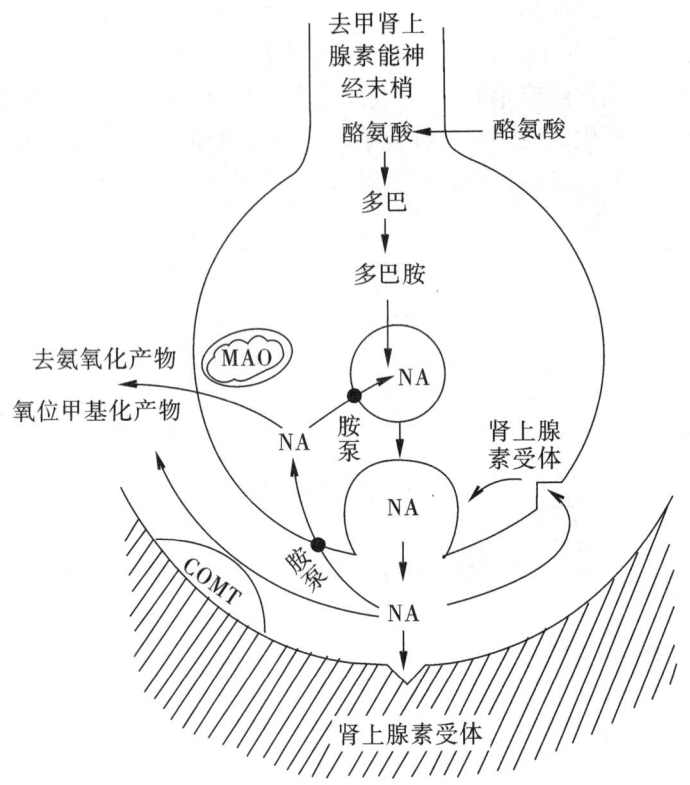

图 5-2 去甲肾上腺素神经递质的体内过程

NA：去甲肾上腺素　COMT：儿茶酚氧位甲基转移酶　MAO：单胺氧化酶

(二) 传出神经系统的分类

传出神经根据其末梢所释放的递质，可分为以 ACh 为递质的胆碱能神经和以 NA 为递质的去甲肾上腺素能神经(图 5-3)。胆碱能神经包括全部交感神经和副交感神经的节前纤维、全部副交感神经节后纤维、运动神经和极少数交感神经节后纤维(如支配汗腺和骨骼肌血管的舒张神经)。绝大部分交感神经节后纤维属于去甲肾上腺素能神经。

除此之外，还有多巴胺能神经、5-羟色胺能神经、嘌呤能神经和肽能神经。它们主要在局部发挥调节作用。

二、传出神经系统的受体与效应

(一) 胆碱受体与效应

能选择性与 ACh 结合的受体称为胆碱受体，可分为两类：

1. 毒蕈碱型受体　能与毒蕈碱(muscarine)特异性结合而产生效应的受体称为毒蕈碱型受体(简称 M 受体)。M 受体可分为 M_1、M_2、M_3、M_4 和 M_5 五种亚型。M_1 受体主要分布于胃壁细胞、神经节和中枢神经系统，M_2 受体主要分布于心脏，M_3 受体主要分布于外分泌腺、瞳孔括约肌、内脏平滑肌、血管内皮、脑等。M_4 和 M_5 受体分布于中枢神经系统，具体作用尚不明确。激动 M 受体可引起心脏抑制(心肌收缩力减弱、心率

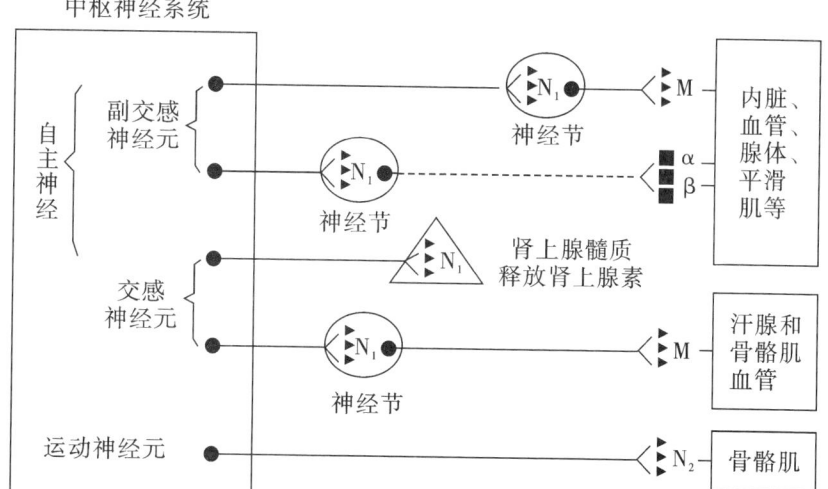

图 5-3 传出神经的分类和递质
实线示胆碱能神经,虚线示去甲肾上腺素能神经
▶示乙酰胆碱 ■示去甲肾上腺素

减慢、传导减慢)、血管舒张、内脏平滑肌收缩、腺体分泌、瞳孔缩小等效应,称为 M 样作用。

2. 烟碱型受体　能与烟碱(nicotine)特异性结合而产生效应的受体称为烟碱型受体(简称 N 受体)。分布于神经节和中枢的 N 受体称为 N_N(nicotine neuronal)受体,激动时引起自主神经节兴奋和肾上腺髓质分泌增加;分布于神经肌肉接头的 N 受体为 N_M(nicotine muscle)受体,激动时引起骨骼肌收缩。

(二)肾上腺素受体与效应

能与 NA 或肾上腺素(adrenaline,AD)结合而产生效应的受体称为肾上腺素受体。可分为 α 受体和 β 受体。

1. α 受体　α 受体有两种亚型。$α_1$ 受体主要分布于皮肤、黏膜和内脏的血管平滑肌和瞳孔开大肌,激动时引起皮肤、黏膜和内脏的血管收缩和瞳孔开大肌收缩;$α_2$ 受体主要分布于去甲肾上腺素能神经末梢突触前膜,激动时可使递质 NA 释放减少(负反馈调节),这是递质释放的自身调节机制。

2. β 受体　β 受体有三种亚型。$β_1$ 受体主要分布于心脏、肾小球旁器细胞,激动时引起心脏兴奋(肌收缩力增强、心率加快、传导加快)、肾素分泌增加;$β_2$ 受体主要分布于支气管平滑肌、骨骼肌血管和冠脉血管、肝等,激动时引起支气管舒张、骨骼肌血管及冠脉血管扩张、肝糖原分解等效应;$β_3$ 受体主要分布于脂肪细胞,激动时引起脂肪分解;去甲肾上腺素能神经末梢突触前膜上亦有 $β_2$ 受体,激动时可使递质 NA 释放增加(正反馈调节)。

多数内脏器官受去甲肾上腺素能神经和胆碱能神经的双重支配。心血管系统以去甲肾上腺素能神经支配占优势,胃肠道平滑肌、膀胱逼尿肌、腺体等以胆碱能神经支配占优势。在同一器官上,二者既对立又统一,共同维持内脏器官协调统一的生理功能(表 5-1)。

表 5-1 传出神经系统受体的类型、分布及效应

受体类型			分布	效应
胆碱受体	M 受体	M_1 受体	中枢神经 胃壁细胞	兴奋 胃酸分泌增加
		M_2 受体	心脏	传导及心率减慢、收缩力减弱
		M_3 受体	内脏平滑肌 腺体细胞 瞳孔括约肌、睫状肌	收缩 分泌 收缩
	N 受体	N_N 受体	自主神经节 肾上腺髓质	兴奋 肾上腺素分泌
		N_M 受体	骨骼肌	收缩
肾上腺素受体	α 受体	$α_1$ 受体	血管(皮肤、黏膜和内脏) 瞳孔开大肌 肝	收缩 扩瞳 糖原分解增加,促进糖异生
		$α_2$ 受体	肾上腺素能神经末梢突触前膜	抑制 NA 释放
	β 受体	$β_1$ 受体	心脏 肾小球旁器细胞	传导及心率加快、收缩力加强 肾素分泌增加
		$β_2$ 受体	支气管 血管(冠脉、骨骼肌) 肾上腺素能神经末梢突触前膜 肝	舒张 舒张 促进 NA 释放 糖原分解增加,促进糖异生
		$β_3$ 受体	脂肪细胞	脂肪分解

第二节 传出神经系统药物的基本作用方式及分类

一、传出神经系统药物的基本作用方式

1. 直接作用于受体 多数传出神经系统药物能直接与相应的受体结合,产生激动或阻断受体效应。如结合后激动受体,产生与递质相似的作用,称为拟似药(受体激动药);如结合后阻断受体,产生与递质相反的作用,称为拮抗药(受体阻断药)。

2. 影响递质 传出神经系统药物可以通过影响递质的合成、贮存、代谢、释放及消除过程而产生拟似或拮抗效应。如麻黄碱、间羟胺可促进 NA 释放而发挥拟肾上腺素作用;抗胆碱酯酶药通过抑制胆碱酯酶而阻碍乙酰胆碱水解,使突触间隙的 ACh 含量增加,激动胆碱受体而发挥拟胆碱作用;利血平通过抑制去甲肾上腺素能神经末梢内

囊泡膜对NA的摄取,使囊泡内NA逐渐减少以至耗竭,从而影响突触传递,表现为拮抗去甲肾上腺能神经作用而降压。

二、传出神经系统药物的分类

传出神经系统药物根据其作用性质(激动受体或阻断受体)和对不同类型受体的选择性分为以下几类(表5-2)。

表5-2 传出神经系统药物的分类

拟似药(受体激动药)	拮抗药(受体阻断药)
胆碱受体激动药	**胆碱受体阻断药**
1.胆碱受体激动药	1.M受体阻断药
（1）M、N受体激动药（卡巴胆碱）	（1）M受体阻断药（阿托品）
（2）M受体激动药（毛果芸香碱）	（2）M_1受体阻断药（哌仑西平）
（3）N受体激动药（烟碱）	2.N受体阻断药
	（1）N_1受体阻断药（樟磺咪芬）
2.抗胆碱酯酶药（新斯的明）	（2）N_2受体阻断药（筒箭毒碱）
肾上腺素受体激动药	**肾上腺素受体阻断药**
1.α、β受体激动药（肾上腺素）	1.α受体阻断药
2.α受体激动药	（1）$α_1$、$α_2$受体阻断药（酚妥拉明）
（1）$α_1$、$α_2$受体激动药（去甲肾上腺素）	（2）$α_1$受体阻断药（哌唑嗪）
（2）$α_1$受体激动药（去氧肾上腺素）	（3）$α_2$受体阻断药（育亨宾）
（3）$α_2$受体激动药（可乐定）	
3.β受体激动药	2.β受体阻断药
（1）$β_1$、$β_2$受体激动药（异丙肾上腺素）	（1）$β_1$、$β_2$受体阻断药（普萘洛尔）
（2）$β_1$受体激动药（多巴酚丁胺）	（2）$β_1$受体阻断药（阿替洛尔）
（3）$β_2$受体激动药（沙丁胺醇）	3.α、β受体阻断药（拉贝洛尔）

同步练习

一、单项选择题

1.以下哪项效应不是M受体激动所产生的（　　）
　A.心率减慢　　　　　　　　　B.腺体分泌减少
　C.支气管平滑肌收缩　　　　　D.胃肠道平滑肌收缩
　E.胃酸分泌增加

2.N_2受体兴奋可直接引起（　　）
　A.汗腺分泌　　　　　　　　　B.缩瞳
　C.骨骼肌收缩　　　　　　　　D.兴奋心脏
　E.胃肠平滑肌收缩

3. 心脏 β₁ 受体激动时不引起( )
   A. 心率加快　　　　　　　　B. 传导加速
   C. 心率减慢　　　　　　　　D. 心肌收缩力增强
   E. 心输出量增加
4. β₂ 受体兴奋可引起( )
   A. 血管收缩　　　　　　　　B. 血压升高
   C. 支气管平滑肌松弛　　　　D. 心脏抑制
   E. 腺体分泌
5. β 受体兴奋可引起( )
   A. 心脏兴奋　　　　　　　　B. 血管收缩
   C. 支气管平滑肌收缩　　　　D. 骨骼肌收缩
   E. 瞳孔散大
6. 属于去甲肾上腺素能神经的是( )
   A. 运动神经　　　　　　　　B. 自主神经节前纤维
   C. 副交感神经节后纤维　　　D. 小部分交感神经节后纤维
   E. 大部分交感神经节后纤维
7. ACh 消除的主要方式是( )
   A. 被儿茶酚胺氧位甲基转移酶破坏　　B. 被单胺氧化酶破坏
   C. 被胆碱酯酶水解　　　　　　　　　D. 被突触前膜再摄取
   E. 进入血液
8. 过量用药后可出现大汗淋漓、瞳孔缩小、腹痛、大小便失禁等反应的是( )
   A. α 受体激动药　　　　　　B. β 受体激动药
   C. M 受体激动药　　　　　　D. N₁ 受体激动药
   E. N₂ 受体激动药
9. α₁ 受体兴奋时可引起( )
   A. 心脏兴奋　　　　　　　　B. 胃肠平滑肌收缩
   C. 瞳孔缩小　　　　　　　　D. 腺体分泌增加
   E. 皮肤、黏膜血管收缩
10. 下列叙述错误的是( )
    A. 传出神经按解剖学分为运动神经和自主神经
    B. 传出神经按递质分为胆碱能神经和去甲肾上腺素能神经
    C. 传出神经分为交感神经和副交感神经
    D. 自主神经包括交感神经和副交感神经
    E. 去甲肾上腺素能神经主要是大部分交感神经节后纤维

二、思考题
1. 传出神经系统按递质如何分类？
2. 简述传出神经系统受体的分类和兴奋时的效应。

单项选择题参考答案：1. B　2. C　3. C　4. C　5. A　6. E　7. C　8. C　9. E　10. C

(南阳医学高等专科学校　马瑜红)

第六章 拟胆碱药

> **学习目标**
> 1. 掌握毛果芸香碱、新斯的明的药理作用、临床应用及不良反应。
> 2. 熟悉有机磷酸酯类农药中毒的机制、表现及治疗措施。
> 3. 了解毒扁豆碱、吡斯的明及胆碱酯酶复活药等。

拟胆碱药是一类与胆碱能神经递质 ACh 作用相似的药物,根据它们的作用方式不同,可分为两类:一类是胆碱受体激动药,如毛果芸香碱等;一类是抗胆碱酯酶药,如新斯的明等。

第一节 胆碱受体激动药

胆碱受体激动药是指能与胆碱受体结合,又能激动胆碱受体的药物。根据其对受体的选择性不同,可分为 M、N 胆碱受体激动药,M 胆碱受体激动药和 N 胆碱受体激动药三大类。

一、M、N 胆碱受体激动药

乙酰胆碱(acetylcholine,ACh):为胆碱能神经递质,可直接激动 M、N 受体,产生 M 样和 N 样作用。现已能人工合成,性质不稳定,易被胆碱酯酶水解,作用十分广泛,不良反应较多,故无临床应用价值,常作为药理学实验用药或工具用药。

卡巴胆碱(carbacholine,氨甲酰胆碱):为人工合成品,其药理作用与乙酰胆碱完全相似,可直接激动 M 受体,大剂量也可激动 N 受体。由于化学性质稳定,不易被胆碱酯酶水解,故作用时间较长。全身用药能同时激动 M 受体和 N 受体,产生广泛的 M 样及 N 样作用,毒性较大,故仅限于眼科局部用药。本品滴眼可透过角膜,激动瞳孔开大肌上的 M 受体,缩小瞳孔,降低眼内压,临床主要用于开角型青光眼或对毛果芸香碱治疗无效及过敏的患者。眼部注射也可用于需要缩瞳的眼科手术,如白内障摘除、角膜移植及人工晶状体植入等。

禁用于支气管哮喘、心力衰竭、消化性溃疡及动脉硬化等。

二、M胆碱受体激动药

毛果芸香碱（pilocarpine，匹罗卡品）

毛果芸香碱是从芸香科植物毛果芸香叶子中提取的生物碱，现已能人工合成。

【药理作用】 能直接激动M受体，产生M样作用，对眼和腺体的M受体选择性高，作用明显。

1. 对眼的作用 用其溶液滴眼可产生缩瞳、降低眼内压及调节痉挛等药理作用。

（1）缩瞳 瞳孔大小与虹膜内瞳孔括约肌、瞳孔开大肌的舒缩状态有关。瞳孔括约肌受胆碱能神经支配，突触后膜分布有M受体，兴奋时，瞳孔括约肌向中心收缩，瞳孔缩小。瞳孔开大肌受去甲肾上腺素能神经支配，突触后膜分布有α受体，兴奋时，瞳孔开大肌向周边收缩，瞳孔扩大。本药可激动瞳孔括约肌上的M受体，使瞳孔括约肌向中心收缩，导致瞳孔缩小（图6-1）。

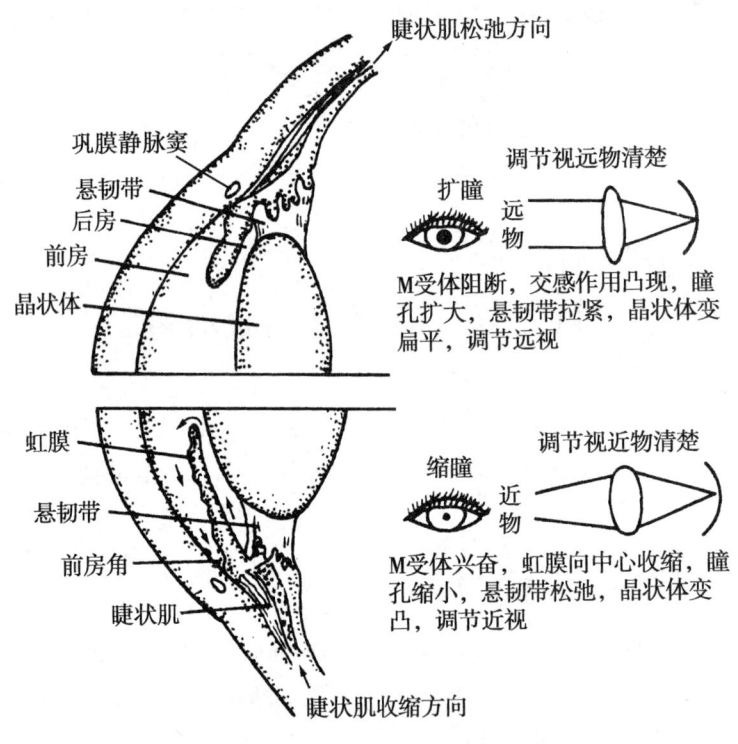

图6-1 M受体激动药和M受体阻断药对眼的作用

（2）降低眼内压 眼内压的维持有赖于房水的正常循环。房水由睫状肌上皮细胞分泌及血管渗出形成，产生后，由后房经瞳孔流入前房，再经前房角，流入巩膜静脉窦，汇入静脉，进入血液循环。若房水循环障碍，则可使眼内压升高致青光眼。毛果芸香碱通过缩瞳作用，使虹膜向瞳孔中心收缩，根部变薄，前房角因此扩大，房水回流增加，而使眼内压降低。

（3）调节痉挛　眼睛通过改变晶状体的屈光度来调节视物距离，此过程称为视力调节。晶状体周围有悬韧带牵拉，悬韧带又受睫状肌控制。睫状肌由环状肌和辐射肌两种平滑肌组成，环状肌受胆碱能神经支配，分布有M受体。毛果芸香碱通过激动环状肌上的M受体，使睫状肌向中心收缩，悬韧带松弛，晶状体靠自身弹性变凸，屈光度增强，使远处物体成像在视网膜之前，视远物模糊，视近物清楚，导致近视，此作用称为调节痉挛。

2. 对腺体的作用　毛果芸香碱吸收后，可激动腺体上M受体，引起腺体分泌增加，其中对汗腺、唾液腺作用明显，泪腺、胃腺分泌也可增加，但临床意义不大。

【临床应用】

1. 青光眼　房水循环障碍导致眼压升高是青光眼的主要病理特征，可引起视物模糊、视力下降、头痛、失眠等，严重者可致失明。毛果芸香碱通过缩瞳作用，使前房角间隙扩大，加快房水循环而使眼压降低，临床主要用于闭角型青光眼的治疗。本药通过缩瞳作用，牵拉巩膜静脉窦的小血管，也有利于房水回流，降低眼压，因此对开角型青光眼的早期也有一定疗效。

2. 虹膜炎　与扩瞳药（如阿托品）交替使用，防止虹膜炎造成的虹膜与晶状体粘连。

3. 阿托品类药物中毒　本药为阿托品的拮抗剂，皮下注射1～2mg，可用于解救阿托品类药物中毒。

【不良反应及注意事项】　吸收过量可出现M受体过度兴奋表现，如恶心、呕吐、腹痛、腹泻、流涎、多汗、视物模糊、支气管痉挛、呼吸困难等，可用足量阿托品对抗，并采用对症治疗及支持治疗，如人工呼吸和维持血压等。滴眼时应压迫内眦，避免药物经鼻泪管流入鼻腔增加吸收而产生不良反应。滴眼液应密闭、避光、阴凉处或置于冰箱内保存，如变色或混浊，应禁用。

三、N胆碱受体激动药

烟碱（nicotine，尼古丁）：是从烟草中提取的一种液态生物碱。其作用表现为N样作用：一方面可激动自主神经节N_1受体导致自主神经节兴奋，但N_1样作用呈双相型，即给予烟碱后对自主神经节产生短暂的兴奋作用，随后出现持续性抑制作用；另一方面烟碱还可激动神经肌肉接头处的N_2受体，其作用与其对N_1受体作用相类似，其阻断作用可迅速掩盖其激动作用，而出现肌麻痹现象。因烟碱作用广泛，表现复杂，具有毒理学意义，故无临床实用价值，仅作为药理学研究的工具药物应用。

第二节　抗胆碱酯酶药

抗胆碱酯酶药是一类只能与AChE结合，并抑制其活性，致使胆碱能神经末梢堆积ACh，从而激动胆碱受体，间接产生M样、N样作用的药物，故又称胆碱酯酶抑制药。根据本类药物与胆碱酯酶亲和力及解离速度的不同，可分为易逆性抗胆碱酯酶药和难逆性抗胆碱酯酶药两类。

一、易逆性抗胆碱酯酶药

新斯的明(neostigmine,普鲁斯的明)

【体内过程】 新斯的明为人工合成的季铵类化合物,脂溶性小,口服吸收少而不规则,故口服剂量比注射剂量大10倍以上。不易透过血-脑屏障,无明显中枢作用。滴眼时也不易通过角膜进入眼内,故对眼的作用较弱。

【药理作用】 新斯的明可与胆碱酯酶结合,暂时抑制胆碱酯酶活性,导致胆碱能神经突触间隙 ACh 堆积,激动胆碱受体,间接产生 M 样、N 样作用。本药具有选择性,对眼、腺体、心血管和支气管平滑肌的作用较弱,对胃肠和膀胱平滑肌的兴奋作用较强,对骨骼肌的兴奋作用最强。对骨骼肌作用明显的机制是:①抑制胆碱酯酶活性,增强 ACh 作用;②对骨骼肌细胞膜上 N_2 受体有直接激动作用;③能促进运动神经末梢释放 ACh。

【临床应用】

1. 重症肌无力 新斯的明对骨骼肌有选择性兴奋作用,轻症患者口服给药,严重患者皮下或肌内注射给药,急症、重症患者静脉给药,可改善肌无力症状。

2. 术后腹气胀、尿潴留 新斯的明间接激动 M 受体,可使胃肠平滑肌收缩、蠕动加快,膀胱逼尿肌收缩、排尿增多,故适用于缓解术后腹气胀、尿潴留症状。

3. 阵发性室上性心动过速 当采用压迫眼球或颈动脉窦等兴奋迷走神经方法无效时,可利用新斯的明间接激动 M 受体,抑制心脏,减慢心率的作用,治疗阵发性室上性心动过速。

【不良反应及注意事项】 治疗量不良反应较少,过量可出现恶心、呕吐、腹痛、腹泻、心动过缓、肌肉震颤等,中毒量时可致胆碱能危象,表现为大汗淋漓、大小便失禁、心动过速及其他心律失常,严重时可有肌无力症状加重,甚至出现呼吸麻痹,危及生命。此现象是由于骨骼肌细胞膜过度除极化,阻碍神经肌肉接头传导所致。因此,在用药过程中须监测患者的生命体征如呼吸、心率等,还须观察吞咽功能及握力,以便及时调整给药剂量;注意鉴别是原发病情加重还是用药剂量过大导致的胆碱能危象,一旦发生,应立即静脉注射阿托品和解磷定,必要时使用呼吸机,维持患者呼吸。氨基糖苷类抗生素能抑制神经肌肉接头传导功能,降低新斯的明疗效,两药合用可产生拮抗作用。

【禁忌证】 机械性肠梗阻、尿路梗阻、心动过缓及支气管哮喘患者禁用。

毒扁豆碱(eserine,依色林): 是从非洲产毒扁豆的种子中提取得到的生物碱,现已能人工合成。

本药为叔胺类化合物,脂溶性大,易通过角膜和血-脑屏障。其抑制胆碱酯酶作用与新斯的明相似。眼内局部应用,作用较毛果芸香碱强而持久,眼压降低可维持1~2 d,临床用于青光眼的治疗;中枢作用明显,小剂量兴奋中枢,大剂量则抑制中枢,中毒剂量可致呼吸麻痹,缓慢静脉注射可用于中药麻醉术后催醒;也可解救阿托品等抗胆碱药中毒。

其水溶液不稳定,易氧化变红失效,刺激性增加,故临用前临时配制;滴眼液应置于棕色瓶内避光保存。因选择性低,毒性大,故滴眼时一定要压迫内眦,以防止吸收中毒。滴眼后可致睫状肌强烈收缩而伴有头痛、眼痛等,故不宜久用。

吡斯的明(pyridostigmine):口服吸收良好,作用同新斯的明,但起效慢,药效弱而持久,不良反应少。临床主要用于治疗重症肌无力,也用于缓解肠麻痹、术后腹气胀和尿潴留。

安贝氯铵(ambenonium,酶抑宁):作用同新斯的明,但强而持久,可口服给药,临床主要用于治疗不能耐受新斯的明或吡斯的明的重症肌无力,也可用于治疗术后腹气胀和尿潴留等。

二、难逆性抗胆碱酯酶药

有机磷酸酯类(organophosphates)

有机磷酸酯类简称有机磷,为人工合成的难逆性抗胆碱酯酶药,根据用途不同可分为:①农业及环境卫生用杀虫剂,常用的有敌百虫(美曲膦酯)、敌敌畏(DDVP)、乐果、对硫磷(1605)、内吸磷(1059)、甲拌磷(3911)、马拉硫磷(4049)等;②化学战争用神经毒剂,如沙林、梭曼、塔崩等。此类药物对人、畜具有强烈毒性,故生产及使用过程中必须严格管理,注意防护,经常进行安全教育,预防中毒。

【中毒途径】 本类药物可经皮肤、黏膜、呼吸道及消化道等途经吸收中毒。在农业生产过程中,经皮肤、黏膜吸收是其主要的中毒途径。

【中毒机制】 有机磷酸酯类药物进入体内后,其结构中亲电性的磷原子可与胆碱酯酶酯解部位丝氨酸羟基中的氧原子以共价键牢固结合,生成难以水解的磷酰化胆碱酯酶,使胆碱酯酶失去活性,不能水解ACh,致使突触间隙蓄积大量ACh,从而激动M受体、N受体,产生M样、N样及中枢神经系统症状。若不及时救治,磷酰化胆碱酯酶可在几分钟或几小时内"老化"。所谓"老化"就是磷酰化胆碱酯酶的磷酸化基团上的一个烷氧基断裂,生成更为稳定的单烷氧基磷酰化胆碱酯酶。此时再使用胆碱酯酶复活药,也难以恢复胆碱酯酶活性,必须等待数天新生的胆碱酯酶出现,才能水解蓄积的ACh,故抢救有机磷酸酯类药物中毒时应及早使用胆碱酯酶复活药。

【中毒表现】

1.急性中毒　ACh作用极其广泛,故中毒症状复杂多样。轻度中毒患者仅表现为M样症状;中度中毒患者可同时出现M样和N样症状;重度中毒患者除出现M样、N样症状外,还可出现明显的中枢神经系统症状。

(1)M样症状　①眼睛,可有视物模糊、瞳孔缩小、眼痛等;②腺体,分泌增加,可有流泪、流涕、流涎、口吐白沫、大汗淋漓、呼吸道分泌物增加、肺部啰音等;③平滑肌,兴奋收缩,可有恶心、呕吐、腹痛、腹泻、大小便失禁、胸闷、气短、呼吸困难等;④心血管系统,可见心率减慢、血压下降等。

(2)N样症状　交感神经和副交感神经神经节上的N_1受体被激动时,可表现为心动过速、血压升高;骨骼肌运动终板上的N_2受体被激动时,表现为抽搐、肌肉震颤等,严重时可导致肌无力甚至肌麻痹,常因呼吸肌麻痹而引起死亡。

(3)中枢神经系统症状　重度中毒时,中枢神经系统表现为先兴奋后抑制,先有不安、躁动、失眠、谵语、全身肌肉抽搐,后转为共济失调、意识模糊、反射消失、昏迷等,甚至因呼吸中枢麻痹、循环衰竭而死亡。

2. 慢性中毒 多发生于从事有机磷酸酯类药物生产的工人或长期接触有机磷酸酯类药物的人员中。由于其血液中胆碱酯酶活性逐渐减低,故临床症状不典型、不明显,主要有失眠、多梦、头晕、头痛、记忆力减退、注意力不集中等表现,与神经衰弱综合征表现类似,偶见瞳孔缩小及肌肉颤动等。慢性中毒应以预防和对症治疗为主,如加强劳动防护,定期轮换劳动岗位,避免长期接触有机磷酸酯类药物等。

【急性中毒的解救措施】

1. 迅速清除毒物 如发现中毒,应立即切断毒源,将患者移离中毒现场,去掉污染衣物,根据中毒途径不同,采取相应措施。如经皮肤吸收者,立即用温水或温肥皂水清洗皮肤,清除毒物。经胃肠吸收者,立即用2%碳酸氢钠溶液、1%生理盐水或1:5000高锰酸钾溶液反复洗胃,直至洗出液不含农药味,然后用硫酸钠或硫酸镁导泻。但应注意:昏迷者不可用硫酸镁导泻,以免加重中枢抑制;敌百虫中毒者不宜用碱性溶液洗胃,因其在碱性溶液中可变成毒性更大的敌敌畏;对硫磷、内吸磷和乐果中毒者不可用高锰酸钾溶液洗胃,因其氧化后毒性更强。眼部轻度感染者,可用2%碳酸氢钠溶液或生理盐水冲洗。

2. 应用解毒药物 应尽早使用有特异性、高效能有机磷中毒解毒药。①M受体阻断药,如阿托品、山莨菪碱、东莨菪碱等。其中以阿托品最常用,及早、足量、反复使用能迅速解除M样症状,如恶心、呕吐、腹痛、腹泻、口吐白沫、流涎、出汗、瞳孔缩小、大小便失禁、心率减慢、血压下降、肺水肿等,达到"阿托品化"。所谓达到"阿托品化"即患者出现口干、皮肤干燥、颜面潮红、瞳孔散大、心率加快、肺部啰音消失、意识好转等。对于轻度中毒者,可单用阿托品。对于中度、重度中毒者,因阿托品对N_2受体无阻断作用,故对骨骼肌震颤无效;也不能恢复胆碱酯酶活性,故解救时必须合用胆碱酯酶复活药。②胆碱酯酶复活药,有氯解磷定和碘解磷定等。应及早、足量使用以迅速恢复胆碱酯酶活性,其不但能消除M样症状,也可消除N样症状和中枢症状。与阿托品合用治疗严重中毒患者,还可缩短中毒患者病程。

3. 其他措施 保持患者呼吸道通畅,采用对症、支持治疗,吸氧及人工呼吸,抗惊厥,抗休克等。

第三节 胆碱酯酶复活药

胆碱酯酶复活药是一类能使已被有机磷酸酯类药物抑制的胆碱酯酶恢复活性的药物,临床常用的有氯解磷定、碘解磷定及双复磷等。

氯解磷定(pralidoxime chloride,PAM-CL)

【体内过程】 本药水溶液稳定,口服不易吸收,肌内注射及静脉注射均可迅速分布至全身,并达到有效浓度,大剂量可通过血-脑屏障进入脑组织。经肝代谢,由肾快速排泄,无蓄积作用,半衰期<1 h,故需反复多次给药,才能维持持久疗效。

【药理作用】 氯解磷定属于肟类化合物,能与磷酰化胆碱酯酶结合,使胆碱酯酶游离出来,恢复水解ACh活性,使突触间隙ACh浓度降低,解除M样、N样症状。此外,还能直接与体内游离的有机磷酸酯类结合,使其转化成无毒物质,由肾排出,阻止有机磷酸酯类对胆碱酯酶的继续抑制。临床应用时不但能解除单用阿托品所不能缓解的中毒症状,还可缩短中毒病程。但若中毒时间过长,即使应用胆碱酯酶复活药抢救效果也不尽明显。

【临床应用】 主要用于解救急性有机磷酸酯类中毒。轻度有机磷酸酯类中毒者,可单用也可与阿托品合用;中度、重度有机磷酸酯类中毒者必须合用阿托品。本药对有机磷酸酯类中毒的解毒效果因有机磷的种类不同而有差异:对内吸磷、对硫磷和马拉硫磷等中毒有良好疗效,对敌百虫、敌敌畏中毒疗效较差,对乐果中毒无效。因乐果制剂中含有苯,中毒时往往同时伴有苯中毒,故解救乐果中毒以阿托品为主。此外,对有机磷酸酯类中毒的不同症状疗效也有差异,对神经肌肉接头处胆碱酯酶的复活作用最为明显,能迅速纠正肌肉震颤。对自主神经功能的恢复作用较差,对突触间隙蓄积的 ACh 无对抗作用,故解救中毒时需与阿托品合用,才能控制有机磷酸酯类中毒的全部症状。对"老化"的磷酰化胆碱酯酶无效,故应及早使用。

【不良反应与注意事项】 治疗量不良反应较少,偶见恶心、呕吐、嗜睡、乏力、头痛、眩晕、视物模糊等。注射过快对呼吸有抑制作用,故解救时避免配合使用麻醉性镇痛药。剂量过大可抑制胆碱酯酶活性,引起暂时性神经肌肉传递障碍,加重中毒症状。本类药物在碱性溶液中可分解为氰化物,故禁与碱性药物混合或同时使用。肾功能不全患者慎用。

碘解磷定(pralidoxime iodide,PAM):本药的药理作用、临床应用与氯解磷定相似,但仅能静脉给药,不良反应较多,故目前临床已少应用。因含碘,故对注射部位有刺激性,可致剧痛,有时也可引起腮腺肿大。对碘过敏者禁用。

双复磷(toxogonin):本药的药理作用、临床应用与氯解磷定相似,但作用强而持久。同时还具有阿托品样作用,对 M、N 样症状均有效;脂溶性高,能通过血-脑屏障,对中枢神经系统症状疗效较好。临床主要与阿托品合用解救中、重度有机磷酸酯类中毒。

制剂及用法

硝酸毛果芸香碱 滴眼液(或眼膏):1%～2%,一次 1～2 滴,一日 3～5 次,或按需要决定滴眼次数;晚上或需要时可涂眼膏。

甲硫酸新斯的明 注射剂:0.5 mg/mL;1 mg/2 mL。皮下或肌内注射,一次 0.25～1.0 mg,一日 1～3 次。极量:一次 1 mg,一日 5 mg。

水杨酸毒扁豆碱 滴眼液或眼膏:0.25%。按需要决定滴眼次数,溶液变红色后不可再用。注射剂:0.5 mg/mL;1 mg/mL。

溴新斯的明 片剂:15 mg/片。一次 15 mg,一日 3 次或按需要决定次数。极量:一次 30 mg,一日 100 mg。

溴吡斯的明 片剂:60 mg/片。一次 60 mg,一日 3 次。极量:一次 120 mg,一日 360 mg。注射剂:1 mg/mL;5 mg/mL。

安贝氯铵 片剂:5 mg/片;10 mg/片;25 mg/片。一次 5～25 mg,一日 3～4 次。

氯解磷定 注射剂:0.25 g/2 mL;0.5 g/2 mL。治疗有机磷中毒的用量,根据中毒程度而定。轻度中毒时,一次肌内注射 0.25～0.5 g,必要时 2 h 后重复注射一次;中度中毒时,肌内注射或静脉注射,首次 0.5~0.75 g,必要时 2 h 后重复肌内注射 0.5 g;重度中毒时,首次静脉注射 1 g,必要时 30~60 min 后再注射 0.75~1.0 g,以后改为静脉滴注每小时 0.25~0.5 g,病情好转后酌情减量或停药。

碘解磷定 注射剂:0.5 g/20 mL。治疗有机磷中毒的用量,根据中毒程度而定。轻度中毒时,可一次静脉注射 0.5 g,必要时 2 h 后重复注射一次;中度中毒时,首次静脉注射 0.8~1 g,必要时每 2 h 重复注射 0.5~0.8 g,或每小时静脉滴注 0.4 g,共用 4~6 h;重度中毒时,一次静脉注射 1~1.2 g,30 min 后如效果不明显,再重复注射一次,以后每小时静脉滴注 0.4 g,病情好转后渐停药。

双复磷 注射剂:0.25 g/2 mL。肌内注射、静脉注射或静脉滴注。成人剂量:轻度中毒,肌内注射,每次 0.125~0.25 g,必要时 2~3 h 后重复 1 次;中度中毒,肌内注射或静脉注射,每次 0.5 g,2~3 h 后再注射 0.25 g,必要时重复 2~3 次;重度中毒,静脉注射每次 0.5~0.75 g,2~3 h 后再注射 0.5 g,以后可重复使用,并酌情减量。小儿剂量酌减,慎用。

同步练习

一、单项选择题

1. 用于治疗青光眼的药物是(　　)
   A. 阿托品　　　　　　　　B. 东莨菪碱
   C. 毛果芸香碱　　　　　　D. 酚妥拉明
   E. 新斯的明

2. 27 岁,因眼睑下垂、行走肌肉无力而诊断为重症肌无力,可缓解肌无力的药物是(　　)
   A. 阿托品　　　　　　　　B. 肾上腺素
   C. 毛果芸香碱　　　　　　D. 新斯的明
   E. 烟碱

3. 李某,有机磷农药中毒患者,就诊时有恶心、呕吐、腹痛、大小便失禁、出汗、肌肉震颤症状。该患者有(　　)
   A. M 样症状　　　　　　　B. N 样症状
   C. 中枢症状　　　　　　　D. M、N 样症状
   E. M 样、中枢症状

4. 用于腹部手术后尿潴留可选用(　　)
   A. 毛果芸香碱　　　　　　B. 新斯的明
   C. 毒扁豆碱　　　　　　　D. 乙酰胆碱
   E. 阿托品

5. 用阿托品抢救最有效的有机磷酸酯类中毒症状是(　　)
   A. M 样症状　　　　　　　B. N 样症状
   C. 中枢症状　　　　　　　D. M、N 样症状
   E. M 样、中枢症状

二、思考题

1. 毛果芸香碱为什么可以治疗青光眼?滴眼时应注意什么?
2. 新斯的明治疗重症肌无力的机制是什么?
3. 患者,女,32 岁,因右眼胀痛伴视物不清,眼压高而被诊断为青光眼。但每次应用降眼压药滴

眼后,都出现流涎、流涕、轻度腹痛。请思考:患者选用的是什么药物?滴眼时应注意什么?

4.患者,男,42岁,农民。入院前因使用有机磷农药喷洒农作物,未加防护,于当晚出现头痛、头晕、厌食,继而呕吐、流涎、腹痛、腹泻、呼吸困难,立即送医院急诊。查体:血压90/60 mmHg,呼吸急促,心率快,无杂音,肝、脾未及,大汗淋漓、口唇发绀,瞳孔缩小,对光反射弱,神志尚清,肌肉震颤。诊断:有机磷农药急性中毒。请思考:该患者要用什么药物抢救?

单项选择题参考答案:1.C 2.D 3.D 4.B 5.A

(南阳医学高等专科学校 高建岭)

第七章 抗胆碱药

学习目标

1. 掌握阿托品的药理作用、临床应用及不良反应。
2. 熟悉东莨菪碱、山莨菪碱的药理作用及特点。
3. 了解 N 受体阻断药的作用机制及临床应用。

抗胆碱药是一类能与胆碱受体结合而不能激动胆碱受体,但可阻碍 ACh 及拟胆碱药与胆碱受体结合,从而产生抗胆碱作用的药物,故又称为胆碱受体阻断药。按其对受体选择性的不同,可分为 M 胆碱受体阻断药和 N 胆碱受体阻断药。

1. M 胆碱受体阻断药 如阿托品、东莨菪碱、山莨菪碱及人工合成代用品。
2. N 胆碱受体阻断药 ①N_1胆碱受体阻断药,如樟磺咪芬、美卡拉明等;②N_2胆碱受体阻断药,如筒箭毒碱、琥珀胆碱等。

第一节 M 胆碱受体阻断药

一、阿托品及其类似生物碱

阿托品是从茄科植物颠茄、曼陀罗、洋金花等植物中提取到的生物碱,现已能人工合成。临床常用的药物除阿托品外,还有其类似生物碱如东莨菪碱、山莨菪碱等。

阿托品(atropine)

【体内过程】 口服吸收迅速,生物利用度为 80%,服用后 1 h 血药浓度达峰值,半衰期为 4 h;肌内注射 15~20 min 后作用最强。吸收后分布于全身组织,可通过血-脑屏障和胎盘屏障。半数在肝代谢,24 h 约有 85% 的药物经尿排出,也可经乳汁微量分泌排泄。局部滴眼可通过角膜,但作用时间过长,可达数天。

【药理作用】 治疗量阿托品可选择性与 M 受体结合,竞争性阻断乙酰胆碱或 M 胆碱受体激动药与 M 受体结合,产生与 M 样作用相反的作用。大剂量还可阻断神经

节上的 N_1 受体。阿托品对各器官选择性不同,药理作用广泛,主要作用如下。

1. 腺体　阻断腺体上的 M 受体,抑制腺体分泌。对唾液腺和汗腺作用明显,治疗量即可引起口干、皮肤干燥;对泪腺、支气管腺体作用次之;较大剂量也可抑制胃液分泌,但对胃酸浓度影响较小。

2. 平滑肌　阻断平滑肌上的 M 受体,松弛内脏平滑肌。对过度兴奋或痉挛状态的内脏平滑肌有显著的解痉作用,对功能正常的平滑肌影响小。对不同器官的平滑肌解痉效果不同,对胃肠道平滑肌作用最为明显,对膀胱逼尿肌也有较好作用,对胆管、支气管平滑肌作用较弱,对子宫平滑肌影响很小。

3. 眼　阿托品阻断瞳孔括约肌和睫状肌上的 M 受体,对眼的作用与毛果芸香碱相反,表现为扩瞳、升高眼内压和调节麻痹作用。

(1) 扩瞳　阻断瞳孔括约肌上的 M 受体,瞳孔括约肌松弛,使瞳孔开大肌的功能占优势,引起瞳孔扩大。

(2) 升高眼内压　由于瞳孔扩大,虹膜退向外缘,虹膜根部变厚,前房角间隙变窄,房水回流受阻,致使房水蓄积,引起眼内压升高。

(3) 调节麻痹　阻断睫状肌上的 M 受体,使睫状肌松弛而退向外缘,悬韧带拉紧,晶状体处于扁平状态,屈光度降低,近物成像于视网膜后面,致使视近物不清,对远物成像影响不大,视远物清楚,导致远视,此作用称为调节麻痹。

4. 心脏　兴奋心脏。较大剂量(1~2 mg)可阻断心脏窦房结上的 M 受体,解除迷走神经对心脏的抑制作用,使心率加快、房室传导加速。对迷走神经张力高的青壮年作用明显,对迷走神经张力低的婴幼儿和老年人作用较小。还能拮抗迷走神经过度兴奋所致的房室传导阻滞和心动过缓,加快房室传导。

5. 血管　扩张血管。大剂量阿托品有扩血管作用,尤以皮肤血管最为明显,对处于痉挛状态的小血管解痉作用强,故可改善微循环,增加重要器官供血。其扩血管机制与阻断 M 受体无关,可能是其抑制汗腺分泌,引起体温升高后的代偿性散热反应,也可能是阿托品直接扩血管的结果。

6. 中枢神经系统　阿托品能透过血-脑屏障,对中枢神经系统有兴奋作用。治疗量兴奋中枢作用不明显,较大剂量(1~2 mg)兴奋延髓和大脑,增加剂量可使兴奋作用增强,出现焦虑不安、谵妄等;中毒剂量(>10 mg)可致幻觉、运动失调、定向障碍及惊厥等,过度兴奋可转为抑制,出现昏迷甚至呼吸麻痹而死亡。

【临床应用】

1. 缓解内脏绞痛　阿托品可用于各种内脏绞痛。对胃肠道痉挛性疼痛疗效最好;对膀胱刺激症状如尿频、尿急疗效较好;对胆绞痛、肾绞痛疗效较差,故需与阿片类镇痛药如哌替啶合用以增强疗效。利用其松弛膀胱逼尿肌作用,也可用于遗尿症。

2. 抑制腺体分泌　临床主要用于麻醉前给药,可减少呼吸道腺体及唾液腺分泌,防止在麻醉过程中分泌物阻塞气管、支气管引起吸入性肺炎。也用于严重盗汗及流涎症。

3. 眼科

(1) 虹膜睫状体炎　用阿托品滴眼,瞳孔括约肌和睫状肌松弛,使之充分休息,有利于炎症消退;与缩瞳药毛果芸香碱交替使用,还可防止虹膜与晶状体粘连。

(2) 眼底检查　阿托品具有扩瞳作用,可增大视野,便于充分观察视网膜血管等眼底病变,用于眼底检查。

(3)验光配镜　阿托品具有调节麻痹作用,可固定晶状体,便于验光配镜时准确测定晶状体屈光度,用于验光配镜时屈光检查。但其对眼的作用时间过长,视力恢复过慢,故目前临床少用,已被作用时间更短的后马托品等取代,目前仅适用于儿童验光配镜。

因为儿童的睫状肌调节功能较强,应用后马托品等药效果不满意。

4.抗感染性休克　主要用于暴发型流行性脑脊髓膜炎、中毒性肺炎及中毒性菌痢等并发的感染性休克,可在补充血容量的基础上应用大剂量阿托品,扩张外周血管,解除小血管痉挛,改善微循环,增加重要器官供血,缓解休克。但休克伴高热或心率快者不宜使用。

5.抗缓慢型心律失常　主要用于迷走神经过度兴奋所致的窦性心动过缓、房室传导阻滞和阿-斯综合征等。

6.解救有机磷酸酯类中毒　有机磷酸酯类药物中毒给予阿托品,可迅速解除 M 样症状,也可缓解部分中枢症状,但对 N 样症状无效。单用治疗轻度中毒,与胆碱酯酶复活药合用可治疗中、重度中毒。

【不良反应及注意事项】　阿托品作用广泛,副作用较多;剂量过大时也可出现毒性反应。

1.副作用　治疗量可有口干、皮肤干燥、颜面潮红、瞳孔扩大、怕光、视近物模糊、便秘、排尿困难、心悸、体温升高等表现,无须处理,停药后可自行消失。

2.毒性反应　随着剂量增大,其不良反应逐渐加重并增多,除上述外周症状加重外,还可出现中枢兴奋表现,如呼吸加快、烦躁不安、幻觉、谵妄甚至惊厥等,严重时可由兴奋转为抑制,出现昏迷、呼吸抑制甚至死亡。一旦中毒,主要采取对症处理。镇静药、抗惊厥药可对抗其中枢兴奋症状,毛果芸香碱(或毒扁豆碱)可对抗其外周症状,物理降温可有效降低体温,吸氧或人工呼吸可缓解呼吸困难。

【禁忌证】　青光眼、前列腺肥大、幽门梗阻、休克伴高热或心动过速者禁用。

东莨菪碱(scopolamine)

东莨菪碱是从洋金花等植物中提取到的一种生物碱。

药理作用与阿托品相似:①抑制腺体分泌作用较阿托品强;②对内脏平滑肌的松弛作用较弱;③对中枢有很强的抑制作用,与阿托品不同,随着剂量增加依次表现为镇静、催眠、麻醉作用,但对呼吸中枢是兴奋作用;④兴奋心脏、扩血管、扩瞳、调节麻痹作用弱;⑤本药可透过血-脑屏障,阻断中枢胆碱受体,具有中枢抗胆碱作用和防晕止吐作用。其防晕止吐作用也可能与抑制前庭神经内耳功能及抑制胃肠蠕动有关。

临床主要用于麻醉前给药,疗效优于阿托品。用于晕动病、帕金森病时,多与苯海拉明、左旋多巴合用以增强疗效。本药是中药洋金花中的有效成分,因此可代替洋金花用于中药麻醉,也可用于解救有机磷酸酯类中毒。

本药的不良反应及禁忌证与阿托品相似。

山莨菪碱(anisodamine,654)

山莨菪碱是从茄科植物唐古特山莨菪中提取到的一种生物碱,简称654,天然品称654-1,人工合成品称654-2。

本药的药理作用与阿托品类似:①松弛内脏平滑肌、解除血管痉挛、改善微循环作用强;②抑制唾液分泌及扩瞳作用仅为阿托品的1/20~1/10;③不易通过血-脑屏障,中枢作用弱,也不易透过角膜,对眼无影响。

不良反应与阿托品相似但较少,目前临床上作为阿托品的替代品,主要用于治疗感染中毒性休克,如暴发型流行性脑脊髓膜炎、中毒性菌痢、中毒性肺炎等并发的休克,也用于缓解内脏平滑肌的痉挛性疼痛。

二、阿托品类生物碱的合成代用品

阿托品选择性低,作用广泛,副作用多,毒性较大,调节麻痹时间过长。针对这些缺点,通过改变其化学结构,人工合成了一些作用与阿托品相似,但选择性更高、副作用更少的代用品,主要包括合成扩瞳药和合成解痉药两类。

(一)合成扩瞳药

后马托品(homatropine)

属短效M受体阻断药,与阿托品相比,调节麻痹和扩瞳作用出现快,但维持时间短,为1~2 d,故临床适用于一般眼底检查和屈光检查等。由于儿童睫状肌调节能力强,而后马托品调节麻痹作用较阿托品弱,儿童应用可出现调节麻痹作用不完全现象,故儿童验光时仍需用阿托品。

托吡卡胺(tropicamide,托品酰胺)

药理作用与阿托品相似,但扩瞳和调节麻痹作用强,起效快,恢复时间短,用药后瞳孔散大及调节麻痹作用恢复正常仅需6 h,是目前扩瞳检查眼底和屈光检查的首选药。

(二)合成解痉药

溴丙胺太林(propantheline bromide,普鲁本辛)

为人工合成的解痉药,药理作用与阿托品相似,但脂溶性小,不易通过血-脑屏障,对中枢作用弱,口服吸收不完全,对胃肠平滑肌的解痉作用强而持久,并可减少胃液分泌,临床主要用于治疗胃、十二指肠溃疡及胃肠痉挛性疼痛等。因易受食物影响,多饭前服用。

贝那替秦(benactyzine,胃复康)

药理作用与溴丙胺太林相似,但脂溶性大,易通过血-脑屏障,具有镇静作用,口服易吸收,对胃肠平滑肌有较强的解痉作用,并可抑制胃液分泌,临床主要用于伴有焦虑症状的胃、十二指肠溃疡和胃肠痉挛性疼痛及胃酸过多症患者。

第二节 N胆碱受体阻断药

一、N_1受体阻断药

N_1受体阻断药又称神经节阻断药,是指能竞争性阻断ACh与N_1受体结合,从而阻碍神经冲动在神经节传导的药物。本类药物对交感神经和副交感神经节均有阻断作用,因此其具体药理作用取决于该器官支配的优势神经。交感神经对血管支配占优势,副交感神经对窦房结、胃肠、膀胱、眼及腺体支配占优势。交感神经节被阻断时,血管扩张,外周阻力降低,静脉回心血量及心输出量减少,故血压降低;副交感神经节被阻断时,窦房结兴奋,胃肠蠕动减慢,膀胱逼尿肌舒张,瞳孔括约肌松弛,腺体分泌减少,故引起心率加快、便秘、尿潴留、瞳孔扩大和口干。

由于本类药物作用广泛,不良反应多而重,目前临床已少用,主要用于麻醉时控制血压,以减少手术区域出血。也可用于治疗高血压危象及高血压脑病。常用的药物有美卡拉明(mecamylamine,美加明)和樟磺咪芬(trimetaphan camsylate,阿方那特)。

二、N_2受体阻断药

N_2受体阻断药是一类选择性作用于神经肌肉接头运动终板膜上N_2受体,阻断神经肌肉传导而使骨骼肌松弛的药物,故又称骨骼肌松弛药,简称肌松药。按其作用机制和特点不同,可分为除极化型肌松药和非除极化型肌松药两类。

(一)除极化型肌松药

除极化型肌松药的分子结构与ACh相似,能够与骨骼肌运动终板突触后膜的N_2受体结合,产生与ACh相似但持久的除极化作用,使N_2受体失去对ACh的反应性,从而导致骨骼肌松弛。其作用特点:①用药后先出现短暂的肌束颤动,以胸、腹部肌肉最为明显;②肌松作用出现快,维持时间短,易于控制;③连续用药可产生快速耐受性;④与胆碱酯酶抑制药有协同作用,故中毒时不能用新斯的明解救。本类药物的代表药是琥珀胆碱。

琥珀胆碱(succinylcholine,司可林)

琥珀胆碱是由一分子琥珀酸和两分子胆碱组成的化合物。

【体内过程】 本药口服不易吸收,静脉注射1 min后出现肌松作用,在体内代谢迅速,可被肝和血浆中假性胆碱酯酶水解为琥珀酸和胆碱,故作用短暂。静脉滴注可延长其作用时间。10%~15%的药物可到达作用部位。不易透过胎盘屏障。仅少量药物以原形从肾排泄。胆碱酯酶抑制药新斯的明可抑制假性胆碱酯酶活性,增强琥珀胆碱作用,故不能用以解救本品过量中毒。

【药理作用】 本药与骨骼肌运动终板上的N_2受体结合后,突触后膜发生持久性除极化,导致N_2受体对ACh失去反应,而引起骨骼肌松弛。琥珀胆碱静脉注射后先出现短暂的肌束颤动,1 min后出现肌松作用,2 min作用达高峰,5 min左右作用消失。

故本药起效快,维持时间短,易于控制。其肌松发生顺序是眼睑、颜面部肌肉、颈部肌肉、上肢肌肉、下肢肌肉、躯干肌肉、肋间肌肉和膈肌,对呼吸肌影响不明显。恢复顺序则相反。

【临床应用】

1. 静脉注射　起效快,维持时间短,对咽喉肌肉松弛作用强,故适用于气管插管、气管镜、胃镜和食管镜等短时间操作的检查。

2. 静脉滴注　静脉给药肌松时间延长,还可减少麻醉药用量,降低不良反应发生率,故可用于较长时间手术的辅助麻醉。但给药剂量和速度需个体化。

【不良反应与注意事项】

1. 高血钾　本药可使肌肉持久除极化,钾离子外流增多,引起高血钾。故血钾偏高患者如烧伤、恶性肿瘤、脑血管意外等禁用,用药过程中需监测血钾,以防血钾过高而致心搏骤停。

2. 肌肉疼痛　术后早期活动可出现肩胛部及胸腹部肌肉疼痛,与用药初期肌束颤动有关,一般3～5 d自行消失,也可用小剂量地西泮缓解。

3. 窒息　大剂量可引起呼吸麻痹,故使用前须备好呼吸机及抢救设备。一旦中毒,禁用新斯的明解救。也不能与氨基糖苷类和肽类抗生素合用,否则会增强本药的呼吸肌麻痹作用。

4. 眼压升高　本药有收缩眼球外骨骼肌作用,可使眼压短暂升高。

5. 其他　本药水溶液呈酸性,忌与碱性的硫喷妥钠混合使用。

【禁忌证】　严重肝功能不良、遗传性血浆拟胆碱酯酶活性降低、营养不良和电解质紊乱患者禁用,高血钾、青光眼和晶状体摘除术患者禁用。

(二)非除极化型肌松药

非除极化型肌松药能与ACh竞争骨骼肌细胞膜上的N_2受体,阻断ACh与N_2受体结合,使骨骼肌不能除极化,因而出现松弛作用,故又称竞争性肌松药。与除极化型肌松药相比,具有如下作用特点:①无肌束颤动现象;②肌松作用起效慢,但维持时间长;③连续用药不产生耐受性;④有神经节阻断和促进组胺释放作用,可出现支气管痉挛、血压下降、心律失常等不良反应;⑤胆碱酯酶抑制药可拮抗其肌松作用,故过量中毒时可用新斯的明解救。本类药物的代表药是筒箭毒碱。

筒箭毒碱(tubocurarine)

筒箭毒碱简称箭毒,是南美印第安人从防己科植物中提取得到的生物碱。其右旋体具有活性。

【体内过程】　本品口服不吸收,静脉注射5 min起效,维持20 min以上。存在体内再分布,反复给药须减量。约70%以原形经肾排泄。

【药理作用】　能竞争性与骨骼肌运动终板上的N_2受体结合,从而阻断ACh的除极化作用,导致骨骼肌松弛。其肌松发生顺序为:首先出现眼部和头部肌肉松弛,其次是颈部、四肢、躯干肌肉松弛,再次为肋间肌松弛,引起腹式呼吸。给药剂量过大,可致膈肌麻痹,而出现呼吸停止。其肌松恢复顺序则相反。

【临床应用】　临床上主要作为全身麻醉的辅助用药,用于胸腹部手术,使肌肉松弛有利于手术进行。也可用于气管插管术。因本药来源有限、用药后作用不易逆转、副作用多,目前临床少用,已被其他非除极化型肌松药所替代(表 7-1)。

表 7-1 其他非除极化型肌松药

药名	分类	起效时间(min)	维持时间(min)	消除方式	禁忌证
米库氯铵	短效	2~4	12~18	血浆胆碱酯酶水解	
维库溴铵	中效	2~4	30~40	肝代谢,肾排泄	新生儿、孕妇禁用,肝、肾功能不全者慎用
阿曲库铵	中效	2~4	30~40	霍夫曼降解,肾排泄	支气管哮喘禁用
罗库溴铵	中效	1~2	30~40	肝代谢,肾排泄	肝、肾功能不全者慎用
泮库溴铵	长效	4~6	120~180	肝代谢,肾排泄	高血压、冠心病、心动过速,肝、肾功能不全者慎用
多库氯铵	长效	4~6	90~120	肝代谢,肾排泄	
哌库溴铵	长效	2~4	80~120	肝代谢,肾排泄	肾功能不全者慎用

【不良反应及注意事项】 安全性小,毒性较大。治疗量可引起心率加快、血压下降、支气管痉挛而诱发哮喘。过量中毒可致呼吸肌麻痹,甚至呼吸停止,应及时进行人工呼吸、吸氧,必要时用呼吸兴奋药尼可刹米等,静脉注射新斯的明可解救其肌松症状。

禁用于支气管哮喘、重症肌无力、严重休克及肺部疾病患者。不宜与氨基糖苷类抗生素合用。10 岁以下儿童对本药敏感,故不宜应用。

制剂及用法

硫酸阿托品 片剂:0.3 mg/片。一次 0.3~0.6 mg,一日 3 次。注射剂:0.5 mg/mL;1 mg/mL;5 mg/mL。肌内注射或静脉注射,0.5 mg/次。滴眼液:0.5%、1%。眼膏:1%。极量:口服,一次 1 mg,一日 3 mg;皮下注射或静脉注射,一次 2 mg。

氢溴酸山莨菪碱 片剂:5 mg/片;10 mg/片。一次 5~10 mg,一日 3 次。注射剂:5 mg/mL;10 mg/mL;20 mg/mL。静脉注射或肌内注射,一次 5~10 mg,一日 1~2 次。

氢溴酸东莨菪碱 片剂:0.2 mg/片。一次 0.2~0.3 mg,一日 3 次。注射剂:0.3 mg/mL;0.5 mg/mL。皮下或肌内注射,一次 0.2~0.5 mg。极量:口服,一次 0.6 mg,一日 2 mg;注射,一次 0.5 mg,一日 1.5 mg。

氢溴酸后马托品 滴眼液:1%~2%,1~2 滴/次。

托吡卡胺 滴眼液:0.5%,1~2滴/次,如需产生调节麻痹作用,可用1%浓度,1~2滴,5 min后重复1次,20~30 min后可再给药1次。

溴化丙胺太林 片剂:15 mg/片。一次15 mg,一日3次。

贝那替秦 片剂:1 mg/片。饭前口服,一次1~3 mg,一日3次。

氯化琥珀胆碱 注射剂:50 mg/mL;100 mg/mL。成人,1~2 mg/kg,静脉注射;小儿,1.5~2 mg/kg,肌内注射。维持肌松作用,可用5%葡萄糖注射液或生理盐水稀释至0.1%浓度静脉滴注。极量:静脉注射,0.25 g/次。

氯化筒箭毒碱 注射剂:10 mg/mL。首次静脉注射6~9 mg,重复时用量减半。

泮库溴铵 注射剂:4 mg/2 mL。静脉注射初始剂量为40~100 μg/kg,可追加10~20 μg/kg。

维库溴铵 注射剂:静脉注射初始剂量为80~100 μg/kg,可追加10~15 μg/kg。

苯磺酸阿曲库铵 注射剂:10 mg/2.5 mL;10 mg/5 mL。一般成人剂量为0.3~0.6 mg/kg,维持15~35 min肌松作用。如需延长时间,增补剂量0.1~0.2 mg/kg。

哌库溴铵 注射剂:静脉注射初始量为20~85 μg/kg,维持量为初始量的1/4。

米库氯铵 注射剂:静脉注射初始剂量为70~150 μg/kg,每15 min给维持量100 μg/kg。

同步练习

一、单项选择题

1. 阿托品主要用于(　　)
   A. 失血性休克　　　　　　　B. 心源性休克
   C. 感染性休克　　　　　　　D. 过敏性休克
   E. 神经性休克

2. 用于房室传导阻滞的药物是(　　)
   A. 毒扁豆碱　　　　　　　　B. 阿托品
   C. 毛果芸香碱　　　　　　　D. 托品卡胺
   E. 琥珀胆碱

3. 东莨菪碱禁用于(　　)
   A. 前列腺肥大　　　　　　　B. 胃肠痉挛
   C. 晕动病　　　　　　　　　D. 心动过缓
   E. 感染性休克

4. 患儿,女,10岁。高度近视,今欲验光配镜。可用的屈光检查药物是(　　)
   A. 新斯的明　　　　　　　　B. 阿托品
   C. 后马托品　　　　　　　　D. 托品卡胺
   E. 琥珀胆碱

5. 夏某,男,5岁。因"高热、腹泻、四肢抽动"急诊入院。查体:T 39.5 ℃,R 30 次/min,心率110 次/min,BP 80/50 mmHg,心律齐,未闻及杂音,腹软,肝、脾未及,面色及皮肤苍黄,口唇及指甲轻度发绀,面色苍白,四肢厥冷,精神极度萎靡。诊断为感染性休克,其应首选的抗休克药物是(　　)
   A. 新斯的明　　　　　　　　B. 山莨菪碱
   C. 后马托品　　　　　　　　D. 托品卡胺

E. 琥珀胆碱

二、思考题

1. 阿托品的临床应用有哪些?
2. 东莨菪碱和阿托品有哪些区别?
3. 除极化型肌松药和非除极化型肌松药有什么区别?
4. 赵某,16岁。因饮用冰镇饮料而出现急性腹痛,服用温开水腹痛仍不减轻。医生应用阿托品治疗,病情明显缓解。请问该患者会出现哪些副作用?

单项选择题参考答案:1. C 2. B 3. A 4. B 5. B

(南阳医学高等专科学校 高建岭)

第八章 拟肾上腺素药

> **学习目标**
>
> 1. 掌握去甲肾上腺素、肾上腺素、异丙肾上腺素的药理作用、临床应用及不良反应。
> 2. 熟悉多巴胺、麻黄碱的药理作用及临床应用。
> 3. 了解间羟胺、去氧肾上腺素、多巴酚丁胺的作用特点。

拟肾上腺素药是一类能够与肾上腺素受体结合并激动该受体，产生肾上腺素样作用的药物，故又名肾上腺素受体激动药。因其药理作用与交感神经兴奋时的效应相似，且为胺类化合物，故临床称为拟交感胺类药。

本类药物的基本化学结构是β-苯乙胺，由苯环、碳链、氨基三部分组成。苯环上有两个邻位羟基者，为儿茶酚胺类，如肾上腺素、多巴胺、去甲肾上腺素、异丙肾上腺素、多巴酚丁胺等。苯环上无邻位羟基者，则为非儿茶酚胺类，如去氧肾上腺素、间羟胺、麻黄素等。

根据药物对肾上腺素受体的选择性不同可分为三类：①α受体激动药；②α、β受体激动药；③β受体激动药（表8-1）。

表8-1 拟肾上腺素药的分类、代表药物及其对受体的选择性

分 类	代表药物	对受体的选择性
α受体激动药	去甲肾上腺素	α_1、α_2、β_1
	间羟胺	α_1、α_2、β_1
	去氧肾上腺素	α_1
α、β受体激动药	肾上腺素	α_1、α_2、β_1、β_2
	麻黄碱	α_1、α_2、β_1、β_2
	多巴胺	α_1、β_1、DA
β受体激动药	异丙肾上腺素	β_1、β_2
	多巴酚丁胺	β_1

第一节 α受体激动药

去甲肾上腺素（NA）

去甲肾上腺素又名正肾素，是去甲肾上腺素能神经末梢释放的递质，也可由肾上腺髓质少量分泌，现已能人工合成。本药与肾上腺素类似属儿茶酚胺类，化学性质不稳定，见光易分解，宜避光保存，在中性尤其是在碱性溶液中可迅速氧化变色而失效，在酸性溶液中较稳定，故忌与碱性药物合用，临床常用其重酒石酸盐。

【体内过程】 因在碱性肠液中易被破坏，故口服无效；皮下、肌内注射因强烈收缩血管而极少吸收，且易导致局部组织缺血坏死，静脉注射因很快被消除而作用短暂，故临床多采用静脉滴注给药以维持疗效。不易通过血-脑屏障，大部分NA被神经末梢再摄取而贮存在囊泡中，部分被非神经组织摄取，由细胞内的COMT和MAO代谢灭活，其代谢产物经肾由尿液排出。

【药理作用】 主要激动α_1和α_2受体，对β_1受体作用弱，对β_2受体几乎无作用。

1. 血管 收缩血管。激动血管平滑肌上α_1受体，使血管强烈收缩，以皮肤、黏膜血管收缩作用最强，其次为肝、脑、肾、肠系膜及骨骼肌血管。但因其兴奋心脏，使心肌代谢产物增加，同时血压升高，又提高了冠状动脉的灌注压，故冠脉血流量增加。

2. 心脏 兴奋心脏。去甲肾上腺素可直接激动心脏β_1受体，使心肌收缩力增强、房室传导加速、心率加快。但在整体情况下，心率是减慢的，因为血压升高可通过减压反射，兴奋迷走神经，引起心率减慢。去甲肾上腺素兴奋心脏作用比肾上腺素弱，故较少诱发心律失常。

3. 血压 升高血压。兴奋心脏，增加心输出量，故收缩压升高；收缩血管，提高外周血管阻力，故舒张压升高（图8-1）。

【临床应用】

1. 休克 主要用于神经性休克早期血压骤降患者。本药小剂量短时间静脉滴注，可维持休克患者收缩压在90 mmHg左右，以保证心、脑、肾等重要器官供血，缓解症状。但长期大剂量使用，可剧烈收缩血管，导致微循环障碍而加重休克症状。临床也可用于补足血容量后血压不回升或外周阻力明显降低、心排出量减少的休克患者。

2. 上消化道出血 本品注射剂1~3 mg稀释后口服，可使食管及胃黏膜血管收缩，产生局部止血作用。

3. 药物中毒性低血压 中枢抑制药如安定中毒引起的低血压，应用本药静脉滴注，可维持血压，缓解症状。尤其是氯丙嗪、酚妥拉明等α受体阻断药中毒时，应选用NA升高血压，不能用肾上腺素。也可用于嗜铬细胞瘤切除后的低血压状态。

【不良反应及注意事项】

1. 局部组织缺血坏死 多发生于静脉滴注时间过长、浓度过高或药物漏出血管外，因局部血管剧烈收缩而引起局部组织缺血坏死。如发现注射部位皮肤疼痛、苍白，应立即停药或更换注射部位，局部热敷，并用普鲁卡因或酚妥拉明溶液做局部浸润注射，扩张血管，以防止局部组织缺血坏死。故去甲肾上腺素宜稀释后缓慢静脉滴注。

2. 急性肾功能衰竭　剂量过大或用药时间过长,可使肾血管强烈收缩,肾血流量减少,导致少尿、无尿及急性肾缺血性损伤,引起急性肾功能衰竭,故用药期间应观察尿量,尿量需保持在每小时 25 mL 以上。

3. 心血管反应　静脉滴注速度过快或浓度过高,可致血压升高,故用药期间应监测血压,根据血压变化情况调整滴速和浓度。如长期静脉滴注突然停药,可致血压骤然下降,故应逐渐减量停药。偶见心律失常。

【禁忌证】　高血压、动脉硬化、器质性心脏病、少尿患者及孕妇禁用。

间羟胺(metaraminol):又名阿拉明,主要激动 α_1、α_2 受体,对心脏 β_1 受体作用较弱。除能直接激动受体外,还能促进去甲肾上腺素能神经末梢释放递质 NA,与 NA 相比,具有以下特点:①收缩血管、升压作用弱而持久,略增强心肌收缩力,故可使休克患者的心输出量增多;②对肾血管收缩作用弱,故较少引起急性肾功能衰竭;③心脏兴奋作用弱,不易引起心律失常;④短时间连续应用可产生快速耐受性;⑤化学性质稳定,收缩血管作用较弱,故既可静脉滴注,又可肌内注射;临床上常作为去甲肾上腺素的良好代用品,用于神经性、心源性休克早期及其他原因引起的低血压。

长期用药或大剂量用药,可引起窦性或室性心动过速,须引起注意。

去氧肾上腺素(phenylephrine):又名苯肾上腺素、新福林,为人工合成的 α_1 受体激动药。本品收缩血管、升高血压作用弱而持久,可用于防治麻醉及药物引起的低血压;由于血压升高可反射性引起心率减慢,故可用于阵发性室上性心动过速的治疗;本品滴眼能激动瞳孔开大肌上 α_1 受体,产生扩瞳作用,但不引起调节麻痹和眼内压升高,临床上作为快速扩瞳药,用于眼科眼底检查。

高血压、动脉粥样硬化、器质性心脏病、心动过缓、甲状腺功能亢进症及糖尿病患者慎用。

第二节　α 和 β 受体激动药

肾上腺素(adrenaline,AD)

肾上腺素又名副肾素,是人体肾上腺髓质分泌的主要激素。药用肾上腺素可从牛、羊等家畜的肾上腺髓质中提取,也可人工合成。其化学性质不稳定,见光易分解,应避光保存;在碱性溶液中迅速氧化变红而失效,故忌与碱性药物合用;在酸性水溶液中稳定,故常用其盐酸盐或重酒石酸盐。

【体内过程】　本药口服易被碱性肠液、肠黏膜及肝破坏,不能达到有效血药浓度,故口服无效;静脉注射显效虽快,但作用时间极短;肌内注射因能扩张骨骼肌血管,故吸收快,作用时间为 10~30 min;皮下注射可收缩局部血管,致使吸收缓慢、作用时间延长可达 1 h 左右,故临床以皮下注射为宜。肾上腺素在体内一部分可迅速被去甲肾上腺素能神经末梢摄取并被 COMT 和 MAO 代谢,另一部分则被非神经组织摄取,最终经肾脏排出体外。

【药理作用】　肾上腺素能直接激动 α 受体、β 受体,产生 α 型、β 型作用,显效快,作用强,但持续时间短。

1. 心脏　兴奋心脏。肾上腺素可直接激动心脏 β_1 受体,对心脏产生强大的兴奋作用,使心率加快、心肌收缩力增强、房室传导加速、心输出量增加。同时激动冠状血管的 β_2 受体,使冠状血管扩张,冠脉血流量增加,从而改善心肌血液供应。心肌收缩力增强、心率加快,心脏做功量及代谢则会显著增加,致使心肌耗氧量增加,故易引起心肌缺氧;当剂量过大或静脉注射过快时易诱发心律失常如期前收缩、心动过速,甚至室颤等。目前认为本药是一个强效的心脏兴奋药。

2. 血管　舒缩血管。肾上腺素激动 α_1 受体,使以 α 受体分布占优势的皮肤、黏膜血管和内脏血管收缩;其中,皮肤、黏膜血管收缩最强,内脏中的肾血管收缩作用较强,而对脑和肺血管收缩作用较弱。激动 β_2 受体,使以 β_2 受体分布占优势的冠状血管和骨骼肌血管舒张。

3. 血压　肾上腺素对血压的影响与药物剂量有关。注射小剂量或治疗剂量时,因心脏兴奋,心输出量增多,故收缩压升高。但因对 β_2 受体兴奋作用占优势,故对骨骼肌血管的扩张作用抵消或超过了对皮肤、黏膜及内脏血管的收缩作用,因此舒张压降低或不变,脉压变大(图 8-1);注射较大剂量时,除强烈兴奋心脏外,对 α 受体的兴奋作用占优势,血管收缩,故收缩压和舒张压均升高。因此肾上腺素对血压的影响典型改变多为双相效应,即给药后血压迅速升高,而后出现微弱的降压反应。如预先给予 α 受体阻断药(如酚妥拉明),然后再用肾上腺素,则取消了肾上腺素激动 α 受体的血管收缩作用,肾上腺素激动 β 受体的血管扩张作用得以表现出来,此时血压不升高,反而降低,这种现象称为"肾上腺素升压作用的翻转"(图 8-2)。故氯丙嗪等(α 受体阻断药)过量中毒时血压降低,不应用肾上腺素抢救,而应用去甲肾上腺素抢救,以防止血压过低诱发休克。

此外,肾上腺素激动肾小球旁细胞 β_1 受体,促进肾素分泌也可导致血压升高。

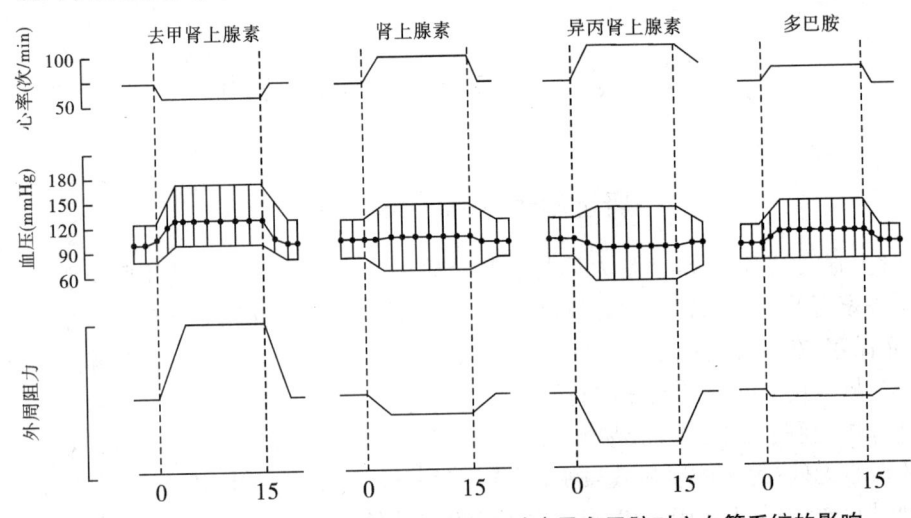

图 8-1　去甲肾上腺素、肾上腺素、异丙肾上腺素及多巴胺对心血管系统的影响

4. 支气管　①肾上腺素激动支气管平滑肌上 β_2 受体,使支气管平滑肌舒张,尤其当支气管平滑肌处于痉挛状态时,其解痉作用更强;同时还可抑制肥大细胞、嗜碱性粒细胞释放组胺等过敏介质,缓解支气管痉挛。②激动支气管黏膜血管上 α_1 受体,收缩血管,降低毛细血管壁通透性,减轻支气管黏膜充血和水肿。

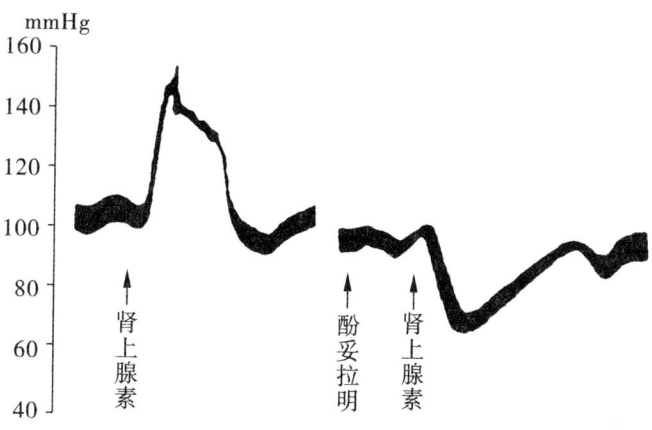

图 8-2　肾上腺素对血压的影响及升压作用的翻转

5. 代谢　促进代谢。肾上腺素激动 β 受体,可促进肝糖原和肌糖原分解,降低葡萄糖在外周组织利用,使血糖升高;又可促进脂肪分解,使血中游离脂肪酸含量升高。促进代谢,可使组织耗氧量增加,基础代谢率提高。

【临床应用】

1. 心搏骤停　肾上腺素具有强大的心脏兴奋作用,是心搏骤停复苏的首选药,主要用于抢救电击、溺水、缺氧、高血钾、麻醉、手术意外、药物中毒、急性传染病及房室传导阻滞等引起的心搏骤停,在配合心脏按压、人工呼吸和纠正酸中毒等措施的同时,可单用肾上腺素 0.25～1.00 mg 静脉注射、心室内注射或气管给药,兴奋心脏,使心脏起搏。也可应用"三联针"(阿托品、肾上腺素各 1 mg,利多卡因 100 mg)心室内注射,抢救心搏骤停。

2. 过敏性休克　肾上腺素是抢救青霉素等药物过敏及其他因素所致过敏性休克的首选药。过敏性休克发生时由于过敏反应释放组胺等过敏介质,导致小血管扩张,平滑肌痉挛,从而引起面色苍白、皮肤瘙痒、脉搏细速,血压下降、喉头水肿、呼吸困难等症状。肾上腺素可激动 α 受体,收缩小血管,降低毛细血管通透性;还可激动 β 受体兴奋心脏,扩张冠状血管,舒张支气管,抑制过敏介质释放等,故能迅速缓解过敏性休克症状,因此是抢救过敏性休克的首选药物。

一般采用皮下或肌内注射 0.5～1 mg,危重时生理盐水稀释 10 倍后缓慢静脉注射,并配合糖皮质激素等其他抢救措施。但应注意:必须控制剂量与速度,以免引起心律失常等反应。

3. 支气管哮喘　肾上腺素是缓解支气管哮喘急性发作的良好药物,其作用迅速而强大,但维持时间较短。肾上腺素除能解除支气管平滑肌痉挛,还能减轻支气管黏膜充血水肿,因此可迅速缓解哮喘症状,但由于作用时间过短,故仅适用于哮喘急性发作时的抢救。且不能用于心源性哮喘,因其兴奋心脏,可提高心肌耗氧量,易诱发心律失常。

4. 局部应用　与局麻药配伍应用,在局麻药液中加入适量肾上腺素(浓度为 1∶200 000)可收缩注射部位血管,减少局麻药吸收,延长局麻药作用时间,也可减少因吸收过量所导致的中毒反应发生。但应注意:末梢循环部位如手指、耳郭、足趾及阴茎等的手术麻醉,禁用肾上腺素,以防局部组织缺血坏死,延迟伤口愈合。此外将浸有0.1%肾上腺素溶液的棉球或纱布填塞在出血的鼻黏膜或齿龈处,可收缩血管,具有止血作用。

【不良反应及注意事项】 主要表现有烦躁、心悸、出汗、头痛、面色苍白等,过量或静脉注射速度过快,可引起血管强烈收缩,血压突然升高,有诱发脑出血的危险,也可引起心律失常、心室颤动等严重不良反应。故临床应用时要严格掌握剂量和控制注射速度。

【禁忌证】 高血压、器质性心脏病、脑动脉硬化、室性心律失常、糖尿病、甲状腺功能亢进患者禁用,老年患者慎用。

多巴胺(dopamine,DA)

多巴胺又名3-羟酪胺,是体内合成去甲肾上腺素的前体,它既是外周神经递质,又是中枢神经递质。药用多巴胺为人工合成品。

【体内过程】 因易被碱性肠液破坏,故口服无效,临床常静脉滴注给药。在体内可迅速被COMT和MAO水解失效,故维持时间短。不易通过血-脑液屏障,对中枢几无作用,故对中枢多巴胺递质缺乏所致的帕金森病无效。

【药理作用】 多巴胺主要激动α、β受体和外周肾上腺素受体。

1. 心脏 多巴胺通过激动心脏$β_1$受体,并促进去甲肾上腺素能神经末梢释放去甲肾上腺素,使心肌收缩力增强,心输出量增加,但对心率影响不大,故与肾上腺素相比很少引起心悸和心律失常。

2. 血管 治疗量多巴胺激动D_1受体,使肾、肠系膜血管扩张;还可激动α受体,使皮肤、黏膜、内脏血管收缩,故外周阻力总体变化不大。大剂量多巴胺则以激动血管平滑肌上α受体为主,故引起血管收缩,外周阻力升高。

3. 血压 兴奋心脏,故收缩压升高。多巴胺对舒张压的影响与剂量有关。治疗量时,由于缩血管与舒血管作用相互抵消,对总外周阻力影响不大,故舒张压变化不明显,脉压加大;大剂量时,血管以收缩为主,故舒张压升高。

4. 肾功能 治疗量多巴胺一方面通过激动肾血管上肾上腺素受体,使血管舒张,增加肾血流量,从而提高肾小球滤过率;另一方面还可抑制肾小管对钠的重吸收,产生排钠利尿作用,因此具有改善肾功能作用。但大剂量时可明显收缩肾血管,减少肾血流量,故可引起肾功能不全。

【临床应用】

1. 休克 临床适用于各种休克,如感染性休克、出血性休克、心源性休克等,对伴有心肌收缩力减弱、尿量减少且已补足血容量的休克患者尤为适宜。故多巴胺是目前临床应用效果较好的抗休克药。

2. 急性肾衰竭 本药治疗量时可改善肾功能,增加尿量,故可与利尿药合用治疗急性肾衰竭。

【不良反应及注意事项】 治疗量时不良反应较少,偶有恶心、呕吐、心悸等,停药后可自行消失。剂量过大或静脉滴注速度过快时,可出现心动过速、心律失常、血压升高,甚至发生肾衰竭,一旦发生,应减慢滴注速度或停药。此外应用本药治疗前必须先纠正低血容量和酸中毒,防止因血管扩张而使休克加重。

【禁忌证】 高血压、冠心病、室性心律失常等患者禁用。

麻黄碱(ephedrine)

麻黄碱又名麻黄素,是从中草药麻黄中提取到的生物碱,现已能人工合成。因本品属易致毒药品,故国家食品药品监督管理局发布文件规定,含麻黄碱的复方制剂属限售药品。

【体内过程】 本药化学性质稳定,口服有效,但代谢缓慢,故作用时间长。吸收后大部分以原形药物从肾排出。易通过血-脑屏障,故有中枢作用,也可从乳汁中分泌排泄。反复用药,因能耗竭去甲肾上腺素能神经末梢递质,故易产生快速耐受性。

【药理作用】 麻黄碱既能直接激动α、β受体,又可促进肾上腺素能神经末梢释放递质去甲肾上腺素。其药理作用与肾上腺素相似。

1. 心脏　激动心脏$β_1$受体,并促进去甲肾上腺素能神经末梢释放去甲肾上腺素,兴奋心脏,使心肌收缩力增加,心排出量增加,但在整体情况下,由于血压升高,反射性兴奋迷走神经,故心率变化不明显。

2. 血管　激动$α_1$受体,使皮肤、黏膜、内脏血管收缩,作用较强;激动$β_2$受体,使骨骼肌血管和冠状血管舒张,作用较弱。

3. 血压　由于心脏兴奋,收缩压升高;血管收缩,舒张压也升高,但收缩压升高比舒张压明显,脉压增大,其升压作用特点是温和、缓慢、持久。

4. 支气管　激动支气管平滑肌$β_2$受体,使支气管舒张,其作用较肾上腺素弱,起效慢,作用时间持久。

5. 中枢　麻黄碱具有显著的中枢兴奋作用,可引起兴奋、不安、激动、失眠等。

【临床应用】

1. 支气管哮喘　用于预防支气管哮喘发作和治疗轻症支气管哮喘,对重症哮喘急性发作疗效较差。

2. 低血压　用于防治腰麻和硬膜外麻醉引起的低血压。

3. 鼻黏膜充血　用0.5~1.0%溶液滴鼻可消除鼻黏膜充血肿胀引起的鼻塞,也可用于鼻黏膜血管破裂导致的出血。

4. 荨麻疹和血管神经性水肿　可缓解皮肤黏膜等过敏症状。

【不良反应和注意事项】 治疗量可引起兴奋、激动、不安、失眠、震颤等中枢神经兴奋表现,故不宜睡前服用,必须服用时加服镇静催眠药如苯巴比妥对抗。大剂量可引起心率加快、血压升高。局部应用不宜时间过长,以防产生耐受性,加重疾病症状。

【禁忌证】 高血压、冠心病、心动过速等患者禁用。

第三节　β受体激动药

异丙肾上腺素(isoprenaline)

异丙肾上腺素又名喘息定,为人工合成品。属儿茶酚胺类,其化学性质不稳定,易氧化变色而失效。

【体内过程】 本药易在消化道内被破坏,故口服无效;雾化吸入或舌下给药,吸收快而完全;静脉滴注给药亦可。吸收后主要在肝内迅速被COMT代谢,由肾排出,因MAO对其代谢作用弱,故维持时间比肾上腺素长,不易透过血-脑屏障。

【药理作用】 异丙肾上腺素对$β_1$受体和$β_2$受体均有强大的激动作用,可产生β型作用。对α受体几乎无作用。

1. 心脏 兴奋心脏。激动心脏$β_1$受体,使心肌收缩力增强、心率加快、房室传导加速,心输出量增加,心肌耗氧量增加。与肾上腺素相比,因其对窦房结兴奋作用强,而对异位起搏点兴奋作用弱,故较少引起心律失常。

2. 血管 扩张血管。激动血管平滑肌上的$β_2$受体,引起骨骼肌血管明显扩张,也易引起冠状血管扩张,对肾血管和肠系膜血管扩张作用较弱。

3. 血压 兴奋心脏,使心输出量增多,故收缩压升高;扩张血管,使外周阻力降低,故舒张压下降,脉压变大。

4. 支气管 舒张支气管。激动支气管平滑肌上$β_2$受体,引起支气管平滑肌舒张,其作用较肾上腺素强;并能抑制肥大细胞释放组胺等过敏介质,因无α受体激动作用,故对支气管黏膜血管无收缩作用,因此消除支气管黏膜充血水肿效果不如肾上腺素。

5. 代谢 促进代谢。既可促进糖原分解,又可促进脂肪分解,故使血糖、血中游离脂肪酸升高,组织耗氧量增加。

综上所述,肾上腺素、去甲肾上腺素及异丙肾上腺素因激动不同受体,故其作用存在差异,见表8-2。

表8-2 肾上腺素、去甲肾上腺素及异丙肾上腺素的作用比较

作用比较	肾上腺素	去甲肾上腺素	异丙肾上腺素
受体	α、$β_1$、$β_2$	α、$β_1$	$β_1$、$β_2$
心率	加快	减慢	加快
外周阻力	不变或降低	升高	降低
收缩压	升高	升高	升高
舒张压	不变或降低	升高	降低
支气管	舒张	无影响	舒张

【临床应用】

1. 支气管哮喘 本药雾化吸入或舌下给药,能迅速控制支气管哮喘急性发作症状,疗效快而强,但维持时间短,易引起心悸,反复应用也易产生耐受性,故目前多被选择性$β_2$受体激动药所替代。

2. 心搏骤停 异丙肾上腺素心室内注射,对心脏有强大兴奋作用,可用于电击、溺水、手术意外、药物中毒及窦房结功能障碍所致的心搏骤停。必要时也可与肾上腺素、去甲肾上腺素或间羟胺配伍应用。

3. 房室传导阻滞 本药舌下含服或静脉滴注,能激动心脏$β_1$受体,兴奋心脏,加快房室传导速度,临床可用于治疗Ⅱ、Ⅲ度房室传导阻滞。

4. 抗休克 本药既能兴奋心脏,增加心输出量,又能扩张血管,改善微循环,故可用于心源性休克及感染性休克。对中心静脉压高、心输出量低者,应在补足血容量的基础上使用。因舒张骨骼肌血管作用强,对内脏血管舒张作用较弱,目前抗休克已少用。

【不良反应】

1. 副作用 常见表现有头痛、头晕、心悸、皮肤潮红等。

2. 心律失常 用量过大或过于频繁,对已有明显缺氧的哮喘患者,易致心肌耗氧量增加,诱发心律失常,甚至出现室性心动过速或心室颤动。

3. 耐受性 长期用药可产生耐受性。

【禁忌证】 冠心病、心肌炎、甲状腺功能亢进、糖尿病患者禁用。

多巴酚丁胺(dobutamine):是多巴胺的人工合成衍生物,口服无效,仅供静脉注射。本药可选择性激动心脏 $β_1$ 受体,增强心肌收缩力、增加心输出量,但对心率影响不明显,故较少增加心肌耗氧量。临床主要用于治疗心肌梗死并发的心功能不全和心脏外科手术时心排出量过低的休克。

静脉滴注速度过快或浓度过高,可引起心悸、气短、恶心、头痛等。短期连续用药可产生快速耐受性。偶见心律失常。心房纤颤患者禁用。

其他选择性 $β_2$ 受体激动药详见第二十七章作用于呼吸系统的药物。

制剂及用法

重酒石酸去甲肾上腺素 注射剂:2 mg/mL。一般以本品 2 mg 加入 5% 葡萄糖注射液 500 mL 中静脉滴注,1~2 mL/min,即 0.004~0.008 mg/min。

重酒石酸间羟胺 注射剂:10 mg/mL。肌内注射,每次 10~20 mg;或以 10~40 mg 溶于 5% 葡萄糖注射液 100 mL 中静脉滴注。极量:静脉滴注每次 100 mg,0.2~0.4 mg/min。

盐酸去氧肾上腺素 注射剂:10 mg/mL。10~20 mg 加入 5% 葡萄糖注射液 100~200 mL 内,缓慢静脉滴注。极量:静脉滴注 0.18 mg/min。

盐酸肾上腺素 注射剂:0.5 mg/0.5 mL;1 mg/mL。皮下注射或肌内注射,0.25~1 mg/次,必要时可取 0.25~1 mg,用生理盐水稀释 10 倍后静脉注射或心室内注射。极量:皮下注射,1 mg/次。

盐酸多巴胺 注射剂:20 mg/20 mL。20 mg 加入 5% 葡萄糖注射液 200~500 mL 内,静脉滴注,75~100 μg/min。极量:每公斤 20 μg/min。

盐酸麻黄碱 片剂:15 mg/片;25 mg/片;30 mg/片。口服,一次 15~30 mg,一日 3 次。注射剂:30 mg/mL。皮下或肌内注射,一次 15~30 mg,一日 45~60 mg。极量:口服、皮下或肌内注射,一次 0.06 g,一日 0.15 g。

盐酸异丙肾上腺素 片剂:10 mg/片。舌下给药,一次 10 mg,一日 3 次。极量:一次 20 mg,每天 60 mg。注射剂:1 mg/2 mL。一次 0.5~1 mg,稀释后静脉滴注,0.5~2 μg/min,根据心率调整滴速。气雾剂:0.25%。喷雾吸入,一次 0.1~0.4 mg,极量:一次 0.4 mg,2.4 mg/d。

多巴酚丁胺 20 mg/2 mL。成人常用量:多巴酚丁胺溶解于 5% 葡萄糖注射液或

0.9%氯化钠注射液中,以每千克每分钟 2.5~10 μg 给予静脉滴注,在每千克每分钟 15 μg 以下剂量时,心率和外周血管阻力基本无变化;但需注意过大剂量仍然有可能加速心率并产生心律失常。

一、单项选择题

1. 抢救过敏性休克首选( )
   A. 肾上腺素   B. 麻黄碱
   C. 去甲肾上腺素   D. 异丙肾上腺素
   E. 去氧肾上腺素

2. 静脉滴注易引起局部组织缺血坏死的是( )
   A. 肾上腺素   B. 多巴胺
   C. 去甲肾上腺素   D. 异丙肾上腺素
   E. 酚妥拉明

3. 可用于房室传导阻滞的药物是( )
   A. 肾上腺素   B. 多巴胺
   C. 去甲肾上腺素   D. 异丙肾上腺素
   E. 去氧肾上腺素

4. 口服用于上消化道出血的药物是( )
   A. 肾上腺素   B. 麻黄素
   C. 去甲肾上腺素   D. 异丙肾上腺素
   E. 间羟胺

5. 患者,女,58岁。糖尿病晚期,今欲检查眼底。可用的快速扩瞳药是( )
   A. 新斯的明   B. 肾上腺素
   C. 间羟胺   D. 去氧肾上腺素
   E. 阿托品

6. 李某,男,50岁。神经性休克早期,查体:T 36.5 ℃,R 15 次/min,心率 90 次/min,BP 80/50 mmHg,心律齐,未闻及杂音,腹软,肝、脾未及,口唇及指甲轻度发绀,面色苍白,四肢厥冷,精神极度萎靡。用药过程中发现滴注部位皮肤苍白,温度下降,疼痛难忍。此时,除更换注射部位、热敷外,可缓解局部缺血症状的药物是( )
   A. 多巴胺   B. 阿托品
   C. 普萘洛尔   D. 酚妥拉明
   E. 拉贝洛尔

二、思考题

1. 过敏性休克为什么首选肾上腺素?
2. 去甲肾上腺素的不良反应有哪些?
3. 异丙肾上腺素治疗支气管哮喘的机制与肾上腺素有何不同?

单项选择题参考答案:1. A 2. C 3. D 4. C 5. D 6. D

(南阳医学高等专科学校 高建岭)

第九章 抗肾上腺素药

> **学习目标**
> 1. 掌握酚妥拉明、β受体阻断药的药理作用、临床应用及不良反应。
> 2. 熟悉普萘洛尔的药理作用及临床应用。
> 3. 了解酚苄明及其他β受体阻断药的作用特点。

抗肾上腺素药是一类能与肾上腺素受体结合,但却阻断去甲肾上腺素能神经递质或拟肾上腺素药与之结合,产生抗肾上腺素作用的药物,故又称肾上腺素受体阻断药。根据药物对α和β受体的选择性不同,可将其分为α受体阻断药、β受体阻断药及α和β受体阻断药三类。

第一节 α受体阻断药

α受体阻断药是一类能选择性与α受体结合,但却阻断去甲肾上腺素能神经递质或α受体激动药与α受体结合,从而产生抗肾上腺素作用的药物。根据本类药物对α_1、α_2受体的选择性不同分为:①非选择性α受体阻断药,按其作用时间不同又可分为短效类和长效类,如酚妥拉明和酚苄明等;②选择性α_1受体阻断药,如哌唑嗪等;③选择性α_2受体阻断药,如育亨宾等。

一、非选择性α受体阻断药

(一)短效类α受体阻断药

本类药物以氢键或离子键等与α受体结合,结合力较弱,易解离,故在体内维持时间短,作用温和。因与α受体激动药存在竞争性,当激动药浓度增高时,本药作用减弱或消失,故又称为竞争性α受体激动药。

酚妥拉明(phentolamine)

酚妥拉明又名立其丁、苄胺唑啉,为咪唑啉类人工合成品,对α_1、α_2受体无选择性,具有相似亲和力。

【体内过程】 本药口服吸收不完全,疗效差,临床常采用肌内注射或静脉给药。因与受体结合力弱,转化和排泄速度快,故作用持续时间短。多以无活性代谢物从尿中排泄。

【药理作用】

1. 扩张血管 酚妥拉明既可阻断皮肤、黏膜、内脏血管平滑肌上 α_1 受体,又能直接舒张血管平滑肌,故可引起血管舒张,外周阻力降低,导致血压下降。对小静脉的扩张作用较强。

2. 兴奋心脏 其作用机制:①血管扩张引起血压降低,可反射性兴奋交感神经,致使心肌收缩力增强,心率加快,心输出量增加,呈现心脏兴奋作用;②阻断突触前膜 α_2 受体,促使去甲肾上腺素释放增加,激动心脏 β_1 受体,也可使心脏兴奋性增强。

3. 其他 具有拟胆碱作用和组胺样作用。拟胆碱作用,可使胃肠平滑肌收缩;组胺样作用,可使胃液分泌增多,皮肤潮红等。

【临床应用】

1. 外周血管痉挛性疾病 酚妥拉明能够扩张外周血管,可用于治疗肢端动脉痉挛引起的雷诺病、血栓闭塞性脉管炎、冻伤后遗症等。

2. 抗休克 本药扩张血管,降低外周阻力,从而改善微循环、增加组织灌注量;兴奋心脏,增强心肌收缩力,从而增加心输出量,均有利于纠正休克。临床常用于感染性、出血性、心源性和神经源性休克的抢救,但给药前必须补足血容量,并常与去甲肾上腺素合用,对抗去甲肾上腺素的 α 型缩血管作用,保留去甲肾上腺素的 β 型增强心肌收缩力作用,提高抗休克效果,减少副作用。

3. 急性心肌梗死和顽固性心力衰竭 ①扩张小动脉,降低外周阻力,减轻心脏后负荷,改善心脏泵血能力;②扩张小静脉,减少回心血量,减轻心脏前负荷,缓解淤血表现,纠正心力衰竭。

4. 肾上腺嗜铬细胞瘤 阻断 α 受体,可对抗血液中过多肾上腺素和去甲肾上腺素对 α 受体的激动作用,用于嗜铬细胞瘤的鉴别诊断及其突发所致高血压危象和术前准备治疗。用于鉴别诊断时,注射本品 5 mg 后,每隔 30 s 测血压 1 次,连续 10 min,如 2~4 min 内,血压下降 35/25 mmHg 以上,为阳性反应,可能为嗜铬细胞瘤;但也有假阳性报道及死亡报道,应慎重使用。

5. 去甲肾上腺素静脉滴注外漏 取本品 5 mg 用 10~20 mL 生理盐水稀释后局部浸润注射,治疗大剂量去甲肾上腺素静脉滴注外漏所致的组织坏死,使症状缓解。

【不良反应及注意事项】

1. 胃肠道反应 恶心、呕吐、腹痛、腹泻等胃肠道反应。

2. 心血管反应 常引起体位性低血压,静脉给药过快或过量也可致心动过速及心绞痛发作。

3. 其他 偶有胃酸分泌增加、皮肤潮红等组胺样反应。

【禁忌证】 低血压、冠心病及胃十二指肠溃疡病患者禁用。

妥拉唑啉(tolazoline):也为短效类 α 受体阻断药。作用与酚妥拉明相似。

(二)长效类 α 受体阻断药

本类药物以共价键与 α 受体牢固结合,不易解离,故阻断 α 受体作用强,维持时间长。即使α受体激动药浓度增加,也难与其竞争,故又称为非竞争性α受体阻断药。

酚苄明(phenoxybenzamine)

【体内过程】 酚苄明又称酚苄胺,刺激性强,不宜皮下注射或肌内注射,故临床常静脉滴注给药。口服易吸收,也可口服给药。起效慢,但作用强而持久,一次给药作用可维持3~4 d,为长效类α受体阻断药。

【药理作用】 与酚妥拉明相似,可阻断$α_1$受体,使血管扩张,血压降低;还可阻断$α_2$受体及通过减压反射,使心脏兴奋。本药扩张血管、降压作用均与血管功能状态有关,当交感神经兴奋、血容量少及直立体位时,其作用尤为明显。

【临床应用】

1. 外周血管痉挛性疾病　如雷诺病、血栓闭塞性脉管炎等。
2. 抗休克　主要用于感染性休克。
3. 肾上腺嗜铬细胞瘤　也可用于肾上腺嗜铬细胞瘤突发所致高血压危象的治疗及术前准备。
4. 前列腺增生　因能阻断前列腺及膀胱底部α受体,故可改善前列腺增生引起的排尿困难。

【不良反应及注意事项】 不良反应与酚妥拉明相似,主要有鼻塞、体位性低血压、心动过速、心律失常等,也可有口干、恶心、呕吐等,少数患者还可出现中枢抑制症状如乏力、嗜睡等。肾功能不全及冠心病者慎用。

二、选择性$α_1$受体阻断药

哌唑嗪(parzosin):为选择性$α_1$受体阻断药。可选择性阻断血管平滑肌上的$α_1$受体,扩张小动脉和小静脉,降低外周阻力,而使血压降低。临床主要用于治疗轻、中度高血压,良性前列腺增生及难治性充血性心力衰竭。常见不良反应有嗜睡、乏力、眩晕、头痛以及"首剂现象",即患者首次给药后可出现严重的体位性低血压、心悸、晕厥等症状。

特拉唑嗪(terazosin,降压宁):也为选择性$α_1$受体阻断药。作用及不良反应与哌唑嗪相似。

三、选择性$α_2$受体阻断药

育亨宾(yohimbine):为选择性$α_2$受体阻断药,可阻断中枢和外周神经突触前膜的$α_2$受体,反馈性促进去甲肾上腺素能神经递质释放,引起血压升高,心率加快。目前主要作为实验研究的工具药,如造成高血压模型以观察降压药效果和分析降压机制。

第二节　β受体阻断药

β受体阻断药是一类能选择性与β受体结合,竞争性阻断去甲肾上腺素能神经递质或β受体激动药与β受体结合,从而拮抗β受体兴奋效应的药物。根据药物对受体的选择性不同分为:①$β_1$、$β_2$受体阻断药;②$β_1$受体阻断药。

各类代表药物的药理特性见表9-1。

表9-1 常用β受体阻断药的药理特性

β受体阻断药的分类	内在拟交感活性	膜稳定作用	血浆半衰期(h)
1. $β_1$、$β_2$受体阻断药			
普萘洛尔	-	+	2~5
噻吗洛尔	-	-	2~5
吲哚洛尔	++	+	2~3
索他洛尔	±	±	5~8
纳多洛尔	±	±	17~23
2. $β_1$受体阻断药			
美托洛尔	-	±	3~4
阿替洛尔	-	-	6~9
醋丁洛尔	+	+	3~8

【药理作用】 β受体阻断药的种类虽然较多,但基本药理作用大致相似。

1. β受体阻断作用

(1)心脏 抑制心脏。阻断心脏$β_1$受体,引起心肌收缩力减弱、心率及房室传导速度减慢,心输出量减少,心肌耗氧量降低,血压降低。

(2)血管 血管收缩。阻断骨骼肌血管和冠脉血管上$β_2$受体,使血管收缩;心脏抑制可反射性引起交感神经兴奋,也使血管收缩,外周阻力增加,致使肝、肾、心、骨骼肌血流量减少。

(3)支气管 支气管收缩。阻断支气管平滑肌上$β_2$受体,使支气管平滑肌收缩,呼吸道阻力增加,可诱发、加重支气管哮喘,故禁用于支气管哮喘患者。

(4)代谢 脂肪分解与激动β受体有关,肝糖原分解与激动α、β受体有关。β受体阻断药能阻断脂肪细胞膜β受体,抑制脂肪分解;β受体阻断药与α受体阻断药合用时,能拮抗肾上腺素的升高血糖作用,对正常人血糖影响不大,但可直接影响糖尿病患者血糖,延缓用胰岛素后血糖水平的恢复。

(5)肾素 抑制肾素分泌。阻断肾小球球旁细胞上$β_1$受体,使肾素释放减少,血管紧张素生成减少,血管舒张,血压下降。此类药物中以普萘洛尔作用最强。

2. 内在拟交感活性 有些β受体阻断药如吲哚洛尔、醋丁洛尔在发挥β受体阻断作用时,尚有微弱的β受体激动作用,此作用称为内在拟交感活性。这种作用较弱,易被其β受体阻断作用所掩盖,不易表现出来。但内在拟交感活性较强的药物抑制心肌收缩力、减慢心率和收缩支气管作用,一般较不具有内在拟交感活性的药物弱。普萘洛尔不具有内在拟交感活性。

3. 膜稳定作用 部分β受体阻断药在高浓度时能降低细胞膜对Na^+、K^+的通透性,从而稳定神经细胞膜和心肌细胞膜,产生局麻作用和奎尼丁样作用,称为膜稳定作用,此作用与β受体阻断作用完全无关。因这种作用所需浓度要高出临床有效血药浓度几十倍,故临床意义不大。普萘洛尔、吲哚洛尔、醋丁洛尔具有膜稳定作用。

4. 其他 噻吗洛尔可阻断眼内血管平滑肌 $β_2$ 受体,减少房水生成,具有降低眼内压作用;此外普萘洛尔还具有抑制血小板聚集作用。

【临床应用】

1. 高血压 β受体阻断药通过不同作用机制,使血压降低,同时伴有心率减慢,且不易发生体位性低血压,是临床治疗高血压较常用的药物,对心率较快或伴有心绞痛的高血压患者较为适合,尤其适用于高肾素水平高血压及心排出量偏高的高血压患者。可单用,也可与其他降压药联合应用。

2. 心绞痛和心肌梗死 抑制心脏,使心肌收缩力减弱、心率减慢,故可减少心肌耗氧量,因此对心绞痛有良好疗效,特别适用于治疗稳定型心绞痛和不稳定型心绞痛,与硝酸酯类合用既能增加疗效,又能相互抵消不良反应。心肌梗死患者长期用药可降低复发率和猝死率。

3. 心律失常 对多种原因引起的快速型心律失常均有效,尤其适用于交感神经兴奋所引起的心律失常,对窦性心动过速疗效较好,常作为首选药。

4. 其他 普萘洛尔常作为甲状腺功能亢进和甲状腺危象的辅助治疗用药,可控制激动不安、心动过速、心律失常和代谢过快等症状。噻吗洛尔局部应用可减少房水生成,降低眼内压,用于治疗开角型青光眼。

【不良反应及注意事项】

1. 一般反应 恶心、呕吐、头痛、头晕、失眠、疲倦、抑郁、轻度腹泻等,偶见皮疹、药热、血小板减少等变态反应,停药后可自行消失。

2. 心脏抑制 阻断 $β_1$ 受体,抑制心脏,可诱发心动过缓、房室传导阻滞及低血压。对于心功能不全的患者,严重时引起心力衰竭,甚至心搏骤停。

3. 诱发或加重支气管哮喘 阻断支气管平滑肌 $β_2$ 受体,可使支气管平滑肌收缩,呼吸道阻力增加,诱发、加重支气管哮喘,故禁用于支气管哮喘患者。

4. 外周血管痉挛 本类药物可阻断外周血管平滑肌上的 $β_2$ 受体,使外周血管收缩甚至痉挛,导致皮肤苍白、发绀、四肢厥冷,严重者可引起脚趾溃烂、坏死。对合并有外周血管痉挛性疾病的患者,可诱发或加重其间歇性跛行。

5. 反跳现象 长期应用β受体阻断药,如果突然停药,可使原有疾病症状加重,称为反跳现象,此作用与β受体向上调节有关。因此,长期用药不宜突然停药,疾病基本治愈后要逐渐减量停药。

6. 掩盖低血糖症状 β受体阻断药抑制心脏,减慢心率,可掩盖低血糖、心悸等症状,故不宜在糖尿病患者使用降糖药期间合用。

7. 静脉注射速度宜慢 以防低血压、心功能不全、支气管哮喘发生,并应预先备好急救用品。

【禁忌证】 低血压、心功能不全、窦性心动过缓、房室传导阻滞、慢性支气管炎及支气管哮喘患者禁用。肝功能不全者慎用。

(一) $β_1$、$β_2$ 受体阻断药

普萘洛尔 (propranolol)

普萘洛尔又名心得安,为人工合成品。

【体内过程】 口服吸收快且完全,但首关代谢明显,生物利用度仅为30%,静脉注射后90%与血浆蛋白结合。脂溶性高,易通过血-脑屏障和胎盘屏障,也可分布于乳汁中。主要经肝代谢,代谢物90%经肾排泄。不同个体口服剂量相同时,血药浓度可相差20多倍,因此临床用药应从小剂量开始,适当增加剂量,并需个体化;停药时,也应逐渐减量。

【药理作用】 普萘洛尔为非选择性β受体阻断药,对 $β_1$、$β_2$ 受体均有较强的阻断作用,无内在拟交感活性,大剂量时有膜稳定作用。其主要药理作用为:可使心率减慢、心肌收缩力减弱、心排出量减少、血压降低、冠脉血流量降低、心肌耗氧量下降、支气管平滑肌收缩。

【临床应用】 主要用于治疗室上性和室性心律失常、心绞痛、高血压及甲状腺功能亢进等。

【不良反应及注意事项】 普萘洛尔阻断支气管平滑肌 $β_2$ 受体,使支气管平滑肌收缩,呼吸道阻力增加,可诱发、加重支气管哮喘。也能阻断血管平滑肌上的 $β_2$ 受体,使血管收缩,导致四肢发冷、皮肤苍白,可诱发外周血管痉挛性疾病。此外普萘洛尔还可引起幻觉、失眠、多梦等,故不宜睡前服用。

【禁忌证】 支气管哮喘、心功能不全、窦性心动过缓及重度房室传导阻滞患者禁用。糖尿病患者慎用。

噻吗洛尔(timolol):又名噻吗心安,是已知的阻断β受体作用最强的药物,无膜稳定作用和内在拟交感活性。因能减少房水生成,降低眼内压,用药20 s内眼内压开始下降,持续12~24 h,现已成为治疗青光眼疗效较好的药物之一。此药无缩瞳及调节痉挛等副作用。

同类药物还有索他洛尔(sotalol)、吲哚洛尔(pindolol)、纳多洛尔(nodolol)等。

(二) $β_1$ 受体阻断药

阿替洛尔(atenolol,氨酰心安)和美托洛尔(metoprolol,美多心安):阿替洛尔和美托洛尔对 $β_1$ 受体有选择性阻断作用,对 $β_2$ 受体阻断作用较弱,故一般情况下,不诱发或加重支气管哮喘,但哮喘患者仍需慎用。无内在拟交感活性和膜稳定作用。临床主要用于高血压、心绞痛及心动过速。也可用于甲状腺功能亢进引起的心律失常。

同类药物还有醋丁洛尔(acebutolol)等。

第三节 α 和 β 受体阻断药

拉贝洛尔(labetalol):又名柳氨苄心定,对α、β受体均有阻断作用,但对β受体阻断作用强,对α受体阻断作用弱。因对 $β_2$ 受体有内在拟交感活性和直接作用,故能扩

张血管,增加肾血流量。临床主要用于中、重度高血压及心绞痛的治疗,静脉注射也可用于抢救高血压危象。

制剂及用法

甲磺酸酚妥拉明 注射剂:50 mg/mL;10 mg/mL。肌内注射或静脉注射,每次 5～10 mg。20～30 min 后可按需要重复给药。

盐酸酚苄明 片剂:10 mg/片。每次 10～20 mg,一日 2 次。注射剂:10 mg/mL。抗休克,每公斤 0.5～1 mg 加入 5% 葡萄糖注射液 200～500 mL 内缓慢静脉滴注(2 h 滴完)。

盐酸普萘洛尔 片剂:10 mg/片。一次 10～30 mg,一日 3～4 次。注射剂:5 mg/mL。一次 2.5～5 mg,稀释后静脉滴注。

马来酸噻吗洛尔 片剂:5 mg/片、10 mg/片、20 mg/片。一次 5～20 mg,一日 3 次。滴眼剂:12.5 mg/5 mL、25 mg/5 mL。滴眼,一次 1 滴,一日 2 次。

阿替洛尔 片剂:25 mg/片、50 mg/片、100 mg/片。一次 50～100 mg,一日 1～2 次。

醋丁洛尔 片剂:400 mg/片。一次 400 mg,一日 1 次。注射剂:25 mg/5 mL。一次 12.5～25 mg,一日总量不超过 100 mg,缓慢静脉注射。

酒石酸美托洛尔 胶囊剂:50 mg/片。一次 50～100 mg,一日 100～200 mg。

盐酸拉贝洛尔 片剂:50 mg/片。一次 100 mg,一日 2～3 次,2～3 d 后根据需要加量。常用维持量为 200～400 mg,每日 2 次。饭后服。极量:每日 2 400 mg。

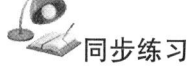

同步练习

一、单项选择题

1. 酚妥拉明过量所致的体位性低血压可用(　　)
   A. 肾上腺素　　　　　　　　B. 去甲肾上腺素
   C. 麻黄碱　　　　　　　　　D. 多巴胺
   E. 异丙肾上腺素

2. 非选择性 β 受体阻断药是(　　)
   A. 美托洛尔　　　　　　　　B. 普萘洛尔
   C. 阿替洛尔　　　　　　　　D. 多巴胺
   E. 酚妥拉明

3. 选择性 $β_1$ 受体阻断药是(　　)
   A. 美托洛尔　　　　　　　　B. 普萘洛尔
   C. 拉贝洛尔　　　　　　　　D. 噻吗洛尔
   E. 吲哚洛尔

4. 可诱发支气管哮喘的药物是(　　)
   A. 酚妥拉明　　　　　　　　B. 普萘洛尔
   C. 美托洛尔　　　　　　　　D. 酚苄明
   E. 阿替洛尔

5.患者,男,35岁。青光眼多年,认为毛果芸香碱副作用大,想更换药物。以下药物可降低眼内压的是( )
  A. 肾上腺素   B. 去氧肾上腺素
  C. 噻吗洛尔   D. 普萘洛尔
  E. 美托洛尔

6.刘某,高血压患者,心率偏快,无冠心病、心力衰竭,但有慢性支气管炎病史。可选择的降压药物是( )
  A. 肾上腺素   B. 普萘洛尔
  C. 美托洛尔   D. 酚妥拉明
  E. 噻吗洛尔

二、思考题
1.酚妥拉明治疗顽固性心力衰竭的原因是什么?
2.酚妥拉明兴奋心脏的机制是什么?
3.β受体阻断药的临床应用有哪些?
4.β受体阻断药的药理作用有哪些?

单项选择题参考答案:1.B 2.B 3.A 4.B 5.C 6.C

(南阳医学高等专科学校 高建岭)

第三篇 中枢神经系统药理学

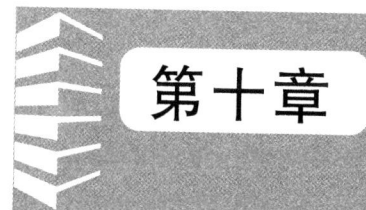

第十章 麻醉药

学习目标

1. 掌握局部麻醉药的作用、给药方法。
2. 熟悉常用局部麻醉药的药理作用特点、临床应用、主要不良反应及注意事项。
3. 了解常用的吸入性麻醉药和静脉麻醉药。

第一节 全身麻醉药

全身麻醉药(general anesthetics)简称全麻药,是能可逆性抑制中枢神经系统,引起感觉、意识和反射消失、骨骼肌松弛,利于手术的药物,根据给药途径的不同分为吸入性麻醉药和静脉麻醉药两类。

一、吸入性麻醉药

吸入性麻醉药是指经过呼吸道吸入而产生麻醉效应的挥发性液体或气体药物。包括乙醚、氟烷、恩氟烷、异氟烷、氧化亚氮等。由呼吸道吸收进入体内,麻醉深度可通过对吸入气体中的药物浓度调节加以控制,并可连续维持,满足手术需要。

氟烷(halothane):为无色澄明、有香味的挥发性液体,不燃不爆、无异味、刺激性小、诱导期短、苏醒快。缺点:较易抑制呼吸中枢;有心脏抑制和血管扩张作用,可引起血压下降;能增强心肌对儿茶酚胺的敏感性,易致室性心律失常;镇痛和肌肉松弛作用较差。适用于诱导麻醉及短时小手术麻醉。

反复使用可致肝功能损害,禁与肾上腺素合用,以免诱发心律失常。另因子宫平滑肌松弛常导致产后出血,禁用于难产或剖宫产的患者。

恩氟烷(enflurane):恩氟烷稳定性比氟烷好,不燃不爆。镇痛、肌松作用较异氟烷强。诱导、苏醒迅速,无刺激性。不增加心肌对儿茶酚胺的敏感性,较少发生心律失常,肝、肾毒性极小。为目前应用最广的吸入麻醉药。缺点:对呼吸易产生明显抑制作用;术后出现恶心、呕吐;吸入浓度过高可诱导脑电图癫痫样发作。用于复合全身麻醉,与静脉麻醉药及其他全麻辅助药合用。

异氟烷(isoflurane):异氟烷是恩氟烷的同分异构体。麻醉诱导和苏醒比恩氟烷快;毒性小,心律失常不常见;不增强心肌对儿茶酚胺的敏感性;对肝、肾功能影响小;肌肉松弛良好;不引起脑电图癫痫样发作。亦为目前应用最广的吸入麻醉药之一。适用于多种手术的麻醉。

氧化亚氮(nitrousoxide,笑气):氧化亚氮为无色、无刺激的甜味气体,性质稳定、不燃不爆。麻醉诱导、苏醒迅速,镇痛作用强;对呼吸道无刺激;不抑制呼吸和循环;不影响肝、肾功能。缺点:麻醉效能低,单用麻醉效果不满意,无肌肉松弛作用。用于麻醉诱导及小手术麻醉;常与其他药物配伍用于复合麻醉。

二、静脉麻醉药

经静脉注射入血后,透过血-脑脊液屏障,作用于中枢神经系统,引起麻醉的药物称静脉麻醉药。本类药物静脉注射后,起效快,无诱导期,对呼吸道无刺激,无环境污染。但因麻醉深度不够,多用于诱导麻醉,作为麻醉辅助药物,单用仅适用于时间短、镇痛要求不高的小手术。静脉麻醉药物的个体差异大,排泄慢,不易控制麻醉深度。大量药物直接进入血液循环,可对呼吸和循环系统产生抑制作用。包括有丙泊酚、硫喷妥钠、氯胺酮等。

丙泊酚(propofol,异丙酚):本品能抑制中枢神经系统,产生良好的镇静、催眠效应。是一种起效快、作用时间短、苏醒迅速、无蓄积性的新型静脉麻醉药。能抑制咽喉反射,有利于气管插管。能降低颅内压和眼压,减少脑耗氧量及脑血流量,是目前临床上普遍用于麻醉诱导、麻醉维持、ICU危重患者镇静的药物。

应注意:其对循环系统有抑制作用,与镇痛药、安定药合用或注射速度过快,可引起低血压和呼吸暂停;苏醒时有恶心、呕吐和头痛。3岁以下儿童和肝、肾功能不全者禁用。

硫喷妥钠(thiopentalsodium):硫喷妥钠属超短效巴比妥类药物,可静脉注射、肌内注射。脂溶性高,极易透过血-脑脊液屏障,麻醉迅速,无兴奋期。静脉注射后,由于在体内迅速重新分布,向脂肪和肌肉等组织转移,使脑内浓度下降,一次静脉注射作用仅持续10 min左右,其镇痛作用差,肌肉松弛作用不完全。临床用于诱导麻醉、基础麻醉和短时小手术等。

应注意:①静脉注射速度过快时,使呼吸变快变浅,甚至呼吸停止,应缓慢静脉注射。大出血、休克及新生儿禁用。②浅麻醉时明显抑制交感神经,使迷走神经功能增强,可导致喉、支气管痉挛,须注射阿托品预防。支气管哮喘及呼吸道阻塞者禁用。③本品pH值在10以上,刺激性强,静脉注射外漏,可致组织坏死。

氯胺酮(ketamine):氯胺酮可静脉注射或肌内注射。本药能特异性阻断中枢兴性递质谷氨酸的受体,引起意识模糊、记忆丧失、镇痛,对环境刺激无反应,呈现睡眠状态;又能兴奋脑干网状结构和大脑边缘系统,导致患者瞪眼、肌张力增加、心率加快、血压升高。这种抑制和兴奋共存的麻醉状态称为"分离麻醉(dissociative anesthesia)"。本品镇痛作用强而快,对心血管系统有兴奋作用,呼吸抑制作用弱。缺点:直接兴奋交感神经中枢,引起心率加快,血压升高;使肌张力增加;维持时间短,需重复给药;内脏镇痛作用弱;无肌松弛作用;苏醒期较长,需2~3 h。临床主要用于诱导麻醉或与地西泮联合用于小手术。

用药时应注意:①可引起血压升高,动脉硬化、肺动脉高压禁用。②增加脑血流量,升高颅内压。颅内压增高、青光眼者禁用或慎用。③苏醒期出现幻觉、呓语、躁动及噩梦,应加强护理。

三、复合麻醉

为达到良好的全身麻醉效果(意识消失、镇痛、肌肉松弛、合理控制应激反应),常在麻醉前或麻醉过程中将两种或两种以上的麻醉药与其他辅助药联合使用克服缺点,达到满意的全身麻醉效果,称为复合麻醉。

1. 麻醉前给药(premedication)　指患者进入手术室前应用的药物。在麻醉前用适量的苯二氮䓬类或巴比妥类药物,消除患者的紧张、恐惧情绪;应用哌替啶等消除情绪反应,并可增强麻醉效果,减少麻醉药用量;合用阿托品或东莨菪碱可减少呼吸道分泌及支气管或喉痉挛,还可防止反射性心律失常。

2. 基础麻醉(basal anesthesia)　在进入手术室前,给予硫喷妥钠或氯胺酮,使患者出现深睡眠的基础麻醉状态,消除其紧张情绪,在此基础上实施麻醉。主要用于小儿患者。

3. 诱导麻醉(induction of anesthesia)　使用作用迅速的硫喷妥钠或氧化亚氮等,使患者迅速进入外科麻醉期,避免兴奋期,然后改用易于调节麻醉深度的麻醉药维持麻醉。

4. 合用肌肉松弛药麻醉　同时合用琥珀胆碱或筒箭毒碱等,使肌肉松弛,进行气管插管术。然后采用封闭式吸入麻醉;或在较浅麻醉下松弛肌肉,有利于手术的进行。

5. 控制性降压(controlled hypotension)　加用作用短暂的扩血管药硝普钠或钙拮抗剂,使血压适度适时下降,并抬高手术部位,以减少出血。常用于止血比较困难的颅脑手术。

6. 神经安定镇痛术(neuroleptanalgesia)　常用氟哌利多与芬太尼以50∶1制成的合剂静脉注射,使患者意识蒙眬、自主动作停止、镇痛。适用于外科小手术。如同时加用氧化亚氮及肌肉松弛药,使患者意识丧失、肌肉松弛,可达到满意的外科麻醉,称为神经安定麻醉。

第二节　局部麻醉药

局部麻醉药(local anaesthetics)简称局麻药,是一类局部应用于神经末梢或神经干周围,能暂时、完全和可逆性地阻断神经冲动的产生和传导,在意识清醒的条件下可使局部痛觉等感觉暂时消失,有利于进行手术的药物。

一、基本药理作用

1. 局麻作用　局麻药低浓度时选择性阻断感觉神经冲动的发生和传导,较高浓度则对任何神经都有阻断作用,提高神经纤维的兴奋阈(或电刺激阈),降低兴奋性及动作电位幅度,延长不应期,直至动作电位、兴奋性、传导性、痛觉等感觉全部丧失而产生麻醉作用。较细的无髓鞘神经纤维比较粗的有髓鞘神经纤维对局麻药的作用更敏感。传导痛觉的神经纤维较细而且无髓鞘,故在局麻药作用下,痛觉首先消失,继之依次为温觉、触觉、压觉,最后出现运动麻痹。恢复时以相反顺序进行。

局麻作用机制:神经受刺激时,细胞膜稳定性改变,Na^+通道开放,大量Na^+内流、发生去极化,K^+外流,产生复极化,出现动作电位,引起神经冲动的产生和传导。局麻药在体内以非解离型和解离型两种形式存在,非解离型能穿透神经细胞膜,进入神经细胞膜内表面后转变为解离型带正电的阳离子,与Na^+通道内侧的受体结合,引起通道蛋白构象发生改变,阻滞Na^+内流,阻止动作电位产生和神经冲动的传导,引起局麻作用。

2. 吸收作用　局麻药从给药部位吸收入血并达到一定浓度后可引起的全身作用,这实际上是局麻药的不良反应。

(1) 中枢神经系统作用　局麻药吸收后抑制中枢神经元,表现为先兴奋后抑制。初期抑制对局麻药比较敏感的中枢神经抑制性神经元,引起脱抑制患者出现眩晕、烦躁不安、肌肉震颤,进一步发展为神志错乱及全身性强直-阵挛性惊厥,随后抑制中枢兴奋性神经元,引起中枢神经广泛抑制患者转入昏迷,呼吸麻痹。

(2) 心血管系统作用　局麻药可稳定心脏细胞膜,对心脏有直接抑制作用。吸收后可降低心肌兴奋性,减弱心肌收缩力、减慢房室传导、减慢心率,甚至引起心脏停搏。多数局麻药可扩张血管,降低血压,甚至引起休克。

(3) 过敏反应　酯类药物普鲁卡因较常见。轻者出现荨麻疹、皮肤红斑、结膜水肿,重者发生过敏性休克。

为避免局麻药吸收引起的毒性反应,常采用在局麻药中加入微量肾上腺素(1∶100 000~1∶200 000)使用药部位血管收缩,延缓局麻药吸收,延长局麻作用持续时间,增强局麻作用,预防吸收中毒。但在手指、足址、耳郭及阴茎等部位用局麻药时禁止配伍肾上腺素,否则可使血管收缩,引起局部组织缺血坏死。

二、局部麻醉的给药方法

1. 表面麻醉(surface anesthesia)　将黏膜穿透力强的局麻药直接点滴、喷洒或涂抹于黏膜表面,药物穿过黏膜层,使黏膜下神经末梢被麻醉。适用于眼、鼻、口腔、咽喉、气管、食管及尿道等部位的小手术。常用穿透力较强的利多卡因、丁卡因。

2. 浸润麻醉(infiltration anesthesia)　将局麻药注入手术部位的皮内、皮下或手术野附近深部组织,使局部的神末梢被药物浸润而麻醉。适用于浅表小手术。因用药量较大,应选择毒性小的普鲁卡因、利多卡因。

3. 传导麻醉(conduction anesthesia)　又称神经干阻滞麻醉,将局麻药注射于外周神经干或神经丛附近,阻滞神经冲动传导,麻醉该神经所分布的区域,适用于四肢及口腔手术。常选用利多卡因、普鲁卡因和布比卡因。

4. 蛛网膜下腔麻醉(subarachnoid anaesthesia) 又称腰麻(spinal anaesthesia)是将局麻药从第3~4或第4~5腰椎间隙注入蛛网膜下腔内,麻醉该部位的脊神经根,使该处发出的神经所分布的区域麻醉。其麻醉范围较广,适用于下腹部及下肢手术。常用药物为普鲁卡因、丁卡因等。腰麻时,应注意患者体位、药量、药液比重等因素,控制麻醉平面,防止药液扩散至脑室,危及生命中枢。腰麻时因交感神经同时被麻醉,使麻醉区血管扩张,引起血压下降,可事先注射麻黄碱预防。由于注药时硬脊膜被刺穿,致脑脊液渗漏,易致麻醉后头痛。

5. 硬脊膜外腔麻醉(epidural anaesthesia) 将局麻药液注入硬脊膜外腔,使其沿脊神经根扩散而麻醉脊神经,也称硬膜外麻醉。常用药物为利多卡因、丁卡因和普鲁卡因。用药量比腰麻时大5~10倍,起效较慢(15~20 min),如果插入留置导管,重复注药可以延长麻醉时间。硬脊膜外腔不与颅腔相通,注药水平可高达颈椎,不会麻痹呼吸中枢,适用于颈部到下肢的手术,特别适用于上腹部手术。硬膜外麻醉对硬脊膜无损伤,不引起麻醉后头痛。也能使交感神经麻醉,导致麻醉区域血管扩张,引起血压下降,可事先注射麻黄碱预防。蛛网膜下腔麻醉和硬脊膜外麻醉又叫椎管内麻醉。

三、常用局部麻醉药

常用局麻药均由人工合成,根据化学结构可分为两类:酯类局麻药,如普鲁卡因和丁卡因等;酰胺类局麻药,如利多卡因、布比卡因等。

普鲁卡因(procaine):又名奴佛卡因(novocaine),属酯类短效局麻药,其盐酸盐易溶于水,水溶液性质不很稳定,长期贮存逐渐变黄,效能下降,是常用的局麻药之一。1~3 min起效,可维持30~45 min。亲脂性低,对黏膜穿透力弱,故不适用于表面麻醉,常注射用于浸润麻醉、传导麻醉、蛛网膜下腔麻醉和硬膜外麻醉。也用于损伤部位的局部封闭,可减少病灶对中枢神经系统产生的恶性刺激,有利于改善病变局部组织的营养过程,使炎症、组织损伤部位的症状缓解,促进病变痊愈。

其代谢产物对氨苯甲酸(PABA)可对抗磺胺类药物的抗菌作用、二乙氨基乙醇可增强强心苷类的毒性,抗胆碱酯酶药可抑制普鲁卡因的水解过程而增加其毒性,故应避免与磺胺类药物、强心苷类药物和抗胆碱酯酶药合用。少数人可发生皮疹、哮喘甚至休克等过敏反应,故用药前应询问过敏史、并做皮肤过敏试验。酯类局麻药之间存在交叉过敏反应。

丁卡因(tetracaine):又名地卡因(dicaine),属酯类长效局麻药,化学结构与普鲁卡因相似,水溶液性质不稳定,不能长期贮存。其麻醉作用及毒性均比普鲁卡因强约10倍。亲脂性高,对黏膜穿透力强,也易被吸收入血。本药作用迅速,1~3 min起效,可持续2~3 h。常用于表面麻醉,也可用于传导麻醉、腰麻和硬膜外麻醉。因其毒性大,吸收迅速,一般不用于浸润麻醉。用量过大可引中枢神经系统和心脏传导系统抑制。误注入血管可致猝死。

利多卡因(lidocaine):又名塞罗卡因(sylocaine),属酰胺类化合物。其脂溶性较高,黏膜穿透力强,对组织无刺激性,作用较普鲁卡因快而持久,可持续1~2 h局麻效力比普鲁卡因强2倍。临床上可用于各种麻醉,有全能麻醉药之称。由于扩散性强,麻醉平面不易控制,故用于腰麻时应慎用。尚有抗心律失常作用,常用于治疗室性心律失常。

本药毒性反应比普鲁卡因略强,用药量过大可引起惊厥及心搏骤停,故用药切勿过量。肝功能严重不全、严重房室传导阻滞、有癫痫大发作史者禁用。

布比卡因(bupivacaine):又名麻卡因(marcaine),属酰胺类长效局麻药,是目前常用局部麻醉药中作用维持时间最长的药物。化学结构与利多卡因相似,局麻作用较利多卡因强4~5倍,作用持续时间长,为5~10 h。主要用于浸润麻醉、传导麻醉和硬膜外麻醉。因对组织穿透力弱,故不适用于表面麻醉。心血管系统毒性反应较强,且难以纠正,特别在酸中毒、低氧血症时尤为严重,应予以注意。与等效剂量的利多卡因相比,布比卡因的心血管系统毒性反应较强,且复苏困难,特别在酸中毒、低氧血症时尤为严重,应予以注意。

罗哌卡因(ropivacaine):化学结构与布比卡因相似,阻断痛觉的作用较强,而对运动神经作用较弱,作用持续时间短,心脏毒性较布比卡因小,具有明显的收缩血管作用,使用时无须加肾上腺素。

注射给药用于硬膜外麻醉、臂丛阻滞麻醉和浸润麻醉。因对子宫和胎盘血流几乎无影响,适用于产科手术麻醉。临床常用局部麻醉药的比较如表10-1。

表10-1 常用局部麻醉药的比较

药物	麻醉强度	持续时间(h)	黏膜穿透力	毒性	主要局麻用途
脂类					
普鲁卡因	1	0.5~1	弱	1	除表面麻醉外的各种局部麻醉
丁卡因	10	2~3	强	10	除浸润麻醉外的各种局部麻醉
酰胺类					
利多卡因	2	1~2	强	1~2	除腰麻外的各种局部麻醉
布比卡因	8~10	5~10	弱	6.5	浸润、传导、硬脊膜外麻醉
罗哌卡因	8	—	弱	小于6.5	浸润、硬脊膜外麻醉

制剂和用法

氟烷 一瓶20 mL。用量按需而定。

恩氟烷 一瓶20 mL、一瓶250 mL。用量按需而定。

异氟烷 一瓶100 mL。用量按需而定。

氧化亚氮 钢瓶装,液化气体。

丙泊酚注射剂 0.1 g/10 mL、0.2 g/20 mL、0.5 g/50 mL。诱导麻醉:每40 mL/10 s。维持麻醉:静脉滴注。

硫喷妥钠注射剂 0.5 g、1 g。临用前用注射用水配成2.5%的溶液注射,一次4~8 mg/kg 静脉注射。极量:一次1 g;小儿一次15~20 mg/kg,深部肌内注射。

盐酸氯胺酮注射剂 0.1 g/2 mL、0.1 g/10 mL、0.2 g/20 mL。静脉诱导麻醉,一次 1～2 mg/kg 缓慢静脉注射;维持用量每次 0.5～1 mg/kg。小儿基础麻醉:一次 4～8 mg/kg,肌内注射。极量:静脉注射每分钟 4 mg/kg,肌内注射一次 13 mg/kg。

神经安定镇痛合剂 一瓶 2 mL、一瓶 5 mL。1 mL 含氟哌利多 2.5 mg,芬太尼 0.05 mg。剂量 0.1 mL/kg 静脉注射或肌内注射。

盐酸普鲁卡因注射剂 100 mg/20 mL、50 mg/20 mL、100 mg/10 mL、40 mg/2 mL、一支 150 mg(粉针)。浸润麻醉用 0.25%～0.75% 溶液;传导麻醉用 1%～2% 溶液,一次不超过 1 mg;腰麻用 3%～5% 溶液,一次不超过 0.15 mg;硬膜外麻醉用 2% 溶液。

盐酸丁卡因注射剂 50 mg/5 mL。表面麻醉:0.25%～1% 溶液,喷雾或涂抹;传导麻醉:0.2% 溶液,剂量:一次 0.1 g;腰麻:10～15 mg 与脑脊液混合后注入;硬膜外麻醉:0.15%～0.3% 溶液,与盐酸利多卡因合用时最高浓度为 0.3%。

盐酸利多卡因注射剂 200 mg/10 mL;400 mg/20 mL。表面麻醉:2%～4% 溶液,一次不超过 0.1 g;浸润麻醉:0.25%～0.5% 溶液,每小时用量不超过 0.4 g;传导麻醉:1%～2% 溶液,每次用量不超过 0.4 g;硬膜外麻醉:1%～2% 溶液,每次用量不超过 0.5 g。

盐酸布比卡因注射剂 12.5 mg/5 mL;25 mg/5 mL;37.5 mg/5 mL。浸润麻醉用 0.25% 溶液,传导麻醉用 0.25%～0.5% 溶液,硬膜外麻醉用 0.5%～0.75% 溶液,腰麻用 0.25% 溶液。常用量:一次 1～3 mg/kg,极量:一次 200 mg,,一日 400 mg。

罗哌卡因注射液 常用浓度 0.5%～1%。浸润麻醉用 0.5% 溶液。总量 100～200 mg。

同步练习

一、单项选择题

1. 局部麻醉时最先消失的感觉是( )
   A. 痛觉 B. 温觉
   C. 压觉 D. 触觉
   E. 嗅觉

2. 腰麻时应用麻黄碱的目的是( )
   A. 预防过敏性休克 B. 延长局麻时间
   C. 防止麻醉过程中血压下降 D. 防止血管扩张,减少局麻药的吸收
   E. 减少呼吸道腺体分泌

3. 普鲁卡因不宜用于哪种麻醉方法( )
   A. 表面麻醉 B. 浸润麻醉
   C. 腰麻 D. 硬膜外麻醉
   E. 传导麻醉

4. 丁卡因不宜单独用于哪种麻醉方法( )
   A. 表面麻醉 B. 浸润麻醉
   C. 腰麻 D. 传导麻醉
   E. 硬膜外麻醉

5. 可治疗心律失常的局麻药是( )
   A. 普鲁卡因   B. 丁卡因
   C. 利多卡因   D. 罗哌卡因
   E. 布比卡因

6. 有收缩血管作用的局麻药是( )
   A. 利多卡因   B. 丁卡因
   C. 普鲁卡因   D. 罗哌卡因
   E. 布比卡因

7. 在全麻中哌替啶和阿托品的作用是( )
   A. 诱导麻醉   B. 麻醉前给药
   C. 加强肌肉松弛作用 D. 安定镇痛术
   E. 基础麻醉

二、思考题
1. 局麻药的作用机制是什么?
2. 为了防止局部麻醉药吸收中毒,应用时可采取什么措施?为什么?

单项选择题参考答案:1.A 2.C 3.A 4.B 5.C 6.D 7.B

(南阳医学高等专科学校 张耀锋)

第十一章 镇静催眠药

学习目标

1. 掌握地西泮的作用、临床应用、主要不良反应与注意事项。
2. 熟悉巴比妥类药物的作用特点、临床应用、主要不良反应。
3. 了解其他镇静催眠药的作用特点及临床应用。

镇静催眠药(sedativeshypnotics)是一类能选择性抑制中枢神经系统产生镇静和催眠作用的药物。凡能缓和激动、消除躁动、恢复安静情绪的药物称为镇静药(sedatives)。凡能使失眠者诱导入睡、促进和维持近似生理睡眠的药物称为催眠药(hypnotics)。其作用只与用药剂量大小有关。小剂量时能消除患者紧张、焦虑和烦躁等症状,恢复平静情绪。随着剂量加大,可诱导患者入睡,减少觉醒次数,延长睡眠时间,产生近似于生理性睡眠,较大剂量时可产生抗惊厥作用和抗癫痫作用,有些药物还可产生麻醉作用。中毒量则抑制延髓生命中枢,导致呼吸麻痹甚至死亡。

目前,常用的镇静催眠药包括三类:①苯二氮䓬类;②巴比妥类;③其他类。苯二氮䓬类有较好的镇静催眠作用,安全范围大,目前几乎取代了巴比妥类等传统镇静催眠药,成为目前最常用的镇静催眠药。

第一节 苯二氮䓬类

苯二氮䓬类(benzodiazepines,BZ)药物为20世纪60年代开始应用的一类镇静催眠药,多属1,4-苯骈二氮䓬类衍生物,目前已在临床应用的有20多种,常用药物有地西泮、氟西泮、硝西泮、艾司唑仑、三唑仑、阿普唑仑等。

地西泮(diazepam,安定)

地西泮是目前临床应用最广的镇静催眠药。

【体内过程】 可口服、肌内注射、缓慢静脉注射。其口服吸收迅速、完全,服后1 h血药浓度达高峰。肌内注射吸收慢且不规则,故一般不肌内注射。静脉注射后迅速通过血-脑脊液屏障分布到脑组织,因脂溶性高,随后又大量再分布到脂肪、肌肉组织,脑内药物浓度迅速下降,故静脉注射给药作用迅速而短暂。与血浆蛋白结合率96%,可分布到全身大多数组织中,能透过胎盘屏障,也可经乳汁分泌,致乳儿嗜睡。主要由肝代谢为多种活性代谢产物,最终与葡萄糖醛酸结合而失活。经肾排泄,也可经胆汁排泄,形成肝肠循环。连续使用应注意造成药物及其代谢产物在体内的蓄积。

【药理作用和临床应用】

1. 抗焦虑 小于镇静剂量时即有良好的抗焦虑作用,选择性高,能显著改善焦虑患者的紧张、恐惧、忧虑、激动、不安、烦躁及失眠等症状。这与其选择性作用于边缘系统有关。临床主要用于治疗多种原因引起的焦虑症,为焦虑症的首选药。一般于用药1周后稍起效,4~6周疗效方明显。

2. 镇静催眠 随剂量增大,地西泮出现镇静催眠作用。可诱导患者入睡,减少夜间觉醒次数,延长睡眠持续时间,缩短非快速眼动睡眠(non-rapid eye movement sleep NREMS)时相,对快速眼动睡眠(rapid eye movement sleep REMS)时相影响小,产生近似于生理睡眠。与巴比妥类镇静催眠药比较,其特点是:①治疗指数高,安全范围大,对呼吸、循环抑制轻,大剂量也不引起麻醉。②对 REMS 影响小,连续应用停药后反跳现象不明显。③对肝药酶无诱导作用,联合用药相互干扰少。④后遗作用小,是目前临床最常用的催眠药。

临床主要用于各种失眠症的治疗,减少夜游症和夜惊的发生及多梦等症状,尤其对焦虑性失眠疗效更好。也用于麻醉前给药及心脏电复律术或内窥镜检查前给药。

3. 抗惊厥、抗癫痫 地西泮高于催眠剂量有强大的抗惊厥作用,能制止病灶异常放电向皮层及皮层下扩散,因而终止及减少惊厥和癫痫的发作。临床主要用于治疗破伤风、子痫、小儿高热、药物中毒等所致的惊厥。静脉注射地西泮是治疗癫痫持续状态的首选药;也可用于癫痫大发作和小发作。

4. 中枢性肌肉松弛 地西泮有较强的中枢性肌肉松弛作用,但不影响正常活动。肌肉松弛作用可能是抑制脊髓多突触反射和抑制中间神经元传递过程的结果。临床主要用于治疗脑血管意外、脊髓损伤等中枢神经系统病变引起的肌强直,也可用于治疗腰肌劳损、关节病变等所致的肌肉痉挛。

【作用机制】 地西泮等 BZ 类药对中枢神经系统有较高的选择性,其作用机制主要是通过与中枢神经系统特定部位 BZ 受体结合,增强脑内递质 γ-氨基丁酸(GABA)的中枢抑制作用有关。

$GABA_A$ 受体是脑组织细胞膜 Cl^- 通道的门控受体,当 γ-氨基丁酸能神经元(抑制性神经元)释放递质 GABA 与 $GABA_A$ 受体结合后,使 Cl^- 通道开放,Cl^- 大量进入细胞内,导致细胞膜超极化,使神经兴奋性降低。研究发现脑组织细胞膜 Cl^- 通道周围存在5个结合位点,即 $GABA_A$、BZ、巴比妥类、汉防己毒素和神经甾体。BZ 类药物与此大分子复合物上的 BZ 结合位点结合,改变了 GABA 调控蛋白的构象,解除其对 $GABA_A$ 受体高亲和力部位的抑制,促进 GABA 与 $GABA_A$ 受体结合,使 Cl^- 通道开放频率增加,Cl^- 内流增多,导致突触后膜超极化,从而增强 GABA 功能,产生中枢抑制作用。

【不良反应及注意事项】

1. 一般不良反应 地西泮毒性小,安全范围大,连续用药可出现头昏、嗜睡、乏力、记忆力下降等。大剂量可致共济失调。驾驶员与机械操作人员禁用。

2. 耐受性、习惯性和成瘾性　这是 BZ 类药物的最大缺点。长期大剂量应用时可产生耐受性、习惯性和成瘾性,尤其是与乙醇合用时容易发生,但比巴比妥类药物发生率低。应避免长期、反复使用,一般情况下,连续使用地西泮不应超过 4~6 周。如需继续使用,应停药 2 周后再继续使用,并尽可能及早逐渐停药。应按精神药品进行管理。

3. 急性中毒　使用过量或静脉注射过快可致急性中毒,主要表现为昏迷和呼吸、循环抑制,故静脉注射速度应缓慢,每分钟不得超过 5 mg。如发生急性中毒,除加速药物排出、阻止吸收及对症处理外,可选用选择性苯二氮䓬受体阻断药氟马西尼(flumazenil,安易醒)解救。

4. 其他　偶有粒细胞减少、白细胞下降。有致畸作用,妊娠早期禁用。青光眼、重症肌无力患者禁用。

其他常用苯二氮䓬类药的作用、作用机制、临床应用、不良反应与地西泮相似(表 11-1)。

表 11-1　常用苯二氮䓬类药物特点比较

类别	药物	作用特点
长效类	地西泮	抗焦虑、镇静催眠、抗惊厥、抗癫痫较好
	氟西泮	催眠作用较强而持久,缩短 REMS 轻,不易产生耐受性
中效类	阿普唑仑	作用似地西泮,常用于焦虑性与惊恐性精神障碍
	氯氮䓬	作用似地西泮且较弱,用于焦虑、失眠和癫痫
	硝西泮	镇静催眠、抗癫痫作用较好,用于失眠、麻醉前给药和癫痫
	氯硝西泮	抗惊厥、抗癫痫作用较佳
	艾司唑仑	抗焦虑、镇静催眠、抗惊厥比硝西泮强,应用与硝西泮相似
短效类	三唑仑	催眠作用强而短,起效快。宿醉反应少,但依赖性较强,主要用于各种失眠症

第二节　巴比妥类

巴比妥类(barbiturates)是巴比妥酸的衍生物,为传统的镇静催眠药。目前,临床上应用的药物主要有苯巴比妥(phenobarbital,鲁米那,luminal)和硫喷妥钠(thiopental sodium)。

【体内过程】　苯巴比妥脂溶性低,透过血-脑脊液屏障速度缓慢,口服给药需 0.5~1 h 起效,静脉注射需 30 min 才起效,原形及代谢物经肾排出,部分原形可经肾小管再吸收,排泄缓慢,作用可维持 6~8 h。尿液 pH 值影响巴比妥类的排出,中毒时可用碳酸氢钠碱化尿液,加速其排泄。硫喷妥钠的脂溶性高,极易透过血-脑脊液屏障,静脉注射后立即显效,但给药后迅速自脑组织转移至骨骼肌和脂肪组织(再分布),作用仅持续十余分钟。在肝内全部代谢,经肾排泄。

【药理作用与临床应用】　巴比妥类主要是抑制中枢神经系统。随剂量由小到大,中枢抑制作用逐渐增强,依次出现镇静、催眠、抗惊厥、全身麻醉作用;中毒量抑制延髓呼吸中枢，导致呼吸麻痹，甚至死亡。

1. 镇静、催眠　应用催眠量的 1/4～1/3 可产生镇静作用，用于麻醉前给药，消除患者手术前的精神紧张，也可加强解热镇痛药作用。剂量增大则出现催眠作用，能延长睡眠时间，缩短入睡时间。由于明显缩短快速眼动睡眠时相（REMS），易引起停药反跳现象，造成停药困难，且后遗效应严重，安全性远不及 BZ 类，因此，镇静催眠的应用已被 BZ 类取代。

2. 抗惊厥　苯巴比妥抗惊厥作用强大，临床可用于破伤风、子痫、小儿高热、脑炎及中枢兴奋药中毒引起的惊厥。

3. 抗癫痫　苯巴比妥有抗癫痫作用，临床用于治疗全身强直-阵挛性发作，静脉注射可用于癫痫持续状态。

4. 麻醉作用　硫喷妥钠可产生麻醉作用，临床用于静脉麻醉和诱导麻醉，适用于小手术或内镜检查等。

【作用机制】　巴比妥类药物主要是选择性抑制脑干网状结构上行激活系统，抑制多突触反射，使大脑皮质兴奋性降低，进而转入抑制，引起镇静催眠。也能促进 GABA 能神经的功能，增强其抑制效应。与苯二氮䓬类不同的是，巴比妥类能延长 Cl^- 通道开放时间，增加 Cl^- 内流，引起超极化，呈现拟 GABA 作用，产生抑制效应。

【不良反应及注意事项】

1. 后遗效应　服药次晨可出现头晕、困倦、嗜睡、精神不振及定向障碍等。

2. 耐受性和依赖性　长期使用可产生耐受性，是因中枢神经对巴比妥类产生适应性和本药诱导肝药酶加速自身代谢所致。长期应用可产生精神依赖性和生理依赖性，突然停药可出现反跳现象，致 REMS 延长，噩梦增多及失眠、焦虑、震颤、精神失常及癫痫样发作等戒断症状，迫使患者继续用药，终至成瘾，故应控制使用。

3. 急性中毒　口服 10 倍催眠量或静脉给药过快即可发生急性中毒，表现为昏迷、呼吸高度抑制、血压下降、体温降低、反射减弱甚至休克，呼吸衰竭是致死的主要原因。抢救措施：支持疗法维持呼吸和循环功能，口服中毒者，应洗胃、导泻，减少吸收；用碳酸氢钠碱化血液和尿液，促使巴比妥类药物由神经组织向血液转移，并减少药物在肾小管的重吸收，促进药物排泄，必要时配合血液透析或腹膜透析。

4. 其他　少数人可发生皮疹、血管神经性水肿、偶见剥脱性皮炎。严重肝功能不全、支气管哮喘、颅脑损伤等。

第三节　其他镇静催眠药

水合氯醛（chloral hydrate）：常用 10% 溶液口服、灌肠给药。口服或灌肠均易吸收，15～30 min 起效，1 h 达高峰，持续 6～8 h。大部分在肝内还原为三氯乙醇，与葡萄糖醛酸结合，由肾排泄。

本药及其代谢物三氯乙醇，均有镇静、催眠、抗惊厥作用。催眠作用起效快，不缩短快速眼动睡眠时相，无后遗效应。主要用于治疗失眠症，尤其是其他催眠药无效的失眠。也用于破伤风、子痫、小儿高热及中枢兴奋药中毒所致的惊厥。

不良反应：①刺激性大，口服易引起恶心、呕吐、腹泻等，应稀释后口服或灌肠。

②剂量过大抑制心脏。心、肝、肾功能严重障碍者禁用。③久用产生耐受性及依赖性,应避免滥用。④口服4~5 g可致急性中毒,解救方法同巴比妥类。

丁螺环酮(buspirone):为选择性5-羟色胺受体部分激动剂。为新型抗焦虑药,在解除焦虑症状时无显著镇静、催眠或致遗忘等;同时兼有一定的抗抑郁作用。不良反应较轻,药物依赖性小,且与苯二氮䓬类药物间无交叉耐受性。主要用于焦虑症和焦虑状态,也用于强迫症的辅助治疗。主要不良反应为心悸、胃肠刺激和感觉异常。

唑吡坦(zolpidem):特异性与苯二氮䓬受体结合,打开Cl^-通道,促进Cl^-内流,使细胞膜超极化,缩短入睡时间,减少夜间觉醒次数,增加总睡眠时间和改善睡眠。对快速眼动睡眠时相无影响,无依赖性。口服用于治疗暂时性、偶发性和慢性失眠症。

制剂和用法

地西泮片剂 2.5 mg/片、5 mg/片。抗焦虑、镇静:口服,一次2.5~5 mg,一日3次。催眠:口服,一次5~10 mg,睡前服。注射剂:10 mg/2 mL。癫痫持续状态:一次5~20 mg,缓慢静脉注射,再发作时可反复应用。心脏电复律:每2~3 min静脉注射5 mg,至出现嗜睡、语言含糊或入睡。

氟西泮胶囊剂 15 mg/片、30 mg/片。催眠:15~30 mg,睡前口服。

阿普唑仑片剂 0.4 mg/片。抗焦虑:口服,一次0.4 mg,一日3次,连用4周。催眠:0.4~0.8 mg,睡前口服。抗癫痫:一日0.4~1.6 mg,分2~3次服。抗抑郁:一日0.8~1.2 mg,最多不超过4 mg,分2~3次服。

氯氮䓬片剂 5 mg/片、10 mg/片。抗焦虑、镇静:一次5~10 mg,一日3次。催眠:一次10~20 mg,睡前口服。

硝西泮片剂 5 mg/片。催眠:5~10 mg,睡前口服。抗癫痫:口服,一次2~10 mg,一日3次。

氯硝西泮片剂 0.5 mg/片、2 mg/片。注射剂:1 mg/mL。成人口服初始量,一日0.75~1 mg,分2~3次服用,以后逐渐增加。维持量一日4~8 mg。

艾司唑仑片剂 1 mg/片、2 mg/片。镇静:口服,一次1~2 mg,一日3次。催眠:2~4 mg,睡前口服。抗癫痫:口服,一次2~4 mg,一日3次。注射剂:2 mg/mL。一次1~3 mg,肌内注射或缓慢静脉注射。

三唑仑片剂 0.25 mg/片。催眠:0.25~0.5 mg,睡前口服。

苯巴比妥片剂 15 mg/片、30 mg/片。镇静:口服,一次15~30 mg,一日3次。催眠:60~100 mg,睡前口服。抗癫痫:强直-阵挛发作从小剂量开始,一次15~30 mg,一日3次。注射剂:50 mg、100 mg、200 mg。抗惊厥:一次100~200 mg,肌内注射。癫痫持续状态:一次100~200 mg,缓慢静脉注射。

硫喷妥钠粉针剂 0.5 g、1 g。临用前配成1.25%~2.5%溶液,成人一次0.5 g,小儿一次15~20 mg/kg体重,缓慢静脉注射,至患者入睡为止。

水合氯醛溶液剂 10%。催眠:一次5~10 mL,睡前口服。抗惊厥:一次10~20 mL,稀释1~2倍后灌肠。极量:一次2 g,一日4 g。

丁螺环酮片剂 5 mg/片。抗焦虑:一次5~10 mg,一日3次。

唑吡坦片剂 5 mg/片;10 mg/片。催眠:一次5~10 mg,睡前口服,老年人,开始一次 5 mg。

同步练习

一、单项选择题

1. 地西泮不具有哪种作用（　　）
   A. 抗焦虑　　　　　　　　B. 镇静催眠
   C. 麻醉　　　　　　　　　D. 抗癫痫
   E. 中枢性肌松

2. 治疗焦虑症的首选药物是（　　）
   A. 苯巴比妥　　　　　　　B. 地西泮
   C. 水合氯醛　　　　　　　D. 硫喷妥钠
   E. 唑吡坦

3. 作用持续时间最长的药物是（　　）
   A. 硝西泮　　　　　　　　B. 地西泮
   C. 艾司唑仑　　　　　　　D. 三唑仑
   E. 阿普唑仑

4. 解救苯二氮䓬类中毒时，可用的选择性受体阻断药是（　　）
   A. 阿托品　　　　　　　　B. 酚妥拉明
   C. 氟马西尼　　　　　　　D. 普萘洛尔
   E. 哌唑嗪

5. 地西泮的不良反应不包括（　　）
   A. 头晕　　　　　　　　　B. 耐受性
   C. 依赖性　　　　　　　　D. 致畸
   E. 致癌

6. 巴比妥类急性中毒昏迷者，抢救时不宜（　　）
   A. 洗胃　　　　　　　　　B. 吸氧
   C. 人工呼吸　　　　　　　D. 硫酸镁导泻
   E. 用碳酸氢钠碱化尿液

二、思考题

1. 苯二氮䓬类药物产生镇静催眠作用的机制是什么？
2. 治疗失眠症，苯二氮䓬类药物为什么已取代了巴比妥类药物？
3. 巴比妥类药物急性中毒的主要表现和致死的主要原因是什么？解救的主要措施有哪些？

单项选择题参考答案：1. C　2. B　3. B　4. C　5. E　6. D

(南阳医学高等专科学校　张耀锋)

第十二章 抗癫痫药和抗惊厥药

第一节 抗癫痫药

学习目标

1. 掌握苯妥英钠的作用、临床应用、主要不良反应。
2. 熟悉其他抗癫痫药物作用特点、临床应用及主要不良反应,硫酸镁的作用、临床应用和主要不良反应。
3. 了解抗癫痫药物的临床应用原则。

一、癫痫临床类型

癫痫是由多种原因引起大脑局部神经元异常高频率放电并向周围正常组织扩散而引发的大脑功能失调综合征。其发作的主要特点为突发性、短暂性、反复发作,可表现为运动、感觉、意识或精神的异常,并伴有脑电图的异常。临床根据发病原因不同可分为原发性癫痫和继发性癫痫。前者病因不明,可能与遗传有关。后者继发于某些疾病,如颅脑外伤、脑肿瘤等。还可根据发作的症状特点及脑电图的改变,将癫痫分为不同的发作类型(表12-1)。

目前癫痫发病的机制尚不清楚,防治癫痫发作的主要方法是长期服用抗癫痫药物控制症状,药物作用的方式有两种:一是作用于中枢病灶神经元,减轻或阻止过度放电;二是作用于病灶周围正常脑组织,防止病灶异常放电的扩散。目前常用的抗癫痫药物,大多数是通过后一种方式发挥作用的。

表 12-1 癫痫发作类型

发作类型	临床发作特征	治疗药物
部分(局限)性发作		
1. 单纯部分性发作（单纯局限性发作）	一侧面部或肢体肌肉抽搐或感觉异常,每次发作持续20~60 s,无意识障碍	苯妥英钠、卡马西平、苯巴比妥、丙戊酸钠
2. 复杂部分性发作（精神运动性发作）	主要表现为阵发性精神失常,出现无意识的运动,无意识障碍,发作持续30 s~2 min	卡马西平、苯妥英钠、丙戊酸钠、扑米酮
全身性发作		
1. 强直-阵挛性发作（大发作）	突然意识丧失,倒地,全身强直-阵挛性抽搐、面色青紫、口吐白沫,持续数分钟	苯妥英钠、卡马西平、苯巴比妥、丙戊酸钠
2. 失神性发作（小发作）	多见于儿童,表现为短暂而突发的意识、知觉丧失,动作和语言中断,双目凝视失神,无抽搐,持续5~30 s后迅速恢复	氯硝西泮、丙戊酸钠、扑米酮
3. 肌阵挛性发	部分肌群发生短暂的休克样抽动,约1 s	糖皮质激素、丙戊酸钠、氯硝西泮
4. 癫痫持续状态	指大发作持续状态,大发作频繁,间歇期很短或无,反复抽搐,持续昏迷	地西泮、苯妥英钠、苯巴比妥

二、常用抗癫痫药

苯妥英钠(phenytoin sodium,大仑丁)

【体内过程】 苯妥英钠可口服、缓慢静脉注射。口服吸收缓慢且不规则,连续服用6~10 d才能达到稳态血药浓度。碱性强(pH值10.4),刺激性大,故不宜肌内注射。血浆蛋白结合率85%~90%。脂溶性高,易通过血-脑脊液屏障。主要经肝药酶代谢失活,由肾排泄。当血药浓度低于10 μg/mL时,按一级动力学消除,$t_{1/2}$为6~24 h;高于10 μg/mL时,按零级动力学消除,$t_{1/2}$延长。因常用量的血药浓度个体差异较大,故用药剂量应个体化。

【药理作用与临床应用】

1. 抗癫痫 具有选择性高、无催眠作用等优点;对全身强直-阵挛性发作、单纯部分性发作疗效最好,对复杂部分性发作疗效次之,缓慢静脉注射可缓解癫痫持续状态,对失神性发作和肌阵挛性发作无效,有时甚至使失神性发作加重。临床上是治疗全身强直-阵挛性发作和单纯部分性发作的首选药。

苯妥英钠对多种组织的可兴奋性细胞膜(神经元和心肌细胞等)具有膜稳定作用,能抑制Na^+、Ca^{2+}内流,使神经细胞膜不应期延长,兴奋性降低,阻止异常高频放电扩散,发挥抗癫痫作用。苯妥英钠高浓度时,还能抑制神经末梢对GABA的摄取,增强GABA作用,使Cl^-内流增加,细胞膜超极化,抑制异常高频放电扩散。

2. 抗神经痛 作用机制与细胞膜稳定作用有关。对三叉神经痛疗效好,一般服药后1~2 d见效,使疼痛减轻,发作次数减少;对坐骨神经痛、舌咽神经痛也有一定疗效。

3. 抗心律失常　主要治疗室性心律失常,对强心苷中毒所致室性心律失常疗效较好。

【不良反应及注意事项】

1. 胃肠反应　本药碱性强,口服刺激胃黏膜致恶心、呕吐、食欲减退、胃痛等,应饭后服用。

2. 毒性反应

(1) 急性毒性反应　①神经系统反应:血药浓度较大时(20 μg/mL 左右),患者表现为眼球震颤、眩晕、共济失调、复视等小脑及迷路系统的反应;当血药浓度大于 40 μg/mL 时,出现精神错乱,如言语不清、表情呆滞、谵妄与幻觉等;血药浓度大于 50 μg/mL 时,可致严重昏睡,甚至昏迷。②心血管反应:静脉注射过快可引起血压降低、心律失常及心脏抑制,故应缓慢注射。

(2) 慢性毒性反应　长期服用可出现以下症状:①牙龈增生,由于部分药物从唾液排出致胶原组织增生所致,多见于青少年,发生率 20%,用药期间注意口腔卫生,经常按摩牙龈可防止或减轻,一般停药 3~6 个月恢复。②血液系统反应,本药可抑制叶酸的吸收和代谢,抑制二氢叶酸还原酶,引起巨幼红细胞性贫血,可用甲酰四氢叶酸治疗;还可诱导肝药酶,加速维生素 D 代谢,出现低血钙,儿童患者可发生佝偻病样改变,少数成年患者出现骨软化症,必要时补充维生素 D 预防。

3. 过敏反应　2%~5% 的患者可发生皮肤瘙痒、药热、皮疹、粒细胞缺乏、血小板减少、再生障碍性贫血,偶见肝损害。

4. 其他反应　妊娠早期使用偶致畸胎,故孕妇禁用。偶见女性多毛症及男性乳房增大,淋巴结肿大。久用骤停可使癫痫发作加剧,甚至诱发癫痫持续状态。

卡马西平(carbamazepine,酰胺咪嗪)

卡马西平口服吸收缓慢而不规则,2~4 h 血药浓度达峰值。血浆蛋白结合率约 80%。肝代谢产物仍有与母体药相似的药理活性。因肝药酶诱导作用,用药初期 $t_{1/2}$ 为 30~36 h,连用 3~4 周后,可缩短为 10~20 h。

【药理作用和临床应用】

1. 抗癫痫　是一种安全、有效的抗癫痫药。对复杂部分性发作有良效,对全身强直-阵挛性发作和单纯部分性发作也有效,为首选药物之一;对小发作疗效差。抗癫痫的机制与苯妥英钠相似,治疗浓度时阻断神经细胞膜 Na^+、Ca^{2+} 通道,稳定神经细胞膜,抑制癫痫病灶放电及扩散。亦能增强 GABA 功能。

2. 抗神经痛　对三叉神经痛和舌咽神经痛疗效优于苯妥英钠,为首选药。

3. 抗躁狂抑郁　对锂盐无效或不能耐受的躁狂抑郁症有较好的疗效,且不良反应较锂盐少。也可减轻或消除精神分裂症的躁狂和妄想症状。

【不良反应及用药注意事项】　常见眩晕、恶心、呕吐、视力模糊、共济失调、手指震颤等,亦可见皮疹和心血管反应。一般不需中断治疗,1 周左右逐渐消失。大剂量可致甲状腺功能低下、房室传导阻滞,应注意控制剂量。少数人可出现骨髓造血功能抑制、肝损害,用药期间应定期检查血常规和肝功能。

苯巴比妥(Phenobarbital,鲁米那)

能抑制 Na^+ 内流和 K^+ 外流,并增强 GABA 的功能。既能降低脑组织病灶内细胞兴奋性,又能升高病灶周围正常脑组织的兴奋阈值,从而抑制病灶异常放电及异常放电的扩散,呈现广谱抗癫痫作用。具有起效快(口服 1~2 d 起效)、疗效好、价廉等优点。对癫痫大发作及癫痫持续状态疗效较好;对精神运动性发作疗效次之,但不如卡马西平。对癫痫小发作疗效差。本药因其中枢抑制作用明显,易致嗜睡、精神不振等,故不作首选。

扑米酮(primidone,扑痫酮): 对癫痫大发作、单纯部分性发作疗效优于苯巴比妥,但疗效不及卡马西平和苯妥英钠;对小发作无效。本药主要用于苯巴比妥或苯妥英钠不能控制的大发作;也可作为精神运动性发作的辅助用药。不良反应与苯巴比妥相似。

乙琥胺(ethosuximide): 能阻断 T 型钙通道,抑制 Ca^{2+} 内流,阻止异常放电发生,产生抗癫痫作用。对小发作疗效较好,且副作用及耐受性产生较少,为治疗癫痫小发作的首选药。对其他类型的癫痫无效。常见副作用有胃肠反应及中枢神经系统反应,如嗜睡、眩晕等。偶见粒细胞减少及再生障碍性贫血等。长期用药应定期做血常规检查。

丙戊酸钠(sodium valproate): 口服给药,易吸收,1~4 h 血药浓度达峰值。通过激活谷氨酸脱羧酶,促进 GABA 生成,并抑制 γ-氨基丁酸转氨酶,阻止 GABA 代谢,提高脑内 GABA 含量,增强突触后抑制,阻止异常放电扩散,产生广谱抗癫痫作用。用于失神性发作疗效优于乙琥胺,但因其肝毒性不作首选;对复杂部分性发作,疗效近似于卡马西平;对全身强直-阵挛性发作不如苯妥英钠和苯巴比妥,但对后两药无效者,本药仍有效;是全身强直-阵挛性发作合并失神性发作时的首选药。

常见不良反应为胃肠反应,偶见嗜睡、共济失调。大剂量可致胰腺炎,也有肝损害,严重者可因肝功能衰竭而死亡,多见于 3 岁以下的儿童。故肝功能不良及 3 岁以下小儿禁用。

苯二氮䓬类: 地西泮静脉注射是控制癫痫持续状的首选药,见效快、安全性高,与劳拉西泮合用作用时间更长。

硝西泮口服主要用于失神性发作,特别是肌阵挛性发作及婴儿痉挛等。

氯硝西泮可口服、肌内注射、静脉注射。抗癫痫谱较广,对失神性发作、肌阵挛性发作较好,静脉注射也用于癫痫持续状态,与其他药物合用对全身强直-阵挛性发作和单纯部分性发作也有疗效。常见不良反应有嗜睡、共济失调、活动过多等行为异常。易产生耐受性和停药反跳。

氟桂利嗪(flunarizine,西比灵): 是双氟化哌啶衍生物,为强效选择性钙拮抗药。欧美各国用其治疗血管性偏头痛和眩晕症已多年。近年来发现其有广谱抗癫痫作用,临床用于各型癫痫,尤其是单纯部分性发作及全身强直-阵挛性发作。本药安全、有效,毒性小。不良反应有困倦、乏力,长期用药有锥体外系症状等。

三、抗癫痫药的应用原则

癫痫是一种慢性疾病,需长期用药,如果抗癫痫药使用不当,不但达不到治疗效

果,反会导致病情加重,甚至引起严重的不良反应。故在使用抗癫痫药时必须注意以下原则:

1. **合理选择药物** 应根据癫痫的发作类型和脑电图特征正确、合理地选择药物。

2. **治疗方案个体化** 不同患者对抗癫痫药物反应的个体差异较大,因此,治疗方案应个体化。治疗初期,一般主张单用一种有效药物,从小剂量开始,逐渐增量至疗效明显而又不产生严重不良反应后改用维持量治疗,有条件的最好根据血药浓度的监测情况合理调整给药方案。如单用疗效不佳时,再考虑联合用药。

3. **更换药物慎重宜用过渡式** 在治疗过程中,不宜经常随意更换药物,以免影响疗效、病情加重,如必须换药,应采取逐渐过渡的方式,即在原用药物的基础上,加用新药,待新药发挥疗效后,再逐渐减少原药量至停用。

4. **坚持长期用药** 癫痫是一种慢性疾病,抗癫痫药的用药疗程较长。癫痫发作完全控制后,也不可随意停药,应继续服药 2~3 年后方可在数个月甚至 1~2 年内逐渐减量直至停药,以防止反跳,有些患者需终生用药,青少年患者最好等青春期以后再考虑停药。

第二节 抗惊厥药

惊厥是由疾病或药物等多种原因引起的中枢神经过度兴奋所致全身骨骼肌不自主地强直收缩。常见于小儿高热、破伤风、全身强直-阵挛性发作、子痫和中枢兴奋药中毒等。常用抗惊厥药除前面介绍的苯二氮䓬类、巴比妥类和水合氯醛等药物外,硫酸镁注射给药也可产生抗惊厥作用。

硫酸镁(magnesium sulfate):口服不易吸收,仅有导泻和利胆作用;肌内注射或静脉注射可产生抗惊厥和降压作用。神经化学传递和骨骼肌收缩均需 Ca^{2+} 参与。Mg^{2+} 与 Ca^{2+} 由于化学性质相似,可以特异地竞争 Ca^{2+} 结合位点,拮抗 Ca^{2+} 的作用,抑制运动神经末梢乙酰胆碱释放而致骨骼肌松弛。与此同时,也作用于中枢神经系统,引起感觉和意识消失。对于各种原因所致的惊厥,尤其对子痫有良好的抗惊厥作用。

过量时,可抑制延髓呼吸中枢和血管运动中枢引起呼吸抑制、血压骤降、心脏停搏而导致死亡,故在用药过程中应经常进行检查,如用药不当引起 Mg^{2+} 中毒时,应立即进行人工呼吸,静脉缓慢注射钙制剂对抗。

制剂和用法

苯妥英钠 片剂:50 mg/片、100 mg/片。抗癫痫:从小剂量开始逐渐增量,每次 50~100 mg,一日 2~3 次。极量:一次 300 mg,一日 500 mg。三叉神经痛:一次 100~200 mg,一日 2~3 次。注射剂:100 mg、250 mg。癫痫持续状态:一次 100~250 mg,肌内注射;若患者未用过苯妥英钠,可用 150~250 mg,加 5% 葡萄糖注射液 20~40 mL,6~10 min 缓慢静脉注射。

卡马西平 片剂:0.1 g/片、0.2 g/片。胶囊剂:0.2 g。开始一次 0.1 g,一日 2 次,以后逐渐增至一日 0.6~0.9 g,分次服用。用于抗癫痫时,剂量可偏大。用于三叉神经痛等病时,剂量一般宜小。

苯巴比妥　片剂:15 mg/片、30 mg/片、100 mg/片。口服,癫痫大发作:开始由一次 15～30 mg,一日 3 次,逐渐增至每次 60 mg,一日 3 次。

扑米酮　片剂:0.25 g/片。开始一次 0.06 g,一日 3 次,渐增至一次 0.25 g,一日 3 次。

乙琥胺　胶囊剂:0.25 g/粒。一次 0.5 g,一日 2～3 次。5% 糖浆剂:一次 5～10 mL,一日 3 次。小儿一日 5～10 mL,分 3 次服。

丙戊酸钠　片剂:0.1 g/片、0.2 g/片。一次 0.2～0.4 g,一日 2～3 次。小儿一日 20～30 mg/kg,分 2～3 次服。

地西泮　注射剂:10 mg/2 mL。用于癫痫持续状态,5～10 mg,静脉注射,间隔 10～15 min 一次,最大量可至 30 mg。注射速度以不超过每分钟 5 mg 为宜。必要时在 2～4 h 内重复上述方案。亦可静脉滴注,至发作停止。

硫酸镁　注射液:1 mg/10 mL、2.5 g/10 mL。一次 1.25～2.5 g,肌内注射或静脉滴注。静脉滴注时以 5% 葡萄糖注射液将硫酸镁稀释成 1% 浓度进行滴注,直至惊厥停止。使用时宜备有氯化钙或葡萄糖酸钙注射液,以备万一过量时做静脉注射对抗之。

同步练习

一、单项选择题

1. 苯妥英钠不用于(　　)
   A. 抗癫痫　　　　　　　　　B. 抗惊厥
   C. 抗心律失常　　　　　　　D. 治疗三叉神经痛
   E. 治疗坐骨神经痛

2. 抢救癫痫持续状态宜首选(　　)
   A. 苯妥英钠　　　　　　　　B. 卡马西平
   C. 苯巴比妥　　　　　　　　D. 口服地西泮
   E. 静脉注射地西泮

3. 控制大发作合并小发作患者,宜选择以下哪种药物(　　)
   A. 卡马西平　　　　　　　　B. 苯妥英钠
   C. 苯巴比妥　　　　　　　　D. 丙戊酸钠
   E. 地西泮

4. 治疗三叉神经痛效果最好的药物是(　　)
   A. 苯巴比妥　　　　　　　　B. 苯妥英钠
   C. 扑米酮　　　　　　　　　D. 卡马西平
   E. 地西泮

5. 抗癫痫药的合理应用不包括(　　)
   A. 合理选择药物　　　　　　B. 剂量个体化
   C. 过渡式换药　　　　　　　D. 停药速度要慢
   E. 突击治疗

6. 治疗子痫首选下列哪种药物(　　)
   A. 硫喷妥钠　　　　　　　　B. 硫酸镁

C. 苯巴比妥 D. 地西泮
E. 氟马西尼

7. 硫酸镁注射过量所致低血压,宜选择下列哪种药物(　　)
   A. 去甲肾上腺素 B. 间羟胺
   C. 多巴胺 D. 氯化钙
   E. 肾上腺素

二、思考题

1. 苯妥英钠抗癫痫作用的机制是什么?
2. 在用苯巴比妥控制强直-阵挛性发作急性症状之后,换用苯妥英钠维持治疗时,能否在换用苯妥英钠的同时停用苯巴比妥?为什么?

单项选择题参考答案:1.B 2.E 3.D 4.D 5.E 6.B 7.D

(南阳医学高等专科学校　张耀锋)

第十三章 治疗中枢神经系统退行性疾病药

> **学习目标**
> 1. 掌握左旋多巴的药理作用、临床应用、不良反应及注意事项。
> 2. 熟悉卡比多巴、他克林的作用特点、临床应用、不良反应及注意事项。
> 3. 了解溴隐亭、金刚烷胺、苯海索、苯扎托品等药物的作用特点和临床应用。

中枢神经系统退行性疾病是指一组由慢性进行性中枢神经系统退行性变性而产生的疾病的总称。主要包括帕金森病（Parkinson disease，PD）、阿尔茨海默病（Alzheimer disease，AD）等。其确切病因和发病机制尚不清楚，但神经细胞发生退行性变性、脱失等为其共同特征。

流行病学调查结果显示帕金森病和阿尔茨海默病多发生于老年人。随着社会发展，寿命延长和人口老龄化的出现，该类疾病已成为继心血管疾病和癌症之后，严重影响人类健康和生活质量的第三位因素。

第一节 抗帕金森病药

一、帕金森病简介

帕金森病又称震颤麻痹（paralysis agitans），是由多种原因引起的慢性进行性锥体外系功能障碍的中枢神经组织退行性变性疾病。主要表现为静止性震颤、肌肉强直、运动迟缓、共济失调等。迄今病因尚不完全清楚，可能与遗传因素有关。临床上分为原发性、脑动脉硬化性、脑炎后遗症性及化学药物（抗精神病药、CO、锰）中毒性四类，后三类均出现类似帕金森病的症状，故又总称为帕金森综合征（Parkinsonism）。

帕金森病主要病变在锥体外系黑质-纹状体神经通路。黑质中多巴胺能神经元发出上行纤维到达纹状体，与纹状体神经元形成突触，末梢释放多巴胺，为抑制性递质，对脊髓前角运动神经元起抑制作用；同时纹状体内有胆碱能神经元，释放乙酰胆碱,为兴奋性递质,对脊髓前角运动神经元起兴奋作用。正常时这两种递质相互拮抗,处于动态平衡状态,共同调节机体的运动功能(图 13-1)。帕金森病是由于黑质中的多巴胺能神经元变性,使多巴胺合成减少,纹状体内多巴胺含量降低,造成黑质-纹状体多巴胺能神经功能减弱,胆碱能神经功能相对亢进,因而出现肌张力增高等一系列临床症状。

抗帕金森病药通过增强中枢多巴胺能神经功能或降低中枢胆碱能神经功能而控制或缓解帕金森病的临床症状,减少并发症,但不能根治,根据其作用机制,分为中枢拟多巴胺药和中枢抗胆碱药两类。

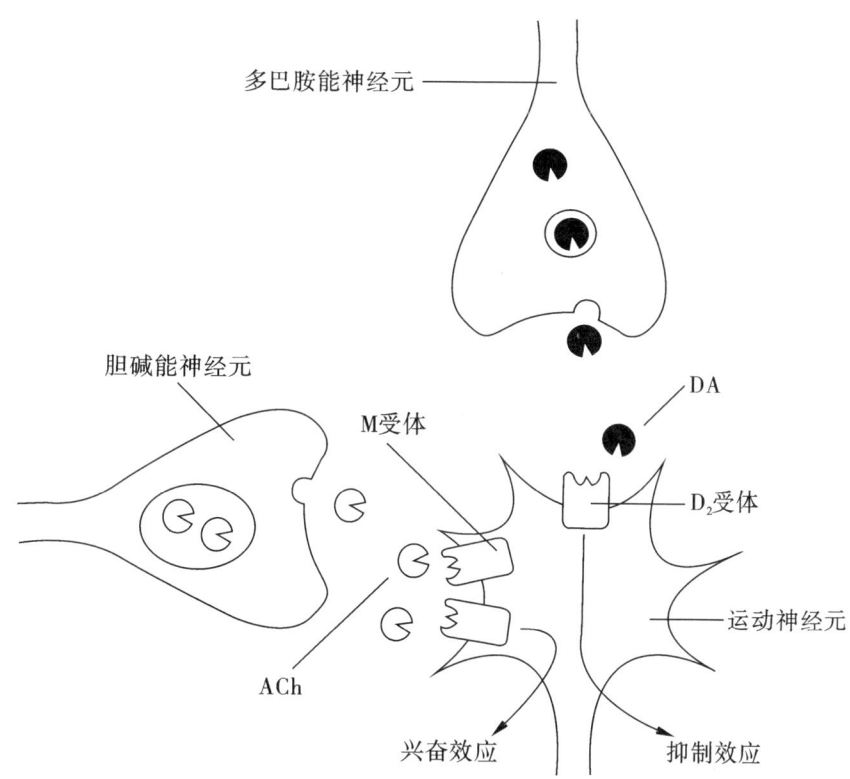

图 13-1 黑质-纹状体多巴胺能神经元、胆碱能神经元与运动神经元关系示意

二、中枢拟多巴胺类药

(一)多巴胺前体药

左旋多巴(Levodopa, L-dopa)

左旋多巴为酪氨酸的羟化物,多巴胺的前体物质。

【体内过程】 左旋多巴口服在小肠上段迅速吸收,血浆 $t_{1/2}$ 为 1~3 h。吸收后 95% 以上在肝和肠黏膜被多巴脱羧酶脱羧成为多巴胺,多巴胺不易通过血-脑脊液屏障,在外周引起不良反应,因此,实际进入脑内的左旋多巴不足用量的 1%,因此显效较慢。若同时应用外周脱羧酶抑制剂(如卡比多巴),可使进入脑组织的左旋多巴显著增多,提高疗效,并减轻外周不良反应。其代谢产物经肾排出,少量经肠道排出。

【作用和应用】 左旋多巴进入中枢,在多巴脱羧酶作用下转变为多巴胺,补充黑质-纹状体通路中多巴胺的不足而发挥抗帕金森病作用。其特点为:①显效慢,服药2~3周开始见效,1~6个月或以上可获最大疗效,但作用持久,疗程超过3个月,疗效为50%,疗程超过1年,疗效达75%。②对肌肉僵直及运动困难患者疗效较好,而对肌肉震颤疗效较差。③对轻症或年轻患者疗效较好,而对重症或年老体弱者疗效较差。④对抗精神失常药所诱发者无效,因该类药能阻断中枢多巴胺受体。

【不良反应及注意事项】 本品不良反应较多,与生成的多巴胺有关。

1. 胃肠道反应 用药初期约80%患者出现厌食、恶心、呕吐或上腹部不适,少数患者可见胃肠道出血,胃溃疡等。此因多巴胺刺激延髓催吐化学感受区所致。

2. 心血管反应 约30%患者发生直立性低血压,部分患者可发生心动过速或室性期前收缩,与多巴胺激动心脏β_1受体有关,冠心病患者禁用。

3. 神经系统反应 ①不自主异常运动:约有50%患者在治疗2~4个月内出现张口、伸舌、咬牙、皱眉等不随意运动。②开-关现象(on-off phenomenon):服药3~5年,有40%~50%患者表现为突然多动不安(开),而后全身僵直,运动不能(关),两种表现交替出现,可能与血药浓度不稳定有关。

4. 精神障碍 表现为焦虑、失眠、噩梦、躁狂、幻觉、妄想或抑郁等,尤以老年人多见。此反应可能与多巴胺作用于大脑边缘叶有关,应用选择性中脑-边缘系统多巴胺受体阻断药物氯氮平可对抗。

【药物相互作用】 ①维生素B_6是多巴脱羧酶的辅基,能加速左旋多巴在外周脱羧转变为多巴胺,使其疗效降低,不良反应增多。②吩噻嗪类、丁酰苯类及利血平能引起药源性帕金森病综合征,并对抗左旋多巴的作用。③肾上腺素受体激动药加重左旋多巴对心脏的不良反应,故不宜合用。

(二) 左旋多巴增效药

卡比多巴(carbidopa,α-甲基多巴肼):为多巴脱羧酶抑制剂,由于不能透过血-脑脊液屏障,仅能抑制外周而不影响中枢多巴脱羧酶的活性,故与左旋多巴合用时,可使左旋多巴在外周组织中脱羧减少,让更多的左旋多巴进入脑内脱羧生成多巴胺,以提高脑内多巴胺的浓度,从而减少左旋多巴的用量,加强其疗效并减轻其外周的不良反应。临床常将卡比多巴与左旋多巴按1∶10或1∶4混合配制成复方制剂(心宁美)治疗帕金森病。

同类药物还有司来吉兰(selegiline)、托卡朋(tocapone)等。

(三) 多巴胺受体激动药

溴隐亭(bromocriptine,溴麦角隐亭):是半合成的麦角生物碱,为多巴胺受体激动药。其口服给药吸收迅速,主要由肝代谢,$t_{1/2}$为3~8 h,大部分随胆汁排泄。小剂量主要激动结节-漏斗通路的多巴胺受体,减少催乳素和生长激素分泌,临床用于治疗溢乳及闭经综合征。大剂量主要激动黑质-纹状体通路的多巴胺受体,呈现抗帕金森病作用,临床用于左旋多巴疗效差或不能耐受的患者。疗效优于金刚烷胺和苯海索,对重症患者疗效好。不良反应有胃肠反应、直立性低血压、幻视、幻听及精神障碍等。孕妇禁用。

利舒脲(isuride,利修来得):为新型多巴胺受体激动药,选择性激动多巴胺受体。其优点是能改善运动功能障碍,减轻左旋多巴所致的"开-关现象"和不自主异常运动。

(四)促多巴胺释放药

金刚烷胺(amantadine,金刚胺):本品口服吸收迅速完全,起效快,故常口服给药。$t_{1/2}$约20 h,在体内不被代谢,以原形经肾排泄。金刚烷胺为抗病毒药,后来发现对帕金森病有效,其主要机制:①促使黑质-纹状体通路的多巴胺神经元合成、释放多巴胺和抑制其再摄取;②直接激动多巴胺受体;③较弱的中枢抗胆碱作用。药理作用及临床应用特点是:①见效快,持续时间短;②缓解僵直、震颤效果较好;③疗效不如左旋多巴,但优于中枢性抗胆碱药,与左旋多巴合用有协同作用。不良反应长少而轻,长期用药可见四肢皮肤出现网状青斑和踝部水肿。

三、中枢抗胆碱药

中枢抗胆碱药通过阻断中枢胆碱受体,减弱黑质-纹状体内乙酰胆碱的作用,恢复胆碱能神经与多巴胺能神经的功能平衡,治疗帕金森病。本类药物对早期轻症帕金森病患者疗效较好,对晚期严重帕金森病患者的疗效差,与左旋多巴合用有协同作用,对抗精神病药引起的帕金森综合征有效。传统的胆碱受体阻断药阿托品、东莨菪碱治疗帕金森病有效,但因外周抗胆碱作用而副作用大,一般不用,现常用中枢性抗胆碱药如苯海索等。

苯海索(benzhexol,安坦):口服易吸收,中枢性抗胆碱作用较强,抗震颤疗效好,能改善运动障碍和肌肉强直。外周抗胆碱作用为阿托品1/10~1/3,但可改善患者流涎和多汗症状。不良反应与阿托品相似,但较轻。闭角型青光眼、前列腺肥大者慎用。

苯扎托品(benzatropine,苄托品):作用近似阿托品,具有抗胆碱作用,同时还有抗组胺和大脑皮质抑制作用,并有轻度的局部麻醉作用。用于治疗帕金森病和药物引起的帕金森病综合征。不良反应较少。老年患者对其敏感,慎用。3岁以下小儿禁用。

四、帕金森病药物治疗原则

(1)给药应从小剂量开始,逐渐递增,在获得最佳疗效后将剂量减少15%~20%为宜,长期以此剂量为维持剂量。

(2)治疗早期轻症患者一般以一种药物为宜。

(3)长期用药出现疗效降低时可加用其他抗帕金森病药物,出现症状波动时可调整用药次数和剂量或联合用药。

(4)长期用药若突然停药可致症状急剧加重,应逐渐减量或改用其他抗帕金森病药。

第二节 抗阿尔茨海默病药

一、阿尔茨海默病简介

老年性痴呆症可分为原发性痴呆症和血管性痴呆症,前者又称阿尔茨海默病。阿尔茨海默病是一种与年龄高度相关,以进行性认知障碍和记忆力降低为主的中枢神经系统退行性疾病。表现为记忆力、判断力、抽象思维等一般智力的丧失,但视力、运动能力等不受影响。我国65岁以上老人的患病率约为4%。随着社会的发展,人类寿命延长和社会老龄化问题的日益突出,阿尔茨海默病患者的数量和比例将进一步增高。

目前,阿尔茨海默病的研究进展迅速,其主要病理特征是大脑萎缩、脑组织内老年斑、脑血管沉淀物和神经元纤维缠结。其发病机制尚未完全清楚,迄今也无十分有效的治疗方法,药物治疗以胆碱酯酶抑制药和M胆碱受体激动药为主。

二、胆碱酯酶抑制药

他克林(tacrine)

他克林可口服或注射用药,但个体差异较大。具有高度脂溶性,极易透过血-脑脊液屏障,主要在肝代谢,$t_{1/2}$为2~4 h。

【药理作用及临床应用】 他克林是第一代可逆性胆碱酯酶抑制药,通过抑制血浆和组织中的胆碱酯酶而增加ACh的含量;可直接激动M受体和N受体并促进ACh的释放,还可促进脑组织对葡萄糖的利用,改善由药物、缺氧、老化等引起的学习记忆能力的降低。因此,他克林对阿尔茨海默病患者的治疗作用机制是多方面共同作用的结果。临床上常和卵磷脂合用治疗阿尔茨海默病,提高患者的认知能力和自理能力。

【不良反应及注意事项】
1. 肝毒性 最常见,是患者终止治疗的主要原因。尤其是引起氨基转移酶升高,多数患者停药3周内可恢复。
2. 胃肠道反应 出现胃肠痉挛、厌食、恶心、呕吐、腹泻等。
3. 其他 如尿频、流涎、多汗、眩晕和皮疹等。

加兰他敏(galantamine)

第二代可逆性胆碱酯酶抑制药,对神经元的胆碱酯酶有高度选择性,尤其在胆碱能高度不足的区域(如突触后区域)活性最大。临床用于治疗轻中度阿尔茨海默病,疗效与他克林相似,但没有肝毒性,目前在许多国家被推荐为治疗阿尔茨海默病的首选药。治疗早期(2~3周)出现恶心、呕吐和腹泻等,稍后即消失。

多奈哌齐(donepezil): 口服吸收良好,不受食物影响,生物利用度为100%,$t_{1/2}$约为70 h,是第二代可逆性胆碱酯酶抑制药。与他克林相比,对中枢胆碱酯酶有更高的选择性,能改善轻、中度阿尔茨海默病患者的认知能力和临床综合功能。具有剂量小、毒性低的优点,患者耐受性较好。较常见的不良反应有流感样胸痛、牙痛等。

石杉碱甲(huperzine A,哈伯因):是我国学者从中药千层塔(Huperziaserrata)中分离得到的一种强效、高选择可逆性胆碱酯酶抑制药,常口服给药,易透过血-脑脊液屏障。有很强的拟胆碱活性,能易化神经肌肉接头递质传递;能改善阿尔茨海默病患者的记忆障碍和认知功能。临床用于老年性记忆功能减退和老年痴呆患者的治疗。常见不良反应为恶心、头晕、多汗、腹痛、视力模糊等,一般可自行消失,严重者可用阿托品对抗。

三、M胆碱受体激动药

占诺美林(xanomeline):目前发现选择性最高的 M_1 受体激动药之一。口服易吸收,易透过血-脑脊液屏障,且大脑皮质和纹状体摄取率较高。其高剂量时可显著改善阿尔茨海默病患者的认知功能和行为能力,为第一个有效治疗阿尔茨海默病的M受体激动药。但易引起胃肠反应和心血管反应,现采用透皮吸收贴剂可避免。

四、其他治疗阿尔茨海默病药

目前治疗阿尔茨海默病的药物不断产生,除拟胆碱药物外,还有:①N-甲基-D-天冬氨酸(NMDA)受体拮抗药,美金刚;②单胺氧化酶B抑制剂,司来吉兰;③非甾体类抗炎药,布洛芬、阿司匹林等;④抗氧化剂,维生素E、褪黑素等;⑤激素及调节激素药,雌激素、雷洛昔芬等;⑥神经调节因子和神经代谢激活药,茴拉西坦、吡硫醇和脑活素等。

美金刚(memantine):是第一个用于治疗晚期阿尔茨海默病的NMDA受体非竞争性拮抗药,其机制可能与干扰谷氨酸兴奋毒性反应、抗氧化应激有关。临床用于治疗中、重度阿尔茨海默病患者,与胆碱酯酶抑制药合用效果更好。不良反应有轻微眩晕、不安、口干等。

茴拉西坦(aniracetam):是新一代脑代谢增强药,对阿尔茨海默病患者记忆和认知功能有明显改善作用,也能改善行为障碍等症状。

制剂和用法

左旋多巴 片剂:50 mg/片、100 mg/片、250 mg/片。开始一日0.25~0.5 g。以后每隔2~4 d递增0.125~0.5 g。

复方卡比多巴 片剂:250 mg/片(含左旋多巴200 mg、卡比多巴50 mg)。口服:开始一次125 mg,一日3次,以后每隔2~3 d增加125~250 mg,直至获得最佳疗效。每日剂量小于750 mg。

盐酸司来吉兰 片剂:5 mg/片。开始每日清晨口服5 mg,需要时增加至一日2次,上午及中午各5 mg。

托卡朋 片剂:100 mg/片、200 mg/片。一次100 mg,一日3次。首次与左旋多巴同服,其后分别于6 h和12 h后服第2次和第3次。左旋多巴的剂量视病情调整。

甲磺酸溴隐亭 片剂:2.5 mg/片。从小剂量开始,第一次 0.625 mg,以后每 2~4 周增加 2.5 mg,一日剂量 20 mg 为宜。

金刚烷胺 片剂:100 mg/片。一次 100 mg,早晚各服 1 次。

盐酸苯海索 片剂:2 mg/片。胶囊剂:5 mg/粒。开始一日 1~2 mg,以后递增,一日最多不超过 20 mg。

甲磺酸苯扎托品 片剂:1 mg/片、2 mg/片。从小剂量开始,一日 3 mg,分 3 次服。注射剂:2 mg/2 mL。紧急时可肌内注射或静脉注射 1~2 mg。

他克林 片剂:10 mg/片。一次 10 mg,一日 3 次,最高量一日 160 mg,宜每周检查肝功能。

加兰他敏 片剂:5 mg/片。一次 10~20 mg,一日 3 次。

多奈哌齐 片剂:5 mg/片。一次 10 mg 或一日 30 mg,3~6 个月为一疗程。

石杉碱甲 片剂:0.05 mg/片。一次 0.15~0.25 mg,一日 3 次。

美金刚 片剂:10 mg/片。第一周 5 mg/d,第二周 10 mg/d,第三周 15 mg/d,第二周开始以后 20 mg/d。

茴拉西坦 胶囊剂:0.1 g/粒。一次 0.2 g,一日 3 次;70 岁以上老人,一次 0.1 g,一日 3 次。1~2 个月为一疗程。

同步练习

一、单项选择题

1. 左旋多巴治疗帕金森病的特点不包括( )
   A. 对轻症疗效较好   B. 对肌肉僵直者疗效较好
   C. 对流涎疗效较好   D. 对肌肉震颤疗效较差
   E. 显效慢,但作用持久

2. 缓解氯丙嗪所致帕金森综合征宜选择的药物是( )
   A. 左旋多巴   B. 金刚烷胺
   C. 卡比多巴   D. 苯海索
   E. 司来吉兰

3. 左旋多巴的不良反应是因其转变为哪一物质引起的( )
   A. 肾上腺素   B. 去甲肾上腺素
   C. 多巴胺   D. 5-羟色胺
   E. 乙酰胆碱

4. 左旋多巴治疗帕金森病初期最常见的不良反应是( )
   A. 恶心、呕吐   B. 直立性低血压
   C. 幻觉、妄想   D. "开-关现象"
   E. 不自主异常运动

5. 左旋多巴与下列哪一药物合用会降低疗效、增加不良反应( )
   A. 维生素 B_6 B. 苯海索
   C. 卡比多巴   D. 金刚烷胺
   E. 司来吉兰

6. 苯海索治疗帕金森病的特点是( )
   A. 抗震颤效果好   B. 改善强直和动作迟缓好

C. 疗效强于左旋多巴

D. 抗精神病药引起的帕金森综合征无效

E. 与阿托品相比不良反应严重

二、思考题

1. 为什么临床用左旋多巴而不用多巴胺治疗帕金森病？左旋多巴治疗帕金森病的机制是什么？

2. 治疗帕金森病时为什么左旋多巴和卡比多巴合用？

单项选择题参考答案：1.C 2.D 3.C 4.A 5.A 6.A

（南阳医学高等专科学校 张耀锋）

第十四章 抗精神失常药

> **学习目标**
> 1. 掌握氯丙嗪、米帕明的作用特点、临床应用、主要不良反应和注意事项。
> 2. 熟悉其他抗精神病药、抗抑郁药和抗躁狂药的特点、临床应用、主要不良反应和注意事项。
> 3. 了解抗精神病药和抗抑郁药的分类方法和常用代表药。

精神失常是由多种原因引起的认知、情感、意志、行为等精神活动障碍的一类疾病,包括精神分裂症、躁狂症、抑郁症和焦虑症,治疗这些疾病的药物统称为抗精神失常药。根据其临床用途不同分为抗精神病药(antipsychotics)、抗抑郁药(antidepressants)和抗躁狂药(antimaniacs)等。

第一节 抗精神病药

精神病的主要表现为精神分裂症(schizophrenia),是一组以思维、情感、行为之间不协调,精神活动与现实脱离为特征的一类精神病,分为Ⅰ型和Ⅱ型,前者以精神运动性兴奋、躁狂、幻觉、妄想等阳性症状为主,后者以主动性缺乏、情感淡漠为主。抗精神病药又称神经安定药(neurolep-tics),主要用于治疗精神分裂症,对其他精神病的躁狂症也有效。本节涉及的药物大多对Ⅰ型疗效好,对Ⅱ型疗效差或无效。根据化学结构将抗精神分裂症药分为吩噻嗪类、硫杂蒽类、丁酰苯类及其他类。

一、吩噻嗪类

氯丙嗪(chlorpromazine,冬眠灵)

阻断脑内中脑-边缘系统和中脑-皮质系统的DA受体是氯丙嗪抗精神病作用的主要机制和基础。氯丙嗪也能阻断肾上腺素α受体和胆碱能M受体,作用广泛而复杂,这是其长期使用产生不良反应的基础。

【体内过程】 口服吸收慢而不规则,有首关代谢现象,深部肌内注射吸收迅速。因脂溶性高,脑内药物浓度是血浆浓度的10倍,易蓄积于脂肪组织,停药数月甚至半年后,尿中仍能检测出其代谢物。血浆蛋白结合率高达90%以上,主要在肝代谢,经肾排泄。口服给药个体差异大,故应注意用药剂量个体化。

【药理作用】

1. 对中枢神经系统的作用

(1) 抗精神病作用 氯丙嗪对中枢神经系统有较强的抑制作用,能显著控制活动状态和躁狂状态而不损伤患者的感觉能力。正常人口服治疗量的氯丙嗪表现为安静、活动减少、感情淡漠和注意力下降,对周围事物不感兴趣,但理智正常,安静环境下易入睡但易唤醒,醒后神志清楚,随后又入睡。精神病患者服用后,迅速控制躁狂症状,大剂量连续用药能减少或消除幻觉、妄想等症状,使患者恢复理智,情绪安定,生活自理。对抑郁症无效甚至加重。目前认为氯丙嗪主要是通过阻断中脑-边缘系统和中脑-皮质系统的DA受体而产生抗精神病作用。

(2) 镇吐作用 氯丙嗪有强大的镇吐作用,小剂量阻断催吐化学感觉区(chemoreceptor trigger zone,CTZ)的DA受体,大剂量直接抑制延脑呕吐中枢,对多种原因引起的呕吐都有效,但对前庭刺激所致的呕吐(如晕车、晕船)无效。

(3) 对体温调节的影响 氯丙嗪能抑制下丘脑体温调节中枢,使体温调节中枢功能降低,机体体温会随着环境温度的变化而变化。与解热镇痛药不同,氯丙嗪不仅能降低发热者的体温,也能降低正常人的体温。

2. 对自主神经系统的作用 氯丙嗪阻断肾上腺素α受体,可致血管扩张,血压下降,但连续用药可产生耐受性,且有较多的副作用,故不适于高血压的治疗。氯丙嗪还有弱的胆碱M受体阻断作用,引起口干、便秘、视力模糊、眼压升高,故青光眼患者禁用。

3. 对内分泌系统的影响 阻断结节-漏斗通路的DA受体,影响内分泌功能,如减少催乳素抑制因子的释放;抑制促性腺激素分泌,延迟排卵;抑制促肾上腺皮质激素分泌。氯丙嗪亦能抑制生长激素的分泌,可适用于巨人症的治疗。

【临床应用】

1. 精神分裂症 临床主要用于Ⅰ型精神分裂症的治疗,能显著改善症状,但不能根治,需长期用药,甚至终身治疗,对Ⅱ型精神分裂症患者无效甚至加重病情。对急性患者疗效好,对慢性患者疗效差。氯丙嗪对其他精神病伴有的兴奋、躁动、紧张、幻觉和妄想等症状也有显著疗效。对脑动脉硬化性精神病、感染中毒性精神病的兴奋、幻觉和妄想等症状也有显著疗效,但剂量要小,症状控制后需立即停药。

2. 呕吐和顽固性呃逆 临床用于治疗多种原因引起的呕吐和顽固性呃逆。对晕动病无效。

3. 低温麻醉和人工冬眠 物理降温(冰袋、冰浴)配合氯丙嗪应用可降低患者体温,用于低温麻醉。人工冬眠多用于严重创伤、感染性休克、中枢性高热及甲状腺危象等的辅助治疗。

【不良反应及注意事项】

1. 常见不良反应 中枢抑制症状:用药早期出现嗜睡、淡漠、无力等,随着用药时间的延长可逐渐耐受;M受体阻断症状:口干、无汗、便秘、视力模糊、眼压升高、尿潴留等;α受体阻断症状:鼻塞、体位性低血压及反射性心动过速等。为防止体位性低血压,注射给药后应立即卧床 1~2 h,然后缓慢起立。

2. 锥体外系反应　是长期大剂量使用氯丙嗪最常见的反应,主要表现为:①帕金森综合征,表现为肌张力增高、面容呆板、动作迟缓、肌肉震颤、流涎等。②急性肌张力障碍,多见于用药后 1~5 d 出现,表现为强迫性张口、斜颈、呼吸运动障碍及吞咽困难。③静坐不能,表现为静坐不能,反复徘徊。以上三种反应是由于氯丙嗪阻断黑质-纹状体通路中 DA 受体,使纹状体中 DA 功能减弱,ACh 功能相对增强而引起的,减少药量或停药可使症状缓解或消除,也可用中枢抗胆碱药苯海索对抗。长期用药后,部分患者可引起迟发性运动障碍(tardive dyskinesia,TD),表现为不自主的、有节律的刻板运动,出现口-舌-颊三联征,如吸吮、舐舌、咀嚼等,中枢抗胆碱药治疗无效,反会使症状严重,早期发现、及时停药,部分患者可恢复。

3. 精神异常　氯丙嗪本身可引起精神异常,如意识障碍、萎靡、淡漠、兴奋、躁动、消极、抑郁、幻觉、妄想等,应与原有疾病加以区别,一旦发生立即减量或停药。

4. 诱发癫痫　少数患者会出现惊厥,诱发癫痫,故有惊厥和癫痫病史者慎用,必要时加用抗癫痫药。

5. 内分泌紊乱　与其阻断结节-漏斗通路中的 DA 样受体有关,可引起乳房肿大、闭经、泌乳、排卵延迟和生长减慢等,乳腺增生和乳腺癌患者禁用。

6. 过敏反应　常见皮疹、接触性皮炎等症状,少数患者出现肝损伤、黄疸、粒细胞减少、溶血性贫血和再生障碍性贫血等。

7. 急性中毒　一次服用大剂量氯丙嗪(1~2 g)后,可出现昏睡、血压下降至休克水平,并出现心肌损害,如心动过速、心电图异常,应立即对症治疗。氯丙嗪引起的低血压应选用去甲肾上腺素升压,禁用肾上腺素。冠心病患者易猝死,应慎用。

8. 局部刺激症状　局部刺激性强,不宜皮下注射,宜做深部肌内注射。静脉注射可致静脉炎,应以生理盐水或葡萄糖注射液稀释后,缓慢静脉注射。

二、硫杂蒽类

氯普噻吨(chlorprothixene,泰尔登):是该类药物的代表,其结构与三环类抗抑郁药相似,故有较弱的抗抑郁作用。其调整情绪、控制焦虑抑郁的作用比氯丙嗪强,但抗幻觉、妄想作用不及氯丙嗪。抗肾上腺素与抗胆碱能力弱,故不良反应较轻,锥体外系反应也较少。临床主要用于带有强迫状态或焦虑抑郁情绪的精神分裂症、焦虑性神经官能症患者,也适用于更年期抑郁症患者。

三、丁酰苯类

氟哌啶醇(haloperidol):是本类药物的代表,其结构与氯丙嗪完全不同。但可选择性阻断 DA 受体,具有很强的抗精神病作用。临床不仅可显著控制阳性症状为主的精神分裂症和躁狂症,对慢性症状也有较好疗效。锥体外系反应发生率高,程度重,但对心血管系统副作用轻、对肝功能影响小。

四、其他类

五氟利多(penfluridol):的抗精神病作用与氟哌啶醇相似,镇静作用较弱。临床用于急、慢性精神分裂症的治疗，尤其适于慢性患者长期服药维持和巩固治疗，对幻觉、妄想、退缩均有很好疗效。其为口服长效抗精神分裂症药，一次给药疗效可维持1周。不良反应以锥体外系反应最为常见。

舒必利(sulpiride)：选择性阻断中脑-边缘系统的DA受体，对淡漠、退缩、木僵、抑郁、幻觉和妄想症状作用好，临床用于紧张型精神分裂症治疗，疗效高、奏效快，有"药物电休克"之称。对抑郁症亦有治疗作用，锥体外系反应较轻。

氯氮平(clozapine)：为广谱神经安定药，可选择性阻断D_4亚型受体，也能阻断5-HT_2A受体，协调5-HT与DA系统的相互作用与平衡，因此氯丙嗪也被称为5-HT-DA受体阻断剂。对精神分裂症的疗效与氯丙嗪相当，几乎无锥体外系反应和内分泌紊乱等不良反应。目前在我国许多地区已将其作为治疗精神分裂症的首选药。

利培酮(risperidone)：为第二代新型非典型抗精神病药。阻断5-HT受体和DA受体，但不阻断M受体，对Ⅰ型和Ⅱ型精神分裂症均有较好疗效，对精神分裂症患者的认知功能障碍和继发性抑郁也有治疗作用。临床适于首发的急、慢性患者的治疗，目前已成为治疗精神分裂症的一线药物。

第二节　抗抑郁药和抗躁狂药

一、抗抑郁药

抑郁症(depression)是一种常见的精神障碍，以持续的心境恶劣与情绪低落、兴趣缺失、精力不足等为主要临床特征，常伴随认知或精神运动障碍或躯体症状等。根据抑郁发作的严重程度分为轻、中、重度。

抗抑郁药不仅能治疗各类抑郁症，而且对焦虑、强迫、慢性头痛、疑病及恐怖等都有一定疗效。抗抑郁药根据化学结构及作用机制的不同分为三环类抗抑郁药、NA再摄取抑制药、5-HT再摄取抑制药和其他抗抑郁药。

米帕明(imipramine，丙米嗪)

【药理作用及临床应用】　米帕明为三环类抗抑郁药，口服吸收好。正常人服用后安静、思睡、头晕、目眩，并出现口干、视力模糊等抗胆碱反应。但抑郁症患者连续服药后出现精神振奋，2～3周后出现明显抗抑郁作用。临床用于各种抑郁症的治疗，对内源性、反应性及更年期抑郁症均有较好的疗效，但对精神分裂症伴抑郁状态者疗效较差，对伴有焦虑的抑郁症患者疗效显著，对恐惧症、强迫症治疗有效。还可试用于儿童遗尿症治疗，睡前口服，疗程不超过3个月。

【不良反应及注意事项】

1. 阿托品样作用　米帕明能阻断M受体，引起口干、心悸、便秘、视力模糊、眼压升高、尿潴留等症状，前列腺肥大、青光眼患者禁用。

2. 心血管系统反应　可致体位性低血压，过量可出现血压下降、心律失常，以心动过速最为常见。

3. 中枢神经系统　可致眩晕、乏力、肌肉震颤等，大剂量可引起精神兴奋、躁狂、癫痫样发作。

4. 其他 少数患者可出现皮疹、粒细胞减少及黄疸等,长期大剂量使用应定期查血常规和肝功能。

马普替林(maprotiline)

【药理作用及临床应用】 马普替林为选择性 NA 再摄取抑制剂,对 5-HT 几乎无影响。抗胆碱作用与米帕明相似但较弱,镇静作用和对血压的影响与米帕明相似。用药 2~3 周后才能充分发挥作用。临床用于各型抑郁症的治疗。

【不良反应】 常见口干、便秘、眩晕、头痛、心悸等,也有用药后出现皮疹和皮炎的报道。

氟西汀(fluoxetine,解百忧)

【药理作用及临床应用】 氟西汀为一种强效 5-HT 再摄取抑制剂,作用与米帕明相当,耐受性和安全性优于米帕明。临床上用于各型抑郁症的治疗,也用于强迫症、恐惧症和神经性贪食症的治疗。

【不良反应及注意事项】 偶有恶心、呕吐、头痛、头晕、乏力失眠、食欲减退、体重下降、震颤、惊厥、性欲下降等。肾功能不全者长期用药需延长给药间隔时间。与单胺氧化酶抑制剂合用时需警惕"5-HT 综合征"的发生,严重者可致死。心血管疾病、糖尿病患者慎用。

二、抗躁狂药

目前临床最常用的抗躁狂药包括碳酸锂及枸橼酸盐。抗精神病药也常用于躁狂症的治疗,此外,一些抗癫痫药卡马西平、丙戊酸钠对躁狂症也有效。

碳酸锂(lithium carbonate)

【药理作用及临床应用】 碳酸锂主要是锂离子发挥药理作用。治疗量锂盐对正常人精神活动几乎无影响,但对躁狂症有显著疗效,特别是对急性躁狂和轻度躁狂疗效显著,有效率为 80%,使患者语言、行为恢复正常,有情绪稳定剂之称。临床主要用于治疗躁狂症,特别是对急性和轻度躁狂疗效显著,对抑郁症也有效。长期用药不仅可以减少躁狂复发,对预防抑郁复发也有效。

【不良反应及注意事项】 不良反应多,安全范围窄。最适浓度为 0.8~1.5 mmol/L,超过 2 mmol/L 即可出现中毒症状。轻度中毒症状可见恶心、呕吐、腹痛、腹泻和细微震颤,较严重中毒症状表现为精神紊乱、反射亢进、明显震颤、发音困难、惊厥直至昏迷甚至死亡,故用药期间须严密观察,有条件的最好做血药浓度监测。严重心血管疾病、肾功能不全者、孕妇和哺乳期妇女者禁用。

制剂及用法

盐酸氯丙嗪 片剂:12.5 mg/片、25 mg/片、50 mg/片。注射剂:25 mg/mL、50 mg/2 mL。口服:一次 12.5~50 mg,一日 3 次。肌内注射:一次 25~50 mg。治疗

精神病应从小剂量开始,轻症一日 300 mg,重症每日 600~800 mg,好转后逐渐减量至一日 50~100 mg。拒服药者每次 50~100 mg,加入 25% 葡萄糖注射液 20 mL 中缓慢静脉注射。

盐酸氯普噻顿 片剂:12.5 mg/片、15 mg/片、25 mg/片。注射剂:30 mg/mL。口服:一次 25~50 mg,一日 3 次,治疗焦虑失眠。轻症,一日 150 mg;重症,一日 300~600 mg,一日 3 次,治疗精神病。肌内注射,一次 30~60 mg,一日 2 次,好转后改为口服,治疗精神病。

癸酸氟哌啶醇 片剂:2 mg/片、4 mg/片。注射剂:5 mg/mL。口服:一次 2~10 mg,一日 2~3 次,治疗精神病。口服:一日 0.5~1 mg。肌内注射:一次 5 mg,治疗呕吐或焦虑症。

五氟利多 片剂:10 mg/片、20 mg/片。口服:一次 10~40 mg,一周 1 次。

氯氮平 片剂:25 mg/片、50 mg/片。注射剂:25 mg/2 mL。口服:一日 25~75 mg,逐渐增至一日 150~300 mg,维持量一日 100 mg。肌内注射:一次 50~100 mg,一日 2 次。

棕榈酸帕利培酮 片剂:1 mg/片、2 mg/片、3 mg/片、4 mg/片。口服:一次 1 mg,一日 2 次,一周调整一次,逐渐增至一日 4~6 mg。

盐酸米帕明 片剂:12.5 mg/片、25 mg/片。口服:一次 12.5~25 mg,一日 3 次,一周调整一次,逐渐增至一次 50 mg,一日 3 次。

盐酸马普替林 片剂:25 mg/片、50 mg/片。口服:一次 25~50 mg,一日 3 次,维持量一次 25 mg,一日 2~4 次。

盐酸氟西汀 胶囊剂:开始一日 20 mg,早餐后口服,治疗量一日 20~40 mg,一日 1 次。

碳酸锂 片剂:0.25 g/片、0.3 g/片。口服:开始一日 500 mg,逐渐增至一日 1.5~2 g,分 2~4 次服用,维持量,一日不超过 1.0 g,分 2~4 次服用。

同步练习

一、名词解释

1. 精神病 2. 锥体外系反应 3. 迟发性运动障碍

二、单项选择题

1. 氯丙嗪不应做皮下注射的原因是(　　)
   A. 吸收不规则　　　　　　　　　　B. 局部刺激性强
   C. 与蛋白质结合　　　　　　　　　D. 吸收太慢
   E. 吸收太快

2. 氯丙嗪作用机制是(　　)
   A. 阻断黑质纹状体通路 DA 受体　　B. 阻断中脑-边缘通路 DA 受体
   C. 阻断结节-漏斗通路 DA 受体　　　D. 阻断中脑-皮质通路 DA 受体
   E. 包括 B 和 D

3. 治疗氯丙嗪引起的低血压应选(　　)
   A. 肾上腺素　　　　　　　　　　　B. 多巴胺
   C. 麻黄碱　　　　　　　　　　　　D. 去甲肾上腺素

E. 异丙肾上腺素

4. 氯丙嗪引起的视力模糊、心动过速和口干、便秘等是由于阻断(　　)
   A. 多巴胺受体　　　　　　　B. 肾上腺素α受体
   C. 肾上腺素β受体　　　　　D. 胆碱M受体
   E. 胆碱N受体

5. 氯丙嗪长期大剂量应用最常见的不良反应是(　　)
   A. 胃肠道反应　　　　　　　B. 体位性低血压
   C. 中枢神经系统反应　　　　D. 锥体外系反应
   E. 变态反应

6. 可用于治疗氯丙嗪引起的帕金森综合征的药物是(　　)
   A. 多巴胺　　　　　　　　　B. 地西泮
   C. 苯海索　　　　　　　　　D. 左旋多巴
   E. 美多巴

7. 吩噻嗪类药物引起锥体外系反应的机制是阻断(　　)
   A. 中脑-边缘叶通路DA受体　　B. 结节-漏斗通路DA受体
   C. 黑质-纹状体通路DA受体　　D. 中脑-皮质通路DA受体
   E. 中枢M胆碱受体

8. 碳酸锂主要用于治疗(　　)
   A. 躁狂症　　　　　　　　　B. 抑郁症
   C. 精神分裂症　　　　　　　D. 焦虑症
   E. 多动症

9. 氯丙嗪对下列哪种病因所致的呕吐无效(　　)
   A. 癌症　　　　　　　　　　B. 晕动病
   C. 胃肠炎　　　　　　　　　D. 吗啡
   E. 放射病

10. 不属于三环类的抗抑郁药是(　　)
    A. 马普替林　　　　　　　　B. 丙米嗪
    C. 氯米帕明　　　　　　　　D. 多塞平
    E. 阿米替林

11. 属于5-HT再摄取抑制药的是(　　)
    A. 马普替林　　　　　　　　B. 氟西汀
    C. 氯米帕明　　　　　　　　D. 多塞平
    E. 阿米替林

三、思考题
1. 氯丙嗪过量或中毒所致血压下降,为什么不能应用肾上腺素?
2. 试述氯丙嗪的药理作用与临床应用。
3. 试述氯丙嗪的主要不良反应。
4. 比较氯丙嗪与解热镇痛药对体温影响的不同。

单项选择题参考答案:1. B　2. E　3. D　4. D　5. D　6. C　7. C　8. A　9. B　10. A　11. B

(河南医学高等专科学校　周成林)

第十五章 镇痛药

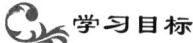学习目标

1. 掌握吗啡、哌替啶的作用特点、临床应用及主要不良反应。
2. 熟悉其他镇痛药的特点及主要不良反应。
3. 了解阿片受体拮抗药的特点及临床应用。

第一节 概 述

"痛"是指患者身体内部的伤害性感觉,"疼"是指余痛。疼痛是一种由伤害性刺激所引起的痛苦感觉,常伴有不愉快的情绪或心血管、呼吸方面的变化,严重者可诱发休克,是临床上最常见的症状之一。

疼痛分为急性疼痛(锐痛)和慢性疼痛(钝痛),前者是尖锐而定位清晰的刺痛,如创伤、烧伤等引起的剧烈疼痛,刺激消除后可很快消失,后者是强烈而定位模糊的烧灼痛,发生较慢而持续时间较长。根据痛源所在部位可将疼痛分为躯体痛(胸痛、腰背痛)、内脏痛(胆绞痛、肾绞痛)和神经痛(外周神经痛、中枢神经)。躯体痛是由于身体表面和深层组织的痛觉感受器受到伤害性刺激所引起;内脏痛是由于内脏器官、体腔壁浆膜及盆腔器官组织的痛觉感受器受到炎症、压力、摩擦或牵拉等刺激所引起;神经痛是由于神经组织损伤或受到肿瘤压迫、浸润所引起。现在认为急性疼痛是疾病的一个症状,而慢性疼痛本身就是一种疾病。

镇痛药(analgesics)是一类主要作用于中枢神经系统,通过激动阿片受体,在不影响意识和其他感觉的情况下,选择性的消除或缓解疼痛及伴有的不愉快情绪的药物。由于大多数药物的镇痛作用与激动阿片受体有关,且易产生依赖性,故又称为阿片类镇痛药(opioid analgesics)、成瘾性镇痛药(additive analgesics)。

疼痛是机体对伤害性刺激的一种防御反应,疼痛的部位和性质可作为疾病诊断的重要依据,故在诊断未明确之前,不能滥用镇痛药以免贻误疾病的诊断和治疗,对于诊断清楚的疼痛也要合理使用镇痛药。长期疼痛对机体已成为一种难以忍受的折磨,会影响患者正常的生活和工作,因此,镇痛是医务工作者面临的重要任务,免除疼痛是患

者的基本权利。

第二节　阿片受体及内源性阿片肽

机体内能与阿片类药物结合的受体称为阿片受体(opioid receptor)。阿片受体有多种亚型，对μ、δ和κ型受体的认识已较清楚，其基因编码已被克隆，这三种受体称为"经典型阿片受体"，介导阿片类药物的药理效应。是否存在第四种受体(σ受体)尚有争论。1974年克隆出阿片受体样受体，又称为"孤儿阿片"受体，与经典阿片受体有高度同源性，因此称其为阿片样受体(opioid receptor-like receptor, ORL-R)。

阿片受体广泛分布，在神经系统的分布不均匀，主要分布在下丘脑、中脑导水管周围灰质、蓝斑核和脊髓背角区。1962年我国学者邹刚、张昌绍等证明吗啡镇痛部位在第三脑室周围灰质。这些复杂的受体可以被不同的激动剂激活，产生不同的生物效应。例如主要分布于脑干的μ受体被吗啡激活后，可产生镇痛和呼吸抑制等作用，而主要分布于大脑皮质的κ受体只产生镇痛作用而不抑制呼吸。然而不同阿片受体在中枢神经系统的分布，以及与不同阿片配体结合能力存在差异。

阿片肽是存在于体内的具有阿片样作用的多肽物质，1970年发现。阿片受体的内源性配体为脑啡肽、内啡肽和强啡肽，它们分别由不同的基因编码。这些五肽对阿片受体的亲和力不同，但三者均可与一种以上的阿片受体结合。其中脑啡肽对δ型受体有较强的选择性，被认为是其内源性配体，强啡肽对κ型受体选择性较强，是其内源性配体，μ受体的内源性配体直到1997年才被发现，称为内啡肽或内源性吗啡(endomorphine)。内源性吗啡在中枢神经系统与μ-阿片受体的结合力比对δ受体和κ受体的结合力高100倍。

阿片肽起着神经递质、神经调质(调节神经递质释放)或神经激素的作用，往往与其他神经递质共同对痛觉、神经内分泌、心血管活动和免疫反应起重要调节作用。阿片肽通过与阿片受体特异结合而产生吗啡样作用，其作用可被阿片受体拮抗剂纳洛酮所阻断。

第三节　吗啡及其他阿片受体激动药

阿片(opium，俗称鸦片)为罂粟未成熟蒴果浆汁的干燥物，含有菲类和异喹啉类生物碱。前者含吗啡和可待因，具有镇痛、镇咳作用；后者含罂粟碱，具有平滑肌松弛作用。

吗啡(morphine)

吗啡在阿片生物碱中含量最高(约10%)，为阿片镇痛主要成分。1983年首次从阿片中提取分离出来，以希腊梦神Morpheus的名字命名。

【体内过程】　口服易吸收，但有明显首关效应。生物利用度低，常采用注射给药，注射给药也只有少量通过血-脑屏障，但足以产生明显药理作用。易通过胎盘屏障，$t_{1/2}$为2～3 h，大部分经肝代谢，经肾排泄，少量经胆汁和乳汁排泄。

【药理作用】

1. 中枢神经系统　激动不同脑区的阿片受体，呈现多种药理效应。

（1）镇痛作用　吗啡具有强大的镇痛作用，对各种疼痛均有良好效果，对持续性慢痛作用大于间断性锐痛，对神经性疼痛效果较差。椎管内注射可产生阶段性镇痛而不影响意识和其他感觉。一次给药，镇痛作用持续4～6 h。

（2）镇静、致欣快作用　吗啡具有镇静作用，患者在安静环境下入睡但易被唤醒。吗啡还可引起欣快症状（euphoria），患者感觉心情舒畅、情绪高涨及飘飘欲仙等，这是吗啡造成强迫用药的重要原因。

（3）抑制呼吸　通过激动延脑呼吸中枢的阿片受体，降低呼吸中枢对CO_2的敏感性、抑制呼吸调节中枢。治疗量吗啡即可抑制呼吸，使呼吸频率减慢、潮气量降低、肺通气量减少，剂量增加，呼吸抑制随之加深，中毒时呼吸频率可减慢至2～3次/min。呼吸抑制是吗啡急性中毒致死的主要原因。

（4）镇咳　直接抑制咳嗽中枢而产生镇咳作用，该作用可能与激动孤束核的阿片受体有关，具体机制不明。

（5）缩瞳作用　兴奋动眼神经可使瞳孔明显缩小，中毒时可出现针尖样瞳孔，对吗啡中毒有诊断意义。

（6）其他作用　兴奋延髓催吐化学感受区，可引起恶心、呕吐；作用于下丘脑体温调节中枢，使体温略有降低，但长期大剂量应用反而使体温升高。

2. 内脏平滑肌

（1）胃肠平滑肌　吗啡兴奋胃肠平滑肌，使其张力增加，胃肠推进性蠕动减弱，食糜通过延缓；胃肠括约肌张力提高，肠内容物通过受阻；抑制消化液分泌，使食物消化减慢；中枢抑制，便意迟钝，易引起便秘。

（2）胆道平滑肌　治疗量吗啡可引起胆道平滑肌收缩，奥迪括约肌痉挛，胆汁排泄受阻，胆内压增高，导致上腹部不适，甚至胆绞痛。

（3）其他平滑肌　吗啡能提高膀胱括约肌及输尿管平滑肌张力，导致尿潴留。大剂量引起支气管平滑肌收缩，诱发或加重哮喘。还可对抗缩宫素对子宫的兴奋作用，使产程延长。

3. 心血管系统　吗啡能扩张血管，降低血压，但对心律无明显影响。对缺血性心肌损伤具有保护作用，减少梗死病灶。但因呼吸抑制使体内CO_2蓄积，引起脑血管扩张和阻力降低，导致颅内压升高。

4. 免疫系统　吗啡对免疫系统有抑制作用，也可抑制人类免疫缺陷病毒（human immunodeficiency virus，HIV）蛋白诱导的免疫反应，这可能是吗啡吸食者易感染HIV病毒的主要原因。

【作用机制】　阿片类镇痛药与痛觉感受神经末梢突触前膜的阿片受体结合，减少Ca^{2+}内流，使痛觉传入神经递质（P物质，SP）释放减少，同时与突触后膜上的阿片受体结合，使突触后膜超极化，最终减弱或阻滞痛觉信号的传递，产生镇痛作用。

【临床应用】

1. 镇痛　吗啡主要用于其他镇痛药无效的剧痛，如严重外伤、烧伤、晚期癌痛。由于吗啡兼有镇静和扩张血管作用，能减轻患者恐惧情绪和心脏负荷，降低机体耗氧量，故在患者血压正常时,可用于治疗心肌梗死引起的剧痛。胆绞痛、肾绞痛时,需与解痉药阿托品等合用。因久用易产生药物依赖性,故慢性钝痛不宜应用(晚期癌痛除外)。

2. 心源性哮喘 急性左心衰突发肺水肿引起通气功能降低、呼吸困难,称心源性哮喘。除应用强心苷、氨茶碱及吸氧外,静脉注射吗啡常有良好效果,可迅速缓解患者气促和窒息感,促进肺水肿的吸收。机制:扩张外周血管,减少回心血量,减轻心脏负荷,有利于消除肺水肿;降低呼吸中枢对 CO_2 的敏感性,减弱过度的反射性呼吸兴奋,使急促浅表的呼吸得以缓解;其镇静作用有利于消除患者恐惧情绪,减少耗氧。但伴有休克、昏迷、严重肺功能不全或痰液过多者禁用。

3. 止泻 适用于非细菌性、消耗性腹泻症状,常用阿片酊或复方樟脑酊。

【不良反应及注意事项】

1. 一般反应 可见眩晕、恶心、呕吐、便秘、胆绞痛、排尿困难、体位性低血压、颅内压增高、呼吸抑制等。

2. 耐受性和依赖性 连续用药1~2周即可产生药物依赖性,一旦停药则出现兴奋、失眠、肌肉震颤、疼痛、流泪、流涕、出汗、打哈欠、呕吐、腹泻、虚脱和意识丧失等戒断症状,故常引发部分患者的强迫性觅药行为,因此,吗啡用于急性剧痛一般不宜超过1周。

3. 急性中毒 吗啡用量过大可造成急性中毒,表现为昏迷、瞳孔针尖样缩小、深度呼吸抑制,常伴有发绀、尿少、体温降低、血压下降甚至休克。呼吸麻痹是致死的主要原因,应立即适量给氧、人工呼吸、静脉注射阿片受体阻断药纳洛酮等,还可应用呼吸兴奋药尼可刹米等。

4. 其他 应严格按照"麻醉药品管理条例"保管和使用本类药品。

5. 禁忌证 诊断未明的急性腹痛,分娩、哺乳妇女止痛,支气管哮喘、肺心病、颅脑损伤致颅内压增高者,肝功能减退者及新生儿和婴儿禁用。

可待因(codeine):口服易吸收,药理作用与吗啡相似但较弱,镇痛作用为吗啡的1/10~1/12,镇咳作用为吗啡的1/4,对呼吸中枢抑制作用轻,无明显镇静作用。临床主要用于无痰剧烈干咳和中等程度疼痛。无明显便秘、尿潴留及直立性低血压等不良反应,成瘾性也较吗啡低。

哌替啶(pethidine,杜冷丁)

【体内过程】 口服易吸收,生物利用度为40%~60%,皮下或肌内注射吸收更迅速,起效更快,故常采用注射给药。可通过胎盘屏障,主要在肝内代谢,经肾排泄。代谢产物为哌替啶酸和去甲哌替啶,后者有中枢兴奋作用,故大量反复使用哌替啶可引起肌肉震颤、抽搐甚至惊厥。

【药理作用】 哌替啶是临床上常用的人工合成镇痛药,通过激动阿片受体,产生与吗啡相似的药理作用。

1. 中枢神经系统 镇痛作用弱于吗啡,镇痛强度约为吗啡的1/10。等效镇痛剂量时与吗啡的呼吸抑制程度相似,但作用持续时间短,仅2~4 h。镇静、致欣快感作用较吗啡弱,无明显镇咳、缩瞳作用,成瘾性低于吗啡。

2. 心血管系统 扩血管作用与吗啡相当,可引起体位性低血压、颅内压增高,机制同吗啡。

3. 内脏平滑肌　对胃肠平滑肌的作用类似吗啡,但作用弱、持续时间短,一般不引起便秘,无止泻作用。能引起胆道平滑肌收缩,括约肌痉挛,使胆内压增高,但比吗啡弱。治疗量不引起支气管平滑肌痉挛,大剂量则引起收缩。不影响妊娠末期缩宫素对子宫平滑肌的兴奋作用,不延长产程。

【临床应用】

1. 镇痛　代替吗啡用于各种急性剧痛,如创伤、烧伤、晚期癌症、手术疼痛、内脏绞痛等。用于内脏平滑肌绞痛时,因能兴奋平滑肌,需与解痉药如阿托品等合用。用于分娩止痛时,因新生儿对哌替啶抑制呼吸作用非常敏感,临产前 2~4 h 内不宜使用。因可产生成瘾性,不用于慢性钝痛。

2. 心源性哮喘　代替吗啡用于心源性哮喘,机制同吗啡。

3. 麻醉前给药　麻醉前给予哌替啶,可消除患者术前紧张、恐惧情绪,减少麻醉药用量及缩短诱导期。

4. 人工冬眠　与氯丙嗪、异丙嗪合用组成人工冬眠合剂,用于人工冬眠疗法。但对老年人、婴幼儿、呼吸功能不全者冬眠合剂不宜联合哌替啶,以免抑制呼吸。

【不良反应及注意事项】

1. 一般反应　治疗量与吗啡相似,可引起眩晕、恶心、呕吐、口干、出汗、心悸和直立性低血压等。大剂量明显抑制呼吸。

2. 耐受性与依赖性　久用产生耐受性和成瘾性,但较吗啡小,仍需控制使用。

3. 急性中毒　除可出现昏迷、呼吸抑制外,还有瞳孔散大、震颤、肌肉痉挛、反射亢进甚至惊厥,最终导致昏迷。中毒解救时除使用阿片受体拮抗药外,可配合应用抗惊厥药。

4. 禁忌证　同吗啡。

芬太尼(fentanyl):为短效镇痛药,镇痛效力为吗啡的 100 倍。静脉注射后 1 min 起效,维持 10 min,肌内注射 15 min 起效,维持 1~2 h。临床主要用于麻醉辅助用药和静脉复合麻醉,或与氟哌利多合用产生神经阻滞镇痛,用于外科小手术,也可用于手术痛和慢性痛。其透皮制剂可持续释放药物 48 h 或更长时间,可用于缓解慢性癌痛。不良反应有眩晕、恶心、呕吐、胆道括约肌痉挛,大剂量可引起肌肉强直,可用纳洛酮对抗。支气管哮喘、脑部肿瘤或颅脑外伤致昏迷者、重症肌无力及 2 岁以下儿童禁用。不宜与单胺氧化酶抑制药合用。

美沙酮(methadone):镇痛强度与吗啡相当,持续时间较长,镇静作用较弱。适用于创伤、手术、晚期癌痛,也可用于吗啡、海洛因等所致成瘾者戒毒的替代治疗。不良反应可见恶心、呕吐、便秘、头晕、口干和抑郁等。用于阿片成瘾者的替代治疗时,肺水肿是过量中毒的主要死因。禁用于分娩止痛。

二氢埃托啡(dihydroetorphine):为我国研制的强效镇痛药,镇痛强度是吗啡的 6 000~10 000 倍,为目前作用最强的镇痛药。临床用于各种急性重度疼痛的镇痛,如重度创伤性疼痛、吗啡哌替啶等无效的顽固性疼痛和晚期癌痛等。因其依赖性强,目前临床已极少应用。

喷他佐辛(pentazocine,镇痛新):属阿片受体部分激动药,主要激动 κ 受体,对 μ 受体有拮抗作用。不易产生成瘾性,已列为非麻醉性镇痛药,临床用于治疗各种慢性疼痛。不良反应常见眩晕、恶心、出汗、轻微头痛等,偶可引起焦虑、噩梦、幻觉等。大剂量致血压升高、心动过速、思维障碍等,剂量过大引起的呼吸抑制,可用纳洛酮对抗。颅内压增高、肝肾功能不全者及孕妇慎用。

丁丙诺啡(buprenorphine,叔丁啡):属阿片受体部分激动药,主要激动μ受体,对δ受体有拮抗作用。依赖性和呼吸抑制较吗啡弱,临床用于术后、癌痛、烧伤、肢体痛、心肌梗死镇痛,亦是阿片类药物脱毒治疗的主要替代药。不良反应可见嗜睡、恶心、眩晕和出汗等。

第四节 其他镇痛药

曲马朵(tramadol):具有较弱的μ受体激动作用,并能抑制NA和5-HT的再摄取。镇痛作用强度与喷他佐辛相当,但镇痛作用并不被纳洛酮完全拮抗,机制未明,镇咳作用为可待因的1/2,对胃肠道平滑肌、血管平滑肌无明显影响,呼吸抑制作用弱。临床用于治疗中重度急、慢性疼痛,如手术、创伤、分娩及晚期癌痛等。不良反应常见恶心、呕吐、便秘、口干、头昏、嗜睡、多汗等。安定类药物可增强其镇痛效果,合用时适当调整剂量,不能与单胺氧化酶合用。

布桂嗪(bucinnazine,强痛定):镇痛效力为吗啡的1/3,呼吸抑制和胃肠道反应轻。临床主要用于治疗偏头痛、炎症性疼痛、三叉神经痛、外伤性疼痛及术后疼痛等。偶见恶心、头晕或困倦等不良反应,停药后可消失,有一定成瘾性。

罗通定(rotundine,颅通定):镇痛强度比哌替啶弱,比解热镇痛抗炎药作用强。镇痛作用与脑内阿片受体无关。对持续性钝痛效果好,对创伤或手术后疼痛或晚期癌症的止痛效果差。临床用于治疗头痛、痛经、分娩痛、内脏绞痛等。因其有镇静催眠作用,尤其适用于疼痛性失眠。不良反应较少,无成瘾性,但大剂量仍可抑制呼吸,偶见眩晕、乏力、恶心等。

第五节 阿片受体拮抗药

纳洛酮(naloxone):化学结构与吗啡相似,对各型阿片受体均有拮抗作用。临床用于阿片类药物急性中毒的解救,解除阿片类药物的术后呼吸抑制和其他中枢抑制,阿片类药物成瘾者的鉴别诊断及试用于急性乙醇中毒、休克、脊髓损伤、脑卒中及脑外伤的救治。不良反应少,大剂量偶见轻度烦躁不安。

制剂及用法

盐酸吗啡 片剂:5 mg/片。注射剂:10 mg/mL。口服,一次5~10 mg。皮下注射,一次10 mg,极量:口服一次30 mg,一日100 mg;皮下注射,一次20 mg,一日60 mg。

磷酸可待因 片剂:15 mg/片。口服,一次15~30 mg,一日3次。极量:口服每次100 mg,一日250 mg。

盐酸哌替啶 注射剂:50 mg/mL、100 mg/2 mL。肌内注射,一次 50～100 mg,极量:肌内注射一次 150 mg,一日 600 mg。

盐酸美沙酮 片剂:2.5 mg/片。注射剂:5 mg/mL。口服,一次 5～10 mg,一日 2～3 次。肌内注射,一次 5～10 mg。

枸橼酸芬太尼 注射剂:0.1 mg/2 mL。皮下或肌内注射,一次 0.05～0.1 mg。

盐酸曲马朵 胶囊剂:50 mg/粒。注射剂:50 mg/2 mL。口服,一次 50 mg,一日 3 次。缓慢静脉滴注,一日 50～200 mg。

盐酸喷他佐辛 片剂:25 mg/片。口服,一次 50 mg。

乳酸喷他佐辛 注射剂:30 mg/mL。皮下或肌内注射,一次 30 mg。

盐酸丁丙诺啡 舌下含片:0.2 mg/片。注射剂:0.3 mg/2 mL。舌下含服,一次 0.4～0.8 mg,6～8 h 后可重复用药。肌内注射或缓慢静脉滴注,一次 0.15～0.4 mg。

硫酸罗通定 注射剂:60 mg/2 mL。肌内注射,一次 60 mg。

纳洛酮 注射剂:0.4 mg/mL。肌内注射或静脉注射,一次 0.4～0.8 mg。

同步练习

一、单项选择题

1. 吗啡对中枢神经系统的作用是(　　)
   A. 镇痛、镇静、散瞳、呼吸抑制
   B. 镇痛、镇静、散瞳、呼吸兴奋
   C. 镇痛、镇静、缩瞳、呼吸抑制
   D. 镇痛、镇静、缩瞳、呼吸兴奋
   E. 以上都不对

2. 与脑内阿片受体无关的镇痛药是(　　)
   A. 罗痛定
   B. 喷他佐辛
   C. 曲马朵
   D. 美沙酮
   E. 哌替丁

3. 吗啡急性中毒的表现不包括(　　)
   A. 呼吸深度抑制
   B. 昏迷
   C. 惊厥
   D. 瞳孔极度缩小
   E. 血压下降

4. 治疗胆绞痛最好选用(　　)
   A. 阿托品+哌替啶
   B. 阿托品+阿司匹林
   C. 阿司匹林
   D. 阿托品
   E. 哌替啶

5. 可用于吸毒成瘾者脱毒治疗的药物是(　　)
   A. 罗痛定
   B. 美沙酮
   C. 曲马朵
   D. 纳洛酮
   E. 喷他佐辛

6. 属于阿片受体拮抗剂的是(　　)
   A. 吗啡
   B. 芬太尼
   C. 可待因
   D. 喷他佐辛
   E. 纳洛酮

7. 关于吗啡镇痛作用的叙述错误的是(　　)

A. 有明显镇静作用 B. 镇痛作用强大
C. 对急性锐痛的镇痛效力显著 D. 镇痛同时不影响意识
E. 对慢性钝痛的镇痛效力差

8. 吗啡治疗心源性哮喘的根据与下列哪项无关（　）
   A. 降低呼吸中枢对 CO_2 敏感性 B. 扩张外周血管，降低外周阻力
   C. 镇静作用(消除焦虑和紧张情绪) D. 减轻心脏负荷
   E. 兴奋心脏，增加心肌收缩力

9. 关于对吗啡药理作用的叙述错误的是（　）
   A. 呼吸抑制 B. 导泻作用
   C. 镇咳作用 D. 镇静作用
   E. 镇痛作用

10. 哌替啶应用比吗啡广泛是由于（　）
    A. 不引起便秘 B. 呼吸抑制比吗啡弱
    C. 成瘾性比吗啡轻 D. 镇痛作用比吗啡强大
    E. 对支气管平滑肌影响小

11. 哌替啶镇痛作用的适应证是（　）
    A. 手术疼痛 B. 牙痛
    C. 神经性头痛 D. 坐骨神经痛
    E. 关节肌肉痛

12. 下列哪种病因引起的疼痛不能使用吗啡（　）
    A. 颅脑外伤伴有颅内压增高的剧痛 B. 心肌梗死剧痛血压正常者
    C. 严重创伤引起的剧痛 D. 癌症引起的剧痛
    E. 大面积烧伤引起的剧痛

二、思考题

1. 简述吗啡的药理作用和临床应用。
2. 简述吗啡治疗心源性哮喘的作用机制。
3. 哌替啶治疗胆绞痛时为何要合用阿托品？

单项选择题参考答案：1. C　2. A　3. C　4. A　5. B　6. E　7. E　8. E　9. B　10. C　11. A　12. A

（河南医学高等专科学校　周成林）

第十六章 解热镇痛抗炎药

> **学习目标**
>
> 1. 掌握解热镇痛药的基本作用，阿司匹林的药理作用、临床应用及主要不良反应。
> 2. 熟悉对乙酰氨基酚、布洛芬、吲哚美辛、保泰松的作用特点及临床应用。
> 3. 了解选择性环氧化酶-2（COX-2）抑制药的特点；抗痛风药的作用环节。

第一节 概　述

一、药理作用及机制

解热镇痛抗炎药是一类具有解热、镇痛，且大多数还具有抗炎、抗风湿作用的药物。因其化学结构和作用机制不同于甾体类肾上腺糖皮质激素，故又称为非甾体抗炎药（nonsteroidal anti-inflammatory drugs，NSAIDs）。

NSAIDs 的主要作用机制是抑制花生四烯酸代谢过程中的环氧化酶（cycloxygenase，COX），亦即前列腺素（prostaglandin，PG）合成酶的活性，抑制 PG 的生物合成。

目前已知 COX 主要有两种同工酶，即 COX-1 和 COX-2。COX-1 表达于胃、血小板、血管、肾等组织中，具有保护胃黏膜、调节血小板聚集、调节外周血管阻力和调节肾血流量的作用。而 COX-2 是在炎症环境中由细胞因子和炎症介质诱导产生的，除引起发热、疼痛和炎症外，还参与组织修复，维持心、脑、肾、肺等的生理功能。NSAIDs 对 COX-2 的抑制是其产生解热、镇痛、抗炎抗风湿作用的基础，而对 COX-1 的抑制是引起不良反应的主要原因。

NSAIDs 多数具有下列共同的药理作用。

1. **解热作用**　当病毒、细菌内毒素等外热源刺激中性粒细胞，产生并释放内热源，如白介素-1(interleukin-1,IL-1),肿瘤坏死因子(tumor necrosis factor,TNF)等,作用于下丘脑体温调节中枢,使 PG 合成和释放增加,PG 使体温调定点上调,机体产热增加,散热减少,从而引起发热。NSAIDs 主要通过抑制下丘脑 PG 合成而发挥解热作用。NSAIDs 能使发热患者的体温降至正常,但对正常人的体温几乎无影响,不同于氯丙嗪对体温的影响。对脑室直接注射 PG 引起的发热无效。

发热是机体受到有害刺激的一种防御反应,热型又常是诊断疾病的依据,故一般的发热不必急于使用解热药。但高热或持久发热会引起头痛、失眠、谵妄、惊厥,甚至危及生命,此时应适当应用解热镇痛药对症治疗。

2. 镇痛作用　在理化刺激、组织损伤或炎症时,局部产生和释放致痛化学物质(如缓激肽、组胺、5-HT、PG),刺激感觉神经末梢的痛觉感受器引起疼痛。其中 PG 不仅本身具有刺激痛觉感受器引起的疼痛作用,还能显著提高痛觉感受器对缓激肽等致痛物质的敏感性。NSAIDs 通过抑制炎症部位 PG 的合成而产生镇痛作用,对慢性钝痛,如头痛、牙痛、神经痛、肌肉痛、关节痛、痛经、产后疼痛及癌症骨转移痛等均有良好的镇痛效果,而对直接刺激感觉神经末梢引起的尖锐一过性刺痛无效。

3. 抗炎、抗风湿作用　PG 是很重要的炎症介质,不仅能扩张血管、增加血管通透性,引起局部组织水肿,同时使缓激肽等物质的致炎作用明显增强。NSAIDs 能抑制风湿和类风湿等炎症反应过程中 PG 的合成,有效地缓解炎症引起的红、肿、热、痛等症状,但不能完全阻止炎症的发展及并发症的发生,仅为对症治疗。除苯胺类(对乙酰氨基酚)外,大多数 NSAIDs 都具有抗炎、抗风湿作用。

二、常见不良反应

1. 胃肠道反应　是解热镇痛药最主要的不良反应,常见上腹部不适、恶心、呕吐、腹痛、胃出血甚至穿孔等。近年来上市的 COX-2 抑制剂,如塞来昔布、罗非昔布等,是专门为减轻胃肠道反应而设计的新药,理论上能够减轻对胃肠道的刺激,但也不能完全避免。同时使用糖皮质激素、抗凝血药会加重胃肠道不良反应。

2. 肾损害　长期使用 NSAIDs,尤其是肾功能低下者,可出现肾绞痛或急性肾功能衰竭(少尿、尿毒症)或慢性肾功能衰竭(镇痛药性肾病)、肾乳头坏死等。充血性心力衰竭、肝硬化、原发性高血压、糖尿病等已有肾功能损害的患者,以及合并使用利尿剂的患者使用此类药物,更易发生肾损害。

3. 肝损伤　轻者表现为转氨酶升高,重者表现为肝细胞变性坏死。但肝损伤发生率低,不可逆损伤较罕见,但老年人、肾功能不良及长期大量使用 NSAIDs 者可增加肝损伤。

4. 血液系统反应　大多数解热镇痛药长期用药可抑制血小板的聚集,使出血时间延长,仅阿司匹林的此种反应不可逆。吲哚美辛、保泰松、双氯芬酸发生再生障碍性贫血的危险很大。

5. 心血管系统不良反应　所有的 NSAIDs 均有潜在的心血管风险,心血管系统不良反应常见心律不齐、血压升高、心悸等。国家食品药品监督管理局已要求 NSAIDs 生产厂家在药品说明书中加入黑框警示。年龄超过 65 岁的患者应慎用 NSAIDs,更不应长疗程、大剂量使用。

6. 其他不良反应　头晕、头痛、嗜睡、精神错乱、耳鸣、耳聋、视觉模糊、味觉异常等。

第二节 常用解热镇痛抗炎药

一、水杨酸类

阿司匹林（aspirin，乙酰水杨酸）

【体内过程】 口服吸收迅速，约 2 h 血药浓度达峰值。阿司匹林在体内被酯酶迅速水解为水杨酸，并以水杨酸盐形式分布至全身各组织，也能进入关节腔、脑脊液、乳汁和通过胎盘屏障。血浆蛋白结合率高达 80%～90%。水杨酸的排泄受尿液 pH 值的影响，碱化尿液可加速其排泄，临床可用于阿司匹林严重中毒的解救。

【药理作用及临床应用】

1. 解热镇痛、抗炎抗风湿　解热镇痛作用较强。常与其他药物制成复方制剂，用于头痛、牙痛、神经痛、肌肉痛、关节痛、痛经等慢性钝痛和感冒发热。大剂量阿司匹林可使急性风湿热患者关节红肿及疼痛等症状于 24～48 h 内明显好转，疗效可靠，可作为鉴别诊断的依据。抗风湿最好用至最大耐受量，一般成人每日 3～5 g，分 4 次饭后服用。

2. 抑制血小板聚集，抗血栓形成　小剂量的阿司匹林（50～100 mg）不可逆地抑制血小板中前列腺素合成酶，减少血小板中血栓素 A_2（TXA_2）生成而抗血小板聚集，防止血栓形成。剂量加大，可抑制血管壁中前列腺素合成酶，使前列环素（PGI_2，TXA_2 的生理拮抗剂）合成减少，从而促进血栓形成。因此，用阿司匹林防治血栓性疾病时应使用小剂量。

【不良反应及注意事项】

1. 胃肠反应　最为常见，口服直接刺激胃黏膜，高浓度时刺激延脑催吐化学感受区，抑制胃黏膜合成保护性 PG，而致上腹部不适、恶心、呕吐等，较大剂量口服（抗风湿治疗）可诱发或加重胃溃疡，甚至引起无痛性出血。服用肠溶片、饭后服用、同服抗酸药或胃黏膜保护药，可减轻和避免上述反应。活动性溃疡病患者或其他原因引起的消化道出血患者禁用。

2. 凝血障碍　一般剂量即可抑制血小板聚集，延长出血时间；大剂量或长期服用，可抑制凝血酶原的形成，引起凝血障碍，可用维生素 K 预防。肝损伤、低凝血酶原血症、维生素 K 缺乏、有出血倾向的疾病如血友病患者、产妇和孕妇禁用。手术 1 周前停用阿司匹林。

3. 过敏反应　少数可出现荨麻疹、皮疹、血管神经性水肿和过敏性休克。某些哮喘患者服用阿司匹林或其他解热镇痛药后可诱发哮喘，称为"阿司匹林哮喘"，严重者可引起死亡。其机制是由于阿司匹林抑制前列腺素合成酶使 PG 合成受阻，花生四烯酸生成的白三烯及其他脂氧酶代谢产物（白三烯）增多，内源性支气管收缩物质占优势，而致支气管痉挛，诱发哮喘，肾上腺素治疗无效，糖皮质激素雾化吸入效果好。哮喘、鼻息肉及慢性荨麻疹患者禁用。

4. 水杨酸反应 阿司匹林剂量过大(5 g/d)时,可出现头晕、头痛、恶心、呕吐、耳鸣、视力和听力减退等急性中毒反应,总称水杨酸反应。严重者可出现高热、过度呼吸、脱水、酸碱失衡,甚至精神错乱、昏迷而危及生命。解救措施为立即停药、洗胃、导泻,静脉滴注碳酸氢钠碱化尿液,加速其排泄。

5. 瑞夷(Reye' syndrome)综合征 儿童感染病毒性疾病如流感、水痘、麻疹、流行性腮腺炎等使用阿司匹林退热时,偶可致急性肝脂肪变性-脑病综合征(瑞夷综合征),虽少见,但预后恶劣,严重者可致死。故病毒感染儿童不宜使用,可用对乙酰氨基酚代替。

【药物相互作用】 阿司匹林可通过竞争与血浆蛋白结合,引起药物相互作用;与口服抗凝药香豆素类合用易引起出血;与磺酰脲类口服降糖药合用引起低血糖;与甲氨蝶呤、呋塞米、青霉素竞争肾小管的分泌,增加各自的游离型药物浓度;与糖皮质激素合用,更易诱发溃疡及出血;与碱性药合用,可加速本品的排泄而降低疗效。

二、苯胺类

对乙酰氨基酚(acetaminophen,扑热息痛)

【体内过程】 口服易吸收,0.5~1 h达血药浓度峰值。主要在肝代谢,绝大部分药物与葡萄糖醛酸或硫酸结合生成无活性的代谢产物,从尿中排出。较高剂量时,部分药物转化为有毒的代谢产物对乙酰苯醌亚胺,经肾排出,可引起肝细胞、肾细胞坏死。

【药理作用及临床应用】 解热镇痛作用与阿司匹林相似,但几乎无抗炎抗风湿作用。对乙酰氨基酚抑制中枢PG合成作用强,对外周PG合成无明显作用,故解热作用强,镇痛作用弱,可能与两种同工酶对其敏感性不同有关。常用于感冒发热及头痛、神经痛、肌肉痛等慢性钝痛。无明显胃肠刺激,适用于不宜使用阿司匹林的头痛、发热患者。

【不良反应及注意事项】 短期使用不良反应较轻。常见恶心、呕吐,偶见皮疹、贫血、药热和黏膜损伤等过敏反应。过量急性中毒可致肝损伤,大剂量或长期应用,尤其当肾功能低下时,可引起肾绞痛或急、慢性肾衰竭(镇痛药性肾衰),肝、肾疾病患者慎用。

三、吡唑酮类

保泰松(phenenylbutazone)、羟基保泰松(oxyphenbutazone)

羟基保泰松是保泰松的体内活性代谢产物。

【体内过程】 保泰松口服吸收迅速完全,2 h达峰血药浓度。保泰松可穿透滑液膜,在滑液膜间隙内的浓度可达血浓度的50%,停药后,关节组织中保持较高浓度达3周。$t_{1/2}$为50~65 h,长期服用可致蓄积中毒,血浆蛋白结合率98%,主要在肝代谢,经肾排泄。

【药理作用及临床应用】 保泰松抗炎抗风湿作用强而解热作用较弱。临床主要用于治疗风湿性及类风湿关节炎、强直性脊柱炎,本药对以上疾病的急性进展期疗效很好。长期服用保泰松时,羟化物可在体内蓄积,产生毒性,不良反应多,现已少用。

【不良反应】

1. 胃肠反应　最常见为恶心、上腹不适、呕吐、腹泻,饭后服药可减轻。大剂量可引起胃、十二指肠出血、溃疡。溃疡病者禁用。

2. 水钠潴留　保泰松能直接促进肾小管对氯化钠及水的重吸收,引起水肿,使心功能不全者出现心力衰竭、肺水肿,故使用本药时应忌盐。高血压、心功能不全患者禁用。

3. 过敏反应　有皮疹,偶致剥脱性皮炎、粒细胞缺乏、血小板减少及再生障碍性贫血,可能致死,应高度警惕。如见粒细胞减少,应立即停药并用抗菌药防治感染。

4. 肝、肾损害　偶致肝炎及肾炎,肝、肾功能不良者禁用。

5. 甲状腺肿大及黏液性水肿　是保泰松抑制甲状腺摄取碘所致。

羟基保泰松除无促进尿酸排泄作用及胃肠反应较轻外,药理作用、临床用途及不良反应同保泰松。

【药物相互作用】　保泰松为肝药酶诱导剂,加速自身代谢,也加速强心苷代谢;还可通过血浆蛋白结合部位的置换,加强口服抗凝药、口服降糖药、苯妥英钠及肾上腺皮质激素的作用及毒性,当保泰松与这些药物合用时,应予注意。

四、其他有机酸类

吲哚美辛(indomethacin,消炎痛)

【体内过程】　口服吸收迅速完全,3 h 血药浓度达峰值。血浆蛋白结合率90%。直肠给药较口服更易吸收。主要在肝代谢,代谢产物及部分原形药从尿中排泄。$t_{1/2}$为 2~3 h。

【药理作用及临床应用】　吲哚美辛是最强的 PG 合成酶抑制药之一。有显著的抗炎抗风湿及解热作用,镇痛作用快而强,对炎性疼痛有明显的镇痛作用。但不良反应较多,一般不用于解热、镇痛。临床主要用于其他药物不能耐受或疗效不显著的急性风湿性及类风湿关节炎、强直性脊柱炎、骨关节炎、癌性发热及其他不易控制的发热;也可用于滑囊炎、腱鞘炎及关节囊炎。

【不良反应及注意事项】　不良反应较多,且与剂量过大有关。约有 20% 患者不能耐受而停药。

1. 胃肠反应　表现为食欲减退、恶心、呕吐、腹泻、腹痛、溃疡及出血,偶见穿孔,还可以引起急性胰腺炎,溃疡病、胰腺炎患者禁用。

2. 中枢神经系统反应　常有头痛、头晕,偶致精神失常,精神失常、帕金森病、癫痫患者禁用。

3. 造血系统反应　可引起粒细胞减少、血小板减少,偶有再生障碍性贫血。

4. 过敏反应　常见皮疹,严重者诱发哮喘,哮喘患者禁用。

5. 其他　可引起肝损伤及黄疸。肝、肾功能不全、孕妇、哺乳期妇女禁用。

双氯芬酸(diclofenac)

【体内过程】 口服吸收迅速,生物利用度50%,血药浓度1~2 h达峰值,血浆蛋白结合率99%,可在关节滑液中聚集。主要在肝代谢后迅速排出体外,$t_{1/2}$为1.1~1.8 h,长期使用无蓄积作用。

【药理作用及临床应用】 解热、镇痛、抗炎作用强于吲哚美辛、萘普生等,为强效抗炎镇痛药。临床主要用于各种中等程度的疼痛、粘连性脊柱炎、类风湿关节炎、椎关节炎等引起的疼痛,以及各种神经痛、手术及创伤后疼痛引起的发热等。

【不良反应】 不良反应似阿司匹林但较轻,偶见肝功能异常,白细胞减少等。

布洛芬(ibuprofen,芬必得)

【体内过程】 布洛芬口服吸收快而完全,口服1~2 h血药浓度达峰值,血浆蛋白结合率达99%,$t_{1/2}$约为2 h。主要在肝代谢,经肾排泄。

【药理作用及临床应用】 布洛芬的抗炎、抗风湿及解热、镇痛作用与阿司匹林相当。临床主要用于风湿性关节炎、骨性关节炎、强直性关节炎、急性肌腱炎、滑液囊炎,也可用于一般解热、镇痛。

【不良反应及注意事项】 最常见的不良反应是胃肠道反应,主要有恶心、上腹部不适,但较阿司匹林为轻,较易耐受,偶见头痛、晕眩、耳鸣和视力模糊,少数患者有皮肤黏膜过敏、血小板减少等,长期应用仍可引起胃肠溃疡甚至胃出血。孕妇、哺乳期妇女及哮喘患者禁用。

吡罗昔康(piroxicam)

【体内过程】 口服吸收完全,血药浓度达峰时间2~4 h,血浆蛋白结合率高,$t_{1/2}$长达36~45 h。主要在肝代谢,代谢产物及少量原形药物自尿及粪便中排出。存在肝肠循环,但不会在血中蓄积。

【药理作用及临床应用】 临床主要用于风湿性、类风湿关节炎的治疗,也可用于治疗急性痛风、腰肌劳损、肩周炎、原发性痛经,作用迅速而持久,疗效与阿司匹林、吲哚美辛、萘普生相似。吡罗昔康还对软骨中黏多糖酶和胶原酶活性有抑制作用,可减轻炎症反应对软骨的破坏。

【不良反应】 偶见胃部不适、腹泻或便秘、头晕、水肿、粒细胞减少、再生障碍性贫血等。长期服用可出现胃溃疡甚至出血,故不宜长期使用,如需长期服用,注意检查血常规及肾功能。

舒林酸(sulindac):是吲哚乙酸类衍生物,在体内代谢为磺基代谢物才有解热、镇痛、抗炎作用。效应强度比阿司匹林强,但比吲哚美辛弱。临床应用与吲哚美辛相似。因其在吸收入血前较少被胃黏膜转化为活性代谢产物,故胃肠道反应较轻,肾毒性和中枢神经系统毒性也较吲哚美辛轻。

萘丁美酮(nabumetoe):是一种非酸性、非离子性前体药物,口服吸收后,经肝转化为主要活性产物6-甲氧基-2-萘乙酸(6-MNA),该活性代谢物通过抑制前列腺素合成而发挥抗炎、镇痛和解热作用。临床用于治疗类风湿关节炎取得良好疗效,不良反应较轻。禁用对于阿司匹林过敏者及活动性溃疡、消化道出血、严重肝功能不全、妊娠晚期患者。慎用于有肝功能不全、哮喘、高血压、血友病、正使用抗凝血药的患者。睡前服用。

第三节 选择性环氧酶-2 抑制剂

塞来昔布(celecoxib)

【体内过程】 塞来昔布口服易吸收,3 h 达血药峰浓度,血浆蛋白结合率高,$t_{1/2}$ 为 11 h。主要在肝代谢,随尿和粪便排泄。

【药理作用及临床应用】 塞来昔布属非甾体类抗炎药中选择性 COX-2 抑制剂,对 COX-2 的作用比 COX-1 高 375 倍。治疗剂量对 COX-1 无明显影响,也不影响 TXA_2 的合成,但可抑制 PGI_2 合成。具有抗炎、镇痛和解热作用。临床用于风湿性、类风湿关节炎和骨关节炎的治疗,也用于缓解手术后疼痛、牙痛、痛经等。还可以用来治疗家族性腺瘤性息肉。

【不良反应及注意事项】 该药胃肠道不良反应、出血和溃疡发生率均低于非选择性 COX 抑制剂,但其诱发心肌梗死和脑卒中等心血管疾病的风险不容忽视。可能仍有其他非甾体抗炎药引起的水肿、多尿和肾损害。有血栓形成倾向的患者慎用,磺胺过敏者禁用。

尼美舒利(nimesulide)

【体内过程】 尼美舒利口服易吸收,生物利用度高。血浆蛋白结合律高达 99%,$t_{1/2}$ 为 2~3 h。

【药理作用及临床应用】 尼美舒利是一种新型非甾体抗炎药,对 COX-2 选择性抑制较强。具有抗炎、镇痛和解热作用。临床用于类风湿关节炎和骨关节炎、腰腿痛、牙痛、痛经的治疗。

【不良反应及注意事项】 不良反应较轻,耐受性良好,偶有消化系统不良反应。但儿童发热需慎用,12 岁以下儿童禁用尼美舒利口服制剂。

第四节 抗痛风药

痛风是体内嘌呤代谢紊乱所引起血尿酸过高,尿酸结晶在关节、肾及结缔组织中沉积而导致的炎症反应。抗痛风药包括能抑制尿酸生成或促进尿酸排泄、减轻痛风炎症反应等三类药物。

别嘌醇(allopurinol,别嘌呤醇):为次黄嘌呤的异构体,口服易吸收,经肝代谢,代谢产物大多为别黄嘌呤。次黄嘌呤及黄嘌呤可被黄嘌呤氧化酶催化而生成尿酸。别嘌醇及其代谢产物别黄嘌呤可抑制黄嘌呤氧化酶,减少尿酸的生成。临床主要用于慢性痛风以控制高尿酸血症。别嘌醇不良反应少,偶见皮疹、胃肠道反应、转氨酶升高、白细胞减少等。用量宜从小剂量开始,用药期间定期检查肝功能和血常规。

丙磺舒(probenecid,羧苯磺胺):口服吸收完全,血浆蛋白结合率85%~95%。竞争性抑制肾小管对尿酸的重吸收,增加尿酸排泄,降低血中尿酸浓度。临床用于慢性痛风的治疗,是目前对慢性痛风比较有效且安全的药物,因没有镇痛和抗炎作用,不适于急性痛风。本品在肾小管还可竞争性抑制青霉素和头孢菌素类抗生素的分泌排泄,增加后两者的血药浓度,可作为需要长期维持青霉素和头孢菌素高血药浓度水平疾病的治疗,如亚急性感染性心内膜炎、淋病等。少数患者可有胃肠道反应、皮疹、发热等。治疗初期,尿酸盐由关节移出可使痛风症状加剧。为防止尿酸在泌尿道沉积形成结石,加服碳酸氢钠碱化尿液并大量饮水以促其排泄。

苯溴马隆(benzbromarone,苯溴香豆素):为苯骈呋喃衍生物,抑制肾小管对尿酸的再吸收,促进尿酸排泄,因而降低血中尿酸浓度。口服易吸收,其代谢产物有效。服药后24 h血中尿酸为服药前的66.5%。由于其不会干扰嘌呤核苷酸代谢,临床可用于痛风及高尿酸血症的长期治疗。不良反应较少,少数患者可见粒细胞减少,应定期检查血常规。极个别患者会出现抗药性和持续性腹泻。每日同时加服碳酸氢钠3 g,饮水量不少于1.5~2 L,以维持尿液中性或微碱性。服药期间如痛风发作,建议用药量减半,必要时可服用秋水仙碱以减轻疼痛。不宜与水杨酸类、吡嗪酰胺类、利尿酸、噻嗪类利尿药合用。

秋水仙碱(colchicine):是一种从百合科植物秋水仙中提取出来的生物碱,口服易吸收,可从胆汁分泌形成肝肠循环。对急性痛风性关节炎有选择性抗炎作用,通过抑制痛风急性发作时的粒细胞浸润而迅速抑制炎症反应,用药12 h内缓解急性痛风的红、肿、热、痛等症状,对一般性疼痛及其他类型关节炎无效。本药不良反应较多,常见恶心、呕吐、腹痛、腹泻等消化道症状。中毒时出现水样腹泻及血便、脱水、休克,对肾和骨髓也有损害作用。

制剂及用法

阿司匹林 肠溶片剂:50 mg/片、300 mg/片。口服:一次0.3~0.6 g,一日3次,餐后服,用于解热镇痛;一日3~5 g,分4次服用,症状控制后逐渐减量,用于抗风湿;一次50~100 mg,一日1次,用于预防血栓,心肌梗死。

对乙酰氨基酚 片剂:0.3 g/片。口服:一次0.3~0.6 g,一日3次,餐后服,一日总量不超过2.0 g。

保泰松 片剂:100 mg/片。口服:一次100~200 mg,一日3次,餐后服。

吲哚美辛 肠溶片或胶囊剂:25 mg/片。直肠栓剂:50 mg/粒。口服:一次25 mg,一日2~3次,餐中服,以后每周可递增25 mg,至每日总量100~150 mg。直肠给药:一次1粒,一日2~3次。

布洛芬 片剂:200 mg/片。口服,一次200 mg,一日1次,治疗骨关节炎;一次100 mg或200 mg,一日2次,治疗类风湿关节炎。

尼美舒利 分散片:50 mg/片。口服:一次50~100 mg,一日2次,餐后服,最长疗程不超过15 d。

别嘌醇 片剂:100 mg/片。口服:第一周,一日0.1 g,第二周,一日0.2 g,第三周以后,一日0.3 g,分2~3次服用。

丙磺舒 片剂:0.25 g/片。口服:开始一次 0.25 g,一日 2 次,一周后增至一日 0.5 g。

秋水仙碱 片剂:0.5 mg/片。口服:一次 0.5 mg,一日 1~2 次,一日总量不超过 4 mg。

同步练习

一、名词解释
1. 水杨酸反应　2. 阿司匹林哮喘　3. 瑞夷综合征

二、单项选择题
1. 解热镇痛抗炎药作用机制是（　　）
   A. 激动阿片受体　　　　　　　　B. 阻断多巴胺受体
   C. 促进前列腺素合成　　　　　　D. 抑制前列腺素合成
   E. 直接抑制体温调节中枢

2. 下列不具有抗炎抗风湿作用的药物是（　　）
   A. 吲哚美辛　　　　　　　　　　B. 阿司匹林
   C. 布洛芬　　　　　　　　　　　D. 塞来昔布
   E. 对乙酰氨基酚

3. 解热镇痛药的降温特点主要是（　　）
   A. 只降低发热体温,不影响正常体温　　B. 降低发热体温,也降低正常体温
   C. 降体温作用随环境温度而变化　　　　D. 降温作用需有物理降温配合
   E. 只能通过注射给药途径降温

4. 下列哪项不属于阿司匹林的不良反应（　　）
   A. 瑞夷综合征　　　　　　　　　B. 水杨酸反应
   C. 阿司匹林哮喘　　　　　　　　D. 胃肠道反应
   E. 抑制血小板聚集

5. 以下哪种作用与解热镇痛抗炎药抑制 PG 生物合成无关（　　）
   A. 解热、镇痛、抗炎、抗风湿　　B. 抑制血小板聚集
   C. 胃溃疡、胃出血　　　　　　　D. 阿司匹林哮喘
   E. 水杨酸反应

6. 对解热镇痛抗炎药的叙述错误的是（　　）
   A. 仅使高热患者体温降低　　　　B. 中度镇痛作用
   C. 大多数都具有抗炎、抗风湿作用　D. 对正常人体温无影响
   E. 此类药物均具有预防血栓形成作用

7. 大剂量阿司匹林可用于治疗（　　）
   A. 预防心肌梗死　　　　　　　　B. 预防脑血栓形成
   C. 慢性钝痛　　　　　　　　　　D. 风湿性关节炎
   E. 肺栓塞

8. 阿司匹林严重中毒时应首选何药处理（　　）
   A. 口服碳酸氢钠　　　　　　　　B. 口服氯化铵
   C. 静脉滴注碳酸氢钠　　　　　　D. 口服氢氯噻嗪
   E. 以上都不对

9. 下列哪种药物是急性风湿热的首选药物（　　）

A. 保泰松 B. 阿司匹林
C. 对乙酰氨基酚 D. 布洛芬
E. 吲哚美辛

10. 儿童感冒发热,可首选的解热镇痛药是( )
A. 阿司匹林 B. 美洛昔康
C. 布洛芬 D. 双氯芬酸
E. 对乙酰氨基酚

11. 阿司匹林用抗风湿时常用( )
A. 最大耐受剂量 B. 常用剂量
C. 中毒剂量 D. 小剂量
E. 任意剂量

12. 阿司匹林抗血栓形成的机制是( )
A. 直接对抗血小板聚集 B. 抑制环氧酶,减少TXA_2生成
C. 降低凝血酶活性 D. 激活抗凝血酶
E. 增强维生素K的作用

13. 属于选择性COX-2抑制药的是( )
A. 阿司匹林 B. 布洛芬
C. 吲哚美辛 D. 塞来昔布
E. 对乙酰氨基酚

14. 可用于防治阿司匹林引起的出血的是( )
A. 维生素K B. 维生素A
C. 维生素D D. 维生素C
E. 维生素B_1

15. 可促进尿酸排泄的抗痛风药是( )
A. 苯溴马隆 B. 吡罗昔康
C. 秋水仙碱 D. 吲哚美辛
E. 别嘌醇

16. 可抑制尿酸合成的抗痛风药是( )
A. 丙磺舒 B. 苯溴马隆
C. 秋水仙碱 D. 吲哚美辛
E. 别嘌醇

三、思考题

1. 简述解热镇痛抗炎药的共同药理作用和临床应用。
2. 简述阿司匹林的主要不良反应。
3. 简述水杨酸反应的临床表现和抢救措施。
4. 比较吗啡与阿司匹林的镇痛作用和临床应用有哪些不同?

单项选择题参考答案:1. D 2. E 3. A 4. E 5. C 6. E 7. D 8. C 9. B 10. E 11. A 12. B 13. D 14. A 15. A 16. E

(河南医学高等专科学校 周成林)

第十七章 中枢兴奋药与促大脑功能恢复药

> **学习目标**
> 1. 掌握咖啡因、尼可刹米、洛贝林、二甲弗林的作用特点、临床应用及主要不良反应。
> 2. 熟悉哌甲酯、吡拉西坦、多沙普仑的特点及主要不良反应。
> 3. 了解中枢兴奋药与促大脑功能恢复药的分类及共同特点。

第一节 中枢兴奋药

中枢兴奋药(central stimulants)是一类能选择性提高中枢神经系统功能活动的药物。本类药物随着剂量的增加,对中枢的兴奋作用范围扩大,引起广泛的中枢神经系统兴奋,甚至引起惊厥。根据其作用部位不同可分为主要兴奋大脑皮质药、主要兴奋延髓呼吸中枢药和促大脑功能恢复药。

一、主要兴奋大脑皮质的药物

咖啡因(caffeine,咖啡碱)

咖啡因为咖啡豆和茶叶中含有的主要生物碱,属黄嘌呤类,现已人工合成。

【药理作用】 咖啡因通过拮抗抑制性递质-腺苷的作用而发挥中枢兴奋作用,属竞争性腺苷受体拮抗药。

1. 中枢兴奋作用 小剂量(50～200 mg)可使睡意消失,疲劳减轻,精神振奋,思维敏捷,工作效率提高,较大剂量(250～500 mg)可直接兴奋延髓呼吸中枢和血管运动中枢,使呼吸加快加深,血压升高,中毒剂量(>800 mg)可引起中枢神经系统广泛兴奋,甚至惊厥。

2. 收缩脑血管 直接收缩脑血管,治疗脑血管扩张引起的头痛。

3. 其他作用 尚有舒张支气管平滑肌和胆道平滑肌、利尿、刺激胃酸分泌作用。

【临床应用】 临床主要用于严重传染病或中枢抑制药过量等引起的昏迷和呼吸抑制。还可与解热镇痛药配伍治疗一般性头痛,与麦角胺配伍治疗偏头痛。

【不良反应及注意事项】 治疗量不良反应较轻,但剂量较大时可引起激动、不安、失眠、心悸等,中毒剂量可致惊厥,不宜用于小儿高热。消化性溃疡患者慎用。

哌甲酯(methylphenidate,利他林)

【药理作用】 哌甲酯属人工合成的苯丙胺衍生物,中枢兴奋作用温和,小剂量兴奋大脑皮质,改善精神活动,解除轻度抑制和疲乏感。较大剂量兴奋呼吸中枢,大剂量可致惊厥。

【临床应用】
1. 小儿遗尿症　兴奋大脑皮质,使皮质处于活跃状态,易被尿意唤醒。
2. 儿童多动综合征　该病是由于脑内网状结构上行激活系统内去甲肾上腺素、多巴胺、5-HT中某一种神经递质缺乏引起。哌甲酯通过促进这类递质的释放,使儿童多动综合征得到控制。
3. 其他作用　解救中枢抑制药中毒引起的昏迷和中枢抑制,也可用于治疗轻度抑郁症和发作性睡病。

【不良反应及注意事项】 治疗量不良反应轻,偶有失眠、心悸、焦虑、厌食、口干,大剂量可引起血压升高、头痛,长期应用可产生耐受性和依赖性,并可抑制儿童生长发育。癫痫、高血压患者禁用。

二、主要兴奋延髓呼吸中枢的药物

尼可刹米(nikethamide,可拉明):直接兴奋延脑呼吸中枢,也可刺激颈动脉窦化学感受器而反射性兴奋呼吸中枢,常用于各种中枢性呼吸抑制。

洛贝林(lobeline,山梗菜碱):刺激颈动脉窦和主动脉弓化学感受器而反射性兴奋呼吸中枢。起效快、作用弱而短暂,安全范围大。临床主要用于治疗新生儿窒息、一氧化碳引起的窒息、吸入麻醉剂及其他中枢抑制药(如阿片类、巴比妥类等)中毒及肺炎、白喉等疾病引起的呼吸衰竭。由于其安全范围较大,新生儿窒息、一氧化碳中毒引起的窒息可作为首选治疗药。不良反应可见恶心、呕吐、呛咳、头痛、心悸等。大剂量可引起心动过速甚至惊厥。

二甲弗林(dimefline,回苏灵):直接兴奋呼吸中枢,作用比尼可刹米强100倍,作用迅速而短暂,安全范围小。能明显改善呼吸,增加肺通气量提高血氧饱和度。临床用于各种原因引起的中枢性呼吸抑制。剂量过大可引起肌肉震颤和惊厥。

贝美格(bemegreide,美解眠):直接兴奋呼吸中枢,作用迅速,维持时间短,安全范围小。临床主要用于解救巴比妥类药物引起的呼吸抑制,也可用于促进硫喷妥钠麻醉后的恢复及某些传染病引起的中枢性呼吸衰竭。

多沙普仑(doxapram,吗乙苯吡酮):是人工合成的新型呼吸兴奋药,作用机制同尼可刹米。其特点是起效快、作用强、疗效确切,安全范围大,是目前较理想的呼吸中枢兴奋药。临床主要用于治疗吸入麻醉药或中枢抑制药引起的呼吸抑制,急性肺通气不全等。不良反应发生率低,极少数患者出现头痛、乏力、恶心、呕吐、呼吸困难、腹泻或尿潴留等。高血压、冠心病、脑水肿、甲状腺功能亢进、嗜铬细胞瘤和癫痫病患者禁用,孕妇及 12 岁以下儿童慎用。

第二节　促大脑功能恢复药

吡拉西坦(piracetam,脑复康)：为 γ-氨基丁酸的环形衍生物,通过多条途径参与脑代谢。不仅对大脑有保护作用还能改善大脑信息传递,改善记忆功能。临床主要用于治疗阿尔茨海默病、脑动脉硬化、颅脑外伤及一氧化碳中毒所致的记忆思维障碍,还可用于儿童的行为障碍。偶见轻度肝功能损伤等不良反应。

甲氯芬酯(meclofenoxate,氯酯醒)：兴奋大脑皮质,促进脑细胞代谢,兴奋处于抑制状态的中枢神经。临床主要用于颅脑外伤昏迷、阿尔茨海默病、脑动脉硬化及药物中毒导致的意识障碍,也可用于新生儿缺氧、儿童精神迟钝和小儿遗尿。

吡硫醇(pyritnol)：通过多环节参与脑代谢,扩张脑血管,增加脑血流量,改善脑的生物电活动,促进脑细胞对葡萄糖、氨基酸的代谢利用。临床主要用于治疗老年性痴呆及脑外伤后遗症等。

制剂及用法

安钠咖　注射剂:30 mg/mL。皮下或肌内注射:一次 250～500 mg。极量:一次 800 mg,一日 3.0 g。

盐酸哌甲酯　片剂:18 mg/片、36 mg/片。口服:一次 18～36 mg,一日 1 次。

尼可刹米　注射剂:0.375 g/1.5 mL。皮下,肌内注射或静脉注射:一次 0.25～0.5 g,必要时,每 1～2 h 重复一次,或与其他中枢兴奋药交替使用,直到可以"唤醒"患者而无肌肉震颤或抽搐。极量:皮下,肌内注射或静脉注射,一次 1.25 g。

盐酸洛贝林　注射剂:3 mg/mL。皮下或肌内注射:一次 3～10 mg,极量:一次 20 mg,一日 50 mg。静脉注射:一次 3 mg,极量:一次 6 mg,一日 20 mg。

盐酸二甲弗林　注射剂:8 mg/2 mL。肌内注射:一次 8 mg;静脉注射:一次 8～16 mg,用注射用氯化钠注射液稀释后缓慢静脉滴注。

贝美格　注射剂:50 mg/10 mL。静脉注射:用 5% 葡萄糖注射液稀释后,每 3～5 min 静脉滴注 50 mg,至病情改善或出现毒性症状为止。

多沙普仑　注射剂:50 mg/20 mL。静脉注射,用 5% 葡萄糖注射液稀释后,每 3～5 min 静脉滴注 50 mg,至病情改善或出现毒性症状为止。静脉注射或稀释(用 5% 葡萄糖注射液稀释至 1 mg/mL)后静脉滴注:1 mg/kg,每小时用量不超过 300 mg。

吡拉西坦　片剂:0.4 g/片。口服:一次 0.8～1.2 g,一日 2～3 次,4～8 周为一疗程。

甲氯芬酯　胶囊:100 mg/粒。注射剂:100 mg/支。口服:一次 100～200 mg,一日 3 次,至少服 1 周。成人昏迷状态,肌内注射:一次 250 mg,每 2 h 一次。

同步练习

一、单项选择题

1. 救治新生儿窒息可首选的药物是（　　）
   A. 咖啡因　　　　　　　　　B. 洛贝林
   C. 尼可刹米　　　　　　　　D. 二甲弗林
   E. 甲氯芬酯

2. 可用于治疗小儿遗尿症的药物是（　　）
   A. 咖啡因　　　　　　　　　B. 尼可刹米
   C. 洛贝林　　　　　　　　　D. 二甲弗林
   E. 哌甲酯

3. 对二甲弗林的叙述错误的是（　　）
   A. 直接兴奋呼吸中枢　　　　B. 安全范围大
   C. 易致惊厥　　　　　　　　D. 作用快,维持时间短
   E. 呼吸兴奋作用强

4. 咖啡因的药理作用不包括（　　）
   A. 兴奋大脑皮质　　　　　　B. 兴奋呼吸中枢
   C. 升高血压　　　　　　　　D. 兴奋血管运动中枢
   E. 舒张脑血管

5. 对中枢兴奋药的叙述错误的是（　　）
   A. 能提高中枢神经系统功能　B. 对中枢神经系统各部位有一定的选择性
   C. 过量均可导致惊厥　　　　D. 对中枢性呼吸抑制效果好
   E. 对呼吸肌麻痹所致呼吸衰竭有较好的疗效

6. 属于促大脑功能恢复药是（　　）
   A. 吡拉西坦　　　　　　　　B. 二甲弗林
   C. 洛贝林　　　　　　　　　D. 尼可刹米
   E. 哌甲酯

7. 对多沙普仑的叙述错误的是（　　）
   A. 作用强、疗效确切　　　　B. 起效快
   C. 安全范围大　　　　　　　D. 安全范围小
   E. 过量可致惊厥

二、思考题

1. 简述咖啡因、尼可刹米、洛贝林、多沙普仑的作用特点和临床应用。
2. 总结中枢兴奋药的共同特点。

单项选择题参考答案：1.B　2.E　3.B　4.E　5.E　6.A　7.D

（河南医学高等专科学校　周成林）

第四篇 心血管系统药理学

第十八章 利尿药和脱水药

> **学习目标**
> 1. 掌握呋塞米、氢氯噻嗪、螺内酯的作用、应用和不良反应。
> 2. 熟悉利尿药作用部位及氨苯蝶啶、甘露醇的作用特点。
> 3. 了解利尿药的分类和其他药物的特点。

第一节 利尿药

利尿药(diuretics)是一类选择性作用于肾,增加 Na^+、Cl^- 等电解质和水的排出,使尿量增多的药物。临床主要用于各种原因引起的水肿,如心衰、肾衰、肾病综合征以及肝硬化等;也用于其他非水肿性疾病,如高血压、高钙血症、尿崩症、肾结石等。

一、肾的泌尿生理基础及利尿药作用部位

肾单位是肾的结构与功能单位,由肾小球、肾小囊和肾小管构成。尿液的生成包括肾小球滤过、肾小管和集合管的重吸收与分泌。作用于尿液生成的任一环节均可影响尿量,目前临床应用的利尿药主要是影响肾小管和集合管的重吸收和分泌而产生明显的利尿作用(图18-1)。

(一)肾小球的滤过

血液中的成分除蛋白质和血细胞外,均可经肾小球滤过而形成原尿,正常成年人每日原尿量可达180 L,而每日排出的终尿仅为 1~2 L,说明99%的原尿在肾小管及

集合管被重吸收。强心苷、氨茶碱、多巴胺等通过增强心肌收缩力、扩张肾血管、增加肾血流量和肾小球滤过,使原尿生成增多。但因肾存在球-管平衡的调节机制,终尿量增加并不显著,利尿作用微弱。因此,目前常用的利尿药并不是作用于肾小球。

（二）肾小管的重吸收与分泌

1. 近曲小管　原尿中60%~65%的Na^+在近曲小管被重吸收,主要通过近曲小管管腔膜Na^+-H^+交换所触发。肾小管细胞内H^+来自H_2O与CO_2生成的H_2CO_3,这一反应需要细胞内碳酸酐酶的催化。乙酰唑胺抑制碳酸酐酶的活性,减少H^+的产生,减少Na^+-H^+交换,减少Na^+重吸收而利尿。虽然抑制了近曲小管的重吸收,但近曲小管本身及以下各段可出现代偿性重吸收,故不会产生明显的利尿效果。因其利尿作用弱,现已很少作为利尿药使用。

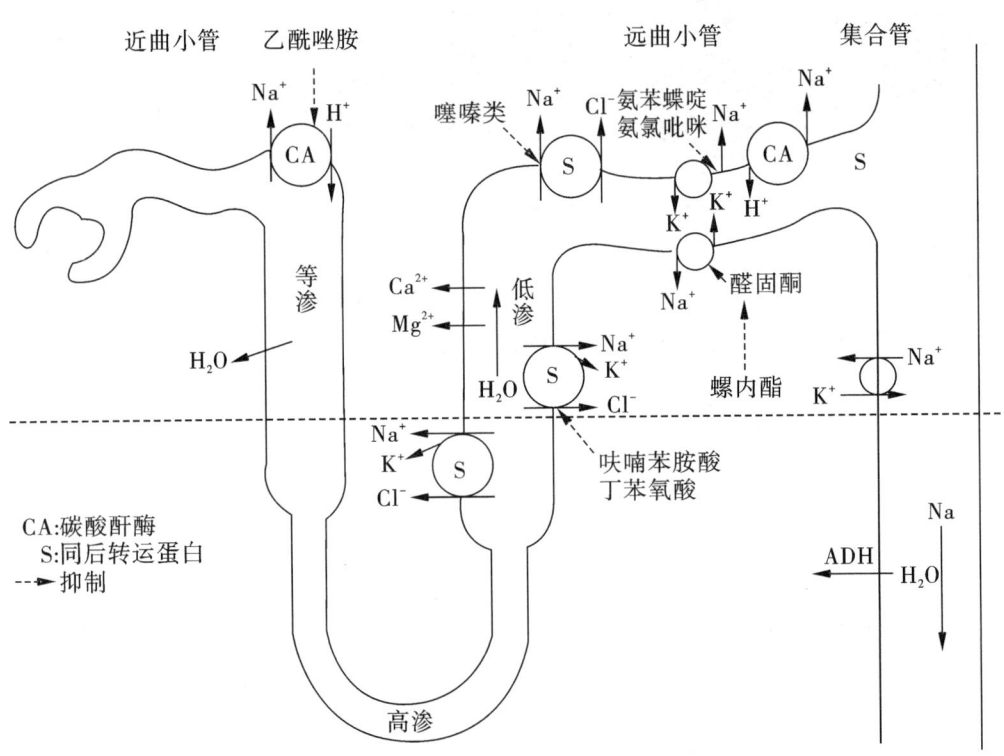

图18-1　肾小管各段功能及利尿药作用部位

2. 髓袢升支粗段髓质和皮质部　原尿中大约35%的Na^+在此段重吸收。髓攀升支粗段对NaCl的重吸收依赖于管腔膜上的$Na^+-K^+-2Cl^-$同向转运机制,将管腔内的Na^+、K^+和Cl^-同向转运至细胞内,Na^+再吸收入血,K^+则返回管腔内,形成K^+的再循环,造成管腔内正电位,驱动Mg^{2+}和Ca^{2+}的重吸收(图18-2)。因此,抑制髓攀升支粗段的利尿药,不仅增加NaCl的排出,也增加Mg^{2+}、Ca^{2+}的排出。此段几乎不伴有水的重吸收,随着NaCl的重吸收,管腔内尿液逐渐由高渗变为低渗,即尿液的稀释过程。NaCl被重吸收到髓质间液后与尿素共同使髓质间液呈现高渗状态。当尿液流经开口于髓质乳头的集合管时,由于管腔内液体与高渗髓质间存在着渗透压差,在抗利尿激素的作用下,大量水被重吸收,即尿液的浓缩过程。因此,髓袢升支粗段髓质和皮质部对NaCl的重吸收被抑制时,肾的稀释功能和浓缩功能都降低,呈现强大的利尿作用。

3. 远曲小管近端　此段约有10% NaCl被重吸收,主要通过Na^+-Cl^-同向转运机制,将Na^+和Cl^-同向转运至细胞内。与升支粗段一样,远曲小管相对不通透水,NaCl的重吸收进一步稀释了小管液。噻嗪类利尿药通过阻断Na^+-Cl^-同向转运体而产生作用。

4. 远曲小管远端和集合管　此段有2%~5% Na^+被重吸收。管腔液中的Na^+经钠通道进入细胞内,而细胞内的K^+则经钾通道进入管腔液,通过基侧膜Na^+-K^+交换完成Na^+重吸收,这一过程主要受醛固酮的调节作用。醛固酮在此有三个作用:增加腔膜侧Na^+的内流;增强Na^+、K^+-ATP酶的活性;促进细胞生物氧化过程以提供ATP,为促进Na^+泵活动功能。通过这些作用来促进Na^+重吸收和K^+的分泌。如能对抗醛固酮的调节作用或直接抑制Na^+-K^+交换,就会造成排Na^+留K^+而致利尿。螺内酯、氨苯蝶啶等药作用于此部位,它们又称保钾利尿药或留钾利尿药。

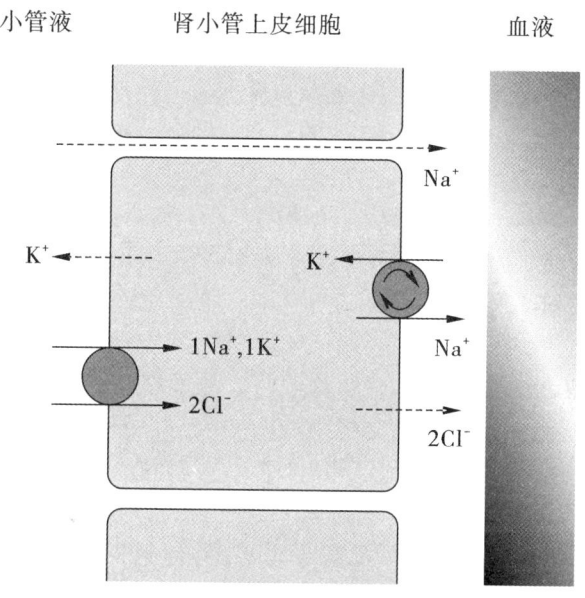

图18-2　髓袢升支粗段的离子转运

二、常用的利尿药

常用利尿药根据它们的利尿效能分为三类:高效能利尿药、中效能利尿药及低效能利尿药。

(一)高效能利尿药

高效能利尿药主要作用于髓袢升支粗段髓质部和皮质部,故又称袢利尿药。其化学结构各不相同,但药理作用相似,利尿作用迅速、强大。药物主要有:呋塞米、依他尼酸、布美他尼等。

呋塞米(furosemide,速尿)

【体内过程】 口服易吸收,生物利用度约为60%,约30 min起效,1~2 h达高峰,持续6~8 h。静脉注射5~10 min起效,30 min达高峰,半衰期约为1 h,维持4~6 h。大部分以原形通过肾近曲小管有机酸分泌机制随尿排泄。$t_{1/2}$正常为1 h左右,肾功能不全时可延长为10 h。

【药理作用】

1. 利尿作用 本药作用于髓袢升支粗段皮质部和髓质部,特异性抑制Na^+-K^+-$2Cl^-$共同转运系统,减少Na^+、Cl^-的重吸收,使肾尿液的稀释功能降低,NaCl排出增多,同时降低肾髓质间液渗透压,导致尿液流经集合管时,水的重吸收减少,降低尿的浓缩功能,排出大量近等渗的尿液。利尿作用强大、迅速、短暂。由于排Na^+较多,促进了Na^+-K^+交换和H^+-Na^+交换,尿中H^+和K^+排出增多,可引起低血钾。由于Cl^-的排出大于Na^+,易出现低氯性碱中毒。

2. 扩张血管 静脉注射呋塞米可以扩张血管,增加肾血流量,改善肾皮质的血液供应,对受损的肾功能有保护作用,这可能与促进前列腺素合成、抑制其分解有关。还可以扩张肺部容量血管,减少回心血量,使左心室的负荷减轻。

【临床应用】

1. 严重水肿 对各类水肿均有效,主要用于严重的心、肝、肾性水肿和其他利尿药无效的严重水肿患者。

2. 急性肺水肿和脑水肿 静脉注射呋塞米,通过利尿迅速减少血容量,降低心脏前负荷,并能舒张血管,降低心脏后负荷,减轻左心负担,改善心功能,迅速缓解肺水肿临床症状,故可作为治疗急性肺水肿的首选药。由于其利尿作用可提高血浆渗透压,有利于脑水肿的消除,常与脱水药交替使用。

3. 防治急、慢性肾衰竭 在急性肾功能衰竭早期,静脉注射呋塞米有较好的防治作用,这是因为强大的利尿作用可使阻塞的肾小管得到冲洗,防止其萎缩和坏死,故可用于急性肾衰竭的早期防治。大剂量呋塞米也可用于其他药无效的慢性肾衰竭,可使尿量增加,水肿减轻。

4. 加速毒物排出 配合输液可以加速毒物排出,主要用于经肾排泄的药物中毒抢救,如苯巴比妥、水杨酸类、碘化物等药物中毒的抢救。

5. 其他 可作为肾衰竭的高血压及高血压危象的辅助用药,也可用于高钾血症和高钙血症的辅助治疗。

【不良反应及注意事项】

1. 水、电解质紊乱 长期用药可引起低血容量、低血钠、低血镁及低氯性碱中毒,以低血钾最常见,应注意及时补钾或加服留钾利尿药。当低血钾与低血镁同时存在时,除充K^+外,还应纠正低血镁。

2. 耳毒性 长期大量应用可引起眩晕、耳鸣、听力下降或暂时耳聋,肾功能减退或静脉注射时尤易发生,其原因可能与药物引起内耳淋巴液电解质成分改变有关。应避免与氨基苷类抗生素等有耳毒性的药物合用。

3. 胃肠道反应 常见有恶心、呕吐、上腹部不适、腹泻,大剂量可致胃肠道出血。

4. 高尿酸血症 该药与尿酸均可通过肾有机酸转运系统排泄,产生竞争性抑制,长期用药可减少尿酸排泄而致高尿酸血症,诱发痛风。

5. 其他 可引起血糖升高、血脂代谢异常、过敏反应等。

严重肝、肾功能不全、糖尿病、痛风及小儿慎用。高氮质血症及孕妇禁用。

布美他尼(bumetanide,丁氧苯酸):具有起效快、作用强(利尿强度为呋塞米 40~60 倍)、毒性低、用量小等特点。主要用于顽固性水肿及急性肺水肿等;对急慢性肾衰竭尤为适宜;对呋塞米无效的病例仍有效。不良反应与呋塞米相似但较轻。

(二)中效能利尿药

中效能利尿药包括噻嗪类和氯噻酮。噻嗪类利尿药是临床广泛应用的一类口服利尿药和降压药。该类药是由杂环苯并噻二嗪与一个磺酰胺基组成。本类药物因有共同的基本结构,故药理作用相似,仅所用剂量不同,效能基本相同,毒性小,安全范围较大。本类药从弱到强依次为:氯噻嗪(chlorothiazide)、氢氯噻嗪(hydrochlorothiazide)、苄氟噻嗪(bendroflumethiaaide)、环戊噻嗪(cyclopenthiazide),其中氢氯噻嗪最常用。

【体内过程】 噻嗪类药物脂溶性较高,口服吸收迅速而完全。口服后 1~2 h 显效,4~6 h 达高峰,作用维持 6~12 h,$t_{1/2}$ 为 8~10 h。主要通过肾小球滤过及近曲小管有机酸分泌途径而排泄,可与尿酸竞争分泌途径。本类药物可通过胎盘屏障。

【药理作用】

1. 利尿作用 噻嗪类利尿药可抑制肾远曲小管近端 Na^+-Cl^- 共同转运系统,抑制 Na^+、Cl^- 的重吸收,降低肾的尿液的稀释功能而产生利尿作用。因该类药物对尿液的浓缩功能没有影响,所以利尿作用温和,呈现中等程度的利尿作用。

由于转运至远曲小管的 Na^+ 增加,促进了 Na^+-K^+ 交换,K^+ 排出也增加,长期应用可致低血钾。对碳酸酐酶有轻度抑制作用,故 H^+ 的分泌减少,致使 Na^+-H^+ 交换减少,因此,排出的尿中 Na^+、Cl^-、K^+、HCO_3^- 均增多。

2. 降压作用 用药初期通过利尿使血容量下降而降压,长期用药通过扩张外周血管而降压。

3. 抗利尿作用 噻嗪类能明显减少尿崩症患者的尿量,口渴症状减轻。其机制可能是降低血钠浓度而减轻口渴,使饮水量减少发挥抗利尿作用;另一方面还能抑制磷酸二酯酶,增加远曲小管及集合管细胞内 cAMP 的含量。cAMP 能提高远曲小管和集合管对水的重吸收,减少尿的排出而产生抗利尿作用。

【临床应用】

1. 水肿 用于各种原因引起的水肿,为轻、中度水肿的首选药,尤其是心性水肿疗效较好(见第二十二章抗慢性心功能不全药);对肾性水肿的疗效与肾功能受损程度有关,损害轻者疗效较好,反之则差;肝性水肿在应用时要注意防止低血钾诱发的肝昏迷。

2. 高血压 为基础降压药之一,多与其他降压药合用,可减少后者的剂量,减少副作用(见第十九章抗高血压药)。

3. 其他 适用于肾性尿崩症及加压素无效的垂体性尿崩症。也可用于高尿钙伴有肾结石者,以抑制高尿钙引起的肾结石的形成。

【不良反应及注意事项】

1. 水、电解质紊乱 如低血钾、低血钠、低血镁、低氯性碱中毒等,以低血钾最为常见,合用留钾利尿药可防治。

2. 高尿酸血症　噻嗪类以有机酸形式从肾小管分泌,因而与尿酸的分泌产生竞争,可使尿酸的分泌速率降低。有痛风史者可诱发或加剧痛风症状,宜与促尿酸排泄的氨苯蝶啶合用。

3. 对代谢的影响　可导致高血糖、高血脂、高血钙。可能与其抑制了胰岛素的分泌和减少组织利用葡萄糖有关,糖尿病患者及糖耐量异常的患者血糖升高,可诱发或加重糖尿病;长期应用使三酰甘油、胆固醇及低密度脂蛋白升高;久用偶致高血钙。高脂血症患者、糖尿病患者慎用。

4. 过敏反应　本类药物具有磺胺结构,故与磺胺类有交叉过敏反应。可见皮疹、皮炎等,偶见溶血性贫血、血小板减少、坏死性胰腺炎等。

(三) 低效能利尿药

低效能利尿药包括留钾利尿药(螺内酯、氨苯蝶啶、阿米洛利)及碳酸酐酶抑制剂乙酰唑胺。

螺内酯(spironolactone,安体舒通)

【体内过程】　螺内酯利尿作用弱、缓慢、持久,口服后 1 d 开始起效,2~3 d 达高峰,停药后药效持续 2~3 d。$t_{1/2}$ 为 1.6±0.3 h,有明显的首关代谢和肝肠循环。

【药理作用】　螺内酯是人工合成的甾体化合物,其结构与醛固酮相似,能与醛固酮竞争远曲小管和集合管的醛固酮受体,抑制 Na^+-K^+ 交换而拮抗醛固酮的保钠排钾作用,呈现留钾排钠作用,使 Na^+、Cl^- 和水的排出增加而利尿。其利尿作用与体内醛固酮的浓度有关,仅当体内有醛固酮存在时,它才发挥作用。

【临床应用】　适用于伴有醛固酮增多的顽固性水肿,如肝硬化腹水、肾病综合征等;也用于充血性心力衰竭,不仅可以消除水肿,而且可以改善心力衰竭的症状。由于其抑制 Na^+ 再吸收量尚不及3%,利尿作用弱,故较少单用。常与噻嗪类利尿药合用以增强利尿效果并减少 K^+ 的丧失。

【不良反应及注意事项】　其不良反应较轻,但久用可致高血钾,尤其在肾功能不全时易发生;还可引起性激素样副作用,如男性乳房发育,女性多毛、月经不调等,停药后可消失。肝、肾功能不全及有高血钾患者禁用。

氨苯蝶啶(triamterene)和阿米洛利(amiloride)

两药虽化学结构不同,但有相同的药理作用。

【体内过程】　氨苯蝶啶作用弱、起效较快,维持时间较短。口服后 1~2 h 起效,4~6 h 达高峰,作用维持时间 12~16 h。阿米洛利以原形经肾排泄,氨苯蝶啶在肝代谢,但其活性形式及代谢物从肾排泄。由于氨苯蝶啶消除途径广泛,因此 $t_{1/2}$ 比阿米洛利短,前者为 4.2 h,后者为 6~9 h,氨苯蝶啶需频繁用药。

【药理作用和用途】　两药均作用于远曲小管末端和集合管,直接阻滞远曲小管、集合管管腔 Na^+-K^+ 交换而减少 Na^+ 重吸收,产生较弱的利尿和留钾作用。本药常与中效能或高效能利尿药合用,治疗各类顽固性水肿或腹水,也可用于氢氯噻嗪或螺内酯无效的患者。因能促进尿酸排泄,尤其适用于痛风患者的利尿。

【不良反应及注意事项】　长期大剂量服用可致高血钾症,肾功能不全或高血钾倾向者禁用。

第二节 脱水药

脱水药(dehydrant agents)又称渗透性利尿药,是一类静脉给药后能迅速提高血浆渗透压,使组织内水分向血浆转移而使组织脱水的药物,同时可提高肾小管腔液渗透压,产生渗透性利尿作用。主要用于治疗脑水肿。本类药物一般具有如下特点:①静脉给药后不易通过毛细血管进入组织细胞;②易经肾小球滤过但不易被肾小管重吸收;③在体内不被代谢。

甘露醇(mannitol)

【药理作用】 甘露醇是一种己六醇,口服不吸收,临床常用20%的高渗水溶液。

1. 脱水作用　静脉注射20%的甘露醇溶液后,不易从毛细血管渗入组织,能迅速提高血浆渗透压,使组织间液水分向血管内转移,产生组织脱水作用。静脉滴注后20 min,颅内压和眼内压显著下降,2~3 h作用达高峰,持续6~8 h。

2. 利尿作用　静脉注射后因脱水作用使血容量、肾小球滤过率增加。因在肾小管内几乎不被重吸收而使尿液渗透压升高,阻止水的重吸收;还能扩张肾血管,增加肾髓质血流量,从而产生渗透性利尿作用。

【临床应用】

1. 治疗脑水肿和青光眼　甘露醇是临床降低颅内压安全有效的首选药。也用于青光眼急性发作和术前准备,以降低眼内压。

2. 预防急性肾衰竭　急性肾衰竭早期,应用甘露醇通过脱水作用可减轻肾间质水肿,同时维持足够尿量,使肾小管内有害物质稀释,防止肾小管萎缩坏死。

【不良反应及注意事项】　静脉注射过快,可致头痛、眩晕、畏寒、视力模糊、心悸等,可能是由于组织脱水过快,血容量迅速增加、血压升高所致。禁用于慢性心功能不全者及活动性颅内出血者。

山梨醇(sorbitol):为甘露醇的同分异构体,作用、临床应用同甘露醇,进入体内大部分在肝内转化为果糖,影响其脱水作用,故作用较弱。但因其溶解度较大,不良反应较轻,临床常作为甘露醇的代用品。

高渗葡萄糖(glucose):50%高渗葡萄糖静脉注射后可产生脱水和渗透性利尿作用,用于治疗脑水肿和急性肺水肿。因葡萄糖可从血管弥散到组织中,且易被代谢,故作用较弱而不持久。单独用于脑水肿治疗时,由于葡萄糖可进入脑组织内,同时带入水分可使颅内压回升,甚至超过用药前水平,造成反跳现象,故一般应与甘露醇交替使用,以巩固疗效。

制剂及用法

呋塞米　片剂:口服,一次20 mg,一日2次。为避免发生电解质紊乱,应从小剂量开始,间歇给药,服药1~3 d,停药2~4 d。注射剂:一次20 mg,肌内注射或稀释后缓慢静脉注射,每日或隔日1次。

氢氯噻嗪 片剂:每片10 mg,25 mg。成人口服起始量常为50 mg,每日12次,最大剂量,可用至每日100 mg。小儿,每日按体重1~2 mg/kg,1次或分2次口服。

螺内酯 片剂:20 mg;胶囊:20 mg。口服,一次20 mg,一日3~4次。

氨苯蝶啶 片剂:50 mg。成人口服,25~100 mg/d,分2次。饭后服,常与氢氯噻嗪合用,增加疗效。每日最大剂量不超过300 mg。儿童:口服,开始每日按体重2~4 mg/kg,分2次,每日不超过6 mg/kg。

甘露醇 注射剂:10 g/50 mL;20 g/100 mL;50 g/250 mL;150 g/3 000 mL。1~2 g/kg,静脉滴注,必要时4~6 h重复使用一次。

葡萄糖 注射剂:25 g/500 mL,50 g/500 mL。静脉注射,一次40~60 mL。

同步练习

一、单选题

1. 易致耳毒性的药物是( )
   A. 呋塞米   B. 氢氯噻嗪
   C. 螺内酯   D. 氨苯蝶啶
   E. 乙酰唑胺

2. 肺水肿的首选药是( )
   A. 呋塞米   B. 氢氯噻嗪
   C. 螺内酯   D. 氨苯蝶啶
   E. 乙酰唑胺

3. 脑水肿的首选药是( )
   A. 呋塞米   B. 氢氯噻嗪
   C. 螺内酯   D. 氨苯蝶啶
   E. 甘露醇

4. 作用于远曲小管近端抑制Na^+、Cl^-重吸收的药物是( )
   A. 呋塞米   B. 氢氯噻嗪
   C. 螺内酯   D. 氨苯蝶啶
   E. 乙酰唑胺

5. 继发性醛固酮增多症应选用( )
   A. 呋塞米   B. 氢氯噻嗪
   C. 螺内酯   D. 氨苯蝶啶
   E. 乙酰唑胺

6. 对于水肿伴有痛风患者宜选用( )
   A. 呋塞米   B. 氢氯噻嗪
   C. 螺内酯   D. 氨苯蝶啶
   E. 乙酰唑胺

7. 有性激素样副作用的利尿药是( )
   A. 呋塞米   B. 氢氯噻嗪
   C. 螺内酯   D. 氨苯蝶啶
   E. 乙酰唑胺

二、思考题

1. 简述利尿药分类、作用部位及代表药。
2. 试述呋塞米的药理作用及不良反应。
3. 试述氢氯噻嗪的药理作用及临床应用。

单项选择题参考答案:1. A 2. A 3. E 4. B 5. C 6. D 7. C

(漯河医学高等专科学校 金少举)

第十九章 抗高血压药

学习目标

1. 掌握氢氯噻嗪、钙拮抗剂、普萘洛尔、肾素-血管紧张素系统抑制药的作用、应用与不良反应。
2. 熟悉其他常用药物的作用特点、应用、不良反应及预防措施。
3. 了解新型抗高血压药及其合理应用。

第一节 抗高血压药的分类

高血压是最常见的心血管病,是全球范围内的重大公共卫生问题。根据世界卫生组织建议,凡成人在静息时血压≥140/90 mmHg 即可诊断为高血压。按发病原因分为原发性和继发性高血压两类,绝大部分高血压病因不明,称为原发性高血压或高血压病;少数高血压有因可查,称为继发性高血压或症状性高血压。按舒张压和对心、脑、肾等重要器官损害的程度,高血压又分为轻度(140~159/90~99 mmHg),中度(160~179/100~109 mmHg)和重度(≥180/110 mmHg);随病程进展,血压持续升高可导致脑血管意外、肾衰竭、心力衰竭等并发症的发生。由于部分高血压患者并无明显的临床症状,高血压又被称为人类健康的"无形杀手"。因此提高对高血压病的认识,对早期预防、及时治疗有着极其重要的意义。

抗高血压药种类较多,根据其在血压调节系统中的主要影响及作用部位,现将抗高血压药分为五类(表19-1)。世界卫生组织和国际高血压学会推荐的第一线抗高血压药是利尿药、钙拮抗药、血管紧张素转化酶抑制药和β受体阻断药四类。这些药物降压作用可靠,治疗效果好,不良反应少,临床应用较多,是主要的降压药物。其他抗高血压药物如中枢性降压药和血管扩张药等较少单独应用,但在联合用药及复方制剂中仍常使用。

表 19-1 抗高血压药物分类

分类	代表药
Ⅰ.利尿药	氢氯噻嗪、呋塞米
Ⅱ.钙拮抗药	硝苯地平、尼群地平
Ⅲ.肾素-血管紧张素系统抑制药	
1.血管紧张素转化酶抑制药(ACEI)	卡托普利、依那普利
2.血管紧张素Ⅱ受体阻断药	氯沙坦、缬沙坦
Ⅳ.交感神经抑制药	
1.中枢性降压药	可乐定、甲基多巴
2.神经节阻断药	樟磺咪芬、美卡拉明
3.去甲肾上腺素能神经末梢阻滞药	利血平、胍乙啶
4.肾上腺素受体阻断药	普萘洛尔、拉贝洛尔
Ⅴ.血管扩张药	
1.血管平滑肌舒张药	肼屈嗪、硝普钠
2.钾通道开放药	米诺地尔、吡那地尔
3.其他扩血管药	吲达帕胺

第二节 常用抗高血压药

一、利尿药

氢氯噻嗪(hydrochlorothiazide,双氢克尿噻)

【药理作用】 本药通过排钠利尿,产生温和而持久的降压作用,多数患者用药后2~4周显效。降压机制:①用药初期,由于排钠利尿,使血容量减少,血压下降。②用药后期,血容量已恢复正常,此时降压作用是由于排 Na^+ 引起小动脉细胞内缺 Na^+,减少了 Na^+-Ca^{2+} 交换,使细胞内 Ca^{2+} 含量减少,降低了血管平滑肌对缩血管物质(如去甲肾上腺素等)的敏感性,致血压下降。

【临床应用】 氢氯噻嗪作为治疗高血压的基础药物,单独应用为治疗轻度高血压的首选药。与其他抗高血压药合用可治疗中、重度高血压。

【不良反应】 大多数不良反应与剂量和疗程有关。小剂量无明显不良反应。长期大剂量应用可引起低血钾、高血糖、高血脂等。对糖尿病患者可致病情加重,故糖尿病患者慎用此药。本药还可引起高尿酸血症,少数可诱发痛风发作,这是噻嗪类药常见的不良反应,有痛风史者必须应用本药时,应注意调整本药的用量,并加服抗痛风药。

吲达帕胺(indapamide)

吲达帕胺为非噻嗪类吲哚衍生物,为新型强效、长效降压药。口服吸收完全,$t_{1/2}$为13 h,主要经肝代谢。

【药理作用】 具有利尿和钙拮抗作用,对血管平滑肌有较高的选择性,可使血管扩张,血压下降。降压机制主要为抑制血管平滑肌Ca^{2+}内流。利尿作用弱。

【临床应用】 临床主要用于轻、中度高血压,尤其是伴有肾功能不全、糖尿病及高脂血症的高血压患者。可与β受体阻断药合用。

【不良反应】 可有口干、恶心、眩晕、食欲减退、上腹部不适、腹泻、头痛、嗜睡等,长期应用仅有轻度的血钾降低和尿酸增高,对血脂、血糖代谢无影响。可致性功能减退。孕妇慎用,严重肝、肾功能不全者禁用。

其他利尿药物如袢利尿药呋塞米、布美他尼等,可用于伴有肾功能不全的高血压患者。

二、钙通道阻滞药

钙通道阻滞药是一类治疗高血压的重要药物,其特点是降压效应与剂量大小密切相关,且不减少心排出量,不引起直立性低血压,不引起水钠潴留。本类药物通过阻滞钙通道,抑制Ca^{2+}内流,减少细胞内Ca^{2+}的含量,导致血管平滑肌松弛,血压下降。常用于治疗高血压的有硝苯地平、尼群地平、氨氯地平等。

硝苯地平(nifedipine,心痛定)

【体内过程】 硝苯地平属于二氢吡啶类钙通道阻滞药。口服易吸收,10 min起效,1~2 h达高峰,持续时间6~8 h。舌下含化5 min显效。主要在肝内代谢,经肾排泄。

【药理作用】 本药属短效钙通道阻滞药,是第一代钙阻滞药的代表。降压作用主要是阻滞Ca^{2+}内流,扩张小动脉,降低外周血管阻力所致。其特点为:降压作用出现快,持续时间短。对血压正常者不明显,对高血压患者有显著的降压作用。对轻、中、重度高血压均有降压作用,亦适用于合并心绞痛、糖尿病、哮喘、肾脏疾病、高脂血症等患者。

【临床应用】 降压时伴有反射性心率加快,与β受体阻断药合用可减轻这些现象。目前临床多用缓释剂型和控释剂型,一方面可减轻因迅速降压造成的反射性交感活性增强,另一方面平稳降压,降压作用维持时间长(12~24 h)。

【不良反应】 常见有头痛、眩晕、面色潮红、心悸、踝部水肿等;过量时,可出现低血压。毛细血管前血管扩张为引起踝部水肿的原因,不是水钠潴留所致,停药后自行消退。低血压患者慎用;孕妇禁用。

硝苯地平短效制剂可能加重心肌缺血,长期大量应用能提高心性猝死率,故不宜用于伴有心肌缺血的高血压患者。

尼群地平(nitrendipine):为第二代钙拮抗药的代表。作用与硝苯地平相似,但松弛血管平滑肌作用较硝苯地平强,性质稳定,降压作用温和而持久,不影响重要器官的血流量,特别是脑血流量。适用于各型高血压,尤其是老年高血压患者,每日口服1~2次,可长期服用。不良反应与硝苯地平相似,肝功能不良者宜慎用或减量。

氨氯地平(amlodipine,络活喜):为新一代二氢吡啶类长效钙通道阻滞药,是第三代钙拮抗药的代表,作用与硝苯地平相似。其特点是对血管有高度选择性,半衰期长,作用持久,但降压作用较硝苯地平缓慢。口服1~2周呈现降压作用,6~8周达最大降压效果,持续时间长,每日服药一次,降压作用可持续24h,易为患者接受,且长期应用肾血流量不降低、无水钠潴留、无耐受性、无直立性低血压反应,是目前治疗高血压的常用药物。可用于高血压和缺血性心脏病的治疗。副作用较轻,主要为水肿、头晕、嗜睡、心悸、恶心或腹痛等。孕妇、哺乳期妇女禁用。

以上钙拮抗剂均有较好的降压作用,短效制剂因致血压波动大,不利于靶器官保护。从保护高血压靶器官免受损伤、平稳降压和减少用药次数的角度考虑还是以使用长效类新药和缓释剂、控释剂为好。

三、β受体阻断药

β受体阻断药均有降血压作用,普萘洛尔为其代表药。选择性$β_1$受体阻断药还有美托洛尔(metoprolol)和阿替洛尔(atenolol),其作用优于普萘洛尔。

普萘洛尔(propranolol,心得安)

【药理作用】 目前认为普萘洛尔主要通过阻断$β_1$受体,减少心排出量、抑制肾素分泌和抑制交感神经系统活性而发挥降压作用。降压作用起效缓慢,口服后2~3周才出现作用,持续时间较长,一日1~2次。由于对卧位和立位降压作用相同,故不引起直立性低血压,长期应用不产生耐受性。

【临床用途】 普萘洛尔用于各种程度的高血压。特别对于高肾素型、心排出量偏高型和伴有心动过速、心绞痛的高血压患者疗效较好。

【不良反应】 本药用量个体差异较大,一般应从小剂量开始,逐渐增加剂量,直到出现满意疗效;长期服用者不可突然停药,以免发生"停药综合征",即出现血压升高、心动过速、烦躁不安等症状;用于高血压治疗时,应在第一次给药后和第二次用药前,即药效最高时测血压,以便正确地了解药物的疗效。如用药不当,可出现下列反应:①心血管反应,可致低血压、窦性心动过缓、房室传导阻滞,并可能诱发心力衰竭等。故心功能不全、窦性心动过缓、重度房室传导阻滞者禁用。②呼吸系统反应,诱发、加重支气管哮喘,支气管哮喘者禁用。③影响代谢,长期应用对脂质代谢和糖代谢有不良影响,高脂血症、糖尿病患者慎用。

四、血管紧张素转化酶抑制药

肾素-血管紧张素-醛固酮系统(renin-angiotensin-aldosterone system,RAAS)是一类重要的生物活性物质,在调节血压和保持内环境稳定方面发挥着重要作用。肾素可将血管紧张素原转化为血管紧张素Ⅰ(angiotensin Ⅰ,AngⅠ),AngⅠ又在血管紧张素转化酶(angiotensin converting enzyme,ACE)的作用下转化为血管紧张素Ⅱ(angiotensin Ⅱ,AngⅡ)。AngⅡ具有很高的生物活性,有强烈的收缩血管作用,其加压作用为肾上腺素的10~40倍,而且可通过刺激肾上腺皮质球状带,促使醛固酮分泌,潴留水钠,刺激交感神经节增加去甲肾上腺素分泌。ACE又称激肽酶Ⅱ,尚有降解缓激肽的作用。RAAS不仅存在于体液系统,而且在肾、心脏、血管及脑组织中也存在RAAS。心血管组织中局部产生的AngⅡ还能作为一种细胞生长因子,促进心肌细胞、血管平滑肌细胞和成纤维细胞的生长增殖,引起心室重构和血管重构,参与高血压、动脉粥样硬化、缺血性心脏病及慢性心功能不全等心血管疾病的病理生理过程,加重病情发展。

血管紧张素转化酶抑制药(angiotensin converting enzyme inhibitor,ACEI)可抑制血管紧张素转化酶,减少AngⅡ的生成,使血管扩张,血压下降,并逆转心血管重构。常用的ACEI药有卡托普利(captopril)、依那普利(enalapril)、雷米普利(ramipril)、培哚普利(perindopril)、西拉普利(cilazapril)等。该类药物不仅有良好的降压效果,而且对高血压患者的并发症及一些伴发疾病亦有良好作用,如可作为伴有心室重构(左心室肥厚)和血管重构(管壁增厚)、左心功能障碍、急性心肌梗死及糖尿病的高血压患者的首选药物。

卡托普利(captopril,巯甲丙脯酸)

【体内过程】 口服易吸收,生物利用度为70%。口服15 min起效,血药浓度1 h达高峰,持续4~6 h,部分在肝代谢,约40%以原形经肾排泄,肾功能不全者应适当减量。

【药理作用】

1. 降压作用 本药通过抑制ACE,使AngⅡ的形成减少,从而使醛固酮及去甲肾上腺素的释放减少;另外卡托普利还可通过抑制ACE,使缓激肽浓度升高,血管扩张,两方面作用使卡托普利表现出较强的降压作用(图19-1)。

降压作用特点:①迅速、显著、短暂;②降压时不伴有反射性心率加快,且具有扩张肾血管增加肾血流量的作用;③可增强机体对胰岛素的敏感性,降低糖尿病、肾病患者肾小球损伤的可能性;④不引起代谢障碍和电解质紊乱;⑤长期服用无耐受性。

2. 保护靶器官作用 长期服用还可减轻或逆转高血压所致的血管壁肥厚和心肌肥厚,保护靶器官的功能。

【临床应用】

1. 高血压 单独应用可治疗各型高血压。对原发性、肾性及高肾素型高血压疗效均佳,尤其适用于合并有左心室肥厚、糖尿病、急性心肌梗死的高血压患者。本药与利尿药及β受体阻断药合用于重型或顽固性高血压,疗效较好。

2. 慢性心功能不全 扩张静脉血管和动脉血管,减轻心脏前、后负荷,从而改善心功能。

【不良反应】

1. 咳嗽 刺激性干咳是最常见的不良反应,发生率5%~20%,用药半年以上发生率较高,与缓激肽及前列腺素等对呼吸道黏膜的刺激有关,停药后一般在4 d内消失。

2. 低血压 发生率2%,常见于初始用量过大,宜从小剂量开始。

3. 其他 较常见皮疹、荨麻疹、瘙痒、发热、味觉障碍,常发生于治疗4周内。较少见蛋白尿、血管神经性水肿、眩晕、昏厥等。少见白细胞与粒细胞减少,与剂量有关,治疗后3~12周出现,停药后持续2周。

4. 注意 ①因食物可减少本药30%~40%的吸收,故宜在餐前1 h给药。②用药期间,应定期检查肝肾功能、白细胞计数和分类、血清电解质、尿蛋白,如有异常,应立即调整剂量或停药。③禁忌证:对血管紧张素转化酶抑制剂过敏者、孕妇、哺乳妇禁用。

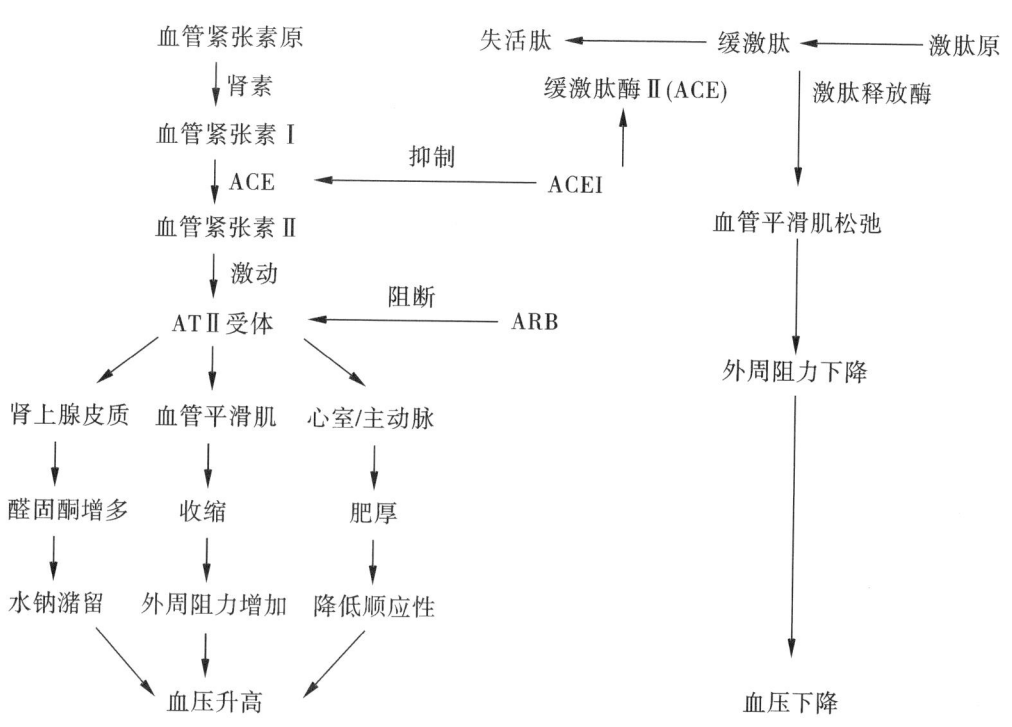

图19-1 血管紧张素转化酶抑制药及血管紧张素Ⅱ受体阻断药作用环节
ACEI:血管紧张素Ⅰ转化酶抑制药。ARB:血管紧张素Ⅱ受体阻断药。

依那普利(enalapril):为不含—SH的长效、高效类ACEI药,其抗高血压作用与卡托普利相似。降压作用强而持久,抑制ACE的作用较卡托普利强10倍,降压作用可持续24 h,每日只需用药1次。副作用小,可见干咳、头晕、恶心等。

五、血管紧张素Ⅱ受体阻断药

血管紧张素Ⅱ受体(angiotensin receptor, AT)有1型(AT_1)和2型(AT_2)两种。AT_1被激活时,对心房与心室产生正性肌力作用,同时血管收缩,血压升高。其生理机制为:①兴奋肾上腺髓质的AT_1受体,促进去甲肾上腺素的释放;②兴奋血管平滑肌的AT_1受体,直接收缩血管;③激活肾上腺皮质的AT_1/AT_2受体,促进醛固酮的释放;④兴奋交感神经末梢突触前膜AT_1受体,促进去甲肾上腺素的释放。AT_2受体功能尚未完全阐明。阻断AT_1受体,可产生舒张血管、抑制醛固酮分泌、逆转心血管重构等作用,而没有转化酶抑制药的咳嗽、血管神经性水肿等不良反应。

氯沙坦(losartan):为强效的竞争性AT_1受体阻断药。本药口服易吸收,每天口服50 mg,1周起效,降压平稳,可持续24 h。本药在降压时还能增加肾血流量和肾小球滤过率,促进尿液、尿酸的排出,对肾具有保护作用。

氯沙坦主要用于治疗不能耐受 ACEI 所致干咳的高血压患者,对原发性和高肾素型高血压疗效尤佳;也可用于治疗心功能不全。本药除不引起咳嗽及血管神经性水肿外,其余不良反应与 ACEI 相似。

第三节 其他抗高血压药

本节所介绍的药物虽然降压作用可靠,但不良反应多,患者依从性较差,属二线抗高血压药,临床应用少,仅用于某些特殊的高血压状态。

(一) 中枢性降压药

中枢性降压药包括可乐定、甲基多巴、胍法辛、胍那苄、莫索尼定和雷美尼定等。

可乐定(clonidine,可乐宁)

可乐定口服吸收良好,生物利用度为 71% ~ 82%。30 min 起效,可持续 6 ~ 8 h。

【药理作用】 可乐定有较强的中枢性降压作用。主要是通过激动延髓外侧核吻部端的咪唑啉 I 型受体,抑制外周交感神经,使去甲肾上腺素释放减少,外周血管扩张而降压。通过激动中枢阿片受体,激动脑内"抗痛系统",阻断痛觉传导而镇痛;通过激动中枢 α_2 受体,兴奋抑制性神经元而镇静。可乐定还有抑制胃肠分泌和蠕动的作用。

【临床应用】 主要用于中度高血压,尤适用于伴有溃疡病的高血压患者。与利尿药合用有协同作用,可用于重度高血压。

【不良反应】 常见的不良反应是口干和便秘。其他有嗜睡、抑郁、眩晕、食欲减退等。久服可致水钠潴留,长期服用突然停药可致反跳现象,因此不宜突然停药,且不宜用于高空作业或驾驶机动车辆的人员,以免因嗜睡、精力不集中而发生意外。

莫索尼定(moxonidine):为第二代中枢性降压药,作用与可乐定相似,但对咪唑啉 I 受体的选择性比可乐定高,几乎不激动 α_2 受体。主要用于轻、中度高血压,每天用药一次可维持血压 24 h,长期用药能逆转高血压患者的心肌肥厚。不良反应少,无明显的镇静作用,无反跳现象。

(二) α_1 受体阻断药

本类药物可选择地阻断 α_1 受体,舒张小动脉和小静脉血管平滑肌,外周阻力降低而血压下降。对肾血流量无影响,降压时不出现反射性交感神经兴奋引起的心率加快、心排出量增加反应。适用于治疗中度高血压及并发肾功能不良者的高血压者,若与噻嗪类利尿药和 β 受体阻断药合用可增强降压效应。

主要不良反应为首剂现象,主要表现为直立性低血压、晕厥、心悸等,在直立、饥饿、低盐时尤易发生,发生原因与应用较大剂量引起强烈的容量血管扩张、回心血量明显减少,致心排血量减少有关。故首次剂量不宜超过 0.5 mg 并于睡前服,可预防或减轻首剂现象发生。本类药物有哌唑嗪(prazosin)、特拉唑嗪(terazosin)、多沙唑嗪(doxazosin)等。

(三) 血管扩张药

血管扩张药通过直接松弛血管平滑肌,扩张血管而产生降压作用。过去应用较多,自钙通道阻滞药的普遍应用后已很少应用,原因是药物的不良反应较多,一般不单独用于治疗高血压,仅在利尿药、β受体阻断药或其他降压药无效时才加用该类药。

硝普钠(sodium nitroprusside):通过扩张小动脉、小静脉及微静脉而引起降压作用。具有起效快、作用强、持续时间短的降压特点。本品口服不吸收,仅做静脉滴注给药。静脉滴注在30 s内即可出现明显的降压作用,2 min达到最大降压效应,停药5 min后,血压又回升到给药前水平。

本药适用于高血压危象、高血压脑病、心功能不全的治疗,也可用于手术麻醉时的控制性低血压。

不良反应有头痛、恶心、呕吐、心悸、发热等。静脉滴注时需严格控制滴速,一般不超过3 μg/kg。长期大剂量应用可致血中氰化物蓄积,甚至中毒。硝普钠见光易破坏,故滴注的药物须新鲜配制并注意避光。

肼屈嗪(hydralazine):直接舒张小动脉血管平滑肌,降低外周阻力而降压,对小静脉无舒张作用。降压时伴有反射性交感神经兴奋,可引起心率加快,心排出量增多,肾素活性提高而致水钠潴留,均可影响肼屈嗪的降压效应,故一般不单独应用,可与利尿药、β受体阻断药合用治疗中度高血压。长期大剂量应用可致全身性红斑狼疮综合征。

(四) 去甲肾上腺素能神经末梢阻滞药

利血平(reserpine):主要通过影响儿茶酚胺的储存及释放产生降压作用,降压时具有缓慢、温和、持久的特点。用于轻度高血压患者。因不良反应多,现已很少单用。

不良反应主要表现为副交感神经兴奋症状,可出现鼻塞、胃酸分泌过多、胃肠蠕动亢进、心率减慢等,另外还有中枢抑制症状,常见有嗜睡、淡漠、疲惫、精神抑郁等。溃疡患者禁用。

(五) 神经节阻断药

樟磺咪芬(trimethaphan camphorsulfonas)、美加明(mecamylamine)为N_N胆碱受体阻断药,降压作用快而强,曾广泛用于高血压的治疗,但由于副作用较多且严重,现已少用。

(六) 钾通道开放药

钾通道开放药降压作用是通过钾通道开放,促进K^+外流,导致细胞膜超极化,膜兴奋性降低,Ca^{2+}内流减少,使细胞内Ca^{2+}浓度降低,血管舒张,血压下降。用于中、重度高血压的治疗。代表药物有米诺地尔(minoxidil)、吡那地尔(pinacidil)、尼可地尔(nicorndil)等。此类药物在降压时常伴有反射性心动过速和心排出量增加。

(七) 其他

作用机制与上述药物不同,具有明显的抗高血压作用的药物还有不少,如沙克太宁(cicletanine,西路他宁)属呋喃吡啶类能增加前列环素的合成等;依那克林(enalkiren)和雷米克林(remikiren)为肾素抑制剂;酮色林(ketanserin)具有阻断5-HT_{2A}受体和较轻的α_1受体阻断作用;波生坦(bosentan)为非选择性内皮素受体阻断药。这些药物目前尚较少应用。

第四节 抗高血压药的临床用药原则

应用抗高血压药的目的不仅是降低血压,更重要的是改善靶器官的功能和形态,降低并发症的发生率和病死率。抗高血压药的种类繁多,各有特点,高血压病情也各有差异,因此,根据高血压患者的病情、结合药物本身的特点合理用药就成为抗高血压药治疗中一个极为重要的问题。

1. 根据病情程度选择药物 轻、中度高血压初始治疗为单药治疗,选择世界卫生组织推荐的一线治疗药物如 ACEI、钙拮抗剂、β 受体阻断剂、利尿剂,若一种药物达不到目的,可两种或三种药物合用。

2. 根据并发症选择药物 根据患者病情和药物的特点选择药物(表 19-2)。

表 19-2 高血压的临床选药

高血压并发症	宜选择药物	不宜选择药物
糖尿病或痛风	ACEI、钙拮抗剂、α 受体阻断剂	氢氯噻嗪、β 受体阻断剂
高脂血症	ACEI、钙拮抗剂、哌唑嗪	β 受体阻断剂、利尿剂
左室肥厚	ACEI、钙拮抗剂、β 受体阻断剂	血管扩张药
心绞痛	钙拮抗剂、β 受体阻断剂	肼屈嗪
肺气肿和支气管哮喘	钙拮抗剂	β 受体阻断剂
消化性溃疡	可乐定、钙拮抗剂、ACEI	利血平
肾功能不全	钙拮抗剂、卡托普利	噻嗪类利尿药、胍乙啶

3. 用药方案个体化 高血压是由多基因遗传与环境及多种危险因素相互作用的一种全身性疾病。由于药物代谢酶受遗传因素影响存在多态性(polymorphism),药物作用的靶点(酶或受体)存在多态性,个人对药物的反应性可能不一样。因此应根据患者的年龄、性别、种族、病情程度及并发症等选择合适的药物,做到选药个体化、剂量个体化。

4. 保护靶器官 在高血压的治疗中一定要考虑逆转或阻止靶器官损伤。根据以往几十年的抗高血压的研究,降低血压能减少靶器官损伤,但并非所有的药物都如此,目前认为 ACE 抑制药和长效钙拮抗剂对靶器官的保护作用是抗高血压药物中比较好的药物。

5. 坚持长期用药、平稳降压 高血压是一种至今病因未明的慢性病,无法根治,其转归与血压水平呈正相关,血压升高只是高血压病的临床表现之一,故现在强调应终生服药。平稳降压有利于保护心、脑、肾等重要器官。短效的降压药物常使血压波动增大,血压不稳定,可致靶器官损伤;而长效制剂降压平稳、缓慢、持续时间长,可减少血压剧烈波动,保护心、脑等器官,并且使用长效药患者依从性好。

第五节 高血压药物治疗进展

在过去的几十年与高血压病斗争的过程中,专家们发现,单纯的降血压是不够的。高血压治疗的最终目标应该是减轻或逆转患者的终末器官损伤,防止严重并发症的发生,从而提高生活质量,延长患者寿命。

从保护患者的终末器官免受损害这一目标出发,根据国内外三十多年抗高血压治疗的经验,最近已经有专家提出抗高血压治疗要"三条腿走路"的新概念,即要确切降压、稳定血压、阻断RAAS。

1. 确切降压 国外一些大规模的研究认为,高血压患者的收缩压每降低10~40 mmHg和舒张压每降低5~6 mmHg,可使脑卒中事件减少2/5,冠心病事件减少1/6,人群总的心血管事件减少1/3。国内几项临床研究表明,收缩压每降9 mmHg和舒张压每降4 mmHg,可使脑卒中事件减少36%,冠心病事件减少3%,人群总的心血管事件减少34%。因此,血压降低的效益是明显的。那么血压应该降到什么程度呢?根据最近完成的国际HOT(hypertension optimal treatment)研究,高血压患者的血压应控制在138/83 mmHg。国内高血压的知晓率在城市和农村分别为36.3%和13.7%,治疗率分别为17.4%和5.4%,控制率分别为4.2%和1.9%(平均为2.9%)。面对如此之低的控制率,要加强宣传教育,开展社区防治等有力措施。在治疗方面提倡联合用药,同时继续努力发展新药。

2. 稳定降压 血压的自发性波动称为血压波动性(blood pressure variability, BPV)。国内外已经有大量的临床试验和基础研究表明:高的BPV会造成严重的靶器官损害。因此,抗高血压治疗必须在降低血压的同时使血压平稳。为此:第一,提倡使用长效药物,要求药物的 $t_{1/2}$ 要长,真正维持24 h有效,所有的短效制剂今后都有可能被淘汰,但考虑经济因素,疗效确切、价格低廉的中效药物会在今后的10年中扮演重要角色;第二,在不得不使用短效药物时,建议一片药多次分服以取代治疗中的每天一片顿服。

3. 阻断RAAS 高血压可导致许多体液因子的紊乱,其中RAAS是最为重要的。这是因为:第一,ACEI的终末器官保护作用是比较公认的。有人对1996年12月以前的50项临床双盲、随机、对照研究资料($n=1715$)进行分析,发现四类抗高血压药物对左心室肥厚的逆转作用依次为ACEI>钙通道阻滞药>利尿药>β受体阻断药,其降低左心室重量指数的百分数分别为12%、11%、8%和5%;第二,AngⅡ具有促使细胞增殖、血管收缩、水钠潴留等作用,而这些作用均与高血压的靶器官损伤有关,长时间的作用可导致心肌肥厚和血管损伤等。因此在抗高血压治疗时不能不考虑阻断RAAS的药物。

综上所述,抗高血压治疗应考虑确切降压、稳定血压和阻断RAAS三大要素。如果一个药物同时具备这三个要素,则将是最理想的药物(未考虑不良反应)。以坎地沙坦为代表的长效 AT_1 受体阻断药可首先加以考虑,目前正在研究中。最后高血压的基因治疗包括基因抑制和基因增强两个策略。基因抑制研究主要集中在对血管紧张素原和 AT_1 受体的基因抑制。如果10年后基因治疗能用于高血压病,则针对RAAS

的基因药物有可能同时具备上述三大要素。否则，联合用药值得推荐。

制剂及用法

卡托普利 片剂:25 mg/片、50 mg/片、100 mg/片，开始一次25 mg，一日3次(饭前服用)，渐增至每次50 mg，一日3次。每日最大剂量为450 mg。

马来酸依那普利 片剂:2.5 mg/片、5 mg/片，开始一次2.5~5 mg，一日1次，逐渐增至一日10~40 mg，分1~2次服。

硝苯地平 片剂:10 mg/片，一次5~10 mg，一日3次。

氨氯地平 片剂:5 mg/片，开始时每日一次5 mg，以后可根据情况增加剂量，最大剂量为每日10 mg。

盐酸普萘洛尔 片剂:10 mg/片，一次10~20 mg，一日3~4次，以后每周增加10~20 mg，每日剂量有用至120 mg者。

酒石酸美托洛尔 片剂:50 mg/片、100 mg/片，一次10~20 mg，一日3~4次，以后每周增加10~20 mg，每日剂量有用至120 mg者。

氢氯噻嗪 片剂:25 mg/片，口服，一次12.5~25 mg，一日2次，见效后酌减，给予维持量。

盐酸可乐定 片剂:0.075 mg/片、0.15 mg/片，一次0.075~0.15 mg，一日3次，可逐渐增加剂量为每日0.2~0.6 mg。注射剂:0.15 mg/mL，肌内注射或静脉注射，一次0.15~0.3 mg。

硝普钠 注射剂:50 mg，一次50 mg，临用时以5%葡萄糖注射液2~3 mL溶解后再用同一溶液500 mL稀释，在避光容器中缓慢静脉滴注，速度为每分钟1~3 μg/kg。避光密闭保存。

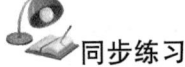

同步练习

一、单项选择题

1. 通过阻滞钙离子内流发挥降压作用的药物是(　　)
   A. 氢氯噻嗪　　　　　　　　B. 氨氯地平
   C. 卡托普利　　　　　　　　D. 美托洛尔
   E. 氯沙坦

2. 容易产生刺激性干咳的降压药是(　　)
   A. 氢氯噻嗪　　　　　　　　B. 氨氯地平
   C. 卡托普利　　　　　　　　D. 美托洛尔
   E. 氯沙坦

3. 在治疗高血压过程中所用药物易引起头痛、面色潮红、心悸、踝部水肿的药物是(　　)
   A. 氢氯噻嗪　　　　　　　　B. 硝苯地平
   C. 卡托普利　　　　　　　　D. 美托洛尔
   E. 氯沙坦

4. 卡托普利描述错误的是(　　)
   A. 降压时不伴有反射性心率加快　　B. 不易引起脂代谢紊乱

C. 不易引起电解质紊乱　　　　　　D. 不逆转心血管重构

E. 长期服用无耐受性

5. 长期应用肾血流量不降低、无水钠潴留、无耐受性、无直立性低血压反应的药物是(　　)

　A. 氢氯噻嗪　　　　　　　　　　B. 氨氯地平

　C. 卡托普利　　　　　　　　　　D. 美托洛尔

　E. 氯沙坦

6. 硝苯地平不具有下列哪一作用(　　)

　A. 阻滞钙离子内流　　　　　　　B. 收缩动脉血管

　C. 伴有反射性心率加快　　　　　D. 降压作用起效快，维持时间短

　E. 主要用于合并心绞痛、糖尿病、哮喘、高脂血症等患者

7. 氯沙坦比较适合于(　　)

　A. 不能耐受 ACEI 所致干咳的高血压患者　B. 原发性高血压患者

　C. 高肾素型高血压　　　　　　　D. 治疗心功能不全的高血压者

　E. 以上都对

二、思考题

1. 抗高血压药有哪几类？哪些是常用一线降压药？请写出代表药。

2. 试从降压机制、降压特点、临床应用和不良反应方面比较 ACEI 和 AT_1 受体阻断药的异同点。

单项选择题参考答案：1. B　2. C　3. B　4. D　5. B　6. B　7. E

（漯河医学高等专科学校　宋佳玉

河南护理职业学院　许卫锋）

第二十章 抗心律失常药

> **学习目标**
> 1. 掌握利多卡因、普萘洛尔、胺碘酮、维拉帕米的作用特点、临床应用及不良反应。
> 2. 熟悉抗心律失常药的基本电生理作用及药物的分类。
> 3. 了解其他抗心律失常药的特点及应用。

第一节 心律失常的电生理学基础

一、心肌细胞电生理特性

1. 心肌细胞膜电位 心肌细胞在静息时处于极化状态,细胞内外有明显的电位差,呈现"内负外正",即膜内负于膜外 -90 mV。当心肌细胞兴奋时,引起细胞膜的通透性发生改变,使细胞发生除极和复极,构成动作电位。动作电位分为5个时相:0相为除极期,是由 Na^+ 内流形成;复极过程包括4个时相,1相为快速复极初期,由 K^+ 外流形成;2相为缓慢复极期,又称平台期,由 Ca^{2+} 及少量 Na^+ 内流与 K^+ 外流形成;3相为快速复极末期,由 K^+ 外流形成,0相至3相完全复极所需的时间合成动作电位时程(action potential duration,APD);4相为静息期,通过 Na^+,K^+-ATP 酶主动转运,使细胞内外离子浓度恢复到原先的静息电位水平(图20-1)。在自律细胞4相则有自发性除极。

2. 传导性 心肌细胞传导兴奋的能力称为传导性。影响心肌细胞传导速度的因素有:①动作电位0相上升的速率与振幅,速率越快、振幅越大则传导速度越快;②心肌细胞组织结构,细胞直径大则传导速度慢,反之则快;③邻近未兴奋部位膜的兴奋性对兴奋的传导亦有重要影响。

3. 有效不应期 在动作电位复极过程中,当膜电位恢复到 $-60 \sim -50$ mV 时,细胞对刺激才可发生可扩布的动作电位,从除极开始到这以前的一段时间即为有效不应期(effective refractory period,ERP)。它反应钠通道恢复有效开放所需的最短时间。ERP在APD内,若APD延长ERP延长(绝对延长),若ERP缩短,而APD缩短更多,则ERP/

APD 延长,称 ERP 相对延长。

4. 快反应和慢反应电活动　心房肌细胞、心室肌细胞和希-浦细胞为快反应细胞。其膜电位大,除极速度和传导速度快,表现为快反应电活动,除极由特殊的 Na^+ 内流和衰减的 K^+ 外流所致。慢反应细胞包括窦房结和房室结细胞,其膜电位小,除极速度和传导速度慢,表现为慢反应电活动,除极主要由缓慢 Ca^{2+} 内流所致。

5. 舒张期自动除极　无自律细胞 4 相膜电位维持在静息水平,在自律细胞 4 相则有舒张期自动除极。心肌快、慢反应细胞舒张期自动除极形成机制不同。快反应细胞舒张期自动除极是由 K^+ 外流逐渐减少,而 Na^+ 持续内流结果所致,形成一个 4 相坡度,当它除极达到阈电位就重新激动动作电位。4 相坡度曲线越大,自律性越高。慢反应细胞舒张期自动除极是由 K^+ 外流逐渐减少, Ca^{2+} 持续内流所致(图 20-2)。

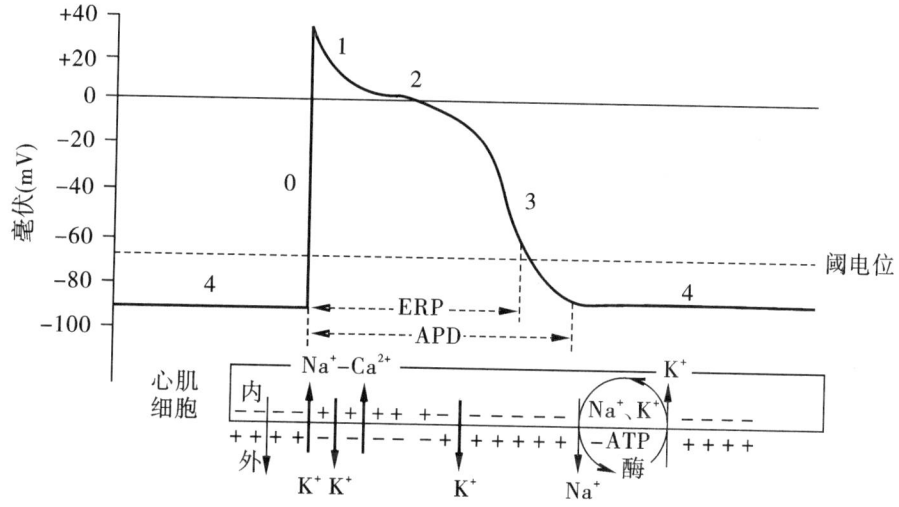

图 20-1　心肌细胞动作电位与离子转运示意

ERP:有效不应期。APD:动作电位时程。0 相:除极期。1 相:快速复极初期。2 相:缓慢复极期。3 相:快速复极末期。4 相:静息期。

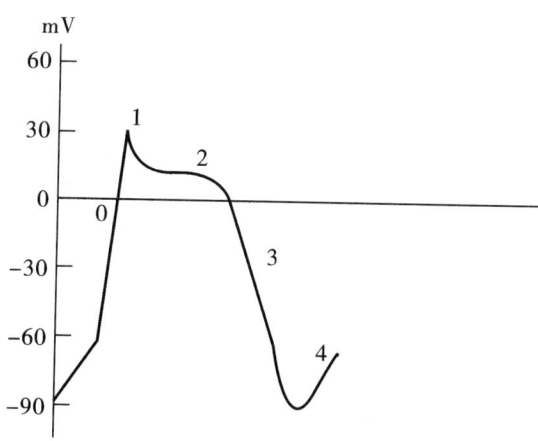

图 20-2　心肌细胞动作电位示意

0 相: Na^+ 内流迅速增加。1 相: K^+ 短暂外流。2 相: Ca^{2+} 及少量 Na^+ 内流伴 K^+ 外流。3 相: K^+ 外流增加。4 相: Ca^{2+} 或 Na^+ 内流增加。

二、心律失常的电生理学机制

心律失常可由冲动形成异常及(或)冲动传导异常所引起。

1. 冲动形成异常

(1) 自律性增高　窦房结、房室结和希-浦细胞均具有自律性,自律性主要取决于自律细胞 4 相自动除极的速度、舒张期最大电位水平及阈电位水平。若 4 相自动除极速度加快,从舒张期电位到达阈电位的时间缩短,则自律性增高。4 相自动除极速度在快反应自律细胞取决于 Na^+ 内流超过 K^+ 外流速度,在慢反应自律细胞取决于 Ca^{2+} 内流的速度。最大舒张电位水平上移(负值减小)或阈电位水平下移(负值加大),均可使自律细胞兴奋所需的刺激减小,冲动到达阈电位的时间缩短,自律性增高。反之自律性下降。

在心肌梗死、缺血缺氧、血钾改变、强心苷中毒等病理情况下,心肌膜电位减小,当膜内电位减小到 -60 mV 或更小时,膜的快 Na^+ 通道失活,快反应电位可转变为慢反应电位,兴奋频率可随膜电位减小而不断增高,发放冲动,称为异常自律性。

(2) 后除极与触发活动　后除极是指在一个动作电位 0 相除极后,发生在 2 相、3 相或 4 相中的除极,其频率快,振幅小,呈震荡性波动。发生在 2 相或 3 相中的后除极称为早后除极,由 Ca^{2+} 内流增多所致。发生在 4 相中的后除极叫迟后除极,由细胞内过多 Ca^{2+} 释放诱发 Na^+ 短暂内流所致。由后除极所触发的异常冲动的发放称为触发活动,多由迟后除极所致(图 20-3)。

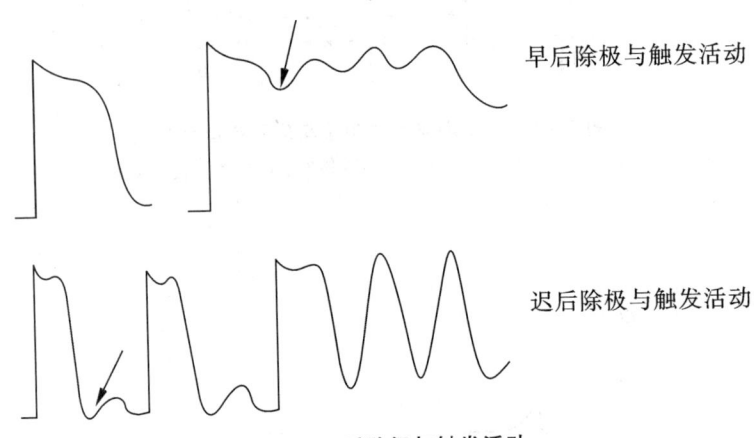

早后除极与触发活动

迟后除极与触发活动

图 20-3　后除极与触发活动

2. 冲动传导异常

(1) 单纯性传导障碍　包括传导减慢、传导阻滞、单向传导阻滞等。

(2) 折返激动　指冲动传导通路下传后,经另一通路折回原处再次兴奋心肌的现象。单次折返引起一次期前收缩,连续折返则可引起各种室上性、室性心动过速,甚至引发心房纤颤或心室纤颤。正常情况下,浦肯野纤维 AB 支与 AC 支同时传导冲动到达心室肌,激发除极后,冲动在 BC 段各自消失在对方的不应期中。在病理情况下,若 AC 支发生单向传导阻滞,冲动只能沿着 AB 支下传,然后经 BC 段逆行致 CA 段,再折回到 AB 处,从而形成折返。邻近细胞 ERP 不均一性也是形成折返的原因,如 AC 支不应期延长,冲动到达时正处在 ERP 而不能下传,这种冲动就可沿着 AB 支下传形成折返(图 20-4)。

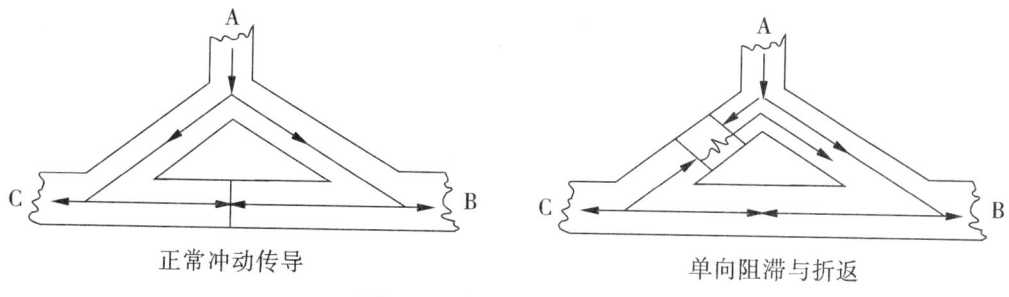

图 20-4　折返激动形成示意

第二节　抗心律失常药的基本作用及药物的分类

(一)抗心律失常药的基本作用

在正常情况下,人的心脏以窦房结的自律性最高,在迷走神经控制下以一定的频率发放冲动,通过心脏的传导系统,使整个心脏进行有节律的跳动。心律失常是由于心脏冲动形成异常和(或)冲动传导异常而导致的心动节律和速率的异常。按心搏频率的不同,心律失常可分为缓慢型和快速型两类,前者的治疗药物主要为阿托品和异丙肾上腺素,后者的治疗药物比较复杂,是本章讨论的内容。

心律失常的发生与心肌电生理紊乱密切相关。抗心律失常药物通过纠正心肌细胞膜电生理紊乱,改善心脏冲动形成异常和传导异常而发挥作用。其基本作用有:

1. 降低自律性　抗心律失常药物通过阻滞快反应细胞 4 相 Na^+ 内流或抑制窦房结、房室结慢反应细胞 4 相 Ca^{2+} 内流,降低自律性;也可通过促进 K^+ 外流,使最大舒张电位增大(负值大)使其远离阈电位而降低自律性。

2. 减少后除极与触发活动　后除极及触发活动与 Ca^{2+} 内流及 Na^+ 内流增多有关,钠通道或钙通道阻滞药通过抑制 Ca^{2+} 内流或 Na^+ 内流,可减少后除极的发生。

3. 消除折返

(1) 改变传导性　一种情况是通过改善病变部位传导性,加速传导消除单向传导阻滞,如苯妥英钠;一种情况是降低病变部位传导性,使单向传导阻滞变为双向传导阻滞,如奎尼丁。

(2) 改变 ERP 及 APD　绝对延长 ERP 或相对延长 ERP(ERP/APD 比值增大),均可减少期前兴奋发生的机会,有利于制止折返型心律失常。提高邻近细胞 ERP 的均一性,使冲动同步下传,也可减少折返的发生。

(二)抗心律失常药的分类

根据药物对心肌电生理特性的作用,将抗心律失常药分为四类(表 20-1)。

表 20-1 抗心律失常药分类

类别	代表药	抗心律失常机制
Ⅰ类 钠通道阻滞药		阻滞钠通道,抑制除极时 Na^+ 内流,又分为三个亚类
ⅠA 适度阻滞 Na^+ 通道药	奎尼丁、普鲁卡因胺等	除抑制 Na^+ 内流外,尚抑制 K^+ 外流,降低心肌细胞的自律性,减慢传导速度,延长 APD 和 ERP
ⅠB 轻度阻滞 Na^+ 通道药	苯妥英钠、利多卡因等	对 Na^+ 内流抑制弱于ⅠA类药物,明显促进 K^+ 外流,使 APD 和 ERP 均缩短,ERP 相对延长
ⅠC 重度阻滞 Na^+ 通道药	普罗帕酮、氟卡尼等	明显抑制 Na^+ 内流,对 K^+ 无影响。降低自律性,减慢传导速度
Ⅱ类 β受体阻断药	普萘洛尔、阿替洛尔等	阻断心肌细胞膜上的 $β_1$ 受体,同时兼有阻滞钠通道,促进钾通道开放作用
Ⅲ类 延长动作电位时程药	胺碘酮、索他洛尔等	延长 APD 和 ERP
Ⅳ类 钙通道阻滞药	维拉帕米、地尔硫䓬	阻滞心肌细胞膜的 Ca^{2+} 通道

第三节 常用抗心律失常药

一、Ⅰ类钠通道阻滞药

(一)ⅠA类适度阻滞 Na^+ 通道

奎尼丁(quinidine)

本药为茜草科植物金鸡纳树皮所含的一种生物碱,是在抗疟治疗中发现的具有抗心律失常作用的药物。

【体内过程】 口服吸收快,约 30 min 起效,2~3 h 达血药浓度高峰,生物利用度为 70%~80%,血浆蛋白结合率 80%~90%,心肌中分布较多。主要在肝代谢,10%~20% 以原形由肾排泄,半衰期为 4~6 h。

【药理作用】

1. 抗心律失常 本药通过抑制异位起搏点细胞的自律性,消除冲动形成异常产生的心律失常;通过抑制心肌的传导速度,延长 ERP,使折返激动的单向传导阻滞变为双向传导阻滞,消除折返激动形成的心律失常。

2. 对自主神经的影响 本药具有明显的抗胆碱作用,即阿托品样作用;具有阻断 α 受体作用,引起血管扩张、血压下降致反射性交感神经兴奋。上述两作用,可致窦性频率增加。

【临床应用】 本药为广谱抗心律失常药,适用于各种快速型心律失常。尤适用于心房纤颤、心房扑动及室上性心动过速,对伴有心力衰竭的患者,宜先用强心苷治疗。亦可用于预激综合征。

【不良反应】 奎尼丁安全范围小。

1. 胃肠道反应 用药初期,常见恶心、呕吐、腹泻等胃肠道反应。
2. 金鸡纳反应 长期用药,可出现"金鸡纳反应",这是从金鸡纳树皮中提取出的生物碱所共有的反应。患者表现为头痛、头晕、恶心、呕吐、腹泻、耳鸣、眼花等症状。
3. 心血管反应 心脏毒性较为严重,可减弱心肌收缩力,阻断α受体,降低血压,抗胆碱作用可加快窦性频率。较高浓度可致各种心律失常,包括窦房阻滞、房室阻滞、室性心动过速等。中毒严重者可发生奎尼丁晕厥,是一种严重的毒性反应,系心室内弥漫性传导障碍与复极不均一所致,表现为突然意识丧失、四肢抽搐、呼吸停止等,需立即进行人工呼吸、胸外按压、电除颤及采用异丙肾上腺素、乳酸钠等救治。
4. 过敏反应 出现药热、皮疹、血小板减少等。
5. 禁忌证 低血压、心力衰竭、中度房室传导阻滞、肝肾功能不全、强心苷中毒所致的心律失常者禁用。

普鲁卡因胺(procainamide):抗心律失常作用与奎尼丁相似而较弱。尚有弱的局麻作用。应用与奎尼丁相似,主要用于治疗室性期前收缩,室性心动过速。本药作用时间短,不良反应多,不作为慢性心律失常的长期给药。

(二)ⅠB类轻度阻滞Na^+通道

利多卡因(lidocain)

利多卡因除具有局麻作用外,尚有抗心律失常作用,经多年临床研究证实,本药不失为一种安全、速效的抗室性心律失常的首选药。该药首关代谢明显,生物利用度低,故不宜口服给药,常静脉给药。静脉注射时,血浆半衰期为100 min,持续时间短,多采用静脉滴注给药。血浆蛋白结合率约70%,体内分布广泛,约90%经肝代谢,仅10%以原形经肾排泄。

【药理作用】 利多卡因主要影响希-浦系统,对心房作用很弱。

1. 降低自律性 治疗浓度降低浦肯野纤维自律性,提高心室致颤阈。
2. 对传导的影响 治疗量时对正常心肌细胞的传导速度无明显影响。在心肌梗死区内,细胞外K^+浓度升高,静息电位变小,加以利多卡因阻滞Na^+通道,可使传导速度减慢,单向阻滞变为双向阻滞而消除折返;在血K^+降低、心肌纤维受损或部分去极化时,利多卡因促进K^+外流,加速传导,消除单向传导阻滞而消除折返。
3. 缩短APD,相对延长ERP 由于促进K^+外流而缩短APD和ERP,以缩短APD更为显著,相对延长ERP,消除折返。

【临床应用】 对各种室性心律失常疗效显著,如室性期前收缩、室性心动过速和心室纤颤等。特别适用于严重的室性心律失常的急性处理,为防治急性心肌梗死时室性心律失常的首选药。

【不良反应】

1. 血药浓度过高 可出现头昏、嗜睡、兴奋、感觉异常等,严重时神志不清甚至惊厥,呼吸抑制。中毒量时,血压明显下降,心率减慢甚至停博,偶有过敏反应。

2. 静脉给药 仅用于抗心律失常,注射时必须使用供静脉用的制剂,并注意控制注射速度,如无特殊医嘱不得超过 4 mg/min。用药过程中,应注意以下两点:①开始静脉注射时,如有麻醉样感觉,头晕、眼黑,改为静脉滴注即可减轻或消失。②出现中枢神经系统反应时应根据反应轻重决定减量或停药。

苯妥英钠(phenytoin sodium):除抗癫痫外,还具有抗心律失常的作用。对心脏的作用与利多卡因相似,亦作用于希-浦系统,降低浦肯野纤维的自律性;能与强心苷竞争 Na^+,K^+-ATP 酶,抑制强心苷中毒所致的迟后除极及触发活动。为治疗强心苷中毒所致的各种快速型心律失常的首选药。对其他原因所致的室性心律失常疗效不如利多卡因。

可口服或静脉注射给药,静脉注射速度过快、剂量过大而引起血压下降、心动过缓、心室颤动、呼吸抑制等,故静脉注射速度勿超过 50 mg。不宜静脉滴注给药。

美西律(mexiletine,慢心律):对心肌的作用与利多卡因相似,但具有维持时间长,可口服的特点。一次口服可维持 8 h 以上。常作为利多卡因治疗后的维持用药。用于治疗各种室性心律失常,特别对心肌梗死急性期有效。对利多卡因无效的病例有时也有效。

不良反应有恶心、呕吐、震颤、眩晕等。肝病者慎用。

(三) I C 类重度阻滞 Na^+ 通道

普罗帕酮(propafenone,心律平):为新型广谱抗心律失常药。本药具有降低浦肯野纤维及心室肌的自律性,减慢传导,延长 APD、ERP 的作用。用于室性、室上性心律失常。不良反应常见恶心、呕吐、味觉改变、头痛、眩晕,一般不须停药。严重时可致心律失常,偶见粒细胞减少,红斑性狼疮样综合征等。对本药过敏、严重的传导阻滞、心动过缓者禁用。

氟卡尼(flecainde):为具有局麻作用的新型抗心律失常药,口服吸收良好,对 Na^+ 通道的阻滞作用较普罗帕酮强。用于治疗室上性及室性心律失常。本药副作用较轻,但易疏忽而导致中毒。常见副作用有胃肠不适、头昏、嗜睡等,严重时可出现心力衰竭,致心律失常发生率较高,包括室性心动过速、心室颤动。

二、Ⅱ类 β 受体阻断药

用于抗心律失常的 β 受体阻断药主要有普萘洛尔(propranolol)、纳多洛尔(nadolol)、美托洛尔(metoprolol)、阿替洛尔(atenolol)等。

普萘洛尔:能降低窦房结、心房及浦肯野纤维的自律性,在情绪激动及运动时作用明显。能减少儿茶酚胺所致的迟后除极发生,减慢传导速度,对房室结 ERP 有明显延长作用。主要用于室上性心律失常,特别是对于交感神经兴奋性过高、甲状腺功能亢进等引起的窦性心动过速效果良好。

阿替洛尔:是长效、安全的选择性 $β_1$ 受体阻断药。可用于室上性心律失常的治疗,对室性心律失常亦有效。不良反应与普萘洛尔相似,由于选择性作用于 $β_1$ 受体,可用于伴有糖尿病、支气管哮喘的心律失常患者,但须注意剂量不宜过大。

三、Ⅲ类延长动作电位时程药

胺碘酮(amiodarone,乙胺碘呋酮)

【药理作用】 胺碘酮为长效广谱的抗心律失常药。

1. 抗心律失常 能延长房室结、心房和心室肌纤维的 APD 和 ERP,并减慢传导。
2. 抗肾上腺素作用 阻断 α 受体具有选择性扩张冠脉作用,能增加冠状动脉血流量;亦能扩张外周血管,减轻心脏负荷,降低心肌耗氧量;阻断 β 受体,降低心肌收缩力,减少心肌耗氧量,有一定的保护缺血心肌的作用。

【临床应用】 临床适用于室性和室上性心动过速,也可用于伴有充血性心力衰竭和急性心肌梗死的心律失常患者。此外,还用于慢性冠脉功能不全和心绞痛。

【不良反应】

1. 主要是胃肠道反应,表现为恶心、呕吐、腹胀、便秘等。餐后给药或与牛奶同服,可减轻胃肠道反应。
2. 偶有头痛、失眠等神经系统症状,多在用药后 1 周出现,一旦出现,应根据反应轻重,及时减量或停药,并给予对症处置。
3. 偶见皮疹、光过敏,长期用药(超过 2 个月),可引起角膜色素沉着及皮肤色素沉着,停药后(一般停药 1~7 个月)可自行消失。应避免在阳光下暴晒、减少皮肤裸露,烈日外出应戴太阳镜。
4. 长期应用可导致甲状腺功能低下或亢进、间质性肺炎或肺纤维化。治疗中应定时做 T_3、T_4 测定并注意观察肺毒害症状,如出现疲劳、咳嗽、胸痛、发热及进行性呼吸困难等症状,应立即停药并做检查。甲状腺功能障碍及碘过敏者禁用。
5. 静脉注射可发生低血压和房性传导阻滞等。心动过缓、房室传导阻滞者禁用。

索他洛尔(sotalol,甲磺胺心定):口服吸收迅速、完全,生物利用度为 90%~100%,无首关代谢。2~3 h 后达血药浓度高峰,不与血浆蛋白结合。在体内不被代谢,几乎全部以原形经肾排出,半衰期为 12~15 h。本药为具有延长复极作用的非选择性 β 受体阻断药,可阻滞钾通道,明显延长心房肌、心室肌及浦肯野纤维的 APD 和 ERP,终止折返。尚有阻断 β 受体作用,降低自律性,减慢房室结传导,其作用与普萘洛尔相似,但强度仅为其 1/3。临床用于各种严重室性心律失常的转复和预防。也可用于心房颤动、心房扑动、阵发性室上性心动过速和心绞痛的治疗。不良反应较胺碘酮少。

四、Ⅳ类钙通道阻滞药

维拉帕米(verapamil,异搏定)

【体内过程】 口服吸收完全,30 min 起效,30~45 min 血药浓度达高峰,维持 5~6 h。首过效应明显,在血浆中 90% 与血浆蛋白结合。

【药理作用】

1. 抗心律失常 本药能降低窦房结、房室结自律性,减慢传导,延长 ERP 消除折返。

2. 抗心绞痛 对冠状血管有扩张作用,能增加冠脉血流量,改善心肌供氧。

【临床应用】 临床用于抗心律失常及抗心绞痛。对阵发性室上性心动过速最有效,为首选药。对房性心动过速也有良效。对房室交界区心动过速疗效很好。

【不良反应】 多与剂量有关,常发生于剂量调整不当时。

1. 胃肠道症状 恶心、呕吐、便秘等。本药可与食物或饮料同服,并让患者多饮水,以减轻胃肠反应,但不宜用茶、咖啡、可乐等含咖啡的饮料送服。

2. 心血管系统反应 可引起心动过缓、低血压、房室传导阻滞而诱发心力衰竭。每次给药前,应先测量患者的脉搏,如过慢或不规则,应暂不给药。静脉注射宜缓慢,速度以 2 mg/min(老年人按 1.5 mg/min)为宜。给药期间,应注意血压及心率的变化。

3. 中枢神经症状 头痛、眩晕等。

4. 内分泌系统症状 偶可致血催乳素浓度增高或溢乳。

5. 禁忌证 心力衰竭、房室传导阻滞及心源性休克。

地尔硫䓬(diltiazem):作用与维拉帕米相似,主要用于室上性心律失常,如阵发性室上性心动过速(静脉注射)及频发性房性期前收缩。对心房纤颤也有效。

第四节 抗心律失常药的用药原则

抗心律失常药物种类较多,安全范围较窄,不同类型的药物其临床适应证各不相同,又易引发不同类型的不良反应甚至导致心律失常发生,因此要重视临床合理用药。

1. 消除引起心律失常的诱因 采取积极有效的措施消除患者缺氧、电解质紊乱(尤其是低血钾)、心肌缺血、甲状腺功能亢进等促发心律失常的常见因素,停用某些引发心律失常的药物(如强心苷类、茶碱类等),有助于在非药物治疗条件下及时控制心律失常的发生。

2. 严格按照临床适应证合理选药 窦性心动过速,可选用 β 受体阻断药或维拉帕米;心房颤动或心房扑动可用奎尼丁转律;预防复发可加用或单用胺碘酮;控制心室频率用强心苷类;阵发性室上性心动过速首选维拉帕米,也可选用普萘洛尔、胺碘酮等;室性心律失常(包括室性期前收缩、阵发性室性心动过速、心室纤颤)首选利多卡因,也可用胺碘酮等;强心苷中毒引起的室性心律失常首选苯妥英钠或利多卡因。

3. 实施个体化给药方案 应综合考虑患者的年龄、体质、心脏功能、肝肾功能、电解质平衡状况,有条件适时进行血药浓度监测,确定个体化给药方案。

4. 注意用药禁忌证 抗心律失常药的药理作用的差异,决定其临床用药禁忌的不同。选药时应考虑患者的病理状况,以免加重基础疾病。如严重的心功能不全者禁用普萘洛尔,慢性肺部疾病患者不宜用胺碘酮等。

制剂及用法

盐酸奎尼丁 片剂:0.2 g/片,先服 0.1 g,如无不良反应,第一天口服 0.2 g,每 2 h 一次,连服 5 次;若无效而又无明显毒性反应,第 2 天增至每次 0.3 g,第 3 天每次

0.4 g,每 2 h 一次,连续 5 次,每日总量一般不宜超过 2 g。恢复正常心率后,改给维持量,每日 0.2～0.4 g。若连续服 3～4 d 无效或有毒性反应者,应停药。

盐酸利多卡因　片剂:0.25 g/片,先以 1～2 mg/kg,静脉注射,继以 0.1% 溶液静脉滴注,每小时不超过 100 mg。

盐酸普罗帕酮　片剂:50 mg/片,100 mg/片,150 mg/片,一次 100～200 mg,一日 3～4 次,饭后口服,不得咬碎。治疗量,一日 300～900 mg,分 4～6 次服用。维持量,一日 300～600 mg,分 2～4 次服用。

盐酸普萘洛尔　片剂:10 mg/片,一次 10～30 mg,一日 3～4 次。注射剂:5 mg/5 mL。每次 3～5 mg,以 5% 葡萄糖注射液 100 mL 稀释后静脉滴注。

胺碘酮　片剂:0.2 g/片,口服:一次 0.1～0.2 g,一日 1～4 次,或开始一次 0.2 g,一日 3 次,饭后服;3 d 后改用维持量,每次 0.2 g,一日 1～2 次。注射剂:0.15 g/3 mL。一日 0.3～0.45 g,静脉注射,或 0.3 g 加入 250 mL 生理盐水中静脉滴注,于 30 min 内滴完。

盐酸维拉帕米　片剂:40 mg/片,一次 40～120 mg,一日 3～4 次。维持量为一次 40 mg,一日 3 次。注射剂:5 mg/2 mL。稀释后缓慢静脉注射或静脉滴注,0.075～0.15 mg/kg,病症控制后改用片剂口服维持。

同步练习

一、单项选择题

1. 窦性心动过速的首选药是(　　)
   - A. 普萘洛尔
   - B. 胺碘酮
   - C. 维拉帕米
   - D. 奎尼丁
   - E. 利多卡因

2. 长期应用可致角膜色素沉积的药物是(　　)
   - A. 利多卡因
   - B. 奎尼丁
   - C. 胺碘酮
   - D. 普萘洛尔
   - E. 维拉帕米

3. 阵发性室上性心动过速首选药是(　　)
   - A. 维拉帕米
   - B. 胺碘酮
   - C. 普罗帕酮
   - D. 奎尼丁
   - E. 利多卡因

4. 强心苷中毒引起的心律失常最佳治疗药是(　　)
   - A. 奎尼丁
   - B. 胺碘酮
   - C. 普罗帕酮
   - D. 苯妥英钠
   - E. 维拉帕米

5. 室性心律失常的首选治疗药是(　　)
   - A. 维拉帕米
   - B. 胺碘酮
   - C. 普罗帕酮
   - D. 奎尼丁
   - E. 利多卡因

6. 禁用于支气管哮喘的是(　　)
   - A. 维拉帕米
   - B. 胺碘酮

C. 普萘洛尔　　　　　　　　D. 奎尼丁
　　E. 利多卡因
7. 选择性作用于 β_1 受体,可用于伴有糖尿病、支气管哮喘的心律失常的是(　　)
　　A. 维拉帕米　　　　　　　　B. 胺碘酮
　　C. 普萘洛尔　　　　　　　　D. 阿替洛尔
　　E. 利多卡因

二、思考题
1. 临床上抗心律失常药可分为哪几类?请写出各类代表药物的名称。
2. 简述抗心律失常药的主要作用机制。

单项选择题参考答案:1. A　2. C　3. A　4. D　5. E　6. C　7. D

(漯河医学高等专科学校　宋佳玉)

第二十一章 抗心绞痛药

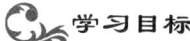

学习目标

1. 掌握硝酸酯类、β受体阻断剂抗心绞痛作用特点、临床应用和主要不良反应。
2. 熟悉钙拮抗剂抗心绞痛的特点、临床应用及不良反应。
3. 了解心绞痛的分型。

心绞痛是由于冠状动脉供血不足,心肌急剧而短暂的缺血与缺氧所引起的临床综合征。发作时,患者出现胸骨后压榨性疼痛,可放射至左肩、心前区和左上肢,疼痛一般持续数分钟。心绞痛持续发作如不及时治疗则可发展为心肌梗死。

心绞痛一般分为三种类型:①稳定型心绞痛,此型最常见,多在情绪激动、劳累或其他增加心肌耗氧量的情况时发作。休息或舌下含服硝酸甘油后迅速缓解。多与冠状动脉狭窄有关。②不稳定型心绞痛,通常在活动减少的情况下发生,甚至在安静时达到高峰。通常认为是稳定型心绞痛和心肌梗死之间的中间状态,可发展为心肌梗死或猝死,也可恢复为稳定型心绞痛。③变异型心绞痛,多由冠状动脉痉挛诱发,常在安静时发作。

心绞痛主要是心肌需氧和供氧失衡所致。心肌供氧主要取决于冠脉血流量,心肌耗氧则与心室壁张力、心率和心肌收缩力等因素有密切关系。心肌供氧不足或心肌耗氧量增多皆可导致心绞痛发作。抗心绞痛药物可通过降低缺血心肌耗氧量,改善冠脉供血,使心肌供氧和耗氧达到平衡,从而控制心绞痛发作的一类药物。临床常用的抗心绞痛药物有硝酸酯类、β受体阻断药和钙通道阻滞药。

第一节 硝酸酯类

本类药物包括硝酸甘油(nitroglycerin)、硝酸异山梨酯(isosorbide dinitrate)、单硝酸异山梨酯(isosorbide mononitrate)、戊四硝酯(pentaerythrityl tetranitrate)等。以硝酸甘油为代表做一重点介绍。

硝酸甘油(nitroglycerin)

硝酸甘油是硝酸酯类的代表药,至今已有百余年的历史。由于其具有起效快、使用方便、疗效肯定、经济等优点,至今仍然是防治心绞痛最常用的药物。

【体内过程】 硝酸甘油口服有明显的首关代谢,生物利用度仅为10%左右,故临床上不口服用药。因其脂溶性强,舌下含服易经口腔黏膜吸收,1~2 min起效,持续20~30 min,生物利用度为80%,$t_{1/2}$为2~4 min,故舌下给药为常用给药途径。硝酸甘油也可经皮肤吸收,可制成贴膜剂和软膏剂,睡前涂抹在前臂皮肤或贴在胸部皮肤,作用可维持3 h以上。硝酸甘油在肝经谷胱甘肽-有机硝酸酯还原酶代谢,最后与葡萄糖醛酸结合经肾排出。

【药理作用】 硝酸甘油的基本作用是松弛平滑肌,尤其对血管平滑肌作用明显。

1. 降低心肌耗氧量 硝酸甘油有强大的扩张静脉血管作用,使回心血量减少,心室充盈度降低,心室容积缩小,降低室壁张力,减轻心脏前负荷;也能舒张小动脉,降低外周阻力,降低心室后负荷,从而降低心肌耗氧量。

2. 增加缺血区供血和供氧 硝酸甘油可扩张较大的冠状血管及其侧支血管,使冠状动脉血流量增加;同时因硝酸甘油对非缺血区阻力血管舒张作用较弱,其阻力较缺血区大,这就促使血液自非病变区从输送血管经侧支循环更多地分流到缺血区,从而改善缺血区的血液供应。

另外,由于硝酸甘油舒张静脉、动脉,使得心脏前、后负荷减轻,心脏射血增加,心内膜下层血管受到的压力减小,有利于易缺血的心内膜下层血液供应进一步增加。以上几方面的作用均有利于心肌供氧与耗氧之间矛盾所诱发的心绞痛。

【作用机制】 硝酸酯类进入组织细胞后释放一氧化氮(nitric oxide,NO),进而产生血管舒张作用。具体来讲,硝酸酯类药物作为前药(prodrug),进入血管内皮细胞和平滑肌细胞并释放硝基(NO_2^-),与胞内巯基(SH^-)反应生成NO(内源性舒张血管活性物质),后者激活鸟苷酸环化酶(guanylate cyclase,GC)使细胞内cGMP的含量增加,激活依赖于cGMP的蛋白激酶(cGMP-dependent protein kinase),抑制收缩蛋白,最后导致血管舒张。

【临床应用】

1. 防治心绞痛 舌下含服能迅速缓解各型心绞痛发作,常作为首选药应用;亦可在有发作先兆时,口服或皮肤外用预防发作。

2. 急性心肌梗死 及早小剂量、短时间静脉注射硝酸甘油,不仅能降低心肌耗氧量、减少缺血损伤,而且有抗血小板聚集和黏附作用,使坏死的心肌得以存活或缩小梗死面积。

3. 心功能不全 扩张动、静脉血管,降低心脏前、后负荷,治疗急、慢性充血性心力衰竭。

【不良反应及注意事项】

1. 常见不良反应 多为扩张血管所致。如面颈部血管扩张引起暂时性面颊部皮肤发红;眼内血管扩张可升高眼内压;脑膜血管舒张可引起搏动性头痛等,故青光眼及颅内压增高者忌用。此外,由于扩张血管,血压下降可反射性引起交感神经兴奋,使心率加快,心肌耗氧量增加,加重心绞痛发作。大剂量可出现直立性低血压及晕厥。因此,初次用药可先含半片,以避免和减轻副作用。

2. 高铁血红蛋白症　超剂量或频繁给药时易发生,表现为呕吐、发绀等。

3. 快速耐受性　连续用药2～3周可产生耐受性,但停药1～2周耐受性可消失。采用小剂量间歇给药法(即白天分次用药,夜间不用药)可避免耐受性产生。

注意:硝酸甘油有挥发性,遇光、遇热不稳定,故应避光、密封、阴凉处保存(最好不超过20 ℃)。片剂应放在棕色玻璃瓶内,每次使用后应立即拧紧瓶盖,以防药片失效。有效期一般为6个月,如含服药片无头胀、灼热、舌麻刺感,表明药已失效,应及时更换备用。

硝酸异山梨酯(isosorbide dinitrate,**消心痛**):属长效硝酸酯类,作用与硝酸甘油相同,但作用较弱,起效较慢,维持时间较长。舌下含服10～30 min起效,作用可维持2～6 h;口服40～60 min起效,作用维持3～6 h。一般口服用于预防心绞痛发作和心肌梗死后心衰的长期治疗。

第二节　β受体阻断药

临床常用于治疗心绞痛的β受体阻断药有普萘洛尔、吲哚洛尔、噻吗洛尔及选择性$β_1$受体阻断药如阿替洛尔、美托洛尔、醋丁洛尔等。本类药物治疗心绞痛疗效可靠,能使多数患者心绞痛发作次数减少,运动耐力提高,改善缺血性心电图的变化,使硝酸甘油用量减少。现以普萘洛尔为例,仅就其抗心绞痛作用介绍如下。

【药理作用及机制】

1. 降低心肌耗氧量　阻断$β_1$受体,使心率减慢,心肌收缩力减弱,心肌耗氧量降低。

2. 改善缺血区心肌的供血　表现为两方面:①减慢心率,使舒张期相对延长,增加冠脉的灌注时间,有利于血液从心外膜区流向缺血的心内膜区;②阻断冠状动脉的$β_2$受体,使非缺血区冠状动脉阻力增加,冠状动脉血流量减少,但缺血区的冠状动脉仍处于代偿性扩张状态,迫使血液流向缺血区,使缺血区血液供应得到改善。

3. 改善心肌代谢　可改善心肌缺血区对葡萄糖的摄取与利用,进而改善糖代谢,减少机体耗氧量;促进组织中血红蛋白结合氧的解离,增加全身组织包括心肌供氧,从而改善心肌代谢。

【临床应用】

1. 心绞痛　适用于对硝酸酯类药不敏感或疗效差的稳定型心绞痛,用药后可明显减少发作次数,尤其对伴有高血压或心律失常者更为适宜。与硝酸酯类合用,可提高疗效。不宜用于变异性心绞痛。由于本药有阻断冠脉β受体作用,使α受体占优势,易导致冠状动脉收缩,故不宜用于变异型心绞痛。

2. 心肌梗死　可降低发病率,缩小梗死范围、减少死亡率,但因抑制心肌收缩力,应慎用。

β受体阻断药与硝酸酯类合用于心绞痛的治疗,β受体阻断药能对抗硝酸酯类所引起的反射性心率加快和心肌收缩力增强,硝酸酯类又可克服β受体阻断药所致冠脉收缩和心室容积增大的缺点。因此,两类药物合用能互相取长补短,可协同降低耗氧量,增强疗效;用量减少,副作用也减少。但由于两类药物都能降低血压,用药期间需要注意,以防血压下降过多,冠脉流量减少,对心绞痛不利。

注意:普萘洛尔有效剂量的个体差异较大,应从小剂量开始,以后每隔数日增加 10～20 mg,多数患者用量可达 80～240 mg/d。久用停药时,应逐渐减量,否则会加剧心绞痛的发作,引起心肌梗死或突然死亡。长期应用对血脂有影响,因此血脂异常者禁用本类药,心功能不全、支气管哮喘者及心动过缓者不宜应用。

第三节 钙通道阻滞药

临床常用于抗心绞痛的钙通道阻滞药有维拉帕米、硝苯地平、地尔硫䓬等。

【药理作用及机制】

1. 降低心肌耗氧量 通过阻滞细胞膜上钙通道,抑制 Ca^{2+} 内流,使心肌收缩力减弱,心率减慢,血管平滑肌松弛,总外周阻力下降,心脏负荷减轻,降低心肌耗氧量。

2. 舒张冠状动脉 对冠状动脉中较大的输送血管及小阻力血管均有扩张作用,能增加缺血区的灌注。此外,还可促进侧支循环,改善缺血区的供血和供氧。

3. 保护缺血细胞 心肌缺血时,心肌细胞膜外大量的 Ca^{2+} 内流,致线粒体内 Ca^{2+} 超负荷,使线粒体结构破坏,失去氧化磷酸化能力,导致细胞坏死。钙通道阻滞药通过抑制 Ca^{2+} 内流,减轻细胞内和线粒体的 Ca^{2+} 超负荷的损伤作用,从而保护心肌细胞和血管内皮细胞。

4. 抑制血小板聚集 本类药还可降低血小板内的 Ca^{2+} 浓度,抑制血小板聚集,从而防止血栓形成,以缓解心绞痛症状。

【临床应用】 各型心绞痛,尤其适用于变异型心绞痛,与 β 受体阻断药合用较为理想。对伴有高血压者,宜选用硝苯地平,对曾有心房纤颤、心房扑动、室上性心动过速病史的心绞痛宜选用维拉帕米、地尔硫䓬。

钙通道阻滞药与硝酸甘油合用,有引起低血压的危险,应慎用;与其他降压药、血管扩张药合用应注意血压的变化,随时调整用量,以防血压过度下降。

硝苯地平因可引起反射性心率加快,与 β 受体阻断药合用可增强疗效,减少不良反应。维拉帕米与 β 受体阻断药合用因可显著抑制心肌收缩力及传导系统,故要慎重。常用抗心绞痛药作用比较见表 21-1。

表 21-1 常用抗心绞痛药作用比较

药物	室壁张力	心室容积	心肌收缩力	心率	心内膜下血供	侧支血流量	血压
硝酸酯类	↓	↓	↑	↑	↑	↑	↓
β 受体阻断药	↑	↑	↓	↓	↑	↑	↓
钙通道阻滞药	↓	±	↓	±	↑	↑	↓

注:↑示增加;↓示减少;±示不定。

制剂及用法

硝酸甘油 片剂:0.3 mg/片、0.5 mg/片、0.6 mg/片,一次 0.3~0.6 mg,舌下含化。贴膜每贴 5 mg/10 cm^2,50 mg/50 cm^2。每日 1 次,夜间贴用,贴皮肤时间不超过 8 h。注射剂:1 mg/mL,2 mg/mL,5 mg/mL,10 mg/mL。5~10 mg 溶于 5% 葡萄糖注射液 250~500 mL 中,开始每分钟 5~10 μg 静脉滴注,以后根据患者的反应调整滴速。

硝酸异山梨酯 片剂:2.5 mg/片、5 mg/片、10 mg/片。舌下含化:一次 5 mg,缓解心绞痛。口服:一次 5~10 mg,一日 2~3 次,一日 10~30 mg,预防心绞痛。

盐酸普萘洛尔 片剂:20 mg/片。口服,一次 10 mg,一日 3 次。因个体差异大,应从小剂量开始,根据病情增减剂量,可增至一日 80~240 mg。

硝苯地平 片剂:10 mg/片。口服,一次 10~20 mg,一日 3 次。缓释片,一次 20 mg,一日 1~2 次。

同步练习

一、单项选择题

1. 硝酸甘油降低心肌耗氧量的原因是( )
   A. 抑制心肌收缩力
   B. 减慢心率
   C. 抑制心肌代谢
   D. 扩张心外血管使室壁张力降低
   E. 以上都对

2. 普萘洛尔和硝酸甘油均可引起( )
   A. 心率减慢
   B. 心率加快
   C. 心肌耗氧量降低
   D. 冠状动脉扩张
   E. 心室容积增加

3. 硝苯地平扩张血管的原理是( )
   A. 阻断 α 受体
   B. 兴奋 β$_2$ 受体
   C. 抑制 Ca^{2+} 进入细胞
   D. 抑制 Na$^+$ 进入细胞内
   E. 阻断 β$_1$ 受体

4. 硝酸甘油扩张血管引起的不良反应不包括( )
   A. 心率较快
   B. 搏动性头痛
   C. 眼内压升高
   D. 直立性低血压
   E. 高铁血红蛋白症

5. 硝酸甘油、普萘洛尔、硝苯地平治疗心绞痛的共同作用是( )
   A. 降低耗氧量
   B. 减慢心率
   C. 扩张冠脉
   D. 降低室壁张力
   E. 降低心肌收缩力

6. 心绞痛急性发作首选药物是( )
   A. 洛伐他汀
   B. 硝苯地平
   C. 普萘洛尔
   D. 硝酸甘油
   E. 维拉帕米

二、思考题

1. 硝酸甘油治疗心绞痛的原理是什么？
2. 简述β受体阻断药治疗心绞痛的原理。
3. 硝酸甘油与普萘洛尔合用防止心绞痛有何优点？合用时应注意什么？

单项选择题参考答案：1.D 2.C 3.C 4.E 5.A 6.D

（漯河医学高等专科学校 任丽平）

第二十二章 抗慢性心功能不全药

学习目标

1. 掌握强心苷类作用机制、药理作用、临床应用、不良反应及防治方法。
2. 熟悉利尿药、血管扩张药、肾素-血管紧张素-醛固酮系统抑制药、β受体阻断药等常用药物的作用特点及临床应用。
3. 了解强心苷类药物相互作用及给药方法。

慢性心功能不全又称慢性心力衰竭,是指在适当的静脉回流下,心输出量绝对或相对减少,不能满足机体组织所需的一种以缺氧、疲劳和体液潴留为特征的病理状态。慢性心功能不全通常伴有体循环和(或)肺循环的被动性充血,故又称充血性心力衰竭(congestive heart failure,CHF)。CHF是一种常见的、多因素的临床综合征,也是多种病因所引起的心脏疾病的终末阶段,其症状复杂、预后严峻,已成为心血管病的一大难题。

第一节 慢性心功能不全的病理生理学基础及治疗药物分类

一、慢性心功能不全的病理生理学基础

(一)心肌功能及结构变化

1. **心脏结构变化** 心力衰竭发病过程中,心肌处在长期的超负荷状态。心肌缺血、缺氧、心肌细胞能量生成障碍、心肌过度牵张、心肌细胞内 Ca^{2+} 超载等因素引发心肌细胞肥大、凋亡,心肌组织纤维化,心肌组织发生重构,表现为心肌肥厚、心腔扩大、心脏的收缩功能和舒张功能障碍。

2. **心肌功能变化** 大多数患者以收缩功能障碍为主,心肌收缩力减弱,心输出量减少,组织器官灌流不足。收缩性心力衰竭者对正性肌力药物反应良好,也可用扩血管药减轻后负荷,改善心收缩功能。少数患者以舒张功能障碍为主,主要是心室的充盈异常,心室顺应性降低,心输出量减少,心室舒张末期压增高,体循环和(或)肺循环

淤血,其射血分数下降不明显甚至可维持正常,对正性肌力药物反应差。

(二) 神经内分泌变化

心力衰竭时神经-体液调节发生一系列变化,主要表现在交感神经系统激活、肾素-血管紧张素-醛固酮系统(RAAS)激活等。这些变化在心衰早期可起到一定的代偿作用,但长期的交感神经系统激活可使心肌后负荷及耗氧量增加,促进心肌肥厚,诱发心律失常甚至猝死;长期的RAAS激活则使全身小动脉强烈收缩,水钠潴留,增加心脏负荷而加重心衰,同时还促进多种生长因子基因表达、促进细胞生长等,从而引起心肌肥厚、心室重构。

(三) 心肌肾上腺素β受体信号转导变化

CHF时最早且最常见的变化是交感神经系统的激活,交感神经长期激活可致心肌β受体信号转导发生变化。

1. $β_1$受体下调　CHF时β受体密度降低,数目减少,以减轻去甲肾上腺素对心肌的损害。

2. $β_1$受体与兴奋性Gs蛋白脱偶联或减敏　CHF时Gs蛋白数量减少,活性降低,而抑制性Gi蛋白数量增多或活性增高,Gs/Gi比值下降使心脏对$β_1$受体激动药的反应性降低。同时,腺苷酸环化酶活性下降,cAMP生成减少,细胞内Ca^{2+}减少,心肌收缩功能出现障碍。

3. G蛋白偶联受体激酶(GRKs)活性增高　GRKs是一种受体特异性激酶,只能磷酸化已被激动剂占领并与G蛋白偶联的受体。受体被GRKs磷酸化后形成磷酸化受体,后者又与另一称为阻碍素的抑制蛋白结合而与G蛋白脱偶联,使受体减敏。已发现CHF时心肌中的GRKs活性增加一倍。CHF时$β_1$受体下调与GRKs和阻碍素调节有关。

二、治疗药物分类

抗CHF药是一类能增加心肌收缩力或减轻心脏负荷,增加心排出量的药物。目前用于CHF治疗中的药物可分为以下几类:

1. 正性肌力药物　①强心苷类:地高辛等。②非苷类正性肌力药:米力农、维司力农等。

2. 减轻心脏负荷药　①利尿药:氢氯噻嗪、呋塞米等。②血管扩张药:硝普钠、硝酸异山梨酯、肼屈嗪、哌唑嗪等。

3. 肾素-血管紧张素-醛固酮系统抑制药　①血管紧张素转化酶抑制药:卡托普利等。②血管紧张素Ⅱ受体阻断药:氯沙坦等。③抗醛固酮药:螺内酯。

4. β受体阻断药　美托洛尔、卡维地洛等。

5. 钙通道阻滞药　氨氯地平等。

第二节　正性肌力药物

一、强心苷类

强心苷(cardiac glycosides)是一类具有强心作用的苷类化合物。本类药物主要从洋地黄类植物中提取,故又称洋地黄类药物,临床上常用的有地高辛(digoxin),其他尚有洋地黄毒苷(digitoxin)、去乙酰毛花苷丙(deslanoside)、毒毛花苷K(strophanthin K)等。

【体内过程】　强心苷类药物化学结构相似,药理作用、临床用途、不良反应亦相同。但由于侧链不同,导致它们体内过程各具特点,这是临床选药的主要依据(表22-1)。

表22-1　常用强心苷体内过程比较

分类	药物	给药方式	吸收率(%)	结合率	肝肠循环	主要消除方式	$t_{1/2}$
慢效	洋地黄毒苷	口服	90~100	97	26	肝代谢	5~7 d
中效	地高辛	口服、静脉注射	60~85	25	7	肾排泄	36 h
速效	毒毛花苷K 毛花苷丙	静脉注射	—	5	17	肾排泄	19 h

【药理作用】

1. 正性肌力作用(增强心肌收缩力)　治疗量强心苷对心脏具有高度选择性,能明显增强衰竭心脏的收缩力,增加心排出量,从而缓解心衰的症状。强心苷的正性肌力作用有两个显著特点:①加快心肌纤维收缩速度,使心肌收缩敏捷,舒张期相对延长;②增强衰竭心肌收缩力,增加心排出量的同时,并不增加心肌耗氧量,甚至使总耗氧量略有降低。正性肌力作用是强心苷治疗CHF的主要药理基础。

一般认为治疗量强心苷的正性肌力作用是通过增加细胞内Ca^{2+}浓度实现的。

2. 负性频率(减慢心率)　治疗量强心苷对正常心率影响较小,但对心功能不全而心率加快的患者,强心苷通过增强心肌收缩力,增加心排出量,刺激窦、弓压力感受器,反射性兴奋迷走神经,抑制窦房结,使心率减慢。

3. 负性传导(减慢房室结传导)　强心苷因增强迷走神经兴奋性而减慢房室结的传导速度,延长房室结有效不应期。

此外,强心苷对心衰患者尚有利尿及扩张血管等作用。

【正性肌力作用机制】　目前认为,强心苷能选择性地与心肌细胞膜上的强心苷受体Na^+,K^+-ATP酶结合并抑制其活性,胞内Na^+量增多,进而通过Na^+-Ca^{2+}双向交换机制使心肌细胞内Ca^{2+}增加,钙离子作用于心肌收缩蛋白,收缩力增加。

【临床应用】

1. 慢性心功能不全　强心苷主要用于以收缩功能障碍为主,对利尿药、ACEI、β

受体阻断药疗效欠佳的低排血量心力衰竭。但不同病因的 CHF,其疗效有一定的差异:对伴有心房颤动或心室率快的 CHF 疗效最佳;对瓣膜病、高血压及先天性心脏病引起的 CHF 较好;对继发于甲状腺功能亢进、严重贫血、维生素 B_1 缺乏症的 CHF 疗效较差;对缩窄性心包炎,严重二尖瓣狭窄所致 CHF 无效。

2. 某些心律失常

(1) 心房纤颤　其主要危害是心房过多的冲动下传至心室,引起心室率过快,心输出量减少。强心苷对此有明显疗效,通过增强迷走神经张力和直接抑制房室结传导、阻止心房过多的冲动传至心室、降低心室率,改善心室功能,纠正循环障碍。

(2) 心房扑动　心房扑动的冲动较强而规则,与心房颤动相比,更易传入心室,引起严重的循环障碍。强心苷能不均一地缩短心房的有效不应期,使心房扑动变为心房颤动,然后发挥治疗心房颤动的作用。

(3) 阵发性室上性心动过速　强心苷通过增强迷走神经功能,减慢房室传导而终止房性或房室性心动过速发作。

【不良反应及注意事项】　强心苷治疗安全范围小,一般情况下,治疗量已接近中毒剂量的 60%,而且生物利用度及对强心苷敏感的个体差异较大,故易发生不同程度的毒性反应。

1. 胃肠道反应　是最常见的早期中毒症状。主要表现为食欲缺乏、恶心、呕吐及腹泻等。严重者应该停药。

2. 神经系统反应　有头痛、眩晕、乏力、失眠、谵妄等症状及视觉障碍,如黄视、绿视、视力模糊等,视觉障碍是特殊的中毒先兆。

3. 心脏毒性反应　是最严重、最危险的不良反应,约 50% 的病例表现为各种心律失常。常见室性或室上性心律失常及房室传导阻滞,其中室性期前收缩最常见,也可发生窦性心动过缓。主要与细胞内缺 K^+ 有关。

强心苷中毒机制主要与强心苷抑制 Na^+,K^+-ATP 酶有关,由于 Na^+,K^+-ATP 酶活性受到严重抑制,心肌细胞内 $Na^+、Ca^{2+}$ 量大大增加,同时 K^+ 量明显减少。Ca^{2+} 量增加则导致 Ca^{2+} 超载,诱发强心苷中毒。由于细胞内 K^+ 减少,导致细胞兴奋性及自律性均增高,传导减慢,易致心律失常。

因此,用药过程中,应做好中毒预防。应根据患者的各种具体情况随时调整剂量,做到剂量个体化。注意避免促发中毒的各种因素,如低血钾、低血镁、高血钙、心肌缺氧、酸碱平衡紊乱、肾功能不全、发热、高龄及合并用药等。有中毒先兆者停用强心苷和排钾利尿药是最主要措施。

对强心苷中毒引起快速型心律失常,轻者口服钾盐,必要时静脉滴注钾盐;严重者可用苯妥英钠治疗,对室性心律失常选用利多卡因治疗有效;对缓慢型心律失常如心动过缓和房室传导阻滞宜用阿托品治疗;对危及生命的致死性中毒,应用地高辛抗体 Fab 片段治疗,效果明显。

禁用于室性心律失常、Ⅱ度以上房室传导阻滞、梗阻性心肌病、主动脉瘤等。

二、非苷类正性肌力药

1. β 受体激动药　多巴酚丁胺选择性激动心 $β_1$ 受体,能明显增加心排出量,改善心脏泵血功能。对α受体和β₂受体激动作用较弱，对心率影响较小。主要用于对强心苷反应不好的严重左心室功能不全和心肌梗死后CHF患者，但血压明显下降者不宜使用。

2. 磷酸二酯酶抑制药　本类药物有米力农(milrinone)、维司力农(vesnarinone)等。它们通过抑制磷酸二酯酶，明显提高心肌细胞内cAMP含量，而发挥增强心肌收缩力和扩张血管的双重作用。但这类药物是否能降低心衰患者的病死率和延长其寿命，目前尚有争议。现临床供短期静脉给药治疗急性重症CHF。长期应用不良反应增多，过量可致低血压、心动过速、心绞痛样疼痛等。

第三节　减轻心脏负荷药

一、利尿药

利尿药是治疗CHF的基础药物之一。在用药初期通过排钠利尿，降低血容量和回心血量，减轻心脏前负荷，缓解或消除静脉淤血及其引发的肺水肿和外周水肿。用药后期由于血管壁中缺Na^+而减少Na^+-Ca^{2+}交换，降低细胞内Ca^{2+}含量，导致血管扩张，从而减轻CHF症状。

对轻度、中度CHF可单独应用噻嗪类利尿药或与留钾利尿药合用；对重度CHF可选用强效利尿药呋塞米静脉注射；保钾利尿药多与强效、中效利尿药合用治疗CHF。

二、血管扩张药

血管扩张药通过扩张静脉和动脉血管，减轻心脏前、后负荷，改善心脏泵血功能，从而缓解CHF症状。一般仅用于强心苷类和利尿药治疗无效的CHF或顽固性CHF的治疗。血管扩张药的常用药物及对CHF治疗的作用见表22-2。

表22-2　治疗CHF的血管扩张药

常用药物	主要作用部位	作用机制	应用
肼屈嗪	小动脉	直接扩张血管	心排出量明显减少者
硝苯地平	小动脉	钙拮抗	外周阻力升高者
硝酸甘油	静脉	直接扩张血管	肺静脉淤血症状明显者
硝普钠	动、静脉	直接扩张血管	心排出量低、肺静脉压力高者
哌唑嗪	动、静脉	$α_1$受体阻断	
酚妥拉明	动、静脉	α受体阻断	顽固性CHF
卡托普利	动、静脉	ACE I	重度及难治性CHF；高血压并发CHF首选

血管扩张药治疗CHF的主要不良反应是低血压，为了不影响冠状动脉的灌注，应

使血压不低于 100/60 mmHg,密切注意血压、心率变化,随时调整剂量。在治疗时应从小剂量开始,停药时应逐渐减量,不宜突然停药,以免出现"反跳现象",使病情恶化,甚至猝死。另有水钠潴留,应联合应用利尿药以减轻副作用。

第四节　肾素-血管紧张素-醛固酮系统抑制药

血管紧张素Ⅰ转化酶抑制药(ACEI)和血管紧张素Ⅱ受体(AT_1)拮抗药用于 CHF 的治疗是抗心衰治疗的重要进展之一。本类药不仅能够扩张血管,改善心功能,缓解心衰的症状,提高生活质量,而且可防止和逆转心室重构,阻止心肌肥厚的进一步发展,能够显著降低 CHF 的病死率,改善预后。所以这类药物已经作为 CHF 治疗的一线用药广泛用于临床。

一、血管紧张素转化酶抑制药

常用的本类药物有:卡托普利(captopril)、依那普利(enalapril)、贝那普利(benazepril)、雷米普利(ramipril)等,作用基本相似。

【药理作用】

1. 降低心脏前后负荷,改善心功能　ACEI 可抑制体循环及局部组织中的血管紧张素转化酶(ACE)活性,抑制血管紧张素Ⅰ向血管紧张素Ⅱ转化,使 AngⅡ生成减少,从而减弱血管紧张素Ⅱ的缩血管作用,致血管扩张;ACEI 还可抑制缓激肽降解,进而促进一氧化氮和前列腺素生成,使舒张血管作用增强,降低 CHF 患者心脏后负荷;减少醛固酮分泌,减轻水钠潴留,静脉回心血量减少,减轻心脏前负荷。

2. 抑制心肌和血管重构　AngⅡ及醛固酮是促进心肌细胞增生、胶原蛋白含量增加、心肌间质纤维化,导致心肌及血管重构的主要因素。应用不影响血压的小剂量 ACEI,可减少 AngⅡ和醛固酮的生成,阻止、逆转心血管重构。

3. 降低交感神经活性　ACEI 减少 AngⅡ的生成,会减少去甲肾上腺素的释放,从而降低交感神经活性对心血管系统的影响。

【临床应用】　ACEI 已作为治疗 CHF 的基础药物广泛应用于临床,轻度患者可单独应用;中、重度患者可与利尿药、强心苷类以及 β 受体阻断药合用。

【不良反应】　常见为低血压,与利尿药合用时更易发生。还可导致高血钾、血管神经性水肿、咳嗽等,长期应用可致体内锌的缺乏。

二、血管紧张素Ⅱ受体阻断药

本类药物可直接阻断 AngⅡ与其受体结合,发挥拮抗作用。对 CHF 的治疗作用与 ACEI 相似,也能预防及逆转心血管的重构。但是,由于只抑制 RAAS 而不抑制缓激肽代谢,所以不良反应较 ACEI 少,不易引起咳嗽、血管神经性水肿等。

本类药物常用的有氯沙坦(losartan)、缬沙坦(valsartan)、厄贝沙坦(irbesartan)、坎地沙坦(candesartan)等。

三、抗醛固酮药

CHF时,大量的醛固酮除了保钠排钾外,尚有明显的促生长作用,引起心房、心室、大血管的重构,加速心衰恶化。醛固酮拮抗药螺内酯可降低CHF的发病率和死亡率,与ACEI合用可同时降低AngⅡ、醛固酮水平,改善临床症状和体征效果更佳。

第五节 其他药

一、β受体阻断药

β受体阻断药虽有抑制心肌收缩力,加重心力衰竭的可能,但在临床应用中发现,长期应用本类药物可以改善CHF症状,降低死亡率。目前已被推荐作为CHF的常规用药。

在CHF发病过程中交感神经活性增强,导致肾素分泌过多,循环及组织中的RAAS被激活,使交感神经兴奋进一步增强,血浆中去甲肾上腺素水平增高,促进心功能不全的发展。β受体阻断药通过阻断 $β_1$ 受体产生以下作用:①降低交感神经活性,减少去甲肾上腺素的释放,使心脏负荷减轻,改善CHF症状;②抑制肾素-血管紧张素系统,使血管扩张,减少水钠潴留,减轻心脏的前后负荷,同时逆转心室重构等作用,改善患者的生活质量,降低死亡率并减少不良反应。常用的 $β_1$ 受体阻断药有比索洛尔(bisoprlol)、卡维地洛(carvedilol)、美托洛尔(metoprlol),其中卡维地洛治疗效果较为显著。$β_1$ 受体阻断药与ACEI合用尚能进一步增加疗效。

应用 $β_1$ 受体阻断药治疗CHF时,应注意下列情况:①正确选择适应证,以扩张型心肌病CHF的疗效最好;②应从小剂量开始,逐渐增加至患者能耐受而又不加重病情的剂量,剂量递增要慢,如果开始剂量偏大势必导致病情的加重;③心功能改善的平均奏效时间为3个月,因此需要坚持长期用药;④应合并使用其他抗CHF药,如利尿药、ACE抑制药和强心苷等;⑤对严重心动过缓、严重左心室功能减退、低血压、明显房室传导阻滞及支气管哮喘者禁用。

二、钙通道阻滞药

CHF时血管内皮功能低下,心功能不全所致的血流状态的变化,可激活内皮细胞内氧自由基的产生,使氧化作用增强,加速心衰进程。国外的大规模临床试验发现:长效钙拮抗剂如氨氯地平可抑制交感神经兴奋,并且有明显的抗氧化作用。长期给予氨氯地平,可延缓心功能不全的进展,能明显改善心脏收缩功能、舒张功能,延长患者的再入院时间和减少病死率。

制剂及用法

洋地黄毒苷 全效量 0.7~1.2 mg,于 48~72 h 内分次服用;维持量一日 0.05~

0.1 mg。

地高辛 口服，一次 0.125～0.5 mg，全效量 1.25～1.5 mg。维持量一日 0.125～0.5 mg。注射剂：一次 0.25～0.5 mg，用 10% 或 5% 葡萄糖注射液稀释后缓慢静脉注射。极量，静脉注射 1 mg/次。

毒毛花苷 K 静脉注射首剂 0.125～0.25 mg 加入 25% 葡萄糖注射液 20～40 mL 中缓慢注入，不少于 5 min，必要时重复一次。总量一日 0.25～0.5 mg。

盐酸多巴酚丁胺 250 mg 以 5% 葡萄糖注射液 500 mL 稀释后，按每分钟 2.5～10 μg/kg 的速度静脉滴注。

米力农 一次 2.5～7.5 mg，一日 4 次。注射剂：10 mg/10 mL。静脉滴注：每分钟 12.5～75 μg/kg。一般开始 10 min 以内 50 μg/Kg，然后以每分钟 0.375～0.75 μg/kg 维持，每日最大剂量不超过 1.13 mg/kg。

卡托普利 开始一次 12.5 mg，一日 2～3 次，以后逐渐增加剂量，最大剂量为一日 150 mg。

同步练习

一、单项选择题

1. 关于 ACEI 治疗 CHF 的说法错误的是（　　）
   A. 扩张血管降低心脏负荷　　　　　　B. 减少醛固酮的分泌
   C. 逆转心血管重构　　　　　　　　　D. 对血流动力学有良性影响
   E. 不宜常规使用

2. 地高辛的最佳适应证是（　　）
   A. 高血压病所致的心力衰竭　　　　　B. 严重贫血所致心力衰竭
   C. 甲状腺功能亢进引起的心力衰竭　　D. 肺源性心脏病引起的心力衰竭
   E. 缩窄性心包炎引起的心力衰竭

3. 地高辛主要用于治疗（　　）
   A. 慢性心功能不全　　　　　　　　　B. 室性期前收缩
   C. 房室传导阻滞　　　　　　　　　　D. 心包炎
   E. 心室颤动

4. 血管扩张药治疗心力衰竭的主要作用是（　　）
   A. 扩张冠脉、增加冠脉流量　　　　　B. 扩张动、静脉，降低心脏前、后负荷
   C. 降低心排血量　　　　　　　　　　D. 降低血压
   E. 降低血容量

5. 下列能够逆转心室重构的药物是（　　）
   A. 地高辛　　　　　　　　　　　　　B. 氢氯噻嗪
   C. 卡托普利　　　　　　　　　　　　D. 米力农
   E. 多巴酚丁胺

6. 地高辛出现危及生命的严重中毒时特效解毒药是（　　）
   A. 苯妥英钠　　　　　　　　　　　　B. 利多卡因
   C. 地高辛抗体　　　　　　　　　　　D. 奎尼丁
   E. 胺碘酮

二、思考题

1. 强心苷的适应证有哪些?
2. 强心苷药物的不良反应有哪些?
3. 强心苷心脏毒性反应有哪些表现,如何进行有效的预防和治疗?

单项选择题参考答案:1.E 2.A 3.A 4.B 5.C 6.C

(漯河医学高等专科学校 任丽平)

第二十三章 调血脂与防治动脉粥样硬化药

> **学习目标**
> 1. 掌握他汀类的调血脂作用特点、临床应用及主要不良反应。
> 2. 熟悉其他药物的调血脂作用、临床应用及不良反应。

动脉粥样硬化(atherosclerosis, AS)是心脑血管疾病的主要病理基础,动脉粥样硬化主要发生在大、中动脉,尤其是冠状动脉、脑动脉和主动脉,继续发展,有可能发生心、脑、肾动脉的痉挛、栓塞。因此,防治动脉粥样硬化是防治心脑血管病的重要措施。用于防治动脉粥样硬化的药物称为调血脂药(lipid regulating agent)和抗动脉粥样硬化药(antiatherosclerotic drugs)。

第一节 调血脂药

血脂是血浆或血清中所含的脂类,包括胆固醇(cholesterol, Ch)、三酰甘油(triglyceride, TG)、磷脂(phospholipid, PL)和游离脂肪酸(free fatty acid, FFA)等。Ch又分为胆固醇酯(cholesteryl ester, CE)和游离胆固醇(free cholesterol, FC),两者相加为总胆固醇(total cholesterol, TC)。血脂与载脂蛋白(apolipoprotein, Apo)结合成脂蛋白(lipoprotein, Lp)后才能溶于血浆,进行转运和代谢。载脂蛋白有 A、B、C、D、E 之分。脂蛋白有如下四种形式。①乳糜微粒(chylomicron, CM),系食物来源的中性脂肪颗粒,主要含外源性三酰甘油。②低密度脂蛋白(low density lipoprotein, LDL),主要含胆固醇。③极低密度脂蛋白(very low density lipoprotein, VLDL),主要含内源性三酰甘油。④高密度脂蛋白(high density lipoprotein, HDL),主要含蛋白质、胆固醇、磷脂等,这种脂蛋白是防止动脉硬化的有利因素。此外还有中间密度脂蛋白(intermediate density lipoprotein, IDL),是 VLDL 在血浆的代谢物。

凡血浆中 VLDL、IDL、LDL 及 ApoB 浓度高于正常值即为高脂蛋白血症(表 23-1)。高脂蛋白血症不仅易致动脉粥样硬化,又可加速其发展,是冠心病、脑血管病、外周血管阻塞性疾病、肾动脉硬化症的主要致病因素之一。HDL, ApoA 浓度低于正常,也是动脉粥样硬化危险因子。因此,凡能使 VLDL、LDL、TC、TG 降低,或使 HDL 升高的药物,都有抗动脉粥样硬化作用,统称调血脂药。

对高脂蛋白血症的治疗,首先要调节饮食,如食用低热卡、低胆固醇、低脂肪类食品,加强体育锻炼及戒烟,如血脂仍不正常,可考虑采用药物治疗。

表23-1 高脂血症的分类

分型	脂蛋白	TC	TG	临床分型
Ⅰ	CM↑	↑	↑↑↑↑	高三酰甘油血症
Ⅱa	LDL↑	↑↑	↑↑	高胆固醇血症
Ⅱb	VLDL↑、LDL↑	↑↑	↑↑	混合型高脂血症
Ⅲ	IDL↑	↑↑	↑↑	混合型高脂血症
Ⅳ	VLDL↑	↑↑	↑↑	高三酰甘油血症
Ⅴ	CM↑、VLDL↑	↑	↑↑↑	混合型高脂血症

一、主要降低胆固醇和LDL的药物

(一)他汀类

他汀类是治疗高胆固醇血症的新型药物。常用药物有洛伐他汀(lovastin)、普伐他汀(pravastatin)、塞伐他汀(simvastatin)、氟伐他汀(fluvastatin)、阿托伐他汀(Arorvastatin)等。

【体内过程】 他汀类药物一般以羟酸型吸收较好,内酯型吸收后在肝内水解成具有活性的羟酸型,很少进入外周组织。大部分在肝代谢,经胆汁由肠道排出,少部分由肾排出。如洛伐他汀经胃肠道吸收后,内酯环水解成环羟基酸而具有药理活性。口服2~4 h后,血浆浓度达到峰值,2~3 d内达到稳态,$t_{1/2}$为3 h。经肝细胞色素P450酶系代谢。80%以上通过胆道经粪便排出。

【药理作用】

1. 调血脂作用 在治疗剂量下,降低LDL-C的作用最强,TC次之,降TG作用很小,而HDL略有升高。呈剂量依赖性,约2周出现明显疗效,4~6周达高峰,长期应用可保持疗效。

2. 非调血脂作用 又称他汀类的多效性作用,主要包括:改善血管内皮对扩血管物质的反应性;抑制血管平滑肌细胞增殖和迁移,促进其凋亡;抑制血浆C反应蛋白,减轻动脉粥样硬化过程的炎症反应;抑制单核巨噬细胞的黏附和分泌;抑制血小板聚集,提高纤溶活性;抗氧化作用;减少动脉壁巨噬细胞及泡沫细胞的形成,使动脉粥样硬化斑块稳定和缩小。这些作用均有助于抗动脉粥样硬化。

【作用机制】 HMG-CoA(3-羟基-3-甲基戊二酰辅酶A,3-hydroxy-3-methylglutaryl coenzyme A)还原酶是体内胆固醇合成过程中的限速酶,他汀类药物与HMG-CoA底物的化学结构相似,可以竞争性抑制肝细胞合成胆固醇的HMG-CoA还原酶的活性,降低血浆胆固醇水平。肝细胞内胆固醇含量下降负反馈刺激肝细胞表面LDL受体合成加速,增加肝细胞膜LDL受体表达的数目,增加LDL受体介导的LDL

和 IDL 的清除，从而降低 LDL 血浆浓度及 VLDL 和三酰甘油的浓度，升高 HDL 的浓度。

【临床应用】

1. 高胆固醇血症　主要用于治疗原发性高胆固醇血症、杂合子家族性高胆固醇血症和以胆固醇增高为主的混合型高脂血症。也可用于Ⅱb、Ⅲ型高脂蛋白血症及糖尿病性和肾性高脂血症。对较严重的高三酰甘油血症和乳糜微粒症疗效差。对纯合子家族性高脂血症无效。

2. 预防心脑血管急性事件　本类药因能增加粥样斑块的稳定性或使斑块缩小，故可减少缺血性脑卒中、稳定型和不稳定型心绞痛发作、心肌梗死等的发生。

【不良反应及注意事项】　他汀类药物不良反应较少而轻，大剂量应用时患者出现胃肠反应、肌痛、皮肤潮红、头痛、无症状性氨基转移酶升高，偶见肌酸磷酸激酶(creatine phosphokinase，CPK)升高，停药后即恢复正常。偶有横纹肌溶解症，以辛伐他汀、西立伐他汀的肌病发病率高，绝大多数是肌病，极少数发展成为横纹肌溶解症。

注意：①活动性肝病者、孕妇及哺乳妇忌用。②用药期间，应定期进行肝功能、CPK 检查。③本药空腹时给药吸收可减少 30%，应嘱患者用药期间与食物共进，以利吸收；避免高脂饮食。

(二)胆汁酸结合树脂类药

胆固醇在体内主要经肝转化为胆汁酸进行代谢，而代谢生成的胆汁酸中约 95% 可被重吸收形成肝肠循环。本类药物又称胆酸螯合剂，为阴离子交换树脂，不溶于水，进入肠道后不被吸收，也不易被消化酶分解，与胆汁酸牢固结合，阻滞胆酸的肝肠循环和反复利用，从而大量消耗胆固醇。

考来烯胺(colestyramine，消胆胺)和考来替泊(colestipol，降胆宁)

考来烯胺为苯乙烯型强碱性阴离子交换树脂类，其氯化物呈白色或淡黄色球状颗粒或粉末，无臭或有氨臭。

考来替泊为二乙基五胺环氧氯丙烷的聚合物，属于弱碱性阴离子交换树脂，呈淡黄色，无臭无味，有亲水性，但不溶于水。

【药理作用】　能降低 TC、LDL-C，其强度与剂量有关，ApoB 也相应降低，但 HDL 几无改变。对 TG 和 VLDL 影响小。

【作用机制】　考来烯胺在肠道内通过离子交换与胆汁酸结合后发生以下作用：①被结合的胆汁酸失去活性，减少食物中包括胆固醇在内的脂类物质吸收；②阻碍胆汁酸在肠道的重吸收；③由于胆汁酸大量丢失，肝内 7-α 羟化酶对肝细胞内 Ch 转化为胆汁酸的能力大大增强，于是肝细胞内 Ch 减少，导致肝细胞表面 LDL 受体增加或活性增强；此时，血浆中 LDL-C 经肝细胞表面 LDL 受体进入肝细胞，使血浆 TC、LDL-C 水平降低。

【临床应用】　主要用于Ⅱa 型高脂血症，对Ⅱb 型高脂血症应与降 TG 和 VLDL 的药物合用；与他汀类药物合用，可延缓动脉粥样硬化的发生和发展进程，减少冠心病的发生；还可用于因胆酸过多沉积于皮肤所致的瘙痒。

【不良反应及注意事项】　主要为胃肠道反应如腹胀、恶心、便秘等。长期应用，可引起脂溶性维生素缺乏，应适当补充维生素 A、D、K 及钙。本药味道难闻，可用调味剂伴服。本类药物在肠腔内与他汀类、氯噻嗪、保泰松、苯巴比妥、洋地黄毒苷、甲状腺素、口服抗凝药、脂溶性维生素、叶酸、铁剂等结合,影响这些药物吸收,应尽量避免配伍,必要时可在服此类药物1 h前或4 h后服用上述药物。

二、主要降低三酰甘油和VLDL的药物

(一)苯氧酸类(贝特类)

第一个苯氧酸类药物氯贝丁酯(clofibrate,又名氯贝特)因不良反应较多,现已被同类药中的新型品种代替。现临床应用较多的药物是吉非贝齐(gemfibrozil)、苯扎贝特(bezafibrate)、非诺贝特(fenofibrate)等。

【药理作用】

1. 降低血浆中TG、VLDL、TC、LDL的含量　本类药能增加脂蛋白脂酶活性,促进TG代谢,加速VLDL三酰甘油水解和VLDL分解。还能抑制肝内合成和分泌VLDL,从而使富含三酰甘油的VLDL消除加速。

2. 升高HDL　系降低VLDL的结果。升高HDL则使VLDL分解增加,减少了VLDL、三酰甘油与HDL胆固醇交换,致使HDL升高。

3. 其他作用　本类药还有抑制血小板聚集、抗凝血、增加纤溶酶活性及抗利尿作用。

【作用机制】　本类药物通过如下方式调节血脂:①抑制乙酰辅酶A羧化酶,减少游离脂肪酸进入肝,使肝合成TG及VLDL减少;②增强脂蛋白脂肪酶的活性,加速CM、VLDL的分解代谢;③增加HDL的合成,延缓其清除,加速胆固醇的逆向转运;④促进LDL、VLDL的分解和消除。

【临床应用】　适用于治疗以TG或VLDL升高为主的高脂蛋白血症。常与他汀类合用于Ⅱb、Ⅲ、Ⅳ、Ⅴ型高脂蛋白血症;也用于伴有2型糖尿病的高脂蛋白血症患者。

【不良反应】　较少,患者耐受性较好。常见胃肠道反应,如恶心、食欲缺乏、腹痛、腹泻等。与他汀类合用可增加肌病的发生率。宜从小剂量开始,常采用早晨服贝特类,晚上服他汀类,避免血药浓度的显著升高。

(二)烟酸类

烟酸(nicotinic acid)、烟酸衍生物阿昔莫司(acipimox,氧甲吡嗪)为广谱调血脂药,对多种高脂血症有效。

烟酸(nicotinic acid)

本药为水溶性维生素,属B族维生素之一,药理剂量具有降脂作用。

【药理作用】　大剂量烟酸能抑制脂肪组织脂解,降低血浆中游离脂肪酸(free fatty acid,FFA)浓度,从而使肝中三酰甘油的合成减少,降低VLDL和IDL、LDL的产生,并能轻度或中度升高HDL,具有抗动脉粥样硬化及冠心病的作用。

【临床应用】　可用于除Ⅰ型以外的各型高脂血症的辅助治疗,对有严重高三酰甘油兼乳糜微粒血症患者(Ⅴ型),烟酸为首选药。

【不良反应】　初次用药可引起面红、皮肤瘙痒、头痛等作用,因扩张血管所致,几

周后反应减轻。大剂量刺激胃肠道引起恶心、呕吐、腹痛甚至溃疡。偶见肝功能损害，表现为黄疸，血浆转氨酶升高等。还可引起高血糖、降低糖耐量，升高血中尿酸浓度，诱发痛风。痛风、溃疡病、活动性肝病、1型糖尿病者、孕妇禁用。

阿昔莫司（acipimox，氧甲吡嗪）：化学结构类似烟酸，药理作用也与其相似，但作用较强且持久。对血浆三酰甘油和胆固醇均有降低作用，并能升高 HDL，抑制 VLDL 和 LDL 脂蛋白的合成。不良反应较烟酸少见，临床上基本取代烟酸用于 II、III、IV、V 型高脂蛋白血症。

第二节　抗氧化剂

氧自由基及氧化型-LDL 可损伤血管内皮，被损伤的血管内皮还可导致血小板聚集和血栓形成。防止氧自由基脂蛋白的氧化修饰，已成为阻止动脉粥样硬化发生和发展的重要措施。

普罗布考（probucol，丙丁酚）：抗氧化作用强，阻断脂质过氧化，减少氧化型-LDL 的形成，减缓动脉粥样硬化病变的一系列过程。此外，药物还能抑制 HMG-CoA 还原酶，使胆固醇合成减少，并能增加 LDL 的清除，使血浆 LDL 水平降低。主要用于各型高胆固醇血症。不良反应较少。

维生素 E（vitamine E）：有很强的抗氧化作用，能抑制磷脂酶 A_2 和脂氧酶的活性，减少氧自由基的生成；还能防止脂质过氧化，减少其产物丙二醛（malondialdehyde，MDA）。能防止脂蛋白的氧化修饰及其所引起的一系列动脉粥样硬化病变过程，如抑制血小板黏附和聚集，抑制黏附因子的表达和功能，减少白三烯的合成，增加 PGI_2 的释放等，从而抑制动脉粥样硬化的发展，降低缺血性心脏病的发生率和死亡率。可作为动脉粥样硬化的辅助治疗药。一般无不良反应。

第三节　多烯脂肪酸类

多烯脂肪酸（polyenoic fatty acids）又称为多不饱和脂肪酸类（polyunsaturated fatty acids，PUFAs），根据不饱和键在脂肪酸链中开始出现位置，分为 n-3（或 ω-3）型及 n-6（或 ω-6）型。

一、n-3 型多烯脂肪酸

二十碳五烯酸（eicosapentaenoic acid，EPA）**和二十二碳六烯酸**（docosahexaenoic acid，DHA）：主要来自海洋生物。二者均有明显调血脂作用，降低 TG、VLDL，适度升高 HDL，但对 TC、LDL-C 作用不明显。另有较强的抗血小板聚集、抗血栓形成和扩血管作用，并且能够降低血液黏滞度，改善微循环。适用于高 TG 性高脂血症的防治，对心肌梗死患者的预后有明显改善作用。也适用于糖尿病并发高脂血症等。n-3 型 PUFAs 是人体所必需的脂肪酸，通常无不良反应。但长期或大量使用，可见出血时间延长、免疫力下降等反应。

二、n-6型多烯脂肪酸

n-6型多烯脂肪酸主要来源于植物油,如亚麻油(linoleic acid,LA)、γ-亚麻酸(γ-linolenic,γ-LNA)等。n-6型多烯脂肪酸能适度降低血浆TF、TG、LDL及升高HDL。多用其他调血脂药配成复方制剂用于调血脂和防治AS。

第四节 黏多糖和多糖类

此类药主要为黏多糖。该类药主要为氨基己糖或其衍生物与糖醛酸构成的二糖单位多次重复组成的长链,典型代表药是肝素。但因其抗凝血作用强,易发生出血,且口服无效,故不能作为防治动脉粥样硬化的常规用药。目前已开发出作用类似肝素,但抗凝血作用明显减弱,抗血栓作用相对增强,用药更方便的低分子肝素和类肝素。

低分子肝素制剂有依诺肝素、达肝素、那曲肝素等。类肝素制剂有硫酸软骨素、硫酸皮肤素等。上述药物能结合在血管内皮表面,保护血管内皮免于受损,还能抗血小板聚集,抑制动脉粥样硬化的形成。临床用于防治缺血性心脑血管疾病。

制剂及用法

洛伐他汀 片剂,口服,20~40 mg/次,一日1次,晚餐时一次顿服,必要时可增至80 mg/d。

考来烯胺 片剂,口服,4~5 g/次,一日3次,餐中服用。

非诺贝特 片剂,口服,0.1 g/次,一日3次,血脂下降后改维持量0.1 g,一日1次,每疗程3~4个月。

烟酸 片剂,起始量为每次0.1 g,一日3次,以后每3 d加1次量,每次用量增加0.1 g,直至增量至每次1 g,一日3次,饭后服,疗程12个月。

普罗布考 片剂,口服,0.25~0.5 g/次,一日2次。

维生素E 胶囊剂,口服,10~100 mg/次,一日2~3次。

多烯康胶囊 每粒0.45 g,含乙酯型EPA及DHA 70%以上和1%的维生素E。口服,3~5粒/次,一日3次。

一、单项选择题

1. 属于HMG-CoA还原酶抑制剂的药物是( )
   A. 吉非贝齐　　　　　　　　B. 洛伐他汀
   C. 维生素E　　　　　　　　D. 普罗布考
   E. 伊诺肝素

2.明显降低血浆胆固醇的药物是(　　)
　　A.烟酸　　　　　　　　　　B.苯氧酸类
　　C.多烯脂肪酸类　　　　　　D.HMG-CoA还原酶抑制剂
　　E.贝特类

3.明显降低血浆三酰甘油的药物是(　　)
　　A.抗氧化剂　　　　　　　　B.胆汁酸结合树脂
　　C.塞伐他汀　　　　　　　　D.苯氧酸类
　　E.多烯脂肪酸类

4.可影响胆固醇吸收的药物是(　　)
　　A.烟酸　　　　　　　　　　B.洛伐他汀
　　C.考来烯胺　　　　　　　　D.普罗布考
　　E.塞伐他汀

5.能促进VLDL分解的药物是(　　)
　　A.考来烯胺　　　　　　　　B.吉非贝齐
　　C.烟酸　　　　　　　　　　D.亚油酸
　　E.普罗布考

二、思考题
1.抗动脉粥样硬化药可分为哪几类？各类的代表药物及临床应用有哪些？
2.简述他汀类药物的降脂作用机制。

单项选择题参考答案:1.B　2.D　3.D　4.C　5.B

（漯河医学高等专科学校　任丽平）

第五篇

内脏系统药理学

第二十四章 作用于血液及造血系统的药物

学习目标

1. 掌握抗血栓药、促凝血药和抗凝血药的作用特点、临床应用和主要不良反应。
2. 熟悉抗贫血药的作用特点、临床应用和主要不良反应。
3. 了解促白细胞增生药和血容量扩充药的临床应用和主要不良反应。

第一节 抗凝血药

一、体内、体外抗凝血药

肝素(heparin)

肝素是从动物肝和肺中提取的一种黏多糖硫酸酯,带有大量阴电荷,呈强酸性。

【体内过程】 口服无效,一般采用静脉注射。主要分布于血管内,很少进入组织。在肝内破坏,经肾排出。

【药理作用及机制】 肝素在体内、外均有强大的抗凝作用。静脉注射后立即显效。肝素的抗凝机制比较复杂,几乎对凝血过程的每一步骤都有抑制作用。肝素能促进抗凝血酶Ⅲ(AT-Ⅲ)的抗凝作用,AT-Ⅲ是血浆中的一种生理抗凝物质,能与凝血酶、Ⅻa、Ⅺa、Ⅹa、Ⅸa因子结合成复合物并使其活性丧失,肝素能和AT-Ⅲ结合并能使其抗凝血作用提高数百倍。由于其能迅速而显著的促进多种凝血因子灭活,故在体内外均有迅速而强大的抗凝血作用。肝素对已形成的血栓无溶解作用。

除抗凝作用外,肝素还有:①使血管内皮释放脂蛋白酶,促进脂肪乳糜微粒水解而被组织利用,故可清除脂血症;②抑制血小板聚集,这可能是继发于抑制凝血酶的结果(凝血酶促进血小板聚集)。

【临床应用】

1. 血栓栓塞性疾病　主要用于防治血栓形成和栓塞,如深静脉血栓、肺栓塞和周围动脉血栓栓塞等。

2. 弥散性血管内凝血(DIC)　用于各种原因引起的DIC,如脓毒血症、胎盘早期剥离、恶性肿瘤溶解等所致的DIC。早期应用,可防止因纤维蛋白和凝血因子的消耗而引起的继发性出血。

3. 防止心肌梗死、脑梗死、心血管手术后血栓形成　心肌梗死后用肝素可预防高危患者发生静脉血栓栓塞性疾病,并预防大块前壁心肌梗死患者发生动脉栓塞。

4. 体外抗凝　如心导管检查、体外循环及血液透析等。

【不良反应及注意事项】

1. 过量可引起自发性出血,表现为各种黏膜出血、关节积血和伤口出血等。应用时,应仔细观察患者,控制剂量及监测凝血时间。

2. 偶有过敏反应,如哮喘、荨麻疹、结膜炎和发热等。

3. 长期应用可致骨质疏松及脱发。此外还可发生短暂性的血小板减少症。

4. 肝素轻度过量,停药即可,不需特殊处理。若过量引起严重出血,除停药外,还需注射特殊对抗药鱼精蛋白(protamine)进行抢救,鱼精蛋白是强碱性蛋白,带有正电荷,可与肝素结合形成稳定的复合物,使肝素失去抗凝活性。

5. 对肝素过敏、有出血倾向、血友病、血小板功能不全和血小板减少症、严重高血压、溃疡病、脑出血、孕妇及分娩不久的妇女禁用。

二、体内抗凝血药

香豆素类(coumarins)

香豆素类包括双香豆素(dicoumarol)、华法林(warfarin,苄丙酮香豆素)和醋硝香豆素(acenocoumarol,新抗凝)等,是一类口服抗凝药,临床常用华法林。

【药理作用及机制】　本品的化学结构与维生素K相似,可竞争性拮抗维生素K的作用,阻碍凝血酶原和凝血因子Ⅱ、Ⅶ、Ⅸ、Ⅹ的合成,从而发挥抗凝作用。对已合成的凝血因子无作用,故在体外无抗凝作用。在体内必须待血浆内原有的凝血因子耗竭后才能显效,故作用缓慢;停药后需待新的凝血因子合成后作用才消失,故作用可维持数日。

【临床应用】　深静脉血栓及肺栓塞,预防心肌梗死后、心房颤动、心瓣膜疾病或人工瓣膜置换术后引起的血栓栓塞并发症;生效慢难应急需,作用过于持久,故临床一般采用先用肝素后用华法林维持的口服序贯疗法。尤其适用于需长时间抗凝治疗的患者。

【不良反应及注意事项】

1. 常见症状:出血、瘀斑、紫癜、牙龈出血、鼻出血、鼻衄、伤口出血经久不愈,月经量过多,硬膜下颅内血肿和穿刺部位血肿。

2. 维生素 K 严重缺乏者,于近日手术和术后 3 d 及行脑、脊柱和眼科手术者禁用。

3. 严重肝肾功能不全、高血压、凝血功能障碍、颅内出血、活动性溃疡、感染性心内膜炎、心包炎或心包积液、外伤慎用。

4. 华法林易透过胎盘屏障而致畸,导致流产和死胎,妊娠早期妇女服用可致"胎儿华法林综合征";妊娠晚期服用可引起母体和胎儿出血、死胎。

三、体外抗凝血药

枸橼酸钠(sodium citrate)

【药理作用及机制】 枸橼酸钠的枸橼根离子,能与血浆中 Ca^{2+} 结合,形成一种不易解离的可溶性复合物,从而降低血中游离 Ca^{2+} 浓度,使血凝过程受阻,发挥抗凝血作用。

【临床应用】 本药不能用于体内抗凝,仅作为体外抗凝剂,用于体外血液的保存和输血时抗凝。输血时,每 100 mL 全血中加入 2.5% 枸橼酸钠溶液 10 mL,足以使血液不再凝固。

【不良反应及注意事项】 大量输血(超过 1 000 mL)或输血速度过快时,机体不能及时氧化枸橼酸钠,可引起血钙降低,导致心功能不全,血压骤降。新生儿及幼儿因酶系统发育不全,进入体内的枸橼酸钠不能及时被氧化,更易出现此种现象。此时应立即静脉注射钙盐解救。

第二节 纤维蛋白溶解药与纤维蛋白溶解抑制药

一、纤维蛋白溶解药

纤维蛋白溶解药(fibrinolytics)可使纤维蛋白溶酶原(plasminogen,又称纤溶酶原)转变为纤维蛋白溶酶(plasmin,又称纤溶酶),纤溶酶通过降解纤维蛋白和纤维蛋白原而限制血栓增大和溶解血栓。故又称血栓溶解药(thrombolytics)。

链激酶(streptokinase,SK)

【药理作用及机制】 链激酶是由溶血性链球菌细胞培养液提取的一种蛋白质,属间接纤溶酶原激活剂。其溶解血栓的机制是与内源性纤维蛋白溶酶原结合成复合物,并促使纤维蛋白溶酶原转变为纤溶酶,纤溶酶迅速水解纤维蛋白,导致血栓溶解。

【临床应用】 主要用于治疗血栓栓塞性疾病。对新形成的血栓效果较好,如急性心肌梗死、急性肺栓塞和深部静脉血栓的早期治疗。对陈旧性血栓没有溶栓效果。

【不良反应及注意事项】 常见为出血,严重出血可注射氨甲苯酸对抗。可引起皮疹、药热等过敏反应。禁用于出血性疾病、新近创伤、消化道溃疡及严重高血压等患者。

尿激酶(urokinase,UK)：是从人尿中分离而得的一种糖蛋白。能直接激活纤溶酶原转变为纤溶酶,使纤维蛋白溶解。无过敏反应。用途同链激酶,但价格昂贵。主要用于对链激酶过敏或耐受者。不良反应主要是出血。

二、纤维蛋白溶解抑制药

氨甲苯酸(aminomethylbenzoic acid，PAMBA)

【药理作用及机制】 竞争性抑制纤溶酶原激活因子,使纤溶酶原不能被激活成纤溶酶,从而抑制纤维蛋白的溶解,产生止血作用。

【临床应用】 主要用于纤溶酶活性亢进引起的出血,如肺、肝、胰、前列腺、甲状腺、肾上腺等手术所致的出血及产后出血,因这些脏器内存有大量纤溶酶原激活因子,组织大面积损伤时,激活因子被释放入血,导致纤溶酶活性亢进。纤维蛋白溶解亢进引起的各种出血,对慢性渗血效果显著。对癌症出血及非纤维蛋白溶解引起的出血无止血效果。

【不良反应及注意事项】 不良反应少,但应用过量可致血栓,并可诱发心肌梗死,注意监测血栓形成。

第三节 抗血小板药

阿司匹林(aspirin)

【药理作用及机制】 小剂量阿司匹林通过抑制环氧化酶,可抑制血小板合成血栓素 A_2 (TXA_2),从而抑制血小板黏附和聚集,防止血栓形成。

【临床应用】 对所有急性缺血性心血管事件患者,如:心肌梗死、不稳定型心绞痛、缺血性脑卒中等,应尽快给予阿司匹林,长期服用。阿司匹林已成为心肌梗死患者的一级预防用药,心血管事件一、二级预防的"基石"。

【不良反应及注意事项】

1. 消化道黏膜损伤、溃疡;增加出血倾向;延长出血时间;过敏性哮喘,荨麻疹;瑞夷综合征,12岁以下儿童,尤其在水痘或流感病毒感染时更易诱发。

2. 尽量服用肠溶制剂;避免服用其他非甾体抗炎药;控制血压、血糖、血脂。

双嘧达莫(dipyridamole)

【药理作用及机制】 本品为磷酸二酯酶抑制药,可阻止 cAMP 的分解,提高血小板内 cAMP 含量,从而抑制 Ca^{2+} 的活化,降低血小板的黏附、聚集及释放功能。

【临床应用】 主要用于预防血栓栓塞性疾病、人工心脏瓣膜置换术后血栓形成;阿司匹林不能耐受或有出血倾向者;与小剂量阿司匹林联合用于脑卒中预防。

【不良反应及注意事项】

1. 头痛、眩晕、恶心、呕吐、腹泻等。

2. 双嘧达莫与抗凝血药(肝素、华法林)、链激酶、尿激酶、丙戊酸钠、非甾体抗炎药同时使用出血危险加大。

3. 双嘧达莫与阿司匹林合用可增强疗效,宜减量。

氯吡格雷(clopidogrel,波立维)

【药理作用及机制】 血小板聚集抑制剂,选择性地抑制腺苷二磷酸(adenosine diphosphate,ADP)与血小板受体的结合及抑制 ADP 介导的糖蛋白 GPⅡh/Ⅲa 复合物的活化,而抑制血小板聚集。也可抑制非 ADP 引起的血小板聚集。对血小板 ADP 受体的作用是不可逆的。口服吸收迅速,血浆中蛋白结合率为 98%,在肝代谢,主要代谢产物无抗血小板聚集作用。

【临床应用】 用于预防和治疗因血小板高聚集引起的心、脑及其他动脉循环障碍疾病,如近期发作的脑卒中、心肌梗死和确诊的外周动脉疾病。

【不良反应及注意事项】

1. 常见的不良反应为消化道出血、中性粒细胞减少、腹痛、食欲减退、胃炎、便秘、皮疹等。偶见血小板减少性紫癜。

2. 氯吡格雷与质子泵抑制剂长期合用会增加心脏突发事件及病死率。

3. 术前 1 周停用抗血小板药,否则易致术中出血或术后有穿刺部位出血和血栓形成。

第四节　促凝血药

维生素 K(vitamin K)

维生素 K 广泛存在于自然界,基本结构为甲萘醌。植物性食物如苜蓿、菠菜、番茄中所含的是维生素 K_1(phytomenadione),由腐败鱼粉所得及肠道细菌所产生的是维生素 K_2(menaquinone)。维生素 K_1 和维生素 K_2 为脂溶性,口服需胆汁协助才能被吸收。维生素 K_3(menadione)和维生素 K_4(menadil)为人工合成品,皆为水溶性,不需胆汁协助吸收。

【药理作用及机制】 维生素 K 主要生理功能是作为辅酶在肝内参与合成凝血因子Ⅱ、Ⅶ、Ⅸ、Ⅹ。维生素 K 是 γ-羧化酶的辅酶,可促进这些凝血因子前体蛋白分子氨基末端谷氨酸残基的 γ-羧化作用,使这些因子具有活性,与 Ca^{2+} 结合,再与带有大量负电荷的血小板磷脂结合,使血液凝固正常进行。当维生素 K 缺乏时,上述凝血因子合成减少,造成凝血功能障碍,凝血酶原时间延长,发生皮下、牙龈及胃肠道出血等。此外,维生素 K_3 微量脑室注射还有明显的镇痛作用,此作用可被纳洛酮拮抗,且维生素 K_3 和吗啡镇痛作用有交叉耐受现象。

维生素 K 在食物中分布很广,而且人体肠道的大肠埃希菌(大肠杆菌)又能合成维生素 K,故一般不会发生维生素 K 缺乏症。但在胆汁缺乏时影响维生素 K 的吸收;新生儿肠道少菌或长期服用广谱抗生素使肠道细菌受抑制,合成维生素 K 减少;长期或大量服用水杨酸类药物、香豆素类药物等,都会发生维生素 K 缺乏,使血液的凝血功能降低。

【临床应用】 维生素K主要用于梗阻性黄疸、胆瘘、慢性腹泻、早产儿、新生儿出血等患者及香豆素类、水杨酸类药物引起的出血,亦可用于预防长期应用广谱抗生素抑制肠道细菌合成维生素K导致的维生素K缺乏症。

【不良反应及注意事项】

1. 维生素K毒性低,维生素K_1静脉注射过快可出现面部潮红、出汗、胸闷、血压下降,甚至虚脱。

2. 新生儿、早产儿大量应用维生素K_3和维生素K_4可诱发溶血性贫血、高胆红素血症及核黄疸。

3. 对红细胞中缺乏葡萄糖-6-磷酸脱氢酶(glucose-6-phosphate dehydrogenase, G6PD)的特异质患者也可诱发急性溶血性贫血。

第五节 抗贫血药及造血细胞生长因子

一、抗贫血药

循环血液中红细胞数或血红蛋白量低于正常值称为贫血。

铁是构成血红蛋白、肌红蛋白、细胞色素系统及过氧化物酶等的重要组成部分。在正常情况下,由于身体很少排泄或丢失铁,而代谢后释放的铁仍可被利用。故正常成年男子和绝经后的妇女,每日从食物中只需补充每天所丢失的 1 mg 铁就够了。但在生长发育期的婴儿、儿童、青少年和孕妇,铁的需要量就增加。铁缺乏时可导致贫血。

常用的铁制剂有硫酸亚铁(ferrous)、枸橼酸铁铵(ferric ammonium citrate)、富马酸亚铁(ferrous fumarate)和右旋糖苷铁(iron dextran)。

【体内过程】 铁是以亚铁离子Fe^{2+}形式主要在十二指肠及空肠上段吸收,Fe^{3+}很难吸收。影响铁剂吸收的因素有:胃酸有助于铁盐溶解,形成铁离子;维生素C、食物中的还原物质如果糖、半胱氨酸等,均有助于Fe^{3+}还原成Fe^{2+},能促进铁的吸收。胃酸缺乏或用抗酸药能降低铁盐的溶解度,则不利于Fe^{2+}的形成,阻碍铁的吸收;多钙、高磷酸盐食物、茶叶及某些含鞣质的植物,可使铁沉淀,妨碍铁的吸收;四环素类可与铁形成络合物,相互影响吸收。Fe^{2+}吸收入血后即被氧化为Fe^{3+},与血浆运铁蛋白结合成血浆铁转运至肝、脾、骨髓等组织,供利用和贮存。人排泄铁的量极微,主要通过肠黏膜细胞脱落及胆汁、尿液、汗液而排出体外。

【药理作用及机制】 铁是红细胞成熟阶段合成血红素必不可少的物质。吸收到骨髓的铁,吸附在有核红细胞膜上并进入细胞内的线粒体,与原卟啉结合,形成血红素。后者再与珠蛋白结合,形成血红蛋白。当铁缺乏时,可导致血红蛋白合成减少,此时 DNA 的合成正常,对原红细胞的分裂增殖影响不大,血液中的红细胞数量变化不大,但血红蛋白含量少,红细胞的体积缩小,故缺铁性贫血又称小细胞低色素性贫血。引起缺铁性贫血的主要原因有:长期慢性失血(如月经过多、钩虫病、痔疮出血等);铁的需要量增加而补充不足(如妊娠、儿童生长发育期);胃肠吸收减少(如萎缩性胃炎、胃癌等);大量红细胞破坏(如疟疾、溶血)等。

【临床应用】 铁剂用于治疗缺铁性贫血。为使体内铁贮存恢复正常,待血红蛋白正常后尚需减半量继续服药2~3月。治疗缺铁性贫血在给予铁剂的同时,要消除病因,并注意影响铁吸收的因素,才能发挥显著疗效。

【不良反应及注意事项】

1. 口服铁剂主要可致胃肠刺激症状,饭后服可减轻反应。

2. 长期服用可致便秘、黑便,过量可引起胃黏膜坏死、出血、渗血甚至休克,幼儿可致死亡,应避免误服。

3. 口服铁剂与抗酸药如碳酸氢钠、磷酸盐类及含鞣酸的药物或饮料同用易产生沉淀而影响吸收。

叶酸(folic acid)

叶酸广泛存在于动植物食品中,以绿色蔬菜中含量最高,不耐热,长时间烹煮可破坏。

【药理作用及机制】 叶酸吸收后在肝经叶酸还原酶和二氢叶酸还原酶的作用生成活化型四氢叶酸,后者作为一碳基团的传递体,参与某些氨基酸互变和核酸的合成。叶酸缺乏时,增殖旺盛的骨髓或消化道上皮组织最易受到影响,可使红细胞中的DNA合成障碍,分裂增殖速度下降,血液中红细胞数量减少,发育和成熟停滞,形成巨幼红细胞性贫血。

【临床应用】

1. 巨幼红细胞性贫血 营养性、婴儿期或妊娠期巨幼红细胞性贫血,治疗时以叶酸为主,辅以维生素B_{12},效果良好。长期应用叶酸对抗药如甲氨蝶呤、乙胺嘧啶、甲氧苄啶等引起的巨幼红细胞性贫血,因二氢叶酸还原酶受到抑制,叶酸在体内不能转变为四氢叶酸,故应用叶酸无效,需用亚叶酸钙(甲酰四氢叶酸钙)治疗。

2. 恶性贫血 维生素B_{12}缺乏引起的"恶性贫血",叶酸只能纠正血常规,不能改善神经损害症状,故治疗时以维生素B_{12}为主,叶酸为辅。对缺铁性贫血则无效。

【不良反应及注意事项】

1. 偶见过敏反应。长期用药可出现畏食、恶心、腹胀等胃肠症状。大量服用时,可使尿呈黄色。

2. 非叶酸缺乏的贫血或诊断不明的贫血,对叶酸及其代谢物过敏者,慎用。

维生素B_{12}(vitamin B_{12})

维生素B_{12}为一组含钴维生素的总称,有氰钴胺、羟钴胺、甲钴胺等,广泛存在于动物内脏、牛奶、蛋黄中。药用的维生素B_{12}为氰钴胺和羟钴胺,性质稳定。

【体内过程】 维生素B_{12}口服后必须与胃黏膜壁细胞分泌的糖蛋白即"内因子"结合形成复合物,在"内因子"的保护下才能顺利被肠壁吸收。当胃黏膜萎缩时,"内因子"缺乏,肠道不能吸收维生素B_{12},引起"恶性贫血",此时应注射给药。维生素B_{12}吸收后90%贮存于肝,少量经胆汁、胃液、胰液排入肠内,其中小部分吸收入血,主要经肾排出。

【药理作用及机制】

1. 促进叶酸的循环再利用 维生素B_{12}参与同型半胱氨酸转变为甲硫氨酸和5-

甲基四氢叶酸转变为四氢叶酸的反应,促进四氢叶酸循环利用。当维生素 B_{12} 缺乏时,叶酸代谢循环受阻,导致叶酸缺乏症。

2.促进脂肪代谢的中间产物甲基丙二酸转变成琥珀酸,参与三羧酸循环 这一反应与神经髓鞘脂蛋白合成有关,能保持中枢和外周有髓鞘神经纤维结构和功能的完整。当维生素 B_{12} 缺乏时,影响神经髓鞘脂蛋白的合成,引起神经损害症状。

【临床应用】
1.主要用于治疗恶性贫血和其他维生素 B_{12} 缺乏引起的巨幼红细胞性贫血。
2.辅助治疗神经系统疾病(神经炎、神经萎缩)、肝疾病等。

【不良反应及注意事项】 极少数患者可出现过敏性休克,应用时要做好用药监护。

二、造血细胞生长因子

红细胞生成素(erythropoietin,EPO)

【药理作用及机制】 红细胞生成素是由肾皮质近曲小管管周细胞分泌的糖蛋白,分子量为 34 kDa。现用 DNA 重组技术合成。EPO 可促进红系干细胞增生和成熟,并促使网织红细胞从骨髓中释放入血。贫血、缺氧时肾脏合成和分泌 EPO 迅速增加,以促使红细胞生成。但肾疾病、骨髓损伤、铁供应不足等均可干扰这一反馈机制,引起贫血。EPO 不良反应较少,主要不良反应为与红细胞快速增加,血黏滞度增高有关的血压升高,血凝增强等。应用时应经常进行红细胞比容测定。

【临床应用】 EPO 对各种原因引起的贫血均有效。其最佳适应证为慢性肾衰竭所致贫血。对骨髓造血功能低下、肿瘤化疗、艾滋病药物治疗引起的贫血也有效。

【不良反应及注意事项】
1.静脉给药时,部分患者可出现类流感样症状。
2.慢性肾衰竭者在治疗早期,可出现血压升高及癫痫发作。

第六节 促白细胞生成药

重组人粒细胞-巨噬细胞集落刺激因子(recombinant human granulocyte macrophage colony stimulating factor,GM-CSF)

重组人粒细胞-巨噬细胞集落刺激因子又名生白能、沙格司亭。

【药理作用及机制】 能刺激造血前体白细胞的增殖和分化。刺激粒细胞、单核细胞和T淋巴细胞的生长,使其成熟细胞增多,增强其功能,对B淋巴细胞生长无影响。同时还能促进巨噬细胞和单核细胞对肿瘤细胞的裂解作用。

【临床应用】 临床用于各种原因引起的白细胞或粒细胞减少症。如骨髓移植、肿瘤化疗、某些骨髓造血不良、再生障碍性贫血及艾滋病等引起的粒细胞缺乏症。

【不良反应及注意事项】 可引起骨痛、不适、发热、腹泻、呼吸困难、皮疹等不良反应。首次静脉滴注时可出现潮红、低血压、呕吐、呼吸急促等。

肌苷(inosine)：系人体正常成分，参与体内能量代谢、核酸代谢和蛋白质代谢。适用于各种原因引起的白细胞减少症、血小板减少症。本品无明显的不良反应。

第七节　血容量扩充药

大量失血或大面积烧伤可使血容量降低，严重者可导致休克。迅速扩充血容量是治疗低血容量性休克的基本疗法。除全血和血浆外，也可应用人工合成的血容量扩充药。最常用的药物是右旋糖酐。

右旋糖酐(dextran)

右旋糖酐是葡萄糖的高分子聚合物。根据分子量的不同，临床所用的主要有右旋糖酐70(中分子量)、右旋糖酐40(低分子量)、右旋糖酐10(小分子量)。

【药理作用及机制】

1. 扩充血容量　右旋糖酐进入血液后不易从血管渗出，能提高血浆胶体渗透压，扩充血容量，维持血压。右旋糖酐的分子量越大，从肾排出就越慢，其作用维持时间就越长。

2. 抗血栓作用　低分子量和小分子量右旋糖酐能抑制血小板、红细胞聚集及纤维蛋白聚合，降低血液黏滞性，对凝血因子Ⅱ有一定的抑制作用，可防止血栓形成，改善微循环。

3. 渗透性利尿作用　低分子量和小分子量右旋糖酐易从肾滤过而不被重吸收，从而产生渗透性利尿作用。

【临床应用】

1. 低血容量性休克　包括急性失血、创伤和烧伤性休克。中分子右旋糖酐的分子量大，扩容作用持续时间长，可达12 h；低分子右旋糖酐及小分子右旋糖酐的分子量小，经肾排泄较快，作用维持3 h左右。

2. 感染性休克　低分子和小分子右旋糖酐改善微循环作用较佳，常用于治疗感染性休克，可防止休克后期的DIC。

3. 防治急性肾衰竭　可维持足够的尿量，稀释肾小管内有毒物质，保护肾小管免于坏死。

4. 其他　防治心肌梗死、脑血栓形成、血栓性静脉炎和视网膜动静脉炎等低分子和小分子右旋糖酐的抗凝效果较好。

【不良反应及注意事项】

1. 少数患者可出现过敏反应，如发热、荨麻疹等，严重时可发生过敏性休克。个别人可出现血压下降、呼吸困难等严重反应。

2. 剂量过大可引起凝血障碍和出血。肾功能障碍、心功能不全、血小板减少症禁用。

制剂及用法

硫酸亚铁 口服,0.3~0.6 g/次。一日3次。

叶酸 口服,5~10 mg/次,一日3次。肌内注射,15~30 mg/次,一日1次。

甲酰四氢叶酸 肌内注射,3~6 mg/次,一日1次。

维生素B_{12} 肌内注射,50~500 μg/次,一日1~2次。

重组人红细胞生成素 皮下或静脉注射,开始50~100 U/kg,每周3次。2周后视红细胞比容增减剂量。

维生素K_1 肌内注射或静脉注射,10 mg/次,一日2~3次。

肝素 静脉注射或静脉滴注,500~10 000 U/kg,稀释后用,1次/3~4 h,总量为25 000 U/d,过敏体质者先试用1 000 U,如无反应可用至足量。

华法林 口服,首次6~20 mg,以后每日2~8 mg。

阿司匹林 口服50~75 mg/次,一日1次。

双嘧达莫 口服,25~100 mg/次,一日3次。肌内注射,10~20 mg/次,1~3次/d。静脉注射,宜用50%葡萄糖注射液20 mL稀释后缓慢注射。静脉滴注,30 mg/d用5%葡萄糖注射液250 mL稀释滴注。

氯吡格雷 口服,75 mg/次,,一日1次。

链激酶 初次剂量,50万U溶于生理盐水或5%葡萄糖注射液中,静脉滴注,30 min 滴完。维持剂量,每小时60万U,静脉滴注。疗程一般24~72 h。为防止过敏反应可给糖皮质激素。

尿激酶 急性心肌梗死时,一次50万~150万U,溶于氯化钠注射液或5%葡萄糖注射液50~100 mL中,静脉滴注或20万~100万U溶于氯化钠注射液或5%葡萄糖注射液20~60 mL中冠状动脉内灌注。

肌苷 口服,0.2~0.6 g/次,一日3次。静脉注射或静脉滴注,0.2~0.5 g/次,一日1~2次。

沙格司亭 5~10 μg/kg,一日1次,皮下注射,于化疗停止一天后使用,连用7~10 d。

右旋糖酐 视病情选用,静脉滴注。

同步练习

一、单项选择题

1. 心血管事件一、二级预防的"基石"是( )
   - A. 尿激酶
   - B. 维生素K_1
   - C. 对乙酰氨基酚
   - D. 阿司匹林
   - E. 肌苷

2. 体内、体外均有抗凝作用药物是( )
   - A. 双香豆素
   - B. 华法林
   - C. 双嘧达莫
   - D. 阿司匹林

E. 肝素

3. 肝素应用过量可注射( )
   A. 维生素K   B. 鱼精蛋白
   C. 葡萄糖酸钙   D. 氨甲苯酸
   E. 叶酸

4. 氨甲苯酸的最佳适应证是( )
   A. 手术后伤口渗血   B. 肺出血
   C. 新生儿出血   D. 香豆素过量所致的出血
   E. 纤溶亢进所致的出血

5. 铁剂急性中毒的特殊解毒剂是( )
   A. 碳酸氢钠   B. 磷酸钙
   C. 四环素   D. 转铁蛋白
   E. 去铁胺

6. 治疗恶性贫血宜用( )
   A. 硫酸亚铁   B. 叶酸
   C. 亚叶酸钙   D. 维生素B_{12}
   E. 红细胞生成素

7. 关于双香豆素的叙述,下列哪项是错误的( )
   A. 口服有效   B. 对已合成的凝血因子无对抗作用,故起效慢
   C. 抗凝作用持久,停药后尚可维持数天   D. 体内、体外均有抗凝作用
   E. 应用剂量按凝血酶原时间个体化

8. 维生素K对下列哪种疾病所致的出血无效( )
   A. 新生儿出血   B. 香豆素类过量
   C. 梗阻性黄疸   D. 慢性腹泻
   E. 肝素过量致自发性出血

9. 链激酶应用过量可选用的拮抗药是( )
   A. 维生素K   B. 鱼精蛋白
   C. 葡萄糖酸钙   D. 氨甲苯酸
   E. 叶酸

10. 双香豆素应用过量可选用的拮抗药是( )
    A. 鱼精蛋白   B. 维生素K
    C. 新斯的明   D. 酚磺乙胺
    E. 维生素B_{12}

二、思考题

简述抗血栓药的分类及作用特点。

单项选择题参考答案:1. D 2. E 3. B 4. E 5. E 6. D 7. D 8. E 9. D 10. B

(河南医学高等专科学校 张 琨)

第二十五章 组胺与抗组胺药

> **学习目标**
> 1. 掌握 H_1 受体阻断药和 H_2 受体阻断药的临床应用和主要不良反应。
> 2. 熟悉 H_1 受体阻断药和 H_2 受体阻断药的药理作用及机制。
> 3. 了解组胺两种受体的分布及效应。

第一节 组 胺

组胺(histamine)是广泛分布于体内的具有多种生理活性的非常重要的自体活性物质之一。天然组胺是以无活性形式(结合型)存在于肥大细胞和嗜碱性粒细胞的颗粒中。当机体受到理化刺激或发生变态反应时,可引起这些细胞脱颗粒,组胺以活性(游离)形式释放。直接与细胞膜上的组胺受体结合,而引起各种效应,如小动脉、小静脉、毛细血管扩张及通透性增强;兴奋支气管和胃肠平滑肌,引起支气管哮喘和胃肠绞痛;刺激胃壁细胞,引起胃酸分泌增加等。组胺受体主要有 H_1R、H_2R 和 H_3R 三种亚型。它们的分布与效应见表 25-1。组胺的临床应用较少,本章主要介绍 H_1、H_2 受体阻断药。

表 25-1 组胺受体分布及效应

组织	受体	效应
血管平滑肌	H_1 和 H_2	舒张
毛细血管	H_1	扩张、通透性增加
支气管、胃肠、子宫平滑肌	H_1	收缩
胃腺	H_2	胃酸分泌增加
中枢与外周神经末梢	H_3	负反馈性调节组胺合成与释放

第二节 组胺受体阻断药

一、H_1受体阻断药

H_1受体阻断药的种类很多,大多数为乙胺基的衍生物,其化学结构与组胺相似。对H_1受体有较大的亲和力而无内在活性,可与组胺竞争性地争夺效应细胞上的受体,而产生拮抗作用。已有第一、第二代药物供临床使用。常用的第一代药物如苯海拉明(diphenhydramine,苯那君)、异丙嗪(promethazine,非那根)、曲比那敏(pyribenzamine,扑敏宁)、氯苯那敏(chlorpheniramine,扑尔敏)等,因对中枢的活性强、受体特异性差,故引起明显的镇静和抗胆碱作用,表现为嗜睡、困倦、耐药、口鼻眼干等缺点。现已开发出第二代药物如西替利嗪(cetirizine,仙特敏)、美喹他嗪(mequitazine,甲喹吩嗪)、氯雷他定(loratadine,息斯敏)、阿伐斯汀(acrivastine,新敏乐)、左卡巴斯汀(levocabastin,立复汀)及咪唑斯汀(mizolastine)等,具有:大多长效;无嗜睡作用;对喷嚏、清涕和鼻痒效果好,而对鼻塞效果较差的特点。

【体内过程】 H_1受体阻断药口服或注射均易吸收,大部分在肝内代谢,代谢物从肾排出,药物以原形经肾排出的甚少。口服后多数在15~30 min,开始吸收,1 h完全吸收,1~2 h达峰值血药浓度。胃肠道外给药15 min起作用。其在体内广泛分布,能通过血-脑屏障。一般持续4~6 h。有的药物可持续12~24 h。咪唑斯汀的$t_{1/2}$长于24 h。阿斯咪唑口服后达峰时间2~4 h,排泄缓慢,且由于其去甲基代谢产物仍有H_1受体阻断活性,存在肝肠循环,故其$t_{1/2}$可达10 d以上。

【药理作用及机制】

1. 抗H_1受体作用 可完全对抗组胺引起的呼吸道、消化道和子宫平滑肌的收缩,对组胺直接引起的局部毛细血管扩张和通透性增加(水肿)有很强的抑制作用,但对血管扩张和血压降低等全身作用仅有部分对抗作用,需同时应用H_1和H_2受体两种阻断药才能完全对抗。

2. 中枢抑制作用 此类药物多数能通过血-脑屏障,可有不同程度的中枢抑制作用,表现为镇静、嗜睡、催眠等。以第一代药物苯海拉明和异丙嗪作用最强。中枢抑制作用产生的原因,可能是由于中枢H_1受体阻断,拮抗了脑内源性组胺介导的觉醒反应之故。第二代药物阿斯咪唑不易透过血-脑屏障,故无中枢抑制作用;阿伐斯汀、左卡巴斯汀、咪唑斯汀等均无镇静、嗜睡的副作用。

3. 抗晕、止吐作用 苯海拉明、异丙嗪等还具有较强的止吐和防晕作用。

4. 其他 多数的H_1受体阻断药具有轻微的阿托品样作用。此外,咪唑斯汀对鼻塞尚具有显著疗效。

【临床应用】

1. 皮肤黏膜变态反应性疾病 H_1受体阻断药对荨麻疹、血管神经性水肿、变应性鼻炎及花粉症等疗效较好,可作为首选药,现多用第二代H_1受体阻断药。对昆虫咬伤引起的皮肤瘙痒和水肿也有明显的效果;对血清病、药疹和接触性皮炎也有一定的疗效;但对支气管哮喘疗效欠佳,因支气管哮喘主要是其他自体活性物质起作用;对过敏性休克几乎无效。

2. **防晕止吐** 用于晕动病、放射病等引起的呕吐,常用苯海拉明和异丙嗪。

3. **其他** 某些具有明显镇静作用的 H_1 受体阻断药如异丙嗪可与其他药物如平喘药氨茶碱配伍使用,以对抗氨茶碱中枢兴奋、失眠的副作用,同时也对气道炎症起到一定的治疗效果。

【不良反应及注意事项】

1. **中枢神经系统反应** 第一代药物多见有镇静、嗜睡、乏力等中枢抑制现象,以苯海拉明和异丙嗪最为明显,驾驶员和高空作业者工作期间不宜使用。第二代 H_1 受体阻断药多数无中枢抑制作用。

2. **消化道反应** 可出现口干、厌食、便秘或腹泻等。

3. **其他反应** 偶见粒细胞减少和溶血性贫血。

二、H_2 受体阻断药

本类药物对 H_2 受体有较大的亲和力但无内在活性,通过阻断壁细胞上 H_2 受体,抑制胃酸分泌。临床用于治疗消化性溃疡。常用的药物有西咪替丁、雷尼替丁、法莫替丁等。

西咪替丁(cimetidine)

【体内过程】 口服吸收迅速而完全,生物利用度为 58%~89%。食物只延迟吸收速度,但不影响吸收程度,故本品在进餐时或进餐后立即服用,可利用食物缓冲酸作用及饭后延长药物作用时间,而达到较长时间的抑酸效应。一次服药后,有效血药浓度可维持 3~4 h。体内分布广泛,部分药物在体内代谢,代谢物及原药经肾排出,$t_{1/2}$ 约 1.9 h。

【药理作用及机制】 西咪替丁能竞争性阻断壁细胞膜上的 H_2 受体而抑制胃酸分泌。能显著减少基础胃酸分泌和各种刺激引起的胃酸分泌;胃蛋白酶分泌也减少,并促进溃疡愈合。

【临床应用】 用于治疗消化性溃疡,能迅速缓解症状,对十二指肠溃疡疗效好,对胃溃疡疗效稍差。停药后复发率较高,延长用药可减少复发。

【不良反应及注意事项】

1. **一般副作用** 有头痛、头晕、乏力、腹泻、便秘、肌肉痛、皮疹、皮肤干燥、脱发等。

2. **中枢神经系统反应** 可见焦虑、幻觉、精神错乱等。

3. **内分泌系统** 有对抗雄激素和促催乳素分泌作用,表现为精子数减少,性功能减退,男性乳房发育,女性溢乳等。此外,还可偶见心动过缓、肝功能损伤、白细胞减少等。

4. **其他** 西咪替丁为肝药酶抑制剂,能降低华法林、地西泮、吲哚美辛、苯妥英钠、普萘洛尔等药物在肝内的代谢,使血药浓度升高,故合用时应注意调整药物的剂量。

雷尼替丁(ranitidine)

【体内过程】 口服容易吸收,生物利用度为 50%~60%,食物及一般剂量抗酸药不影响本品吸收,血浆蛋白结合率为15%。分布广,大部分药物在肝内代谢灭活,原药及代谢物经肾排出,$t_{1/2}$为1.6~3.1 h。

【药理作用及机制】 H_2受体阻断药,抑制胃酸分泌作用和胃黏膜保护作用与西咪替丁相似,但抗酸作用较强,为西咪替丁的4~10倍。对肝药酶抑制作用弱,治疗量不改变催乳素、雄性激素的浓度。

【临床应用】 与西咪替丁相同。由于本品比西咪替丁抗酸作用强和不良反应相对较少,故在需要很大剂量西咪替丁进行治疗的患者(如卓-艾综合征)或对常规剂量西咪替丁无效的消化性溃疡患者、不能耐受西咪替丁不良反应的患者使用雷尼替丁可能更为适宜。

【不良反应及注意事项】 常见的有头痛、头晕、幻觉、躁狂等,静脉注射可致心动过缓,偶见白细胞、血小板减少、血清转氨酶升高、男性乳房发育等,停药后可恢复。

法莫替丁(famotidine):作用与西咪替丁相似,但抑制胃酸作用较强,为西咪替丁的20~50倍,作用维持时间长,不抑制肝药酶,无抗雄激素作用,也不影响催乳素浓度。用于治疗溃疡病。

制剂及用法

盐酸苯海拉明 口服,25~50 mg/次,一日3次。肌内注射,20 mg/次,一日1~2次。

茶苯海明(晕车宁) 为苯海拉明和氨茶碱复合物,预防晕动病,行前半小时服50 mg。

盐酸异丙嗪(非那根) 口服,12.5~25 mg/次,一日2~3次。肌内注射或静脉注射,25~50 mg/次。

盐酸曲吡那敏(去敏灵,扑敏宁) 口服25~50 mg/次,一日3次。

马来酸氯苯那敏(扑尔敏) 口服,4 mg/次,一日3次。皮下或肌内注射,5~20 mg/次。

盐酸布可立嗪(安其敏) 口服,25~50 mg/次,一日2次。

盐酸美克洛嗪(敏可静) 口服,25 mg/次,一日2次。

盐酸赛庚定 口服,2~4 mg/次,一日3次。

特非那定 口服,60 mg/次,一日2次。

西咪替丁 口服,0.2~0.4 g/次,一日4次,分别于每餐后和睡前服用,连用6~8周。

雷尼替丁 口服,150 mg/次,一日2次,早、晚饭后服,连用4~8周。

法莫替丁 口服,20 mg/次,一日2次,早、晚饭后服。注射剂,20 mg/次加入0.9%氯化钠注射液或5%葡萄糖注射液20 mL中,缓慢静脉注射或静脉滴注,一日2次。

同步练习

一、单项选择题

1. 组胺 H_1 受体阻断药对下列哪种与变态反应有关的疾病最有效( )
   - A. 过敏性结肠炎
   - B. 过敏性休克
   - C. 支气管哮喘
   - D. 过敏性皮疹
   - E. 风湿热

2. 无镇静作用的 H_1 受体阻断药是( )
   - A. 苯海拉明
   - B. 氯苯那敏
   - C. 氯雷他定
   - D. 东莨菪碱
   - E. 山莨菪碱

3. 氯苯那敏是( )
   - A. H_1 受体阻断药
   - B. H_2 受体阻断药
   - C. 镇静催眠药
   - D. 抗喘药
   - E. 镇咳药

4. 不属于 H_1 受体阻断药的是( )
   - A. 氯丙嗪
   - B. 异丙嗪
   - C. 氯苯那敏
   - D. 苯海拉明
   - E. 曲吡那敏

5. 苯海拉明不具备的药理作用是( )
   - A. 镇静
   - B. 抗过敏
   - C. 催眠
   - D. 减少胃酸分泌
   - E. 防晕动

6. 通过阻断 H_2 受体减少胃酸分泌的药物是( )
   - A. 苯海拉明
   - B. 碳酸钙
   - C. 贝那替秦
   - D. 雷尼替丁
   - E. 异丙托溴铵

二、思考题

简述 H_1 受体阻断药的临床应用与不良反应。

单项选择题参考答案:1. D 2. C 3. A 4. A 5. D 6. D

(河南医学高等专科学校　张　琨)

第二十六章 作用于消化系统的药物

学习目标

1. 掌握抗消化性溃疡药和泻药的分类、药理作用、临床应用和主要不良反应。
2. 熟悉胃肠动力药、助消化药的药理作用、临床应用和主要不良反应。
3. 了解溃疡病的发病机制及特点。

第一节 抗消化性溃疡药

消化性溃疡(peptic ulcer)是指发生于胃和十二指肠的溃疡,发病率10%~12%。目前认为溃疡病的发生是"攻击因子"(胃酸、幽门螺杆菌感染、胃蛋白酶等)的作用增强,"防御因子"(胃黏液、HCO_3^-的分泌、胃黏膜等)受损所致。抗消化性溃疡药能平衡两者的关系,以达到止痛、促进愈合和防止复发的目的。抗消化性溃疡药的主要作用是:①降低胃液中胃酸浓度,减少胃蛋白酶活性,从而减少"攻击因子"的作用;②增强胃肠黏膜的保护功能,修复或增强胃的"防御因子"。

一、抗酸药

抗酸药为碱性物质,口服后通过中和胃酸而达到降低胃酸的目的,分为吸收性抗酸剂和非吸收性抗酸剂。①吸收性抗酸剂:碳酸氢钠。②非吸收性抗酸剂:含难吸收的阳离子,口服后只能直接中和胃酸而不被胃肠道吸收,包括铝、镁制剂,如铝碳酸镁、氢氧化铝、三硅酸镁。此类药物的作用特点是作用时间短,服药次数多,不良反应大,尤其对于肾功能不全患者更应引起重视。临床常用抗酸药作用与应用及不良反应见表26-1。

表 26-1　临床常用抗酸药

药名	作用与应用	不良反应
铝碳酸镁	急慢性胃炎；胃和十二指肠溃疡；与酸相关的胃部不适	可见胃肠不适、消化不良、呕吐、腹泻。长期服用可致血清电解质变化
氢氧化铝	用于胃酸过多、胃及十二指肠溃疡、反流性食管炎的治疗	便秘、肠梗阻；长期服用能引起低磷血症导致骨软化、骨质疏松；铝中毒，透析性痴呆
氧化镁	治疗胃酸过多、消化性溃疡及反流性食管炎；治疗便秘	高镁血症、低钾血症；呕吐、胃部不适、腹痛、腹泻、皮疹、皮肤瘙痒
三硅酸镁	用于胃及十二指肠溃疡	长期服用偶可发生肾硅酸盐结石。肾功能不全患者服用可出现眩晕、昏厥、心律失常、疲乏无力等

【临床应用】　直接中和胃酸,减少胃酸和胃蛋白酶对胃黏膜的侵蚀,并能形成保护膜,覆盖于胃黏膜表面。用于对症治疗,缓解反酸、胃痛等症状。

【不良反应及注意事项】

1.碳酸氢钠、碳酸钙,释放二氧化碳易引起呃逆、腹胀和嗳气,反跳性胃酸分泌增加；氢氧化镁,产生氯化镁易引起引起腹泻；肾功能不良者可引起血镁过高；铝、钙剂易引起便秘；铝离子可松弛胃平滑肌,引起胃排空延迟和便秘,可被镁离子对抗,临床常用铝碳酸镁。

2.最佳服用时间：胃不适症状出现或将要出现时,如两餐之间和睡眠前；片剂抗酸剂适宜嚼碎服用。

二、抑制胃酸分泌药

1.H_2受体阻断药　H_2受体阻断药如西咪替丁、雷尼替丁、法莫替丁和尼扎替丁等已广泛应用于临床,它们多可选择性地阻断 H_2 受体,抑制胃酸的分泌,对 H_1 受体无影响。关于 H_2 受体阻断药的药理作用及其在治疗消化性溃疡方面的临床应用详见第二十五章。

2.H^+,K^+-ATP 酶抑制药(质子泵抑制药)　质子泵抑制药(proton pump inhibitor, PPI)通过阻断胃腺壁细胞上的质子泵而抑制胃酸分泌。PPI 是有效的胃十二指肠溃疡短期治疗药物,还可与抗菌药物联合应用于幽门螺杆菌(Hp)的根除治疗。PPI 能够用于治疗消化不良,预防、治疗 NSAID 相关性溃疡。对于溃疡治愈后需要继续 NSAID 治疗的患者,PPI 不能减量,以防无症状性溃疡的发生、加重。PPI 可用于控制卓-艾综合征患者胃酸的过度分泌,而且通常需要较大剂量。埃索美拉唑,奥美拉唑的异构体,优于奥美拉唑；兰索拉唑属于第二代 PPI；泮托拉唑属于第三代 PPI。不受食物和其他抗菌药影响,对胃壁细胞的选择性更专一；雷贝拉唑,抑制胃酸分泌作用更快速、更强大,抗幽门螺杆菌活性高。

奥美拉唑(omeprazole)

【药理作用及机制】　选择性抑制胃壁细胞质子泵,可使正常人及溃疡患者的基础胃酸分泌及由组胺、五肽胃泌素等刺激引起的胃酸分泌均受到明显抑制,抑制胃酸作用强而持久。由于胃内 pH 值升高,可反馈性地使胃黏膜 G 细胞分泌胃泌素,从而使血中胃泌素水平升高。动物实验证明奥美拉唑对阿司匹林、乙醇、应激所致的胃黏膜损伤有预防和保护作用。体外实验证明奥美拉唑有抗幽门螺杆菌作用。

【临床应用】 用于胃及十二指肠溃疡、反流性食管炎、卓-艾综合征、消化性溃疡急性出血、急性胃黏膜病变出血,与抗生素联合用于幽门螺杆菌根除治疗。

【不良反应及注意事项】

1. 较少见,发生率低,症状有头痛、头昏、失眠等神经系统症状;恶心、腹泻、便秘等消化系统症状。
2. 长期或高剂量使用 PPI,可引起髋骨、腕骨、脊椎骨骨折。
3. PPI 极少发生耐药现象,但停药后引起的胃酸分泌反弹持续时间较长,可达 2 个月。
4. 严重肾功能不全者、妊娠及哺乳期、婴幼儿,禁用。

三、M 胆碱受体阻断药

抗胆碱药阻断胃壁细胞上的 M_3 受体,抑制胃酸分泌;也阻断乙酰胆碱对胃黏膜中的嗜铬细胞、G 细胞等上的 M 受体的激动作用,减少组胺和胃泌素等物质释放,间接减少胃酸的分泌。此外,这类药物尚有解痉作用。

哌仑西平(pirenzepine)

【药理作用及机制】 哌仑西平对细胞上介导胃酸分泌的 M_1 受体(最近资料证明,壁细胞上的乙酰胆碱受体为 M_3 受体)有高度亲和力,而对平滑肌、心肌、唾液腺的 M_2 受体亲和力低。因此抑制胃酸分泌作用强,而抑制 M_2 受体所引起的不良反应较少。

【临床应用】 用药后能明显缓解溃疡患者的症状,用于治疗胃、十二指肠溃疡。

【不良反应及注意事项】 以消化道症状为多见,主要有口干,此外还有视力模糊、头痛、眩晕、嗜睡等。

三、胃黏膜保护药

胃黏膜屏障包括细胞屏障和黏液-HCO_3^-盐屏障。细胞屏障由胃黏膜细胞和细胞间质紧密连接组成,有抵抗胃酸和胃蛋白酶的作用。黏液-HCO_3^-盐屏障是由双层黏稠、胶冻状黏液(内含 HCO_3^-盐)和不同分子量的糖蛋白组成,对黏膜细胞起保护作用,并形成 pH 梯度,接近腔面的 pH 值为 1~2,而近黏膜细胞面的 pH 值为 7,故能防止胃酸、胃蛋白酶损伤胃黏膜细胞。当胃黏膜屏障功能受损时,可导致溃疡病发作。增强胃黏膜屏障的药物,就是通过增强胃黏膜的细胞屏障、黏液-HCO_3^-盐屏障或两者均增强而发挥抗酸作用,临床主要用于治疗消化性溃疡。

硫糖铝(sucralfate)

【药理作用及机制】 在酸性环境下,分离出硫酸蔗糖阴离子,与溃疡面渗出的蛋白质结合,形成一层保护膜,覆盖溃疡面,保护溃疡面免受胃酸和胃蛋白酶的侵蚀,从而促进溃疡愈合。在酸性环境下,还可刺激前列腺素、谷胱甘肽、表皮生长因子和成纤维细胞生长因子释放,从而起到保护和促进黏膜再生及溃疡愈合的作用。抑制幽门螺杆菌的繁殖,使黏膜中的幽门螺杆菌密度降低,阻止幽门螺杆菌的蛋白酶、脂酶对黏膜的破坏。

【临床应用】 治疗胃、十二指肠溃疡,愈合率与西咪替丁相似,止痛作用稍慢,但停药后溃疡复发率较低。

【不良反应及注意事项】

1. 因不被吸收,故严重全身副作用极少。最常见副作用是腹胀、腹泻。
2. 本品无抗酸作用,且在酸性环境中起保护溃疡面作用,故不宜与抗酸药和胃酸分泌抑制药同服。
3. 与布洛芬、吲哚美辛、氨茶碱、四环素、地高辛合用,能降低上述药物的生物利用度。
4. 可减少甲状腺激素的吸收。

枸橼酸铋钾(bismuth potassium citrate)

【药理作用及机制】 在胃的酸性环境下可络合溃疡面渗出的蛋白质,形成一层保护膜覆盖溃疡面,保护溃疡免受胃酸和胃蛋白酶的侵蚀,从而促进溃疡愈合。促进黏膜合成前列腺素,增加黏液和 HCO_3^- 盐分泌,增强胃黏膜屏障能力。对幽门螺杆菌有明显抑制作用。

【临床应用】 用于胃及十二指肠溃疡、急慢性胃炎、幽门螺杆菌感染的根除治疗。

【不良反应及注意事项】

1. 服药期间可有恶心、舌苔黑染、大便灰黑,停药后即消失。
2. 牛奶和抗酸药可干扰其作用;因影响四环素的吸收,故不宜同服;肾功能不良者及孕妇禁用,服用本品一般不得超过2个月。
3. 剂量过大,有发生铋中毒,神经毒性的危险;可能导致铋性脑病现象。
4. H_2受体阻断剂、质子泵抑制剂等抑酸剂可使胃酸分泌减少,可干扰硫糖铝及铋剂的吸收,故不宜合用。

四、抗幽门螺杆菌药

幽门螺杆菌在胃、十二指肠黏液层与黏膜细胞之间。近年来研究已经确认,幽门螺杆菌感染是消化性溃疡的主要病因,与溃疡的复发和恶性变的危险性相关。因此,治疗消化性溃疡时加服抗幽门螺杆菌药可提高疗效,降低复发。

常用的抗幽门螺杆菌药分为两类:一类为抗溃疡病药,如含铋制剂、H^+、K^+-ATP酶抑制药、硫糖铝等,抗幽门螺杆菌作用弱,单用疗效差。第二类为抗菌药,如阿莫西林、庆大霉素、甲硝唑、四环素等。

五、抗消化性溃疡药物的联合应用

初始治疗方案可以采用疗程为1周的三联疗法,包含PPI、克拉霉素、阿莫西林或甲硝唑。如果患者因为其他原因的感染使用过甲硝唑,初始方案中最好不再用甲硝唑。通常情况下疗程结束后无须使用质子泵抑制药或 H_2 受体拮抗药继续抑酸治疗,除非溃疡较大,或伴发出血、穿孔。治疗失败常常是因为抗生素耐药或依从性差。阿莫西林耐药很罕见,但是克拉霉素和甲硝唑耐药则很常见,而且可以发生在治疗过程中。

为期 2 周的三联疗法与 1 周的三联疗法相比可能有更高的根除率,但是不良反应更常见,而且较差的依从性将会抵消所有的优势。我国当前推荐 10 d 疗程。

第二节 消化功能调节药

(一)助消化药

助消化药多为消化液的成分,能促进食物的消化、增强胃肠消化功能,主要用于消化不良或消化液分泌不足引起的消化功能减弱。抗菌药可抑制或杀灭活菌制剂的活性,使效价降低;吸附剂(双八面蒙脱石、活性炭)可吸附药物,降低疗效,如需合用时应间隔 2~3 h。

胃蛋白酶(pepsin):来自动物胃黏膜。常与稀盐酸同服,辅助治疗胃酸分泌不足、消化酶分泌不足引起的消化不良和其他胃病。不能与碱性药物配伍。

胰酶(pencreatin):多种酶的混合物,含胰蛋白酶、胰淀粉酶和胰脂肪酶,在肠液中消化淀粉、蛋白质和脂肪。用于:胰腺外分泌功能不足(慢性胰腺炎、胰腺切除术后)的替代治疗。应于餐前或进餐时服用。禁忌证:急性胰腺炎早期患者、对蛋白制剂过敏者禁用。

乳酶生(lactasin):乳酶生为干燥活的乳酸杆菌制剂,能分解糖类产生乳酸,提高肠内容物的酸性,抑制肠内腐败菌繁殖,减少发酵和产气。用于消化不良,腹泻及小儿消化不良性腹泻。不宜与抗菌药或吸附药同服。应于餐前服用。

(二)止吐药

呕吐是一种复杂的反射活动,可由多种因素引起,同时又是一种机体的保护反应。参与呕吐反射的中枢部位包括呕吐中枢和化学催吐感受区。一些化学物质、癌症放化疗及尿毒症时产生有毒物质,直接刺激化学催吐感受区,产生呕吐。外周刺激也可导致呕吐。处理呕吐时,根据病因选择合适的药物。

甲氧氯普胺(metoclopramide)

【**药理作用及机制**】 可阻断中枢性和外周性多巴胺 D_2 受体,通过阻断中枢催吐化学感受区多巴胺受体,产生强大的中枢性止吐作用;阻断胃肠壁多巴胺受体,增加胃肠运动,从而加速胃排空和上段肠蠕动,改善胃肠功能。

【**临床应用**】
1. 用于治疗慢性功能性消化不良引起的胃肠运动障碍,改善恶心、呕吐症状。
2. 肿瘤化疗、放疗引起的呕吐。
3. 改善糖尿病性胃轻瘫和特发性胃轻瘫的胃排空速率。

4.刺激泌乳素释放,可短期用于催乳。

【不良反应及注意事项】

1.常见症状:倦怠、嗜睡、头晕、便秘、腹泻、皮疹等。

2.尖端扭转型心律失常、心电图 Q-T 间期延长。

3.泌乳、乳房肿痛、月经失调。

4.长期或大剂量用药可致锥体外系反应,主要表现为帕金森综合征。

多潘立酮(domperidone,吗丁啉)

【药理作用及机制】 外周性多巴胺受体拮抗剂,可促进上胃肠道的蠕动和张力恢复正常,促进胃排空,增加胃窦和十二指肠肠运动,协调幽门的收缩,同时也能增强食管的蠕动和食管下端括约肌的张力。由于它对血-脑屏障的渗透力差,对脑内多巴胺受体几乎无拮抗作用,因此对中枢无影响,不易导致锥体外系反应。

【临床应用】

1.用于治疗胃轻瘫(尤其是糖尿病性胃轻瘫),可使胃潴留的症状消失,并缩短胃排空时间;对中度以上功能性消化不良的患者可使餐后上腹胀、上腹痛、嗳气、早饱、胃灼热及恶心、呕吐等症状完全消失或明显减轻。

2.对反流性胃炎有明显的效果,但对胃食管反流病的疗效不太满意。

3.可作为消化性溃疡(主要是胃溃疡)的辅助治疗药物,用以消除胃窦部潴留。

4.各种原因引起的恶心、呕吐:手术后的恶心、呕吐;抗帕金森病药物(如苯海索、莨菪碱等)引起的胃肠道症状及多巴胺受体激动药(如左旋多巴、溴隐亭)所致的不良反应;细胞毒性药物(如抗肿瘤药)引起的呕吐。但对氮芥等强效致吐药引起的呕吐和对严重的呕吐效果较差;消化系统疾病(胃炎、肝炎、胰腺炎等)引起的呕吐;因疾病和检查、治疗引起的恶心、呕吐,如偏头痛、痛经、颅脑外伤、尿毒症、血液透析、胃镜检查和放射治疗等;儿童因各种原因引起的急性和持续性呕吐,如感染、餐后反流和呕吐等。

5.少数可应用于促进产后泌乳。

【不良反应及注意事项】 少见,偶有轻度腹部痉挛。可使血中催乳素水平升高,停药后可恢复正常。

昂丹司琼(ondansetron):拮抗外周和中枢神经元的 5-HT₃受体,阻断胃肠道嗜铬细胞释放的 5-HT 与 5-HT₃受体的结合,从而产生止吐作用。高效选择性,无锥体外系反应和神经抑制症状。与糖皮质激素(地塞米松)联合应用,可显著提高疗效。临床用于恶性肿瘤化疗、放疗引起的呕吐,但对晕动病引起的呕吐无效。不良反应表现为头痛、便秘、腹泻等。

莫沙必利(mosapride):能促进肠壁肌层神经丛释放乙酰胆碱,促进食管、胃、小肠直至结肠运动。无中枢作用,对胃肠道均有促进作用。改善功能性消化不良的胃肠道症状:胃肠反流性疾病,反流性食管炎;也可用于慢性功能性便秘的辅助性治疗。不良反应表现为剂量偏大时可引起瞬时性的肠痉挛、肠鸣、稀便或腹泻等。减量可减轻或消失,继续使用可逐渐耐受。不会引起锥体外系反应等副作用。

(三)泻药

泻药是指能加速肠蠕动、促进肠内容物排出的药物。临床主要用于功能性便秘,也可用于胃肠道X射线检查前准备、术前清洁肠道及加速肠内毒物的排出。包括：容积性泻药、渗透性泻药、刺激性泻药、润滑性泻药（粪便软化剂）、肠道清洗剂及胃肠动力药。

硫酸镁（magnesium sulfate）：本品属于容积性泻药，给药途径不同起不同的药理作用。

【药理作用及机制】 口服吸收少（20%），在肠内形成的渗透压使肠内保有大量水分，刺激肠蠕动产生导泻作用。适合：需快速清洁肠道者。对粪便干结为主要症状者效果较好。

【临床应用】

1. 导泻　口服硫酸镁后，在肠道不宜被吸收，硫酸根离子和镁离子形成高渗盐溶液而阻止肠内水分的吸收，扩张肠腔容积，刺激肠壁，反射性引起肠蠕动加强而导泻。此外，盐类本身对肠黏膜也有化学刺激作用，促进肠蠕动。空腹应用并大量饮水，可加速和增强泻下作用。主要用于急性便秘、辅助排出一些肠内寄生虫和肠内毒物、外科术前和结肠镜检查前清理肠道。

2. 利胆　口服高浓度的硫酸镁（33%）或用导管直接灌入十二指肠，可刺激十二指肠释放胆囊收缩素，引起胆囊收缩，胆总管括约肌松弛，促进胆汁排出，呈现利胆作用。可用于阻塞性黄疸、慢性胆囊炎等。

3. 中枢神经系统作用　注射给药，镁离子可抑制中枢神经系统，从而产生镇静、抗惊厥、松弛骨骼肌作用。用于子痫、破伤风等引起的惊厥。

4. 心血管系统作用　注射给药，镁离子可直接松弛周围血管平滑肌，使血管扩张，血压下降，且降压作用迅速。用于治疗高血压危象、高血压脑病及妊娠高血压综合征。

5. 消炎去肿　50%硫酸镁外敷患处有消炎去肿之功效。

【不良反应及注意事项】

1. 大剂量服用，过度导泻可引起水电解质平衡紊乱。
2. 肾功能不全者可发生高镁血症，严重者产生中枢抑制甚至昏迷。
3. 中枢抑制药（如苯巴比妥）中毒患者不宜用硫酸镁导泻，以防加重中枢抑制。应选用硫酸钠导泻。
4. 急腹症、胃肠出血、孕妇禁用本品。

酚酞（phenolphthalein，果导）

本品属于刺激性泻药。

【药理作用及机制】 口服后在肠内遇碱性肠液形成可溶性钠盐，刺激肠壁而促进肠蠕动，并可阻止肠液吸收，软化粪便，产生轻泻作用。

【临床应用】 口服后在肠内遇碱性肠液形成可溶性钠盐，刺激肠壁而促进肠蠕动，并可阻止肠液吸收，软化粪便，产生轻泻作用。适用于习惯性便秘。于睡前服用，以达次晨排便。适用于：急慢性便秘、习惯性便秘。

【不良反应及注意事项】 偶有肠绞痛，但比其他刺激性泻药少见；高敏患者可发生皮炎；长期使用可致水、电解质丢失和结肠功能障碍。婴儿禁用，幼儿及孕妇慎用。

比沙可啶（bisacodyl）：口服或直肠给药后，转换成有活性的代谢产物，在结肠产生较强的刺激作用。因其刺激性强，可致肠痉挛、直肠炎。

液状石蜡(liquid paraffin):为矿物油,口服后不被肠道消化吸收,产生润滑肠壁和软化粪便作用。适用于老年、体弱、腹部和肛门手术后及高血压、痔疮患者的便秘。久用可妨碍脂溶性维生素的吸收,但常规剂量影响不大。

此外,甘油栓剂(开塞露)、纤维素类等也有此作用。

(四)止泻药

腹泻是多种疾病的症状,一般应以对因治疗为主。但对腹泻剧烈而持久的患者,适当使用止泻药,以控制症状和防止脱水及电解质紊乱。使用药物的同时,注意补水、补电解质。

地芬诺酯(diphenoxylate):为哌替啶的衍生物,但无镇痛作用,止泻作用类似吗啡,可减少肠蠕动而止泻,作用较强。适用于急、慢性功能性腹泻。

不良反应,轻而少见,可有嗜睡、恶心、呕吐、腹胀和腹部不适等。长期大量服用可产生欣快感,并可能出现药物依赖性。常用量短期治疗,并与阿托品合用,可减少依赖性。过量可导致昏迷。

洛哌丁胺(loperamide):显著抑制霍乱毒素和其他肠毒素引起的肠过度分泌;增加肛门括约肌的张力,抑制大便失禁和便急。对肠壁高亲和力及首关代谢,几乎不进入全身血液循环。止泻作用更强、更快且持久。适用于急、慢性腹泻。

双八面体蒙脱石(dioctahedral smectite)

本品属于吸附药和收敛药。

【药理作用及机制】

1. 覆盖消化道黏膜,增强黏液屏障,防止 H^+、胃蛋白酶、非甾体抗炎药、乙醇、病毒、细菌等对消化道黏膜的侵害。

2. 促进消化道黏膜上皮再生。

3. 吸附消化道内气体和攻击因子,将其固定在肠腔表面,失去致病作用,随肠蠕动排出体外。

4. 平衡消化道正常菌群,提高消化道免疫功能。

5. 消化道局部止血作用(激活凝血因子Ⅶ和Ⅷ)。

【临床应用】 促进肠黏膜吸收,减少分泌,缓解幼儿由于消化不良而导致的渗透性腹泻。适用于急、慢性腹泻。

【不良反应及注意事项】 与其他药物合用,可能会受影响药效。监护由腹泻所致的电解质失衡,口服补液盐(oral rehydration salt,ORS)粉剂。

(五)利胆药

熊去氧胆酸(UrsodeoxycholicAcid)

【临床应用】 用于胆固醇型胆结石及胆汁缺乏性脂肪泻,也可用于预防药物性结石形成及治疗脂肪痢(回肠切除术后)。

【不良反应及注意事项】

1. 常见腹泻;偶见便秘、过敏、头痛、头晕、胰腺炎和心动过速等。

2. 本品不能溶解胆色素结石、混合结石及不透 X 射线的结石。

3. 如治疗胆固醇结石中出现反复胆绞痛发作,症状无改善甚至加重,或出现明显结石钙化时,则宜中止治疗,并进行外科手术。

腺苷蛋氨酸(ademetionine)

【临床应用】 用于肝硬化前和肝硬化所致肝内胆汁淤积,也用于妊娠期肝内胆汁淤积。

【不良反应及注意事项】

1. 因为本品只有在酸性环境中才能保持活性,故有些患者服后感胃灼热和上腹痛。偶可引起昼夜节律紊乱,睡前服用催眠药可减轻此症状。以上症状均表现轻微,不需中断治疗。

2. 注射液不可与碱性液体或含钙液体混合。

3. 注射用冻干粉针须在临用前用所附溶剂溶解,溶解后只能保存 6 h。静脉注射必须非常缓慢。

4. 建议在两餐之间服用;用药期间宜进行血气监测,注意患者的酸碱平衡。

制剂及用法

三硅酸镁 口服,0.3~0.9 g/次,一日 7 次。

氢氧化铝凝胶 口服,4~8 mL/次,一日 7 次。

碳酸氢钠 口服,0.3~1.0 g/次,一日 7 次。

哌仑西平 口服,50 mg/次,一日 2 次。早、晚饭前 1.5 h 服用,疗程 4~6 周。严重者,可 50 mg/次,一日 3 次。

奥美拉唑 口服,20 mg/次,一日 1 次,疗程 2~4 周。治疗反流性食管炎,20~60 mg/次,一日 1 次。卓-艾综合征 60 mg/次,一日 1 次。

丙谷胺 口服,0.4 g/次,一日 3 次,4~6 周一疗程。静脉注射,0.4 g/次,6 h 一次,用于急性胃黏膜病变及急性上消化道出血。

硫糖铝 口服,1 g/次,一日 2 次。

稀盐酸 0.5~2 mL/次,用水稀释饭前服。

胃蛋白酶 口服,粉剂,0.2~0.6 g/次,一日 3 次,饭或饭时服。合剂,10 mL/次,一日 3 次,饭前服。

胰酶 口服,0.3~0.5 g/次,一日 3 次,饭前服。

乳酶生 口服,0.3~0.9 g/次,一日 3 次。

甲氧氯普胺 口服,5~10 mg/次,一日 3 次,饭前 0.5 h 服;肌内注射,10~20 mg/次,每日不超过 0.5 mg/kg。

多潘立酮 口服,10 mg/次,饭前 15~30 min 服。注射或静脉滴注,8~10 mg/次,一日 3 次。

昂丹司琼 口服,8 mg/次,每 8 h 一次或一日 1 次;注射剂,0.15 mg/kg,于化疗前 30 min 静脉注射,后每 4 h/次,共 2 次,再改口服给药。

硫酸镁 口服,5~20 g/次,同时服用大量温水。利胆时,2~5 g/次,一日 3 次,饭前服,十二指肠引流,33% 溶液 30~50 mL,导入十二指肠。

硫酸钠　口服,5~20 g/次,多饮水。
比沙可啶　口服,5~15 mg/次,睡前服。
洛哌丁胺　口服,2 mg/次,一日3次,首剂加倍。
次碳酸铋　口服,0.3~1.0 g/次,一日3次。
双八面体蒙脱石散　口服,3.76 g/次,一日3次。

同步练习

一、单项选择题

1. 胰酶与下述哪种药物同服时疗效增强(　　)
   A. 胃酶合剂　　　　　　　B. 法莫替丁
   C. 叶酸　　　　　　　　　D. 阿卡波糖
   E. 稀盐酸

2. 氢氧化铝和三硅酸镁联合用药的目的(　　)
   A. 防止产气　　　　　　　B. 延长作用时间
   C. 防止药物吸收　　　　　D. 减少胃肠道反应
   E. 降低神经毒性

3. 抑酸作用最强的药物是(　　)
   A. 西咪替丁　　　　　　　B. 哌仑西平
   C. 丙谷胺　　　　　　　　D. 奥美拉唑
   E. 碳酸氢钠

4. 能使胃蛋白酶作用增强的药物是(　　)
   A. 胰酶　　　　　　　　　B. 稀盐酸
   C. 乳酶生　　　　　　　　D. 奥美拉唑
   E. 抗酸药

5. 肿瘤化疗引起的呕吐应选用(　　)
   A. 阿托品　　　　　　　　B. 昂丹司琼
   C. 枸橼酸铋钾　　　　　　D. 乳果糖
   E. 以上都不是

6. 洛哌丁胺可用于治疗(　　)
   A. 消化性溃疡　　　　　　B. 急慢性便秘
   C. 急慢性腹泻　　　　　　D. 止吐
   E. 以上都不是

7. 可产生成瘾性的止泻药是(　　)
   A. 地芬诺酯　　　　　　　B. 次碳酸铋
   C. 药用炭　　　　　　　　D. 去氢胆酸
   E. 熊去氧胆酸

8. 适用于儿童、老人便秘的泻药(　　)
   A. 硫酸钠　　　　　　　　B. 液状石蜡
   C. 硫酸镁　　　　　　　　D. 大黄
   E. 番泻叶

二、思考题

简述抗消化性溃疡药的分类及其代表药物。

单项选择题参考答案:1.B 2.D 3.D 4.B 5.B 6.C 7.A 8.B

(河南医学高等专科学校 张 琨)

第二十七章 作用于呼吸系统的药物

> **学习目标**
> 1. 掌握各类平喘药的作用特点、临床应用和主要不良反应。
> 2. 熟悉可待因、氨溴索、乙酰半胱氨酸的作用特点、临床应用及不良反应。
> 3. 了解祛痰药、镇咳药的分类、常用药物及特点。

呼吸系统疾病的常见症状有咳嗽、咳痰、喘息等,多由感染或超敏反应所引起,各种症状可单独出现或同时存在并相互诱发和加重。作用于呼吸系统的药物主要是针对这三种症状的对症治疗药物,包括平喘、镇咳和祛痰的药物。合理应用这些药物可以缓解症状,减轻患者痛苦,并能有效防止肺气肿等继发性疾病的发生。

第一节 平喘药

支气管哮喘是一种慢性超敏反应性疾病。其发病机制复杂,涉及炎症、超敏反应、神经调节失衡、遗传、环境等多种因素。平喘药是指能缓解、消除或预防支气管哮喘的一类药物。常用的平喘药物分为三大类:①抗炎平喘药;②支气管扩张药;③抗过敏平喘药。

一、抗炎平喘药

抗炎平喘药通过抑制气道炎症反应,达到长期防止哮喘发作的作用,已作为平喘药的一线药物。

(一)糖皮质激素

【药理作用及机制】 糖皮质激素类是目前临床最有效的抗炎药物。通过抑制哮喘时炎症反应的多个环节发挥平喘作用。

1. 抑制细胞因子和炎症介质的生成　抑制如白细胞介素(IL-β)、肿瘤坏死因子(TNF-α)及干扰素(IFN-γ)的生成,干扰花生四烯酸代谢,减少白三烯及前列腺素的合成;抑制黏附分子表达而减少炎症细胞与血管内皮细胞相互作用,降低血管的通透性;抑制免疫功能和过敏反应,减少组胺、5-羟色胺、缓激肽等过敏介质产生。

2. 抑制免疫细胞和炎症细胞功能　抑制巨噬细胞、中性粒细胞和嗜酸性粒细胞功能,抑制肥大细胞浸润和释放过敏介质,并加速肺部炎症细胞的凋亡。

3. 增强机体对儿茶酚胺的敏感性　扩张支气管缓解痉挛,收缩血管减少黏膜肿胀。

4. 抑制气道高反应性　降低抗原、冷空气、胆碱受体激动剂及运动后支气管收缩反应。

【临床应用】　根据哮喘患者的病情,糖皮质激素类药物的给药方式有以下两种。①呼吸道吸入:抗炎平喘药的主要给药方式,可减少口服制剂用量或逐步取代口服激素,用于支气管扩张药不能有效控制的慢性哮喘患者,长期应用可减少发作次数,减轻病情的严重程度,但不能缓解急性症状。对于哮喘持续状态,因吸入量有限往往不能发挥作用,因此不宜应用。目前多采用局部作用强的丙酸倍氯米松(beclomethasone dipropionate,BDP)、布地奈德(budesonide,BUD)、丙酸氟替卡松(fluticasone propionate,FP)等糖皮质激素,另外还有长效 β_2 受体激动药昔萘酸沙美特罗与丙酸氟替卡松复方制剂。②全身给药:适用于严重哮喘或哮喘持续状态其他药物不能控制的病情,口服或注射泼尼松(prednisone)、泼尼松龙(prednisolone)、地塞米松(dexamethasone)等糖皮质激素。

【不良反应】　常用剂量吸入给药不良反应轻。但吸入后药物沉积在咽部并吞咽进入胃肠道,产生声音嘶哑、口腔念珠菌感染等咽部不良反应。每次吸入后用足量清水漱口,减少药液残留于咽喉部。长期大量吸入通过抑制下丘脑-垂体-肾上腺皮质轴的功能,诱发继发性肾上腺皮质功能不全,但一般不严重。全身用药的不良反应多且严重。

倍氯米松(beclomethasone):为地塞米松的衍生物,局部抗炎作用强大,是地塞米松作用强度的600倍。气雾吸入后,直接作用于呼吸道发挥抗炎平喘作用。疗效好,吸收作用很小,几乎无全身不良反应,长期应用对肾上腺皮质功能无抑制作用。临床用于其他平喘药不能有效控制的慢性哮喘患者。本药起效缓慢,不宜用于哮喘急性发作和哮喘持续状态的抢救。

布地奈德(budesonide,布的松):为局部用不含卤素的糖皮质激素类药物,作用维持时间较长,局部抗炎作用强,约为倍氯米松的2倍。用于支气管哮喘和喘息型支气管炎。

(二)磷酸二酯酶-4 抑制剂

罗氟司特(roflumilast)

罗氟司特是第一个用于临床的选择性磷酸二酯酶-4(PDE-4)抑制剂,先后于2010年和2011年被欧盟和美国批准上市用于治疗慢性阻塞性肺疾病(chronic obstructive pulmonary disease,COPD)的药物。

【药理作用及临床应用】　罗氟司特能够抑制 PDE-4 的活性,增加细胞内 cAMP 的含量而发挥平喘作用:①抑制巨噬细胞、中性粒细胞和嗜酸性粒细胞等炎症细胞的聚集活化,减少炎症因子 IL-1、TNF-α 等释放;②扩张支气管平滑肌,降低气道高反应性;③减少气道上皮细胞基底的胶原沉着、杯状细胞增生,缓解气道重塑。

用于慢性喘息型支气管炎、支气管哮喘和慢性阻塞性肺疾病的治疗。

【不良反应及注意事项】 用药初期可出现腹泻、恶心、失眠和食欲减退，随着治疗的持续可自行消失。少数患者出现焦虑、抑郁表现。禁用于18岁以下患者和肝功能不全者。

二、支气管扩张药

支气管扩张药包括β受体激动药、茶碱类药和M胆碱受体阻断药三种。

（一）β受体激动药

本类药物通过激动支气管平滑肌的$β_2$受体，激活腺苷酸环化酶，使cAMP生成增多，引起支气管平滑肌松弛而平喘。根据对β受体的选择性又分为非选择性β受体激动药和选择性$β_2$受体激动药。

1. 非选择性β受体激动药　常用药物有肾上腺素、异丙肾上腺素、麻黄碱等。本类药对$β_1$受体和$β_2$受体选择性低，兴奋支气管平滑肌$β_2$受体的同时，也兴奋心脏$β_1$受体，肾上腺素、异丙肾上腺素松弛支气管平滑肌作用迅速强大而短暂，麻黄碱平喘作用缓慢、温和而持久。不良反应多，具有引起心悸、增加心肌耗氧量、诱发心律失常、血压升高等，长期应用易产生耐受性。现已少用。详见第八章拟肾上腺药。

2. 选择性$β_2$受体激动药　本类药物选择性兴奋支气管平滑肌的$β_2$受体使支气管扩张而平喘，平喘作用与异丙肾上腺素相似，但对心脏$β_1$受体的作用弱。起效快，维持时间久，给药方便。常用药物有沙丁胺醇（salbutamol）、克仑特罗（clenbuterol）、特布他林（terbutaline）等。

沙丁胺醇（salbutamol，舒喘灵）

【体内过程】 沙丁胺醇常用吸入给药，5～15 min起效，作用持续3～6 h。口服30 min起效，持续6 h。

【药理作用及临床应用】 沙丁胺醇选择性激动$β_2$受体，松弛支气管平滑肌，扩张支气管作用较强，兴奋心脏的作用仅为异丙肾上腺素的1/10。

主要用于防治支气管哮喘、喘息型支气管炎及伴有支气管痉挛的呼吸道疾病。

【不良反应及注意事项】 治疗量时不良反应较小。大剂量或长期应用，可引起恶心、头晕、心悸、心动过速、四肢与面颈部肌肉震颤等。长期应用可产生耐受性。高血压病、心功能不全、甲状腺功能亢进及糖尿病患者慎用或禁用。

特布他林（terbutaline，间羟舒喘宁）：较沙丁胺醇的平喘作用弱，心脏兴奋作用更弱，仅为沙丁胺醇的1%，并可防止支气管黏膜水肿。本品还可降低肺动脉压及外周阻力，减轻心脏后负荷。可用于支气管哮喘、喘息型支气管炎及其他伴有支气管痉挛的肺部疾病。不良反应及注意事项同沙丁胺醇。

克仑特罗（clenbuterol，氨哮素）：是强效选择性$β_2$受体激动剂，扩张支气管作用较沙丁胺醇强100倍。有增强纤毛运动、溶解黏液的作用。可用于防治急、慢性哮喘和喘息型支气管炎。心血管系统不良反应较少。

（二）茶碱类药

茶碱类是甲基黄嘌呤类衍生物，是常用的支气管扩张药，具有直接松弛支气管平滑肌的作用。临床常用的药物有氨茶碱、胆茶碱及茶碱的缓释剂或控制剂。

氨茶碱(aminophylline)

氨茶碱为茶碱和乙二胺形成的复盐。乙二胺能增加茶碱的水溶性,增强其作用。

【体内过程】 本药口服吸收完全,2~3 h作用达高峰,维持5~6 h。静脉滴注15~30 min达最大效应,亦可直肠给药。

【药理作用】

1. 扩张支气管 可直接松弛支气管平滑肌,尤其对处于痉挛状态的支气管平滑肌作用显著。其作用机制包括:①抑制磷酸二酯酶,使细胞内cAMP增多,松弛支气管平滑肌;②阻断腺苷受体,拮抗腺苷诱发的支气管平滑肌痉挛;③增加内源性儿茶酚胺的释放,激动β_2受体松弛支气管平滑肌;④降低细胞内Ca^{2+}浓度;⑤免疫调节与抗炎作用。

2. 强心、利尿作用 直接作用于心肌,增强心肌收缩力,增加心排出量;能增加肾血流量和肾小球滤过率,并减少肾小管对钠和水的重吸收,增加尿量。

3. 其他 松弛胆道平滑肌,解除胆道痉挛。增加膈肌的收缩力,减轻膈肌疲劳。

【临床应用】

1. 支气管哮喘和喘息型支气管炎 对重症哮喘及哮喘持续状态,可静脉滴注或稀释后静脉注射;口服给药可用于预防哮喘或轻症哮喘。

2. 慢性阻塞性肺病 明显改善患者的气促症状。

3. 急性心功能不全和心源性哮喘 可作为辅助用药。

4. 胆绞痛 宜与镇痛药合用。

【不良反应及注意事项】

1. 局部刺激 氨茶碱碱性较强,口服可引起恶心、呕吐,宜饭后服或服用肠溶片。

2. 中枢兴奋 治疗量可出现烦躁不安、失眠等。过量或静脉注射过快可出现头痛、头晕、震颤、情绪激动等,严重者可致惊厥。必要时可用镇静催眠药对抗。

3. 心血管反应 用量过大或静脉注射过快可引起心悸、心率加快、血压降低,严重者出现心律失常、血压骤降甚至心跳停止。故必须稀释后缓慢注射,并注意观察患者反应。

老人、妊娠期和哺乳期妇女及心、肝、肾功能不全者慎用。急性心肌梗死、低血压、休克患者禁用。

胆茶碱(cholinophylline)

胆茶碱为茶碱和胆碱的复盐,水溶性更大。口服吸收,对胃肠道刺激性小,患者易耐受。对心脏和中枢神经系统的作用不明显。

茶碱的缓释或控释制剂如葆乐辉(伏喘平)、舒弗美等,其主要优点是:血药浓度稳定,作用持续时间长,对慢性反复发作性哮喘和夜间哮喘有较好的疗效;胃肠道刺激反应轻,患者易于耐受。

(三) M胆碱受体阻断药

呼吸道M胆碱受体有M_1、M_2、M_3受体亚型,选择性阻断M_1、M_3胆碱受体后可产生支气管扩张作用。阿托品、东莨菪碱、山莨菪碱等对 M 受体无选择性，全身不良反应多，特别是抑制呼吸道腺体分泌，使痰液黏稠而加重呼吸道阻塞，故临床上已不用于哮喘。目前常用的是人工合成的阿托品衍生物，对支气管选择性高、副作用少，可气雾吸入。

异丙托溴铵(ipratropium bromide，异丙阿托品)：是一种吸入性抗胆碱药，能选择性阻断支气管平滑肌上的 M 受体，松弛支气管平滑肌，对呼吸道腺体及心血管作用较弱。临床主要用于防治喘息型慢性支气管炎及支气管哮喘，尤其适用于年龄较大、合并心血管疾病、糖皮质激素疗效差、不能耐受或禁用 β_2 受体激动药的哮喘患者，也用于治疗 β 受体阻断药引起的支气管痉挛。

氧托溴铵(oxitropium，氧阿托品)：为一新型抗胆碱类平喘药，对 M_1、M_2、M_3 受体无明显选择性，气雾吸入后，对支气管平滑肌有较强的松弛作用。

噻托溴铵(tiotropinm，泰乌托品)：为一新型长效、强效、低毒的支气管扩张剂。对支气管 M 受体的选择性较异丙托溴铵更高，亲和力强约 10 倍。气雾吸入 5 min 起效，作用持续 24 h，不良反应较少。

三、抗过敏平喘药

本类药物主要抑制肥大细胞释放过敏介质而产生抗过敏作用和轻度抗炎作用。其平喘作用起效较慢，不适用于治疗哮喘急性发作，主要用于预防哮喘发作。本类药物分为三类，包括炎症细胞膜稳定药，如色甘酸钠、奈多罗米钠；H_1 受体阻断药，如酮替芬；抗白三烯药，如扎鲁司特、孟鲁司特。

(一) 炎症细胞膜稳定药

色甘酸钠(disodium cromoglycate，咽泰)

色甘酸钠为非脂溶性药物，口服不易吸收，微粉吸入给药由肺部吸收，以原形随胆汁和尿液排出。

【药理作用及临床应用】 色甘酸钠能稳定肥大细胞膜，阻止肥大细胞释放组胺、白三烯等过敏介质而发挥平喘作用；还能直接抑制其他刺激引起的支气管痉挛及产生抗炎作用。临床主要用于预防各型支气管哮喘的发作，能防止速发型和迟发型过敏性哮喘及运动或其他刺激诱发的哮喘，对已发作的哮喘无效。也可用于变应性鼻炎、春季结膜炎、过敏性湿疹；灌肠可改善溃疡性结肠炎和直肠炎症状。

【不良反应】 本药毒性低，副作用少见，少数患者吸入时，可有呛咳、口干、气急、胸闷等，甚至诱发哮喘。与少量异丙肾上腺素合用可预防。

奈多罗米钠(nedocromil sodium)：作用比色甘酸钠强，有肥大细胞膜稳定作用，还有明显的抗炎作用。可作为长期预防性平喘药吸入给药，或用于哮喘早期的维持治疗。

(二) H_1 受体阻断药

酮替芬(ketotifen，噻哌酮)：除有类似色甘酸钠的作用外，还有强大的 H_1 受体阻断作用，并能增强 β_2 受体激动药的平喘作用。本药可单独应用或与茶碱类、β_2 受体激动药合用防治轻、中度哮喘。不良反应有嗜睡、困倦、头晕、口干等。从事驾驶和高空操作者慎用。

(三) 抗白三烯药

半胱氨酰白三烯是哮喘发病中的一种重要炎症介质,能和支气管平滑肌等部位的白三烯受体结合,引起支气管黏液分泌,降低支气管纤毛功能,增加气道微血管通透性,引起气管炎症反应。其作用强度比组胺强1 000倍。抗白三烯药能对抗半胱氨酰白三烯的上述作用,与糖皮质激素合用可产生协同抗炎作用。

扎鲁司特(zafirlukast sodium)和**孟鲁司特**(montelukast)能与支气管平滑肌等部位的白三烯受体结合,竞争性地拮抗白三烯的作用。适用于成人和6岁以上儿童支气管哮喘的预防和长期治疗。

第二节 镇咳药

咳嗽是呼吸系统的保护性反射,可促进痰液和异物的排出,轻度咳嗽一般不需用镇咳药,但剧烈而频繁的咳嗽可影响患者休息和睡眠,甚至引发并发症,合理应用镇咳药可缓解和改善呼吸道疾病的症状。镇咳药按其作用部位分为中枢性镇咳药和外周性镇咳药两类。

一、中枢性镇咳药

本类药物选择性抑制延髓咳嗽中枢而产生镇咳作用,主要用于无痰剧烈干咳。

可待因(codeine,甲基吗啡):为阿片生物碱之一,能抑制延髓咳嗽中枢产生迅速强大的镇咳作用,镇咳强度是吗啡的1/4,镇咳剂量无抑制呼吸作用。镇痛作用强度约为吗啡的1/10,强于解热镇痛药。适用于无痰剧烈干咳,尤适用于伴有胸痛的剧烈干咳。不良反应偶见恶心、呕吐、便秘等,大剂量可致兴奋不安、失眠、呼吸抑制等,连续应用可产生耐受性和依赖性。

右美沙芬(dextromethorphan):为人工合成的吗啡类衍生物,能抑制咳嗽中枢产生较强的镇咳作用,镇咳强度与可待因相似或略强,无镇痛作用。治疗剂量不抑制呼吸,长期应用无依赖性。适用于各种原因引起的无痰干咳。不良反应少,偶有头晕、轻度嗜睡、口干、便秘等。

喷托维林(pentoxyverine,咳必清):兼有中枢性和外周性镇咳作用,能抑制咳嗽中枢,兼有轻度局麻作用和阿托品样作用,大剂量可松弛支气管平滑肌,其镇咳强度约为可待因的1/3,但无成瘾性。适用于上呼吸道感染引起的无痰干咳、百日咳。不良反应少,偶有轻度头痛、头晕、口干、恶心、呕吐、腹胀、便秘等。痰多、青光眼和前列腺肥大患者禁用。

二、外周性镇咳药

本类药物作用于外周,可抑制咳嗽反射弧中的末梢感受器、传入神经、传出神经或效应器其中的任何一个环节而发挥镇咳作用,主要用于无痰干咳。

苯佐那酯(benzonatate):为丁卡因衍生物,有较强的局麻作用,抑制肺牵张感受器及感觉神经末梢,阻断咳嗽冲动的传入而产生镇咳作用。适用于各种原因引起的刺激性干咳、阵咳。不良反应轻,偶有嗜睡、头晕、鼻塞等;服用时勿嚼碎,以免引起口腔麻木感。

苯丙哌林(benproperine,咳快好):为非成瘾性强效镇咳药,镇咳作用为可待因的2~4倍。具有中枢和外周镇咳作用,且可松弛支气管平滑肌。主要用于治疗各种原因引起的干咳,尤其是刺激性干咳。本药不抑制呼吸,也不引起便秘,偶有口干、头晕、乏力、食欲缺乏和皮疹等不良反应。

那可汀(noscapine):抑制肺牵张反射引起的咳嗽,兼有兴奋呼吸中枢的作用。镇咳作用持续4 h,无依赖性,用于阵发性咳嗽。偶有轻度嗜睡和头痛,不宜用于痰多患者。

第三节 祛痰药

祛痰药是指能稀释痰液或降低痰液黏稠度,使之容易咳出的药物,包括痰液稀释药和黏痰溶解药。主要用于痰液黏稠不易咳出患者。

一、痰液稀释药

氯化铵(ammonium chloride):口服后直接刺激胃黏膜,引起轻度恶心,反射性地引起呼吸道腺体分泌增加,使痰液稀释;此外,氯化铵吸收后少量可经呼吸道黏膜排出,因盐类的高渗作用而带出水分,使痰液进一步被稀释,易于咳出。较少单用,常与其他药物配伍制成复方制剂。适用于急、慢性呼吸道炎症而痰液黏稠不易咳出的患者。本药吸收后能酸化体液和尿液,可用于治疗碱中毒。空腹或大剂量服用可引起恶心、呕吐、胃痛等,餐后服用可减轻反应,过量可引起酸中毒。消化性溃疡者、代谢性酸血症及严重肝肾功能不全患者禁用。

愈创甘油醚(guaiphenesin):口服后刺激胃黏膜,反射性促进呼吸道分泌使痰液变稀。并有较弱的消毒防腐作用。多配成复方制剂用于急慢性支气管炎。不良反应轻,有恶心、呕吐等胃肠道反应。

本类药物还有中药桔梗、远志等。

二、黏痰溶解药

溴己新(bromhexine):本药能直接裂解黏痰中的黏多糖,使痰液黏稠度降低而易于咳出;其祛痰作用还与促进呼吸道纤毛运动及具有恶心性祛痰作用有关。适用于急慢性支气管炎、哮喘、支气管扩张等引起的痰液黏稠不易咳出患者。不良反应少,偶有恶心、胃部不适、转氨酶升高等。溃疡病与肝肾功能不良者慎用。

氨溴索(ambroxol):为溴己新的衍生物,口服后0.5~3 h血药浓度达高峰,$t_{1/2}$约7 h。能裂解痰中酸性黏多糖蛋白纤维,促进肺表面活性物质的分泌,增加呼吸道黏膜浆液的分泌,减少腺体的分泌,从而降低痰液黏稠度,并增加支气管纤毛运动,使痰液易于咳出。其祛痰作用显著超过溴己新,且毒性小,耐受性好。适用于急慢性呼吸道疾病（如急慢性支气管炎、支气管哮喘、支气管扩张、肺结核等）引起的痰液黏稠、咳痰困难患者。不良反应较少，少数患者有轻微胃肠不适及过敏反应，胃溃疡与妊娠3个月内的孕妇慎用。

乙酰半胱氨酸（acetylcysteine）：本药为半胱氨酸的N—乙酰化物，其分子中所含的巯基（—SH），能使痰液中黏蛋白多肽链中的二硫键（—S—S—）断裂，降低痰液黏度；还能裂解脓痰中的DNA纤维，对白色黏痰和脓痰均有较强的溶解作用，使黏痰液化而易于咳出。适用于大量黏痰阻塞呼吸道、不易咳出或因手术咳痰困难患者，紧急情况时用气管滴入或注入给药，非紧急情况用气雾吸入给药。本药有特殊蒜臭味，易引起恶心呕吐；对呼吸道有刺激作用，可引起呛咳及支气管痉挛，与异丙肾上腺素合用或交替应用可减少不良反应的发生。支气管哮喘患者禁用。本药直接注入或滴入气管，迅速产生大量稀痰，易阻塞气道，故滴入气道前需做好吸引排痰准备，及时配合吸引排痰，无吸痰器时不可直接向气管内滴入或注入。不宜与青霉素类、头孢菌素类、四环素类抗生素合用，因可降低这些抗生素的抗菌活性。

羧甲司坦（carbocisteine，**羧甲半胱氨酸**）：能促进支气管腺体的分泌，使低黏度的蛋白分泌增加，高黏度的蛋白分泌减少，也能使黏蛋白中的二硫键断裂，从而降低痰液的黏稠度，使其易于咳出。本药口服有效，临床用于慢性支气管炎、支气管哮喘等疾病及术后所引起的痰液黏稠、咳痰困难。偶见轻度恶心、头晕、腹泻、胃肠出血、皮疹等。

常用镇咳、祛痰、平喘的中草药复方制剂见表27-1。

表27-1 常用镇咳、祛痰、平喘的中草药复方制剂

复方制剂名称	主要成分	应用
复方甘草合剂（棕色合剂）	甘草流浸膏、复方樟脑酊、酒石酸锑钾、亚硝酸乙酯醑、甘油	止咳、化痰
复方愈创木酚磺酸钾口服溶液（异丙嗪伤风止咳糖浆）	异丙嗪、氯化铵、愈创木酚磺酸钾等	止咳、祛痰
小儿止咳糖浆	氯化铵、甘草、桔梗、橙皮酊	一般性咳嗽
复方磷酸可待因	可待因、麻黄碱、氯化铵、氯苯那敏	无痰剧烈刺激性干咳

制剂及用法

沙丁胺醇 片剂：2 mg。口服，每次2~4 mg，一日3次；缓释剂，每次8 mg，早、晚各一次；气雾剂：24 mg。每次0.2~0.4 mg，一日4次，气雾吸入。

特布他林 片剂：2.5 mg、5 mg。口服，每次2.5~5 mg，一日2~3次；气雾剂：50 mg。气雾吸入，每次0.25~0.5 mg，一日3~4次；注射剂：0.25 mg。静脉注射，每次0.25 mg，必要时可重复一次，但4 h内不能超过0.5 mg。

克仑特罗 片剂：20 μg、40 μg。口服，每次20~40 μg，一日3次；气雾剂：2 mg。气雾吸入，每次10~20 μg，一日3次。

福莫特罗　片剂:20 mg、40 mg。口服,每次80 mg,一日2次,粉吸入剂,每次4.5~9 μg,一日2次。

氨茶碱　片剂:0.1 g、0.2 g。口服,每次0.1~0.2 g,一日3次;注射剂:0.25 g。每次0.25~0.5 g,一日1次。以葡萄糖液稀释后缓慢静脉注射。

异丙托溴铵　气雾剂:10 mL。吸入,每次40~80 μg,一日3~4次。

色甘酸钠　气雾剂:700 mg。吸入,每次3.5~7 mg,一日4次。

奈多罗米钠　气雾剂:24 mg。吸入,每次4 mg,一日2~4次。

酮替芬　片剂:0.5 mg、1 mg。口服,每次1 mg,一日2次。

扎鲁司特钠　片剂:20 mg、40 mg。口服,每次20 mg,一日2次。

倍氯米松　气雾剂:10 mg。吸入,每次100~200 μg,一日2~3次。

可待因　片剂:15 mg、30 mg。口服,每次15~30 mg,一日3次。

右美沙芬　片剂:10 mg、15 mg。口服,每次10~30 mg,一日3次。

喷托维林　片剂:25 mg。口服,每次25 mg,一日3次。

苯佐那酯　糖衣丸或胶囊剂:25 mg、50 mg。口服,每次50~100 mg,一日3次。

苯丙哌林　片剂:20 mg。口服,每次20~40 mg,一日3次。

氯化铵　片剂:0.3 g。口服,每次0.3~0.6 g,一日3次。注射剂:5 g。静脉滴注,治疗碱中毒或酸化尿液,2~20 g/d。

乙酰半胱氨酸　片剂:0.2 g、0.5 g。口服,每次0.2 g,一日2~3次。喷雾剂:1.0 g。喷雾吸入,临用前用氯化钠注射液配成10%的溶液,每次1~3 mL,一日2~3次。

羧甲司坦　片剂:0.25 g。口服,每次0.5 g,一日3次。

溴己新　片剂:8 mg。口服,每次8~16 mg,一日3次。注射剂:4 mg/2 mL。肌内注射,每次4~8 mg,一日1次。气雾剂:4 mg。吸入,每次2 mg,一日3次。

同步练习

一、单项选择题

1. 对β₂受体有较强选择性的平喘药是(　　)
   A. 多巴酚丁胺　　　　　　　　B. 麻黄碱
   C. 肾上腺素　　　　　　　　　D. 克仑特罗
   E. 异丙肾上腺素

2. 哮喘持续状态或危重发作的抢救选用(　　)
   A. 色甘酸钠　　　　　　　　　B. 倍氯米松
   C. 氢化可的松　　　　　　　　D. 异丙肾上腺素
   E. 麻黄碱

3. 能刺激胃黏膜反射性地引起呼吸道腺体分泌增加而稀释痰液的药物是(　　)
   A. 溴己新　　　　　　　　　　B. 羧甲司坦
   C. 氯化铵　　　　　　　　　　D. 乙酰半胱氨酸
   E. 喷托维林

4. 支气管哮喘患者禁用(　　)
   A. 氨茶碱　　　　　　　　　　B. 色甘酸钠

C. 异丙托溴铵 D. 吗啡
E. 克仑特罗

5. 氨茶碱不加稀释,静脉注射过速易引起的严重不良反应是(　　)
   A. 心律失常 B. 呼吸抑制
   C. 血栓性静脉炎 D. 剧痛
   E. 心悸

6. 既可治疗心源性哮喘又可治疗支气管哮喘的药物是(　　)
   A. 肾上腺素 B. 氨茶碱
   C. 异丙托溴铵 D. 酮替芬
   E. 色甘酸钠

二、思考题

1. 简述平喘药的分类和代表药。
2. 沙丁胺醇与异丙肾上腺素相比有何异同点?
3. 镇咳药和祛痰药能否合用? 为什么? 这两类药物能否与抗菌药合用,为什么?

单项选择题参考答案:1. D 2. C 3. C 4. D 5. A 6. B

(南阳医学高等专科学校　王　方)

第二十八章 子宫平滑肌兴奋药和抑制药

学习目标

1. 掌握缩宫素的药理作用、临床应用及不良反应。
2. 熟悉麦角新碱的药理作用、临床应用及不良反应。
3. 了解子宫平滑肌抑制药的作用特点。

第一节 子宫平滑肌兴奋药

子宫平滑肌兴奋药是一类选择性兴奋子宫平滑肌，引起子宫收缩的药物。由于药物的种类、用药剂量及子宫生理状态的不同，用药后可表现为子宫节律性收缩或强直性收缩。主要用于催产、引产、产后止血和子宫复原。临床常用的药物有缩宫素、麦角生物碱及前列腺素三种。

缩宫素（oxytocin，催产素）

缩宫素是由神经垂体分泌的一种激素，目前临床应用的缩宫素为人工合成品或从牛、猪的神经垂体提取的制剂。

【体内过程】 口服易在消化道被酶破坏，故口服无效。能经鼻腔及口腔黏膜吸收。肌内注射吸收良好，3~5 min 起效。静脉注射起效快，但维持时间很短，必要时可采用静脉滴注给药。可透过胎盘，大部分经肝、肾破坏，作用维持 20~30 min。

【药理作用】

1. 兴奋子宫平滑肌　能直接兴奋子宫平滑肌，加强子宫收缩力和收缩频率。其收缩强度取决于用药剂量及子宫所处的生理状态。其特点：①小剂量缩宫素（2~5 U），加强子宫（特别是妊娠末期子宫）节律性收缩，其收缩性质类似正常分娩，有利于胎儿顺利娩出；大剂量缩宫素（5~10 U）使子宫产生持续强直性收缩，不利于胎儿娩出。②对子宫底部产生节律性收缩，而对子宫颈则产生松弛作用。③雌激素可提高子宫平滑肌对缩宫素的敏感性，孕激素则降低其敏感性。

2. 促进排乳　能兴奋乳腺平滑肌，使乳腺导管收缩，促使乳汁排出。

【临床应用】

1. 催产和引产 对宫缩无力而产道和胎位正常的难产,可静脉滴注小剂量(2~5 U)缩宫素催产;对过期妊娠或因某种原因必须提前终止妊娠者,可用小剂量引产。

2. 产后止血 产后出血时,可立即皮下或肌内注射较大剂量(5~10 U)的缩宫素,迅速引起子宫强直性收缩,以压迫子宫肌层血管而止血。但其作用短暂,目前临床上已被作用较快、作用持续时间较长的麦角新碱取代。

3. 催乳 在哺乳前,用缩宫素滴鼻,可促进乳汁分泌。

【不良反应及注意事项】 缩宫素过量引起子宫持续性强直收缩,可致胎儿宫内窒息或子宫破裂。用于催产或引产时,必须注意:①严格掌握剂量和给药途径,并控制给药速度,避免发生子宫强直性收缩;②严格掌握禁忌证,凡产道异常、胎位不正、头盆不称、前置胎盘及3次妊娠以上的经产妇或有剖宫产史者禁用,以防引起子宫破裂或胎儿窒息。

麦角生物碱(ergot alkaloid)

麦角(ergot)是寄生在黑麦上的麦角菌的干燥菌核,含有多种生物碱,均为麦角酸的衍生物,按化学结构可分为两类:①胺生物碱类,包括麦角新碱(ergometrine)和甲麦角新碱(methylergometrine),易溶于水,对子宫的兴奋作用强而快。②肽生物碱类,包括麦角胺(ergotamine)和麦角毒(ergotoxine),难溶于水,对血管作用强,起效缓慢,但维持时间较长。

【药理作用】

1. 兴奋子宫 麦角新碱和甲麦角新碱能选择性兴奋子宫平滑肌,其作用特点是:①对妊娠子宫比未孕子宫敏感,临产时或初产后最敏感;②对子宫兴奋作用比缩宫素强而持久,不易产生节律性收缩,剂量稍大即引起子宫强直性收缩;③对子宫体和子宫颈都有很强的收缩作用,不利于胎儿娩出。

2. 收缩血管 麦角胺直接作用于动脉、静脉使其收缩;大剂量还会损伤血管内皮细胞,导致血栓形成和肢端干性坏疽。

【临床应用】

1. 子宫出血 麦角新碱和甲麦角新碱主要用于预防和治疗产后、流产或其他原因引起的子宫出血。

2. 子宫复原 产后子宫复原缓慢时,易引起出血和感染,使用麦角制剂可加速子宫复原。

3. 偏头痛 麦角胺能收缩脑动脉,减少脑动脉搏动,用于偏头痛的诊断和治疗。若与咖啡因合用,既可增加麦角胺的吸收,又能发挥协同作用,提高疗效。

【不良反应】 注射麦角新碱可引起恶心、呕吐及血压升高,伴有妊娠毒血症的产妇慎用。偶见过敏反应。禁用于催产、引产,也不宜用于血管硬化及冠心病患者。

前列腺素(prostaglandins,PGs):是一类广泛存在于体内的不饱和脂肪酸,分布于身体组织及体液中,具有多种生理和药理作用。作为子宫收缩药应用的前列腺素类药物有:地诺前列酮、地诺前列素、硫前列酮(sulprostone)和卡前列素(carboprost,15-甲基前列腺素 $F_{2\alpha}$)等。

地诺前列酮(dinoprostone,前列腺素 E_2,PGE_2):为天然前列腺素。对各期妊娠子宫均有兴奋作用,足月子宫反应最敏感,可引起类似正常分娩的子宫收缩;对早期或中期妊娠子宫产生足以导致流产的高频率和大幅度收缩;对子宫颈有软化和扩张作用。主要用于中期妊娠引产、足月引产、治疗性流产和产后出血。不良反应主要为恶心、呕吐、腹泻、腹痛等胃肠道反应;少数患者有发热、畏寒、头痛等。

地诺前列素(dinoprost,前列腺素 $F_{2\alpha}$,$PGF_{2\alpha}$):为人工合成的前列腺素 F 系列药物,对各期妊娠子宫均有兴奋作用,且随妊娠时间逐渐增加;可直接作用于子宫肌层,刺激妊娠子宫,使子宫平滑肌收缩,子宫颈变软和扩张。主要用于妊娠中期人工引产,也可用于过期流产、胎死宫内或较明显的胎儿先天性畸形的引产。常见不良反应有恶心、呕吐、腹泻,少见发热、畏寒、头痛。

第二节　子宫平滑肌抑制药

子宫平滑肌抑制药又称抗分娩药,可抑制子宫平滑肌收缩,使收缩强度减弱,收缩节律减慢,临床上主要用于治疗痛经和早产。常用药物有 β_2 肾上腺素受体激动药、硫酸镁、钙通道阻滞药、前列腺素合成酶抑制药。

利托君(ritodrine):属 β_2 肾上腺素受体激动药,可激动子宫平滑肌中的 β_2 受体,特异性抑制子宫平滑肌的收缩,减少子宫收缩频率和强度,延长妊娠时间。主要用于延长孕期,防止早产。可出现心率加快、血压升高、胸闷、心律失常、高血糖等不良反应,偶可致肺水肿。有严重心血管疾患者禁用。糖尿病患者及使用排钾利尿药的患者慎用。

硫酸镁(magnesium sulfate):镁离子能直接抑制子宫平滑肌的动作电位,对子宫平滑肌的收缩产生抑制作用,使宫缩频率减少,强度减弱,可治疗早产。对中枢神经系统也有抑制作用,同时对血管平滑肌有舒张作用,使痉挛的外周血管扩张,降低血压,因而对子痫有防治作用。用于治疗早产、妊娠高血压综合征、先兆子痫及子痫。

可有暂时性肌腱反射消失、血压下降、心悸、呼吸困难、胸闷等。静脉注射硫酸镁可引起潮热、出汗、口干等症状,快速静脉注射时可引起恶心、呕吐、心慌、头晕、眼球震颤。

硝苯地平(nifedipine):为钙通道阻滞剂,通过抑制子宫平滑肌细胞的 Ca^{2+} 内流,松弛子宫平滑肌,拮抗缩宫素所致的子宫兴奋作用,可用于治疗早产。

制剂及用法

缩宫素　注射剂:5 U、10 U。引产或催产时,一般用 2~5 U,加入 5% 葡萄糖注射液 500 mL 中,先以每分钟 8~10 滴的速度静脉滴注,密切观察 10~15 min 后,根据宫缩、胎心音和血压情况调整滴速,最快不超过每分钟 40 滴。子宫出血:每次 5~10 U,肌内注射。滴鼻剂:40 U/mL。哺乳前 2~3 min 用滴鼻剂滴鼻,2~3 滴/次。

马来酸麦角新碱　片剂:0.2 mg、0.5 mg。口服,每次 0.2~0.5 mg。注射剂:0.2 mg、0.5 mg。每次 0.2~0.5 mg,肌内注射。或每次 0.2 mg,用 5% 葡萄糖注射液稀释,缓慢静脉滴注。极量:肌内注射,每次 0.5 mg,1 mg/d;口服,每次 1 mg,2 mg/d。

酒石酸麦角胺 注射剂：0.5 mg/2 mL、0.25 mg/mL。每次 0.25 mg，皮下注射或肌内注射。

地诺前列酮 注射剂：2 mg/mL。阴道栓：3 mg、20 mg。催产：3 mg 阴道栓置于阴道后穹窿深处，6~8 h 后若产程无进展，可再放置一次。引产：2 mg 用所附稀释液稀释后溶于 5%葡萄糖注射液 500 mL 中缓慢静脉滴注。产后出血：5 mg 用所附稀释液稀释后溶于 0.9%氯化钠注射液中缓慢静脉滴注。

硫酸镁 注射剂：1.0 g/10 mL、2.5 g/10 mL。每次 1 g，肌内注射。静脉滴注时，每次 1.0~2.5 g 以 5%葡萄糖注射液将硫酸镁稀释成 1%溶液缓慢静脉滴注。

利托君 片剂：10 mg。口服，每次 10~20 mg，一日剂量最多不超过 120 mg。注射剂：50 mg/5 mL。取本品 150 mg 稀释为 0.3 mg/mL 的溶液静脉滴注。

同步练习

一、单项选择题

1. 下列哪项不是缩宫素兴奋子宫平滑肌的特点（　　）
   A. 子宫收缩的性质及强度与用药剂量密切相关
   B. 对子宫不同部位平滑肌的作用不同
   C. 子宫平滑肌对缩宫素的敏感性与子宫孕期密切相关
   D. 子宫收缩的性质及强度与用药时间相关
   E. 妊娠后期、特别在临产时子宫对缩宫素的反应更敏感

2. 下列哪一项更适合用于胎位正常、无产道障碍而宫缩无力的难产（　　）
   A. 大剂量麦角新碱　　　　　　B. 小剂量麦角新碱
   C. 大剂量缩宫素　　　　　　　D. 小剂量缩宫素
   E. 大剂量硫酸镁

3. 小剂量用于引产，大剂量用于产后止血的药是（　　）
   A. 缩宫素　　　　　　　　　　B. 卡前列素
   C. 垂体后叶素　　　　　　　　D. 麦角新碱
   E. 烯丙雌醇

4. 下列哪个药兴奋子宫平滑肌作用最快最强（　　）
   A. 麦角毒　　　　　　　　　　B. 麦角新碱
   C. 利托君　　　　　　　　　　D. 麦角胺
   E. 沙丁胺醇

二、思考题

1. 缩宫素与麦角新碱对子宫平滑肌的药理作用和临床应用有何不同？
2. 麦角新碱为何禁用于催产和引产？

单项选择题参考答案：1. D　2. D　3. A　4. B

（南阳医学高等专科学校　王　方）

第六篇 内分泌系统药理学

第二十九章 肾上腺皮质激素类药

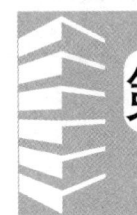
学习目标

1. 掌握糖皮质激素类药的药理作用、临床应用和不良反应。
2. 熟悉糖皮质激素类药的生理作用、药物相互作用和用法疗程。
3. 了解肾上腺皮质激素类药物的种类和来源。

肾上腺皮质激素是肾上腺皮质所分泌的激素的总称,具有相同的甾核基本结构的甾体类化合物,按功能可分为三类:①糖皮质激素,由肾上腺皮质束状带细胞合成和分泌,包括氢化可的松和可的松等,主要调节糖、脂肪及蛋白质的代谢;②盐皮质激素,由肾上腺皮质球状带细胞合成和分泌,包括醛固酮、去氧皮质酮等,主要调节机体的水盐代谢;③性激素,由肾上腺皮质网状带细胞合成和分泌,如微量的脱氢表雄酮和雌二醇等。通常所指的肾上腺皮质激素不包括性激素。临床常用的肾上腺皮质激素主要是糖皮质激素。

第一节 糖皮质激素类药

糖皮质激素的应用广泛而作用复杂,且随剂量不同而变化。在生理情况下所分泌的糖皮质激素主要影响正常物质的代谢过程,缺乏时,可引起代谢失调甚至死亡;应激状态条件下,通过允许作用使机体适应内外环境变化所产生的强烈刺激。超生理剂量(药理剂量)时,糖皮质激素除影响物质代谢外,还有抗炎、抗免疫、抗内毒素、抗休克等药理活性。

【体内过程】 注射、口服均易吸收。口服氢化可的松后 1~2 h 血药浓度达峰值,入血后约90%与血浆蛋白结合,有活性的游离型只占10%左右。氢化可的松的 $t_{1/2}$ 为 80～144 min,但在 2～8 h 后仍具有生物活性,一次给药作用持续 8～12 h。肝、肾功能不全者可使 $t_{1/2}$ 延长。可的松和泼尼松需在肝内转化为氢化可的松和泼尼松龙才有生物活性,故严重肝功能不全的患者只宜用氢化可的松和泼尼松龙。糖皮质激素在肝中代谢转化,通过肾脏由尿中排出。常用糖皮质激素类药物比较见表29-1。

表29-1 常用糖皮质激素类药物的比较

药物	抗炎作用	水盐代谢	糖代谢	局部应用	半衰期(h)	口服等效剂量(mg)
短效糖皮质激素						
氢化可的松	1	1	1	1	1.5	20
可的松	0.8	0.8	0.8	0	1.5	25
中效糖皮质激素						
泼尼松	4.0	0.3	4.0	0	>3.33	5
泼尼松龙	5.0	0.3	5.0	4.0	>3.33	5
甲基泼尼松	5.0	0	5.0	—	>3.33	4
甲泼尼松龙	5.0	0	5.0	0	>3.33	4
曲安西龙	5.0	0	5.0	5.0	>3.33	4
长效糖皮质激素						
地塞米松	30.0	0	20.0	10.0	>5.0	0.75
倍他米松	25～40	0	11.0	10.0	>5.0	0.6

注:抗炎作用、水盐代谢、糖代谢及局部应用的作用强度,与氢化可的松比较的相对强度。

【生理及药理作用】 小剂量糖皮质激素主要通过影响物质代谢而发挥其生理作用,超生理剂量的糖皮质激素除影响物质代谢外,还具有广泛的药理作用。

1. 对物质代谢的影响

(1)糖代谢 促进糖原异生,抑制糖原合成,减慢葡萄糖的有氧氧化和无氧酵解过程,而增加血糖来路,减少去路,升高血糖。

(2)蛋白质代谢 促进胸腺、皮肤、肌肉等组织的蛋白质分解,增高血清氨基酸和尿中氮的排泄量,造成负氮平衡;大剂量还能抑制蛋白质合成。

(3)脂肪代谢 大剂量长期使用糖皮质激素可促进脂肪分解,增高血浆胆固醇的含量。还可激活四肢皮下的脂酶,使皮下脂肪分解并重新分布于面部、颈背部、腹部和臀部,形成向心性肥胖,表现为水牛背、满月脸。

(4)水盐代谢 有较弱的盐皮质激素样作用,保钠排钾。促进钙的排出,引起低血钙。

2. 抗炎作用 糖皮质激素有快速、强大的抗炎作用,对各种原因(物理性、化学性、免疫性、感染性等)造成的炎症反应及炎症的各过程均有强大的非特异性抑制作用。在炎症初期,能抑制毛细血管的扩张,减轻充血、渗出和水肿,同时又抑制白细胞的浸润和吞噬反应,减少各种炎症因子的释放,从而缓解红、肿、热、痛的症状。在炎症后期,通过抑制毛细血管和成纤维细胞的增生,延缓肉芽组织的生成,减轻粘连和瘢痕形成。但炎症反应是机体的一种防御性反应,炎症后期的反应更是组织修复的重要过程。因此糖皮质激素在减轻症状的同时,降低了机体的防御功能,也使炎症后期组织的修复功能降低,使用不当可致感染病灶扩散,伤口愈合延迟。糖皮质激素抗炎机制主要与下列因素有关:糖皮质激素抗炎作用的基本作用机制是基因效应。糖皮质激素分子小,脂溶性高,易于通过细胞膜进入细胞内。糖皮质激素进入细胞后首先与胞质中的糖皮质激素受体(glucocorticoid receptor,GR)结合,GR 未与糖皮质激素结合时已与热休克蛋白(HSPs)等结合成复合体,但不具有生物活性,当糖皮质激素与受体结合后,热休克蛋白与受体分离,活化的激素-受体复合体进入细胞核,在细胞核内与特异性 DNA 位点的糖皮质激素应答元件(glucocorticoid response element,GRE)或负性糖皮质激素应答元件(nGRE)结合,调控 DNA 的转录过程,生成新的 mRNA,诱导蛋白质合成,引起相应的生物效应。

(1)对炎症抑制蛋白及某些靶酶的影响　增加炎症抑制蛋白脂皮素 1 的生成,抑制磷脂酶 A_2,影响花生四烯酸的代谢,减少前列腺素和白三烯等炎症介质的生成;抑制一氧化氮合酶和 COX-2,阻断 NO、PGE_2 等相关介质的产生;诱导血管紧张素转化酶的生成,降解缓激肽。

(2)对细胞因子及黏附因子的影响　炎症性疾病大多伴有细胞因子和黏附因子的异常改变。这些因子能促进白细胞对血管内皮细胞的黏附,进而促使其从血液渗出到炎症部位,并能激活中性粒细胞、内皮细胞和巨噬细胞,还能增加血管的通透性、刺激淋巴细胞的增殖与分化。糖皮质激素可抑制多种炎症细胞因子的产生及黏附分子的表达,并影响这些因子生物学效应的发挥。

3.抗免疫作用　对免疫过程的许多环节均有抑制作用。抑制巨噬细胞对抗原的吞噬和处理;促进淋巴细胞的破坏和解体,促使其移出血管而减少循环中淋巴细胞的数量;小剂量时主要抑制细胞免疫;大剂量时抑制浆细胞和抗体生成而抑制体液免疫。

4.抗内毒素作用　细菌内毒素可使人体产生高热、乏力、食欲减退等毒血症状。糖皮质激素能提高机体对细菌内毒素的耐受力,减轻内毒素对机体的损害。但不能破坏或中和细菌内毒素,对细菌外毒素也无防御作用。

5.抗休克作用　大剂量糖皮质激素具有抗休克作用,其作用机制除与抗炎、抗免疫、抗内毒素作用有关外,也与以下机制有关:①加强心肌收缩力,心输出量增加;②扩张痉挛血管,降低血管对某些缩血管物质的敏感性,改善微循环;③稳定溶酶体膜,减少心肌抑制因子的形成等。

6.其他作用

(1)血液与造血系统　刺激骨髓造血功能,使红细胞、血红蛋白、血小板量增加;中性白细胞数量增多但功能降低。使淋巴细胞、嗜酸性和嗜碱性粒细胞数量减少。

(2)中枢神经系统　糖皮质激素可提高中枢神经系统的兴奋性,使患者出现激动、失眠、欣快等症状。个别人可诱发精神失常和癫痫,儿童大剂量可致惊厥。

(3)消化系统　糖皮质激素促进胃酸和胃蛋白酶的分泌,抑制胃黏液的分泌,可诱发或加重溃疡病。

【临床应用】

1. 替代疗法 用于急慢性肾上腺皮质功能不全、脑垂体前叶功能减退和肾上腺次全切除术后的补充替代治疗。

2. 严重感染或预防炎症后遗症

(1) 严重急性感染 原则上只用于严重急性感染或同时伴有休克者,如中毒性菌痢、中毒性肺炎、重症伤寒、暴发型流行性脑膜炎、猩红热及败血症等。目的是消除对机体有害的炎症反应和过敏反应,缓解症状,防止心、脑等重要器官的损害,帮助患者度过危险期。由于糖皮质激素无抗菌和抗病毒作用,并降低机体的防御能力,所以对细菌性严重急性感染必须合用足量有效的抗菌药物;因目前尚无有效抗病毒药,故病毒性感染一般不用糖皮质激素,对某些严重的病毒性感染,如流行性乙型脑炎、严重传染性肝炎等有缓解症状的作用,可酌情使用。

(2) 治疗炎症及防止某些炎症后遗症 人体重要器官发生炎症,如结核性脑膜炎、心包炎、关节炎、睾丸炎及烧伤等,由于炎症损害或恢复时产生粘连和瘢痕,将引起严重的功能障碍。糖皮质激素有很强的抗炎作用,早期应用可减轻愈合过程中纤维组织过度增生及粘连,防止后遗症的发生。对眼科疾病如虹膜炎、角膜炎、视网膜炎和视神经炎等非特异性眼炎,糖皮质激素除具有上述作用外,尚可产生消炎止痛作用。有角膜溃疡者禁用。

3. 自身免疫性疾病、过敏性疾病和器官移植排斥反应

(1) 自身免疫性疾病 糖皮质激素对风湿热、类风湿关节炎、系统性红斑狼疮及肾病综合征等多种自身免疫性疾病均可缓解症状,但不能根治。

(2) 过敏性疾病 糖皮质激素对荨麻疹、血管神经性水肿、变应性鼻炎、支气管哮喘等过敏性疾病均可缓解症状。倍氯米松等气雾剂,用于支气管哮喘疗效好,全身不良反应少。

(3) 器官移植排斥反应 糖皮质激素可抑制异体器官移植所致的免疫性排斥反应。一般术前1~2 d开始用药,术后依据反应情况调整剂量。

4. 治疗休克 适用于各种休克。对感染中毒性休克效果最好,在足量、有效的抗菌药物治疗下,可及早、短时间突击使用大剂量糖皮质激素。其次为过敏性休克,可与肾上腺素合用治疗。对低血容量性休克,在补液补电解质或输血后效果不佳者,可合用糖皮质激素。

5. 血液系统疾病 对儿童急性淋巴细胞性白血病疗效较好。对再生障碍性贫血、粒细胞减少症、血小板减少症和过敏性紫癜等也能明显缓解,但需长期大剂量用药。

6. 局部应用 对牛皮癣、湿疹、接触性皮炎等,可局部外用氢化可的松、泼尼松龙或氟轻松等。当肌肉韧带或关节劳损时,可将醋酸氢化可的松或醋酸泼尼松龙混悬液加入1%普鲁卡因注射液,肌内注射,也可注入韧带压痛点或关节腔内以消炎止痛。

【不良反应】

1. 长期大剂量应用引起的不良反应

(1) 类肾上腺皮质功能亢进综合征 过量使用糖皮质激素引起代谢紊乱,表现为向心性肥胖、满月脸、水牛背、高血压、多毛、糖尿病、水肿、痤疮、皮肤变薄等,停药后可自行消失。宜采用低盐、低糖、高蛋白饮食,适当补钾,需要时应用降压药、降血糖药等。

(2)诱发或加重感染　长期应用可诱发感染或使潜在的感染灶扩散。

(3)诱发或加重溃疡病　消化性溃疡患者禁用。

(4)诱发高血压和动脉硬化　高血压、心肌梗死、血栓患者禁用。

(5)骨质疏松、肌肉萎缩、伤口愈合延缓　骨质疏松多见于儿童、绝经妇女和老人,严重者可发生自发性骨折。可抑制儿童的生长发育。孕妇、哺乳期妇女、儿童慎用。

(6)诱发精神病和癫痫　有癫痫或精神病史者禁用。

(7)其他　诱发青光眼、白内障、良性颅内压升高综合征等,青光眼患者禁用。

2. 停药反应

(1)医源性肾上腺皮质功能不全　长期应用糖皮质激素,反馈性抑制垂体-下丘脑-肾上腺皮质系统,造成肾上腺皮质萎缩。一旦减量过快或突然停药,特别是当遇到感染、创伤或手术等严重应激情况时,可引起肾上腺皮质功能不全或危象。表现为恶心、呕吐、肌无力、低血糖、低血压等,需及时抢救。防治方法:不可骤然停药;尽量降低每日维持量或采用隔日给药;停用糖皮质激素后连续应用促皮质激素7 d左右;停药数月后遇应激情况时要给予足量的糖皮质激素。

(2)反跳现象　长期用药后若减量太快或是突然停药而致原发病复发或加重,需恢复初始剂量再进行治疗,待症状缓解后再缓慢减量、停药。其发生原因可能是患者对激素产生了依赖性或病情尚未完全控制所致。

3. 禁忌证　严重高血压、高血脂、糖尿病、精神病和癫痫,活动性消化性溃疡,肾上腺皮质功能亢进症,骨折或创伤恢复期,角膜溃疡,孕妇,抗菌药物不能控制的感染如水痘、麻疹、真菌感染等。

【药物相互作用】　与阿司匹林等非甾体抗炎药合用,可加重消化性溃疡,本品可增强对乙酰氨基酚的肝毒性;与蛋白质同化激素合用,可增加水肿的发生率,使痤疮加重;与抗胆碱能药(如阿托品)长期合用,可致眼压增高;三环类抗抑郁药可使其引起的精神症状加重;与降糖药如胰岛素合用时,因可使糖尿病患者血糖升高,应适当调整降糖药剂量;甲状腺激素可使其代谢清除率增加;与避孕药或雌激素制剂合用,可加强其治疗作用和不良反应;与强心苷合用,可增强强心苷心脏毒性反应的发生;与排钾利尿药合用,可致严重低血钾;与免疫抑制剂合用,可增加感染的危险性,并可诱发淋巴瘤或其他淋巴细胞增生性疾病;与生长激素合用,可抑制后者的促生长作用。

【用法及疗程】

1. 大剂量突击疗法　用于中毒性感染及各种休克等危重患者的抢救。常用氢化可的松静脉滴注,首次200～300 mg,每日1～2 g,连用2～3 d。

2. 一般剂量长期疗法　适用于自身免疫性疾病、过敏性疾病、血液病等。常用泼尼松口服,开始每日剂量10～20 mg,每日3次,产生疗效后逐渐减至最小维持量,连用6～12个月。

3. 小剂量替代疗法　用于急慢性肾上腺皮质功能不全、脑垂体前叶功能减退和肾上腺次全切除术后,一般每日用可的松12.5～25 mg或氢化可的松10～20 mg。

4. 隔日疗法　糖皮质激素的分泌具有昼夜节律性,每日上午8～10时为分泌高峰,随后逐渐下降,午夜1～4时最低。临床用药可随这种节律进行,以减少对肾上腺皮质功能的影响。目前有两种给药方法:①每日晨给药法,每日晨7～8时一次给药,用短时间作用的可的松、氢化可的松等。②隔日晨给药法,每隔一日早晨7~8时给药一次,用中效的泼尼松、泼尼松龙等。

第二节 盐皮质激素类药

盐皮质激素(mineralocorticoids)是由肾上腺皮质球状带合成并分泌的激素,包括醛固酮(aldosterone)和去氧皮质酮(desoxycorticosterone)。盐皮质激素主要维持机体正常的水、盐代谢过程,其糖皮质激素样作用较弱,仅为可的松的1/3。醛固酮主要作用于肾远曲小管,促进远曲小管对Na^+、Cl^-的重吸收作用和K^+、H^+的分泌作用,具有明显的保钠排钾作用。去氧皮质酮常与糖皮质激素类药物如可的松或氢化可的松合用作为替代治疗,主要用于治疗慢性肾上腺皮质功能减退症,以纠正患者失钠、失水及钾潴留等,维持机体正常水、电解质平衡。

第三节 促皮质素及皮质激素抑制药

(一)促皮质素

促皮质素(adreno-corticotrophin hormone,ACTH)是促肾上腺皮质激素的简称,由垂体前叶嗜碱细胞合成分泌的多肽类激素,受下丘脑促皮质素释放激素(corticotropin releasing hormone,CRH)的调节,能刺激肾上腺皮质合成和分泌皮质激素,维持肾上腺的正常形态和功能。口服无效,只能注射给药。临床用于:①兴奋肾上腺皮质功能,长期应用皮质激素在停药前或肾上腺皮质功能亢进实施肾上腺次全切除术后,但只能在皮质功能完好时才能发挥治疗作用。②促皮质素实验,诊断肾上腺皮质功能的水平状态。不良反应可见皮肤色素沉着,偶见过敏性休克、恶心、呕吐、腹胀、十二指肠溃疡穿孔或出血等不良反应,大剂量可出现月经不调、高血压、糖尿病、头痛、失眠、精神异常等,长期应用可引起肾上腺皮质功能亢进综合征。

(二)皮质激素抑制药

皮质激素抑制药可代替外科的肾上腺皮质切除术,临床常用的有美替拉酮(metyraphone)、米托坦(mitotane)、氨鲁米特(aminoglutethimide)等。

美替拉酮(metyraphone):能抑制11β-羟化反应,降低皮质酮及氢化可的松的血浆水平;又能通过反馈性地促进ACTH分泌,导致11-去氧皮质酮和11-去氧氢化可的松代偿性增加,故尿中17-羟类固醇排泄也相应增加。临床用于治疗肾上腺皮质肿瘤和产生ACTH的肿瘤所引起的氢化可的松过多症和皮质癌。还可用于垂体释放ACTH功能试验。常见不良反应有恶心、呕吐、眩晕等,也可引起高血压和低钾性碱中毒。在服用较大剂量时容易诱发肾上腺皮质功能不全。

米托坦(mitotane):本药选择性作用于肾上腺皮质束状带及网状带细胞,使其萎缩和坏死,可使体内肾上腺皮质激素及其代谢产物水平迅速下降。临床用于无法手术的、功能性和非功能性肾上腺皮质癌、肾上腺皮质增生及肿瘤所致的皮质醇增多症。

不良反应有眩晕、嗜睡、皮疹、食欲缺乏、恶心、呕吐、腹泻头痛、乏力、神志不清及运动失调等。

氨鲁米特(aminoglutethimide):本药可阻断肾上腺皮质激素的合成,并通过阻断芳香化酶而抑制雌激素的生成。主要适用于绝经后晚期乳腺癌,雌激素受体阳性效果更好。对乳腺癌骨转移有效。也可用于皮质醇增多症的治疗。不良反应有嗜睡、困倦、乏力、头晕等中枢神经抑制作用,一般4周左右逐渐消失;亦有发热、皮疹等过敏反应。少数患者有食欲缺乏、恶心、呕吐和腹泻。偶可出现白细胞减少、血小板减少和甲状腺功能减退等。

制剂及用法

醋酸可的松 片剂:5 mg、25 mg。替代疗法:口服,12.5~37.5 mg/d,一日2次;药理治疗:口服,开始75~300 mg/d,一日3~4次,维持量25~50 mg/d。注射剂:50 mg/2 mL、125 mg/5 mL、250 mg/10 mL。每次25~125 mg,一日2~3次,肌内注射。

醋酸氢化可的松 片剂:10 mg、20 mg。替代疗法:口服,10~20 mg/d,一日2次;药理治疗:口服,开始60~120 mg/d,一日2~3次,维持量20~40 mg/d。注射剂:10 mg/2 mL、25 mg/5 mL、100 mg/20 mL。每次100~200 mg或遵医嘱,一日1~2次,临用时用生理盐水或5%葡萄糖注射液500 mL稀释后,静脉滴注。软膏剂:0.5%~2.5%,外用。

泼尼松(强的松) 片剂:5 mg。一般开始口服剂量为每次5~10 mg,一日3~4次。维持量5~10 mg/d。注射剂:25 mg/2 mL、50 mg/2 mL、100 mg/20 mL。每次25~50 mg,肌内注射。软膏剂:每支4 mg,每支10 mg,适量外用。

泼尼松龙(强的松龙) 片剂:5 mg。口服,开始20~40 mg/d,一日3~4次,维持量5 mg/d。注射剂:10 mg/2 mL。每次10~20 mg,加入5%葡萄糖注射液500 mL静脉滴注。混悬液:125 mg/5 mL。每次5~50 mg,关节腔或局部注射。

甲泼尼龙 片剂:2 mg、4 mg。口服,开始16~24 mg/d,分2次,维持量4~8 mg/d。混悬液:20 mg/mL、40 mg/mL。每次10~80 mg,关节腔或肌内注射。

曲安西龙 片剂:4 mg。口服,每次2~4 mg。维持量4~8 mg/d。混悬液:10 mg/mL、40 mg/mL、125 mg/5 mL。每次5~40 mg,关节腔或局部注射。每周1~2次。

醋酸地塞米松(氟美松) 片剂:0.75 mg。口服,开始每次0.75~3 mg,一日2次,维持量0.5~0.75 mg/d。注射剂:2 mg/mL、5 mg/mL。每次5~10 mg,一日1~2次,肌内注射或加入5%葡萄糖注射液500 ml静脉滴注。

倍他米松 片剂:0.5 mg。口服,开始1.5~2 mg/d,一日3~4次,维持量0.5~1 mg/d。注射剂:1.5 mg/mL。每次6~12 mg,肌内注射。

同步练习

一、名词解释

1. 允许作用　2. 反跳现象　3. 隔日疗法

二、单项选择题

1. 糖皮质激素用于严重感染性疾病时必须(　　)
   - A. 逐渐加大剂量
   - B. 小剂量长期维持用药
   - C. 与有效、足量的抗菌药合用
   - D. 加用促肾上腺皮质激素
   - E. 用药至症状改善后1周以巩固疗效

2. 地塞米松适用于下列哪种疾病的治疗(　　)
   - A. 再生障碍性贫血
   - B. 水痘
   - C. 带状疱疹
   - D. 糖尿病
   - E. 霉菌感染

3. 糖皮质激素治疗严重急性感染的主要目的是(　　)
   - A. 减轻炎症反应
   - B. 减轻后遗症
   - C. 增强机体抵抗力
   - D. 增强机体应激性
   - E. 缓解症状，帮助患者度过危险期

4. 长期应用糖皮质激素可引起(　　)
   - A. 低血压
   - B. 低血钾
   - C. 高血钾
   - D. 低血钠
   - E. 低血糖

5. 长期应用糖皮质激素突然停药出现反跳现象的原因是(　　)
   - A. 患者对激素产生了依赖性或病情未充分控制
   - B. ACTH突然分泌增加
   - C. 肾上腺皮质功能亢进
   - D. 甲状腺功能亢进
   - E. 水盐代谢紊乱

6. 糖皮质激素大剂量突击疗法适用于(　　)
   - A. 感染中毒性休克
   - B. 肾病综合征
   - C. 结缔组织病
   - D. 恶性淋巴瘤
   - E. 顽固性支气管哮喘

三、思考题

1. 简述糖皮质激素的主要药理作用、临床应用。
2. 简述糖皮质激素的用药方法。
3. 长期应用糖皮质激素为何不宜突然停药？

单项选择题参考答案：1. C　2. A　3. E　4. B　5. A　6. A

(南阳医学高等专科学校　王　方)

第三十章 甲状腺激素类药与抗甲状腺药

学习目标

1. 掌握硫脲类抗甲状腺药物、碘及碘化物的药理作用、临床应用及不良反应。
2. 熟悉甲状腺激素、放射性碘及 β 受体阻断药的特点。
3. 了解甲状腺激素的合成、贮存、分泌与调节。

甲状腺激素是维持机体正常代谢、促进生长发育所必需的激素,包括甲状腺素(四碘甲状腺原氨酸,Tetraiodothyronine,T_4)和三碘甲状腺原氨酸(triiodothyronine,T_3)。正常人每日释放 T_4 与 T_3 的量分别为 75 μg 及 25 μg,但 T_3 的活性比 T_4 约强 5 倍。体内甲状腺激素分泌水平的高低,将引起甲状腺功能亢进或低下,可分别采用抗甲状腺药和甲状腺激素治疗。

甲状腺激素的合成、贮存、分泌与调节包括:

1. **碘的摄取** 甲状腺细胞通过碘泵主动摄取血液中的碘离子(I^-)。摄碘能力受食物中含碘量的影响,缺碘时摄碘能力增强,反之则减弱。

2. **碘的活化和酪氨酸碘化** 摄入的 I^- 在过氧化物酶的作用下氧化成活性碘(I^0)。I^0 迅速与甲状腺球蛋白上的酪氨酸残基结合,生成一碘酪氨酸(MIT)和二碘酪氨酸(DIT)。

3. **偶联** 在过氧化物酶的作用下,一分子 MIT 和一分子 DIT 缩合生成 T_3,二分子 DIT 缩合生成 T_4。T_3、T_4 与甲状腺球蛋白结合,贮存于滤泡腔内。

4. **释放** 在蛋白水解酶的作用下,甲状腺球蛋白分解并释放 T_3、T_4 进入血液循环。

5. **调节** 甲状腺激素受下丘脑-垂体前叶-甲状腺轴调节(图 30-1)。下丘脑分泌的促甲状腺激素释放激素(thyrotropin-releasing hormone,TRH)可促进腺垂体前叶分泌促甲状腺激素(thyroid-stimulating hormone,TSH),TSH 又可促进甲状腺细胞增生、合成并释放 T_3、T_4。当血液中 T_3、T_4 的浓度增高时,通过负反馈性抑制 TSH 和 TRH 的释放。

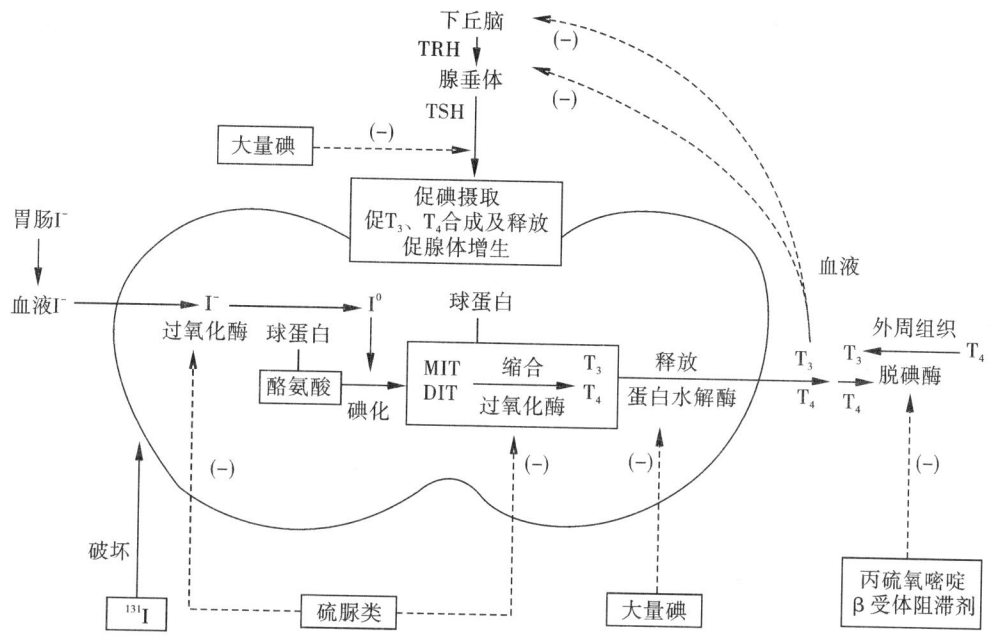

图 30-1　甲状腺激素合成、分泌调节和抗甲状腺药物作用

TRH：促甲状腺激素释放激素。TSH：促甲状腺激素。MIT：一碘酪氨酸。DIT：二碘酪氨酸。T_3：三碘甲状腺原氨酸。T_4：四碘甲状腺原氨酸。

第一节　甲状腺激素类药

目前临床常用的甲状腺激素类药有甲状腺片（Powdered Thyroid）、碘塞罗宁（Liothyronine）、左甲状腺素（Levothyroxine，LT_4）。主要用于甲状腺功能低下的替代疗法。

【体内过程】　口服易吸收，T_4 及 T_3 的生物利用度分别为 50%～75% 和 90%～95%，血浆蛋白结合率均高达 99% 以上。但 T_3 与蛋白亲和力低于 T_4，其游离量可为 T_4 的 10 倍。T_3 作用快而强，维持时间短，而 T_4 则作用慢而弱，维持时间长。T_4 的 $t_{1/2}$ 为 5 d，T_3 为 2 d。主要在肝、肾线粒体内脱碘，并与葡萄糖醛酸结合而经肾排泄。甲状腺素可以通过胎盘和进入乳汁，因此妊娠和哺乳期应慎用。

【药理作用】

1. 维持正常的生长发育　能促进蛋白质合成及骨骼、中枢神经系统的生长发育。婴幼儿甲状腺功能不足时，可致智力低下、身材矮小，即呆小病（克汀病）；成人甲状腺功能不全时，则可引起黏液性水肿。

2. 促进代谢和产热　甲状腺激素能促进糖、脂肪、蛋白质及水盐代谢，增加耗氧量，提高基础代谢率，使产热量增加。甲状腺功能亢进时有怕热、多汗等症状。

3. 对神经系统及心血管的影响　甲状腺激素能够提高神经系统的兴奋性和机体对儿茶酚胺的反应性，甲状腺功能亢进时出现神经过敏、急躁、震颤、心率加快、心排出量增加及血压增高等现象。

【临床应用】

1. 呆小病　甲状腺功能减退始于胎儿或新生儿,若尽早诊治,则发育仍可正常。若治疗过晚,则智力依旧低下,应终身治疗。

2. 黏液性水肿　一般服用甲状腺片,从小剂量开始,逐渐增大至足量。2~3周后如症状缓解,基础代谢率恢复正常,再改为维持量。黏液性水肿昏迷者必须立即静脉注射大量LT_4,直至患者苏醒后改为口服。

3. 单纯性甲状腺肿　其治疗取决于病因。缺碘所致者应补碘,未发现明显原因者可给予适量甲状腺激素,以补充内源性激素的不足,并可抑制促甲状腺激素过多分泌,以缓解甲状腺组织代偿性增生肥大。但甲状腺结节常不能消失,须进行手术。

【不良反应】　过量可引起甲状腺功能亢进症状,表现为心悸、多汗、手震颤、体重减轻、失眠等,重者可见腹泻、呕吐、发热、脉搏快而不规则,甚至有心绞痛、心力衰竭、肌肉震颤或痉挛。一旦出现上述症状,应立即停药,用β受体阻断药对抗,停药1周后再从小剂量开始使用。

注意:与三环类抗抑郁药合用,可相互提高作用。与肾上腺素受体激动药合用,有增加心律失常的危险性。与抗凝血药合用,可使抗凝血作用增强。苯妥英钠、阿司匹林可增强本类药物的作用。与降血糖药合用,需增加后者的用量。

第二节　抗甲状腺药

抗甲状腺药是治疗各种原因引起的甲状腺功能亢进的有效药物,目前常用的有硫脲类、碘和碘化物、放射性碘和β受体阻断药。

一、硫脲类

硫脲类是最常用的抗甲状腺药。按化学结构分为两类:①硫氧嘧啶类,包括甲硫氧嘧啶(methylthiouracil,MTU)和丙硫氧嘧啶(propylthiouracil,PTU);②咪唑类,包括甲巯咪唑(thiamazole,又称他巴唑 tapazole)和卡比马唑(carbimazole,甲亢平)等。

【体内过程】　硫氧嘧啶类口服后20~30 min后迅速吸收入血,2 h达峰浓度。生物利用度约80%,血浆蛋白结合率约为75%。在体内分布较广,但较多富集于甲状腺,易进入乳汁和通过胎盘。主要在肝代谢,约60%被破坏,部分结合葡萄糖醛酸后排出,$t_{1/2}$为2 h。甲巯咪唑的血浆$t_{1/2}$为6~13 h,在甲状腺中药物浓度可维持16~24 h。卡比马唑是甲巯咪唑的衍化物,在体内转化成甲巯咪唑而发挥作用。

【药理作用】

1. 抑制甲状腺激素的合成　抑制过氧化物酶的活性,阻碍碘离子活化,抑制酪氨酸的碘化及耦联,从而抑制甲状腺激素的合成。对已合成的甲状腺激素无影响,须待体内储存的甲状腺激素消耗完后才能显效。起效慢,用药后2~3周症状才开始减轻,基础代谢率恢复正常需1~2个月。

2. 抑制外周组织的T_4转化成T_3　丙硫氧嘧啶能抑制外周组织的T_4脱碘生成T_3,迅速控制血清中生物活性较强的T_3水平。故重症甲亢、甲亢危象时,可首选丙硫氧嘧啶。

3. 减弱 β 受体介导的糖代谢　硫氧嘧啶减少心肌、骨骼肌的 β 受体数目,降低腺苷酸环化酶活性而减弱 β 受体介导的糖代谢。

4. 免疫抑制作用　轻度抑制免疫球蛋白的生成,目前认为甲亢的发病与自身免疫机制异常有关。故本类药对甲亢患者除控制症状外,对病因也有一定的治疗作用。

【临床应用】

1. 甲亢内科治疗　适用于轻症、不适宜手术或放射性碘治疗者,如儿童、青少年、术后复发、中重度患者而年老体弱或兼有心、肝、肾、出血性疾患等患者。当基础代谢率接近正常时,药量即可递减至维持量,疗程 1～2 年。遇有感染或其他应激状况时酌情增加剂量。

2. 治疗甲状腺危象　甲状腺危象是甲亢患者在感染、外伤、手术、精神刺激等因素影响下,突然释放大量的甲状腺激素入血,使症状急剧恶化而产生的综合征。除消除诱因、对症治疗外,主要给予大剂量碘剂抑制甲状腺激素的释放,并立即应用硫脲类阻止甲状腺激素的合成。

3. 甲状腺手术前准备　为了减少甲状腺次全切除术患者在麻醉和手术后的并发症及甲状腺危象,在术前应先服用硫脲类药物,使甲状腺功能恢复或接近正常。由于应用硫脲类后 TSH 分泌增多,使腺体增生,组织脆而充血,不利于手术进行,须在手术前两周左右加服大量碘剂。

【不良反应】　硫脲类有 3%～12% 用药者发生不良反应,丙硫氧嘧啶和甲巯咪唑发生较少,甲硫氧嘧啶发生较多。

1. 过敏反应　可见皮肤瘙痒、皮疹、药物热、红斑、荨麻疹等。一般不需停药也可消失。

2. 消化道反应　可引起味觉减退、食欲缺乏、恶心、呕吐、腹泻等症状。罕见黄疸性肝炎。

3. 血液系统反应　常见白细胞减少,严重粒细胞缺乏,少见血小板减少症。应定期检查血常规,若出现白细胞总数明显降低或患者有咽痛、发热等症状,必须立即停药。

4. 其他　长期用药反馈性增加促甲状腺激素分泌而引起腺体代偿性增生、增大、充血,还可诱导甲状腺功能减退,及时停药常可恢复。

注意:与双香豆素类抗凝血药合用,可使后者的抗凝作用增强,易致出血倾向。锂、磺胺类、保泰松、对氨基水杨酸、对氨苯甲酸、巴比妥类、酚妥拉明、磺酰脲类、维生素 B_{12} 等药物均有抑制甲状腺功能的作用,合用应注意。碘剂可明显延缓硫脲类起效时间,一般不同用。孕妇、哺乳期妇女,甲状腺癌、结节性甲状腺肿合并甲状腺功能亢进患者禁用。

二、碘和碘化物

常用的有碘化钾、碘化钠、复方碘溶液(liguor iodine Co.),复方碘溶液又称卢戈氏液(Lugol's solution),每 100 mL 含碘 5 g、碘化钾 10 g。

【药理作用】　不同剂量的碘化物作用不同。

1. 促进甲状腺激素的合成　小剂量的碘是合成甲状腺激素的原料,可预防单纯性甲状腺肿。缺碘地区在食盐中按 1∶100 000～1∶10 000 的比例加入碘化钾或碘化钠,对早期患者疗效显著。

2. 抗甲状腺作用　大剂量碘(>6 mg/d)有抗甲状腺作用。主要通过抑制蛋白水解酶,抑制甲状腺激素的释放,作用快而强,但不持久。此外,大剂量碘还抑制甲状腺过氧化物酶,影响酪氨酸的碘化和耦联,减少甲状腺激素的合成。

【临床应用】

1. 甲亢术前准备　一般在术前2周给予大剂量复方碘溶液,因为大剂量碘能抑制TSH促进腺体增生作用,使腺体缩小变韧、血管减少,利于手术进行及减少术中出血。

2. 治疗甲状腺危象　可将碘化物加到10%葡萄糖注射液中静脉滴注,也可服用复方碘溶液,其抗甲状腺作用迅速,并在2周内逐渐停服,需同时配合服用硫脲类药物和其他综合疗法。

3. 防治单纯性甲状腺肿　用小剂量碘或碘盐。

【不良反应】

1. 一般不良反应　咽喉不适、呼吸道刺激、口内金属味、鼻炎、眼结膜炎、唾液分泌增多等,停药后可消退。

2. 过敏反应　发热、皮疹、血管神经性水肿,严重者出现喉头水肿而致窒息。一般停药可消退,加服食盐和增加饮水量可促进碘排泄。必要时采取抗过敏措施。

3. 诱发甲状腺功能紊乱　长期或过量服用碘剂可能诱发甲状腺功能亢进,也可能诱发甲状腺功能减退和甲状腺肿。

注意:碘能进入乳汁和通过胎盘,可能引起新生儿和婴儿甲状腺功能异常或腺肿、严重者可压迫气管而致命,孕妇和哺乳期妇女应慎用。

三、放射性碘

放射性碘(radioiodine)即 ^{131}I,有效 $t_{1/2}$ 为5 d。^{131}I 被甲状腺组织摄取后,可在甲状腺组织内释放出γ和β射线。^{131}I 产生1%γ射线,射程较长,可在体外测量,用于甲状腺功能检查。β射线占99%,射程较短,只破坏甲状腺腺泡上皮,对甲状腺周围组织和器官影响很小或基本没有影响,可起到类似手术切除部分甲状腺的作用。

临床适用于不宜手术、手术后复发及硫脲类无效或过敏者的甲状腺功能亢进患者。20岁以下的患者、妊娠或哺乳期妇女及肾功能不全患者禁用。此外,甲状腺危象、重症浸润性凸眼症及甲状腺不能摄碘者禁用。此外,^{131}I 使用剂量过大易致甲状腺功能低下,故应严格掌握剂量观察有无不良反应。

四、β受体阻断药

普萘洛尔(propranolol)、美托洛尔(metoprolol)及阿替洛尔(atenolol)等β受体阻断药是甲亢及甲状腺危象时有价值的辅助治疗药物。主要通过阻断β受体而改善甲亢所致的心率加快、心肌收缩力增强等交感神经激活症状。普萘洛尔还能抑制外周 T_4 转化成 T_3,减少 T_3 生成。适用于不宜用抗甲状腺药、不宜手术及 ^{131}I 治疗的甲状腺功能亢进患者;甲状腺危象时,静脉滴注能帮助患者度过危险期。β受体阻断药用于甲状腺手术前的准备,不会使腺体增大变脆,2周后即可进行手术,临床常与硫脲类联用。但应注意本类药物对心血管系统和支气管平滑肌的不良反应。

制剂及用法

甲状腺片 用于黏液性水肿:开始时口服不超过 15～30 mg/d,以后逐渐增至 90～120 mg/d,维持量 60～80 mg。呆小病:1 岁以内 8～15 mg/d,1～2 岁 20～45 mg/d,2 岁以上 30～120 mg/d,均分 3 次服用。

碘塞罗宁 成人甲状腺功能减退,开始每日 10～20 μg,分 2～3 次口服,每 1～2 周递增 15～20 μg,直至甲状腺功能恢复正常。维持量每日 25～50 μg。儿童在 7 kg 以下者开始时 2.5 μg/d,7 kg 以上者 7.5 μg/d,维持量 15～20 μg/d,分 2～3 次口服。

左甲状腺素 口服:成人一般最初用 25～50 μg/d,每隔 2～4 周增加 25～50 μg,直至维持正常代谢为止。维持量 75～125 μg/d。儿童 0～6 个月 8～10 μg/kg,7～12 个月 6～8 μg/kg;2～5 周岁 5～6 μg/kg;6～12 周岁 4～5 μg/kg;12 岁以上 2～3 μg/kg。

丙硫氧嘧啶 开始剂量一般为 300 mg/d,分 3 次口服,最大量 600 mg/d。维持量 25～80 mg/d,视病情调整;小儿开始剂量每日 4 mg/kg,分次口服,维持量酌减。

甲巯咪唑 成人开始时 30 mg/d,可按病情轻重调节为 15～40 mg/d,最大量 60 mg/d,分次口服;维持量 5～15 mg/d。小儿开始时用量为每日 0.4 mg/kg,分次口服。

卡比马唑 同甲巯咪唑。

复方碘溶液 治疗单纯性甲状腺肿:0.1～0.5 mL/次,一日 1 次,2 周为 1 个疗程。甲亢手术前的准备:3～10 滴/次,一日 3 次。

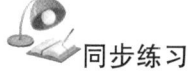

同步练习

一、单项选择题

1. 抗甲状腺药中能诱发甲状腺功能亢进的是( )
   - A. 甲硫氧嘧啶
   - B. 甲巯咪唑
   - C. 卡比马唑
   - D. 长期服用碘剂
   - E. 普萘洛尔
   - E. 可用于甲状腺手术前准备

2. 关于硫脲类药物的不良反应错误的是( )
   - A. 过敏反应
   - B. 胃肠道反应
   - C. 粒细胞缺乏
   - D. 甲状腺肿大
   - E. 震颤

3. 甲亢患者术前服用丙硫氧嘧啶出现甲状腺增生充血应( )
   - A. 停用硫脲类药物
   - B. 加服甲状腺素
   - C. 改用甲巯咪唑
   - D. 加服碘剂
   - E. 加用放射性碘

4. 治疗呆小病的主要药物是( )
   - A. 普萘洛尔
   - B. 卡比马唑
   - C. 丙硫氧嘧啶
   - D. 左甲状腺素
   - E. 小剂量碘剂

5. 应用下列哪种药物可以迅速缓解甲状腺危象的症状(　　)
   A. 普萘洛尔　　　　　　　　B. 大剂量碘剂
   C. 丙硫氧嘧啶　　　　　　　D. 放射性碘
   E. 小剂量碘剂

6. 治疗黏液性水肿的药物是(　　)
   A. 普萘洛尔　　　　　　　　B. 左甲状腺素
   C. 丙硫氧嘧啶　　　　　　　D. 放射性碘
   E. 小剂量碘剂

7. 用于防治单纯性甲状腺肿大的药物是(　　)
   A. 普萘洛尔　　　　　　　　B. 大剂量碘剂
   C. 丙硫氧嘧啶　　　　　　　D. 放射性碘
   E. 小剂量碘剂

二、思考题

1. 甲状腺激素的临床应用有哪些?
2. 甲状腺功能亢进患者手术前服用丙硫氧嘧啶出现甲状腺肿大时应如何处理?

单项选择题参考答案:1. D　2. E　3. D　4. D　5. B　6. B　7. E

(南阳医学高等专科学校　张红霞)

第三十一章 降血糖药

> **学习目标**
> 1. 掌握胰岛素及其制剂的药理作用、临床应用及不良反应。
> 2. 熟悉磺酰脲类、双胍类、α-糖苷酶抑制剂口服降血糖药的药理作用、临床应用及不良反应。
> 3. 了解胰岛素增敏药及其他新型降血糖药的特点。

糖尿病是由于胰岛素分泌绝对或相对不足及靶组织细胞对胰岛素敏感性降低，引起的以高血糖为主要特征的一组代谢紊乱性疾病。典型病例可出现多饮、多尿、多食及消瘦等症状，即"三多一少"症状。糖尿病主要分为两种，即1型糖尿病和2型糖尿病，又分别称为胰岛素依赖型糖尿病(insulin dependent diabetes mellitus, IDDM)和非胰岛素依赖型糖尿病(non-insulin dependent diabetes mellitus, NIDDM)。治疗药物包括胰岛素和口服降血糖药。

第一节 胰岛素

胰岛素(insulin)是由胰岛β细胞分泌的，由两条多肽链组成的酸性蛋白质，口服易被消化酶破坏，故需注射给药。药用胰岛素多由猪、牛胰腺提取纯化，或由基因工程制备人胰岛素。常用制剂如表31-1所示。

【体内过程】 胰岛素含酸性氨基酸多，其等电点为pH值5.3~5.8。口服易被消化酶破坏，必须注射给药，皮下注射吸收快。$t_{1/2}$约为10 min，但作用可维持数小时。为延长胰岛素的作用时间，加入碱性蛋白质（如精蛋白、珠蛋白），可制成中、长效制剂，提高其等电点，降低溶解度，使吸收缓慢。此外，加入微量锌可使其稳定，延长一次给药的作用时间。但这类制剂不可静脉注射。主要在肝代谢，经肾排出，严重肝、肾功能不全患者影响其灭活。

【药理作用】 胰岛素对代谢过程具有广泛的影响。

1. 糖代谢　促进糖原的合成和储存，加速葡萄糖的氧化和酵解，并抑制糖原分解而降低血糖。

2. 脂肪代谢　促进脂肪合成,减少游离脂肪酸和酮体的生成,抑制脂肪分解。增加脂肪酸和葡萄糖的转运,使其利用率增加。

3. 蛋白质代谢　增加氨基酸的转运和核酸、蛋白质的合成,抑制蛋白质分解。

4. 钾离子转运　促进钾离子进入细胞,增加细胞内钾离子浓度,降低血钾浓度。

表 31-1　常用胰岛素制剂及其特点

药名	特点
胰岛素（regular insulin,普通胰岛素）	短效胰岛素。本品是唯一可以静脉注射的胰岛素制剂。一般为餐前 30 min 皮下注射,每日 3~4 次。缺点是餐前 30 min 用药不易把握,进餐时间提前容易导致血糖控制不佳,进餐时间延后容易发生低血糖,血糖波动较大
低精蛋白锌胰岛素（isophane insulin, NPH）	中效胰岛素。一般与短效胰岛素配合使用,提供胰岛素的日基础用量。优点是皮下注射后缓慢平稳释放,引起低血糖的危险性比短效制剂小,同时血液中始终保持一定浓度的胰岛素,对胰岛素基础分泌低的患者控制血糖波动比较有利
精蛋白锌胰岛素（protamine zinc insulin）	长效胰岛素。每日注射 1 次,可减少注射次数,但由于长效制剂多是混悬液剂型,可能造成吸收和药效的不稳定
门冬胰岛素（insulin aspart）	超短效胰岛素。于三餐前皮下注射,并根据血糖情况调整剂量,可与中效胰岛素合用控制晚间或晨起高血糖
赖脯胰岛素（insulin lispro）	超短效胰岛素,用法同门冬胰岛素
甘精胰岛素（insulin glargine）	超长效胰岛素。每日傍晚注射 1 次,满足糖尿病患者的基础胰岛素需要量。起效时间较中效胰岛素慢,有效作用持续时间达 22 h 左右,作用平稳
预混胰岛素（biphasic Insulins,双时相胰岛素）	诺和灵 30R:含 30% 的短效胰岛素(R)和 70% 的中效胰岛素,适用于空腹血糖难以控制患者 诺和灵 50R:含短效胰岛素和中效胰岛素各 50%,适用于餐后血糖高更显著的患者 优泌林 70/30:含 30% 的短效胰岛素和 70% 的中效胰岛素 诺和锐 30 R:含 30% 门冬胰岛素和 70% 精蛋白门冬胰岛素,是诺和灵 30R 的升级产品,是目前最先进的预混胰岛素制剂。餐时或餐后立即注射,均可良好地控制血糖,作用更快、更强

【临床应用】

1. 糖尿病　①1 型糖尿病患者的维持治疗用药;②糖尿病发生酮症酸中毒或糖尿病高渗性昏迷时选用短效胰岛素;③2 型糖尿病经饮食控制和口服降血糖药无效者;④糖尿病患者处于应激状态时,如合并感染、高热、消耗性疾病、妊娠、创伤、手术等。

2. 纠正细胞内缺钾　可用极化液(胰岛素 8~10 U+1.5 g KCl+10% $C_6H_{12}O_6$ 500 mL)静脉滴注,用于防治心肌梗死或其他心脏病变时引发的心律失常。

【不良反应】

1. 低血糖反应 为胰岛素过量所致，是最重要、也是最常见的不良反应。早期表现为饥饿感、心率加快、出汗、焦虑等症状，严重者可致昏迷、休克，甚至死亡。一般症状可饮糖水，重症应立即静脉注射50%葡萄糖注射液。长效胰岛素降低血糖缓慢，一般不出现上述症状。

2. 过敏反应 较多见，一般反应轻微，偶见过敏性休克。可能与动物和人的胰岛素结构差异或制剂纯度较低有关。可改用其他种属动物的胰岛素代替，高纯度制剂或人胰岛素更好。

3. 胰岛素抵抗（耐受性） 急性抵抗多因并发感染、创伤或有其他应激状态时，血中拮抗胰岛素的物质增多，或因pH值降低妨碍胰岛素的作用及因酮症酸中毒时血中酮体和脂肪酸增多所致。正确处理诱因、调整酸碱、水电解质平衡，加大胰岛素剂量，常可取得良好疗效。

4. 脂肪萎缩 注射部位脂肪萎缩，女性多于男性。改用高纯度胰岛素制剂可减少此种反应。

注意：①钙通道阻滞药、可乐定、二氮嗪、肝素、吗啡、尼古丁等可改变糖代谢，使血糖升高。因此胰岛素与上述药物合用时应加大剂量。②糖皮质激素、肾上腺素及β受体激动剂、胰高血糖素、噻嗪类利尿药、甲状腺激素、苯妥英钠等可升高血糖，合用时应调整药物或胰岛素的剂量。③抗肿瘤药甲氨蝶呤、抗凝血药、水杨酸盐类药及磺胺类药可与胰岛素竞争血浆蛋白，使血液中游离胰岛素水平增高。④β受体阻断药加重胰岛素的低血糖。乙醇减少肝葡萄糖输出，过量可引起胰岛素治疗的糖尿病患者出现严重低血糖，甚至死亡。

第二节 口服降血糖药

目前临床常用的口服降血糖药包括：磺酰脲类、双胍类、胰岛素增敏药、α-糖苷酶抑制剂和餐时血糖调节药及其他新型降血糖药物。

一、磺酰脲类

临床常用的磺酰脲类降血糖药物有第一代的甲苯磺丁脲（Tolbutamide，D860）、氯磺丙脲（chlorpropamide），第二代的格列苯脲（Gluburide）、格列吡嗪（Glipizide）、格列喹酮（Gliquidone）及第三代的格列齐特（Gliclazide）、格列美脲（Glimepiride）等。

【体内过程】 本类药物口服易吸收，食物和高血糖可抑制其吸收。血浆蛋白结合率高。主要在肝内代谢，代谢物迅速由肾排泄。肝肾功能不良患者慎用。磺酰脲类可通过胎盘，刺激胎儿胰岛β细胞释放胰岛素，引发出生时发生严重的低血糖反应，故妊娠期糖尿病不宜使用。

【药理作用及机制】

1. 降血糖作用 对正常人和胰岛素功能未完全丧失的糖尿病患者均有降血糖作用。用于单用饮食控制无效的2型糖尿病。主要是通过刺激胰岛β细胞释放胰岛素而降血糖，此外也能抑制胰高血糖素的分泌，增强靶细胞对胰岛素的敏感性。

2. 抗利尿作用 格列苯脲和氯磺丙脲可促进ADH分泌,并增强其作用,可用于治疗尿崩症,减少尿量。

3. 对凝血功能的影响 格列齐特尚能降低血小板的黏附力,抑制血小板的聚集,减少胆固醇和三酰甘油的含量。

【临床应用】

1. 糖尿病 用于胰岛功能尚存的2型糖尿病且单用饮食控制无效者。

2. 尿崩症 格列苯脲和氯磺丙脲,可使患者尿量明显减少。

【不良反应】

1. 低血糖反应 为最常见的副作用,常因药物过量所致,尤以氯磺丙脲和格列苯脲多见。常从小剂量开始,对轻中度肾功能损伤者,宜选用主要经肝代谢,肾毒性小的格列喹酮或格列美脲。

2. 消化道反应 可有轻度腹痛、恶心、呕吐、消化不良、腹泻等,症状程度与剂量有关。

3. 过敏反应 个别患者可见皮疹、药热和皮肤红斑。

4. 其他 中枢神经系统反应,如嗜睡、眩晕及共济失调;血液系统反应,如粒细胞减少等。

注意:保泰松、水杨酸类、吲哚美辛、磺胺类、青霉素和双香豆素可与磺酰脲类药物竞争血浆蛋白,使磺酰脲类药物游离浓度升高而引起低血糖反应。糖皮质激素、噻嗪类利尿药、苯妥英钠、肾上腺素、甲状腺素、口服避孕药和氯丙嗪可通过抑制胰岛素分泌和胰岛素作用,拮抗磺酰脲类药物的降血糖作用。老人和肝肾功能不良者慎用,孕妇、哺乳期妇女禁用。

二、双胍类

二甲双胍(metformin,甲福明)

【药理作用及应用】 本药可明显降低糖尿病患者的血糖,但对正常人血糖无明显影响。可能是通过促进脂肪组织摄取葡萄糖,降低葡萄糖在肠道的吸收及糖原异生,抑制胰高血糖素释放等作用降低糖尿病患者血糖。临床首选用于治疗饮食控制无效的轻、中度2型糖尿病患者,尤其适用于肥胖者或超重的2型糖尿病患者,亦可用于非肥胖的糖尿病患者的初始治疗。

【不良反应】 一般副作用包括厌食、恶心、呕吐、口有金属味、腹痛和腹泻。双胍类药物罕见的严重副作用是诱发乳酸酸中毒。肾功能不全、肝功能不全、严重感染、缺氧或接受大手术的患者禁用。

注意:α-糖苷酶抑制剂阿卡波糖可显著降低二甲双胍的生物利用度。乙醇可抑制肝糖原异生,增强二甲双胍的作用。口服抗凝剂如香豆素类与二甲双胍类合用时增加排泄,故需增加剂量。

三、胰岛素增敏药

胰岛素增敏药包括罗格列酮(rosiglitazone)、吡格列酮(pioglitazone)、环格列酮

(ciglitazone)、恩格列酮(englitazone)。本类药物属噻唑烷酮类化合物,通过改善胰岛β细胞功能,增加肌肉、脂肪组织对胰岛素的敏感性而降低血糖。主要用于治疗胰岛素抵抗的2型糖尿病患者。

【不良反应】 低血糖发生率低,有嗜睡、肌肉和骨骼痛、头痛、消化道症状和水肿等。罗格列酮有导致潜在的心血管事件发生的作用。对于使用罗格列酮及其复方制剂的患者,应评估心血管疾病风险(包括有心衰病史、有缺血性心脏病病史)。

注意:严重肝功能不全、活动性肝病、心功能不全、孕妇、哺乳期妇女、18岁以下患者禁用。骨质疏松或发生过非外伤性骨折病史的患者禁用,65岁以上老年患者慎用。

四、α-葡萄糖苷酶抑制剂和餐时血糖调节药

(一)α-葡萄糖苷酶抑制剂

α-葡萄糖苷酶抑制剂(α-glucosidase inhibitors)是一类以延缓肠道碳水化合物吸收而达到治疗糖尿病目的的药物,现在上市的有阿卡波糖(acarbose)、伏格列波糖(voglibose)及米格列醇(miglitol)。

本类药物可在小肠上皮刷状缘竞争性抑制α-葡萄糖苷酶的活性,使淀粉、蔗糖、麦芽糖水解减少,从而降低餐后血糖水平。单独应用或与其他降糖药合用,可降低患者的餐后血糖。主要副作用为胃肠道反应。服药期间应增加饮食中碳水化合物的比例,并限制单糖的摄入量,以提高药物的疗效。

(二)餐时血糖调节药

瑞格列奈(Repaglinide)、那格列奈(nateglinide): 瑞格列奈于1998年作为"第一个餐时血糖调节剂"上市。是一种新型的促胰岛素分泌剂,能促进糖尿病患者胰岛素生理性分泌曲线的恢复。其作用机制可能是阻滞胰岛β细胞膜上ATP敏感性K^+通道,抑制K^+外流,使β细胞去极化,促进Ca^{2+}内流而使储存的胰岛素释放,与胰岛素的生理性分泌相似。口服吸收迅速,起效快而持续时间短,可有效控制餐后血糖,主要用于胰岛β细胞功能尚存的2型糖尿病患者,尤其以餐后血糖升高为主的2型糖尿病患者。与二甲双胍合用可增强疗效。

常见低血糖反应,但餐后低血糖及夜间低血糖反应较磺酰脲类药物少见。此外亦有头痛和腹泻等,大多轻微而短暂。

第三节 其他新型降血糖药

依克那肽(exenatide): 胰高血糖素样肽-1(glucagons like peptide 1,GLP-1)是一种肠促胰素,可以促进胰岛素的合成、增加胰岛素分泌、增加胰岛β细胞数量、抑制胰高糖素分泌、抑制食欲和摄食等功能。依克那肽是新近研制成功并获准上市的一种长效GLP-1受体激动剂。通过长效激动GLP-1受体,以依赖于血糖增高的方式发挥其降低血糖作用。临床研究证实,该药能在不引起低血糖和增加体重风险的基础上治疗2型糖尿病。适用于采用二甲双胍、磺酰脲类制剂或两者联用仍达不到目标血糖水平的患者。常见副作用是胃肠反应如恶心、呕吐、腹泻等,一般为轻到中度,继续用药会

减轻。严重胃肠道疾病和明显肾功能不全者禁用。

制剂及用法

胰岛素 餐前30 min皮下注射,一般每24 h排尿糖2~4 g给胰岛素1 U,一日3~4次。严重病例静脉注射给药。

低精蛋白锌胰岛素 剂量视病情而定,皮下注射,早餐前(或加晚餐前)30~60 min给药。

精蛋白锌胰岛素 剂量视病情而定,皮下注射,早餐前30~60 min给药,一日1次。

门冬胰岛素 剂量视病情而定,于三餐前分别皮下注射一次,可与中效胰岛素合用控制晚间或晨起高血糖。

赖脯胰岛素 同门冬胰岛素。

甘精胰岛素 每日傍晚注射1次,满足糖尿病患者的基础胰岛素需要量。

诺和灵30 R(50 R) 剂量视病情而定,早餐前(或加晚餐前)30 min皮下注射一次。

优泌林70/30 同诺和灵30R。

诺和锐30R(50R) 剂量视病情而定,餐时或餐后立即注射,一日1~2次。

二甲双胍 口服:成人开始0.25 g/次,一日2~3次,以后根据疗效逐渐加量,一般每日量1.0~1.5 g,最多每日不超过2 g。餐中或餐后即刻服用,可减轻胃肠道反应。

甲苯磺丁脲 口服,常用量0.5 g/次,1~2 g/d。一般维持量为1.5 g/d。

格列苯脲 口服:开始每日早餐前2.5 mg,以后逐渐增量,但每日不超过15 mg。维持量2.5~5 mg/d。

格列吡嗪 口服:剂量因人而异,一般推荐剂量2.5~20 mg/d,早餐前30 min服用。日剂量超过15 mg,宜在早、中、晚分3次餐前服用。控释片,5 mg/次,一日1次。

格列喹酮 口服:一般应在餐前半小时服用。一般日剂量为15~180 mg,据个体情况而定。通常日剂量为30 mg以内者于早晨一次服用,更大剂量应分3次,分别于餐前服用。

格列美脲 起始剂量为1~2 mg,一日1次,早餐时或第一次主餐时给药。维持剂量是1~4 mg,一日1次。

格列齐特 口服:开始用量40~80 mg/次,一日1~2次,逐渐调整至80~240 mg/d,分2~3次服用。

阿卡波糖与前几口主食一起咀嚼服用,50 mg/次,一日3次。以后逐渐增加至0.1 g/次,一日3次;个别情况下,可增至0.2 g/次,一日3次。

罗格列酮 口服:2~4 mg/次,一日2次。

吡格列酮 起始剂量为15 mg或30 mg,最大剂量为45 mg/d,一日1次。在早餐前服用。

瑞格列奈 口服:开始0.5 mg/次,逐渐增至4 mg/次,一日3次。餐前30 min内服。

依克那肽 皮下注射,剂量视病情而定,一日1~2次。

同步练习

一、单项选择题

1. 胰岛素与磺酰脲类共同的不良反应是( )
   A. 过敏反应　　　　　　　　　B. 粒细胞缺乏
   C. 低血糖反应　　　　　　　　D. 胃肠道反应
   E. 胆汁郁积性黄疸

2. 甲苯磺丁脲的适应证是( )
   A. 胰岛功能完全丧失者　　　　B. 糖尿病昏迷
   C. 糖尿病合并酮症酸中毒　　　D. 胰岛功能尚存的轻度2型糖尿病患者
   E. 对胰岛素产生耐受的患者

3. 下列对阿卡波糖的描述错误的是( )
   A. 主要用于空腹血糖正常而餐后血糖水平升高患者
   B. 竞争水解碳水化合物的酶,减慢水解为葡萄糖的速度
   C. 宜餐前半小时服用
   D. 宜餐中同服
   E. 主要有胃肠道不良反应

4. 可以静脉注射的胰岛素制剂是( )
   A. 胰岛素　　　　　　　　　　B. 低精蛋白锌胰岛素
   C. 预混胰岛素　　　　　　　　D. 精蛋白锌胰岛素
   E. 以上都不是

5. 胰岛素的用药提示正确的是( )
   A. 所有胰岛素制剂都可静脉注射　　B. 胰岛素注射液需常温保存
   C. 注意用药后的低血糖反应　　　　D. 胰岛素用药时间为饭后半小时
   E. 糖尿病患者由于注射了胰岛素,饮食方面可以不加控制

6. 下述哪一种糖尿病不需首选胰岛素治疗( )
   A. 妊娠期糖尿病　　　　　　　B. 幼年重型糖尿病
   C. 酮症酸中毒患者　　　　　　D. 合并严重感染的糖尿病
   E. 轻、中度2型糖尿病

二、简答题

1. 胰岛素的不良反应有哪些?
2. 口服降血糖药可分为哪几类?

单项选择题参考答案:1.C　2.D　3.C　4.A　5.C　6.E

(南阳医学高等专科学校　张红霞)

第三十二章 性激素类药及避孕药

> **学习目标**
> 1. 掌握避孕药的药理作用及用法。
> 2. 熟悉雌激素、孕激素、雄激素及同化激素的药理作用及临床应用。
> 3. 了解避孕药的分类和作用特点。

第一节 性激素类药

性激素是机体性腺分泌的甾体化合物,包括雌激素、孕激素和雄激素。目前临床应用的性激素类药物是人工合成品及其衍生物。

一、雌激素类药和抗雌激素类药

(一)雌激素类药

天然雌激素主要由卵巢中颗粒细胞分泌,在体内以雌二醇、雌三醇和雌酮三种形式存在,雌二醇活性最强。人工合成品有己烯雌酚(diethylstilbestrol)、炔雌醇(ethinylestradiol)、炔雌醚(quinestrol)及戊酸雌二醇(estradiolvalerate)等。

【体内过程】 天然雌激素经胃肠吸收,在肝内迅速破坏,生物利用度低,故需注射给药。代谢物大部分随尿排出,部分通过胆汁排出,有肝肠循环现象。人工合成品炔雌醇、炔雌醚等在肝内代谢缓慢,故作用维持时间长,疗效高。

【生理和药理作用】
1. 对未成年女性 促进女性性器官的发育和成熟,维持女性第二性征。
2. 对成熟女性 保持女性第二性征,并在孕激素协同下参与形成月经周期,增强子宫平滑肌对缩宫素的敏感性。也可使阴道上皮增生,浅表层细胞角化。
3. 作用于下丘脑-垂体系统 抑制促性腺激素分泌,抑制排卵;还可抑制催乳素释放,减少乳汁分泌;亦可对抗雄激素作用。
4. 影响水盐代谢 引起轻度水钠潴留,使血压升高;增加骨骼钙盐沉积,加速骨骼闭合。

5. 其他　降低血中胆固醇、LDL,升高HPL;可使糖耐量降低;尚有促进凝血作用。

【临床应用】

1. 替代治疗　用雌激素抑制垂体促性腺激素分泌,从而减轻绝经期内分泌失调导致的一系列临床综合症状(更年期综合征:如面颈红热、恶心、失眠、阵发性出汗、情绪不稳定等);对卵巢功能不全和闭经用雌激素替代治疗,可促进外生殖器、子宫及第二性征发育。与孕激素合用,可产生人工月经。

2. 功能性子宫出血　能促进子宫内膜增生,修复出血创面而止血,适当合用孕激素可调整月经周期。

3. 退乳　大剂量雌激素能干扰催乳素对乳腺的刺激作用,使乳汁分泌减少而退乳。

4. 治疗某些癌症　雌激素用于乳腺癌能缓解绝经期后晚期乳腺癌不宜手术患者的症状,但绝经期前患者禁用,因雌激素可促进肿瘤生长;大剂量雌激素能抑制垂体促性腺激素的分泌,同时又能拮抗雄激素作用,故使睾丸萎缩及雄激素分泌减少而治疗前列腺癌。

5. 其他　青春期痤疮是因雄激素分泌过多,刺激皮脂腺分泌引起腺管阻塞及继发感染所致。雌激素可抑制雄激素分泌并可拮抗雄激素作用,因而治疗痤疮有效;雌激素与孕激素合用可避孕(详见本章第三节避孕药)。

【不良反应】　常见不良反应有恶心、食欲不振、呕吐;久用可因子宫内膜过度增生而发生出血;大剂量可引起水钠潴留;可致胆汁淤积性黄疸,肝功能不良者慎用;妊娠早期亦不宜使用。

(二)抗雌激素类药

本类药物具有抑制或减弱雌激素的作用,常用的有氯米芬、他莫昔芬、雷洛昔芬等。

氯米芬(clomiphene):化学结构与己烯雌酚相似,有较弱的雌激素活性和中等强度的抗雌激素作用,能竞争性拮抗雌激素受体,阻断雌激素的负反馈抑制作用,刺激GnRH的释放,进而促进促性腺激素的分泌,诱发排卵。临床用于功能性不孕症及月经不调、功能性子宫出血等。长期大剂量应用可引起卵巢肿大,一般停药后可自行恢复。卵巢囊肿患者禁用。

他莫昔芬(tamoxifen):能与乳腺癌细胞的雌激素受体结合,抑制依赖雌激素才能持续生长的肿瘤细胞。用于已经绝经的晚期乳腺癌患者。

雷洛昔芬(raloxifene):雷洛昔芬对乳腺和子宫内膜上的雌激素受体没有作用,但能特异性拮抗骨组织的雌激素受体而发挥作用,临床多用于骨质疏松症的治疗。

二、孕激素类药和抗孕激素类药

(一)孕激素类药

天然孕激素(progestogens)主要是卵巢黄体分泌的黄体酮(progesterone,孕酮)。黄体酮含量很低,且口服无效。临床应用的孕激素均系人工合成品,按化学结构可分为两类:①17α-羟孕酮类,从黄体酮衍生而得,如甲羟孕酮(medroxyprogesterone,安宫黄体酮 proven)、甲地孕酮(megestrol)等；②19-去甲睾酮类，其结构与睾酮相似，如炔诺酮(norethisterone)、双醋炔诺酮(etynodiol diacetate)、炔诺孕酮(norgestrel,18-甲基炔诺酮,高诺酮)等。

【体内过程】 黄体酮口服后，因首过消除生物利用度低，需注射或舌下给药。血浆 $t_{1/2}$ 仅 15 min。其衍生物口服有效，代谢较慢，17 位带酯链的往往制成油剂或微晶体混悬剂做肌内注射，吸收延缓，可发挥长效作用。其代谢产物主要是孕二醇，多与葡萄糖醛酸结合，从肾排出。人工合成的高效炔诺酮、甲地孕酮等在肝破坏较慢，可口服给药。油溶液肌内注射，因局部吸收缓慢而发挥长效作用。

【药理作用】
1. 影响生殖系统　①月经后期，孕激素在雌激素作用的基础上，促进子宫内膜继续增厚、充血，腺体增生分泌，由增殖期转变为分泌期，有利于受精卵着床和胚胎发育；②与缩宫素竞争受体，降低子宫对缩宫素的敏感性，抑制子宫收缩，起到安胎作用；③与雌激素一起促进乳腺腺泡发育，为哺乳做准备；④一定量的孕激素可抑制促性腺激素的分泌，从而抑制排卵。
2. 对代谢的影响　竞争性对抗醛固酮作用，引起 Na^+ 和 Cl^- 排泄增加并利尿；可轻度升高体温，使月经周期的黄体相基础体温升高。

【临床应用】
1. 功能性子宫出血　黄体功能不足可引起子宫内膜不规则成熟与脱落，导致子宫持续出血。孕激素可使子宫内膜协同一致地转为分泌期，恢复正常月经。
2. 痛经和子宫内膜异位症　雌、孕激素复合避孕药可抑制子宫痉挛性收缩而止痛。还可使异位的子宫内膜萎缩退化。
3. 其他　对黄体功能不足所致的先兆性流产，用大剂量孕激素可安胎，但对习惯性流产疗效不确切；作为避孕药单独使用或与雌激素合用。

【不良反应】 较少，偶见恶心、呕吐、头痛、乳房胀痛及腹痛等。黄体酮有时可致生殖器畸形。19-甲基睾酮大剂量可引起肝功能障碍。

(二) 抗孕激素类药

抗孕激素类药物干扰孕酮的合成和代谢，主要包括孕酮受体阻断药米非司酮(mifepristone)和 3β-羟甾脱氢酶抑制剂，如曲洛司坦(trilostane)。

米非司酮是炔诺酮的衍生物，不仅具有抗孕激素和抗皮质激素的活性，还有较弱的抗雄性激素样活性。本品口服有效，生物利用度高，可有效延长下一个月经周期，不宜持续给药。具有明显的抗着床作用和抗早孕作用，可单独用作房事后避孕的有效措施及终止早期妊娠。终止早孕时，有可能出现阴道出血等严重不良反应，一般无须特殊处理。贫血、正在接受抗凝剂治疗和糖皮质治疗者不宜使用。

三、雄激素类药和同化激素类药

(一) 雄激素类药

天然雄激素是由睾丸间质细胞分泌的睾酮(testosterone,睾丸素)。临床多用人工合成的睾酮衍生物，如甲睾酮(methyltestosterone,甲基睾酮)、丙酸睾酮(testosterone propionate,丙酸睾丸素)和苯乙酸睾酮(testosterone phenylacetate,苯乙酸睾丸素)等。

【体内过程】 口服睾酮易被肝破坏,故生物利用率低。临床多用其油溶液肌内注射或植入皮下。睾酮的酯类化合物吸收缓慢,作用时间延长,其代谢产物随尿排出。甲睾酮不易被肝破坏,可口服,也可舌下给药。

【生理及药理作用】

1. 影响生殖系统　促进和保持男性性征和性器官的发育成熟,促进精子的生成及成熟。大剂量反馈性抑制垂体前叶分泌促性腺激素;对女性可减少雌激素分泌,并有直接抗雌激素作用。

2. 同化作用　能明显促进蛋白质合成(同化作用),减少蛋白质分解(异化作用),使肌肉增长,体重增加,减少尿氮排泄,同时有水、钠、钙、磷潴留现象。

3. 刺激骨髓造血功能　在骨髓造血功能低下时,较大剂量的雄激素可刺激骨髓造血功能,特别是红细胞生成增多。

【临床应用】

1. 睾丸功能不全　采用替代疗法治疗无睾症或类无睾症。

2. 功能性子宫出血　通过对抗雌激素作用,使子宫平滑肌和子宫血管收缩,子宫内膜萎缩而止血。更年期患者更适用。

3. 再生障碍性贫血　甲睾酮和丙酸睾酮能显著改善骨髓造血功能,但起效慢,停药后部分病例易复发。

4. 其他　治疗乳腺癌、卵巢癌、子宫肌瘤等,可阻碍瘤体生长,缓解症状;对久病虚弱、老年性骨质疏松症,可利用小剂量雄激素纠正负氮平衡的同化作用,加速损伤恢复。

【不良反应】　女性患者长期应用有男性化倾向,如痤疮、多毛、声音变粗、性欲改变等;17-α 位有烷基取代的睾酮类对肝有一定毒性,可引起黄疸。当发现肝功能障碍和女性男性化表现时应立即停药。

注意:孕妇及前列腺癌患者禁用。因雄激素有水、钠潴留作用,对肾炎、肾病综合征、肝功能不良、高血压及心力衰竭患者应慎用。

(二)同化激素类药

同化激素是一类以蛋白质同化作用为主的人工合成的睾酮衍生物,如苯丙酸诺龙(nandrolonpheylpropionate)、司坦唑醇(stanozolol,康力龙)及去氢甲睾酮(metandienone,美雄酮)等,其男性化作用很弱,而蛋白质合成作用强。主要用于蛋白质合成不足和分解增强的病例,如营养不良、严重烧伤、手术恢复期、骨折不愈合、老年骨质疏松及恶性肿瘤晚期等。用药时应同时增加食物中蛋白质成分。长期应用可致水钠潴留,女性患者轻度男性化,偶有黄疸。孕妇及前列腺癌患者禁用。

第二节　避孕药

一、主要抑制排卵药

目前临床常用的抑制排卵避孕药,多为不同类型的雌激素和孕激素配伍组成的复方甾体激素避孕药,根据药效长短及使用方法可将本类药分为三类(表32-1)。这些药物进入体内,通过负反馈机制,抑制下丘脑-垂体系统,使垂体分泌的卵泡刺激素(follicle-stimulating hormone, FSH)和黄体生成素(luteinizing hormone, LH)减少,使卵泡生长成熟过程受抑制;同时不出现排卵时所需的LH周期中的高峰,使排卵受到抑制;大剂量雌激素和孕激素,抑制子宫内膜正常增殖,使其萎缩,不利于受精卵着床;抑制子宫和输卵管的正常蠕动,降低受精卵的运行速度,使其不能适时到达子宫着床;亦可使宫颈黏液黏稠度增加,不利于精子进入宫腔等产生避孕效应。

表32-1 抑制排卵避孕药分类、组成成分及用法

分类及复方制剂名称	组成成分及含量		用法
	孕激素	雌激素	
短效口服避孕药			
复方炔诺孕酮甲片	炔诺孕酮 0.3 mg	炔雌醇 0.03 mg	从月经周期第5天起,每晚1片,连服22 d,不能间断,停药2~4 d即发生撤退性出血。若有漏服,应在24 h内补服1片
复方炔诺酮片(口服避孕药一号)	炔诺酮 0.625 mg	炔雌醇 0.035 mg	
复方甲地孕酮片(口服避孕片二号)	甲地孕酮 1 mg	炔雌醇 0.035 mg	
长效口服避孕药			
复方炔诺孕酮乙片(长效避孕片)	炔诺孕酮 12 mg	炔雌醇 3 mg	月经周期第5天口服1片,第25天服第2片,以后每隔28天服1片
复方氯地孕酮片(长效避孕片一号)	氯地孕酮 12 mg	炔雌醚 3 mg	
复方次甲氯地孕酮片	16-次甲氯地孕酮 12 mg	炔雌醚 3 mg	
长效注射避孕药			
复方己酸孕酮注射液(避孕针1号)	己酸孕酮 250 mg	戊酸雌二醇 5 mg	月经周期第5天,深部肌内注射2支,以后每隔28 d或于每次月经周期的第11~12天肌内注射1支
复方甲地孕酮注射液	甲地孕酮 25 mg	环戊丙酸雌二醇 5 mg	

本类药可引起以下不良反应:

1. 类早孕反应 恶心、呕吐、食欲缺乏。一般不需处理,继续用药2~3周后,症状可减轻或消失。反应严重者可服用维生素 B_6 及东莨菪碱。

2. 子宫不规则出血 常发生于用药后最初几周,可加服炔雌醇。

3. 泌乳减少和闭经 少数哺乳妇女用药可使乳汁减少;1%~2%服药妇女可发生闭经,如连续2个月闭经,应停药。

4. 凝血功能亢进 用量过大可引起血栓性静脉炎、血栓栓塞,如肺栓塞和脑栓塞

等。有血栓形成倾向者慎用。

5. 轻度肝功能损害　与肝良性腺瘤及肝局灶性结节增生有一定关系,用药妇女应定期检查肝功能。

6. 其他　可出现痤疮、皮肤色素沉着等;亦可致少数人血压升高。充血性心力衰竭、高血压、急慢性肝病、子宫肌瘤、乳腺癌、宫颈癌患者慎用或禁用。用药过程中身体某部位如出现肿块,应立即停药。

二、干扰孕卵着床药

干扰孕卵着床药能导致孕卵提前或延迟到达宫腔或抑制子宫内膜发育而避孕。本类药物主要为大剂量孕激素如甲地孕酮、炔诺酮、双炔失碳酯等。甲地孕酮能抑制排卵、增加宫颈黏液的黏稠度;干扰子宫内膜的正常转化,影响受精卵着床;加速孕卵的运行,使孕卵提前到达宫腔而干扰着床。炔诺酮能影响子宫内膜腺体的发育和分泌,不利于孕卵的着床。双炔失碳酯能使孕卵运行迟缓而阻碍着床。本类药因作用不受月经周期限制,使用灵活方便,任何一天开始服药都能发挥良好避孕效果,可作为紧急避孕措施使用该类药避孕,更适用于探亲时避孕,故又称探亲避孕药(表32-2)。不良反应和注意事项同抑制排卵避孕药。

表32-2　抗孕卵着床避孕药组成成分及用法

药物名称	组成成分及含量		用法
甲地孕酮片 (探亲避孕1号片)	甲地孕酮	2 mg	同居当天中午服1片,晚上加服1片,以后每晚1片
炔诺酮片 (探亲避孕片)	炔诺酮	5 mg	
复方双炔失碳酯片 (53号避孕片)	双炔失碳酯 咖啡因 维生素 B_6	7.5 mg 20 mg 30 mg	同居后立即服1片,次晨加服1片,以后每晚1片,每月不少于12片

三、抗早孕药

米非司酮(mifepristone):口服能拮抗孕激素活性,一般在妊娠早期使用,可破坏子宫蜕膜,使子宫平滑肌的收缩作用增强,宫颈发生软化、扩张,从而诱发流产。在临床上用于抗早孕、房事后紧急避孕,也可以用于诱导分娩。少数用药者可能发生严重出血,应当在医师指导下用本类药物。

前列腺素(prostaglandinss,PGs):前列腺素类有强烈的收缩子宫平滑肌和扩宫颈作用,因此临床可用于抗早孕、扩宫颈和中期引产等。现多用人工合成的 PG 衍生物,其主要优点为性质稳定,不宜被破坏,对子宫平滑肌选择性强,不良反应小,不需静脉滴注或反复给药,常以肌内注射或阴道(栓剂)等给药。常用的有卡前列甲酯(carboprost methylate)、米索前列醇(misoprostol)等。米索前列醇因其用量小,可口服,胃肠不良反应少且轻,临床常用。

四、杀精子药

男性避孕药中研究最多的是棉酚(gossypol)。棉酚服用后作用于睾丸曲精管的生精上皮,影响精子的发生过程,使精子数量减少,甚至无精子,因而失去生育能力。棉酚不损害睾丸的间质细胞,不影响雄激素的分泌,因而对第二性征和性生活无影响。停止服药后,3个月内精子发生过程可逐渐恢复正常。在常用剂量内,不良反应较少,少数人可出现乏力、口干、恶心、食欲降低等,但并不严重,极少数人出现低血钾性肌无力,可补充钾盐。

五、外用避孕药

目前临床常用的外用避孕药多是一些具有较强杀精子作用的药物,如孟苯醇醚(menfegol)和烷苯醇醚(alfenoxynol)。0.2%孟苯醇醚溶液可迅速杀死精子,该药膜放入阴道深部能快速溶解而发挥杀精子作用,同时可形成黏液,阻止精子运动。烷苯醇醚可损伤精子顶部,破坏精子的膜结构,使精子失去穿透卵子的能力。杀精子药物使用方便,不影响人体内分泌功能,但其避孕失败率高于其他屏障避孕法,如与其他屏障避孕法合用将更有效。

制剂及用法

地诺前列素　流产:羊膜腔内给药,每次40 mg;足月妊娠引产:1 mg稀释到5%葡萄糖注射液500 mL中,开始以8~10滴/min输入,以后调至8~32滴/min,总量1~4 mg。

烯丙雌醇　先兆流产:口服5 mg/次,一日3次,直至症状消失;先兆早产:剂量因人而异,一般5~20 mg/d。

苯甲酸雌二醇　肌内注射1~2 mg/次,每周2~3次。

己烯雌酚　口服0.25~1 mg/次,0.25~6 mg/d。肌内注射0.5~1 mg/次,0.5~6 mg/d。

炔雌醇　口服0.02~0.05 mg/次,0.02~0.15 mg/d。

尼尔雌醇　口服5 mg/次,每月1次;维持量:1~2 mg/次,每月2次。

醋酸甲羟孕酮　口服,2~10 mg/d。

炔诺酮　口服,1.25~5 mg次,一日1次。

丙酸睾酮　肌内注射,10~50 mg/d,每周1~3次。

甲睾酮　舌下给药或口服,5~10 mg/次,一日1~2次。

苯乙酸睾酮　肌内注射,10~25 mg/次,每周2~3次。

苯丙酸诺龙　肌内注射,25 mg/次,一日1~2次。

美雄酮　口服,5~10 mg/次,一日2~3次。

司坦唑醇　口服,2 mg/次,一日2~3次。

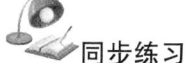同步练习

1. 雌激素的临床用途是( )
   A. 子宫内膜异位症　　　　　　　B. 先兆流产
   C. 痛经　　　　　　　　　　　　D. 功能性子宫出血
   E. 泌乳

2. 孕激素的应用中错误的是( )
   A. 功能性子宫出血　　　　　　　B. 老年性阴道炎
   C. 先兆流产　　　　　　　　　　D. 子宫内膜异位症
   E. 痛经

3. 子宫内膜异位症可选用( )
   A. 己烯雌酚　　　　　　　　　　B. 黄体酮
   C. 苯丙酸诺龙　　　　　　　　　D. 甲睾酮
   E. 泼尼松

4. 具有同化作用的是( )
   A. 泼尼松　　　　　　　　　　　B. 苯丙酸诺龙
   C. 黄体酮　　　　　　　　　　　D. 甲地孕酮
   E. 己烯雌酚

5. 黄体酮必须注射给药的主要原因( )
   A. 注射用药能维持较高体内浓度　B. 注射用药吸收快
   C. 口服后在胃肠道和肝迅速破坏　D. 口服用药吸收缓慢
   E. 口服用药排泄快

6. 先兆流产和习惯性流产宜选用( )
   A. 己烯雌酚　　　　　　　　　　B. 他莫西芬
   C. 炔诺酮　　　　　　　　　　　D. 甲羟孕酮
   E. 甲基睾酮

7. 避孕制剂的错误组方是( )
   A. 口服避孕片Ⅰ号:炔诺酮+炔雌醇　　B. 口服避孕片Ⅱ号:甲地孕酮+炔雌醇
   C. 53号避孕针:双炔失碳酯　　　　　D. 探亲避孕片:氯地孕酮+炔雌醇
   E. 避孕针1号:己酸孕酮+戊酸雌二醇

8. 抗着床避孕药是( )
   A. 甲地孕酮片　　　　　　　　　B. 复方炔诺酮片
   C. 复方甲地孕酮片　　　　　　　D. 复方氯地孕酮片
   E. 氯米芬

9. 每月服用一次有效的避孕药是( )
   A. 避孕片Ⅰ号　　　　　　　　　B. 避孕片Ⅱ号
   C. 复方炔诺孕酮甲片　　　　　　D. 复方炔诺孕酮乙片
   E. 甲地孕酮片

10. 主要抑制排卵避孕药禁用于( )
    A. 子宫内膜癌　　　　　　　　　B. 卵巢癌
    C. 子宫肌瘤　　　　　　　　　　D. 宫颈癌
    E. 乳腺纤维囊性病变

二、简答题

1. 避孕药共分为几类？代表药物有哪些？
2. 雌激素、孕激素和雄激素都能用于功能性子宫出血，其机制有何不同？

单项选择题参考答案：1.D 2.B 3.B 4.B 5.C 6.D 7.D 8.A 9.D 10.D

（南阳医学高等专科学校 张红霞）

第七篇 化学治疗药理学

第三十三章 抗菌药物概论

> **学习目标**
> 1. 掌握抗菌药物的常用术语、作用机制及合理应用原则。
> 2. 熟悉细菌耐药机制。
> 3. 了解药物、机体、病原体三者之间的关系。

化学治疗（chemotherapy）简称化疗，指用于病原微生物（包括细菌、支原体、衣原体、螺旋体、立克次体、病毒、真菌等）、寄生虫及肿瘤的药物治疗。用于化疗的药物称为化学治疗药物，包括抗微生物药、抗寄生虫药、抗肿瘤药；抗微生物药指能抑制或杀灭病原微生物的药物，包括抗菌药、抗病毒药及抗真菌药（图33-1）。在化学治疗药理学篇章中药理学不仅研究药物与机体之间的作用及规律，还需要考虑两者与病原体（包括病原微生物、寄生虫和肿瘤）的关系（图33-2）。病原体可感染机体产生致病能力，机体对病原体有防御能力；化学治疗药物对于病原体的侵袭具有防治作用，但用药不当可导致病原体产生耐药性；药物对病原体的防治作用有助于机体战胜病原体，但也可能产生不良反应，机体通过对药物的吸收、分布、代谢和排泄过程影响药物的作用。因此，应用化学治疗药物时应根据病原体的种类、机体的状况、药物的作用特点等，合理选择药物，科学制定给药方案，充分发挥药物的作用，尽量避免或减少不良反应及耐药性的产生。本章需要掌握抗菌药物的相关知识。

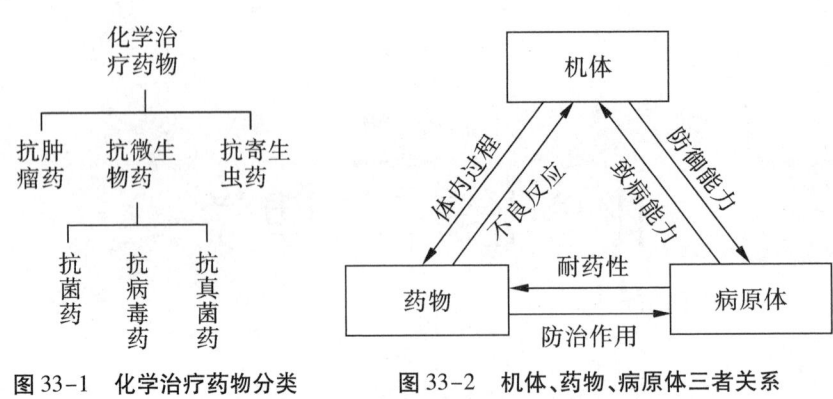

图 33-1 化学治疗药物分类　　图 33-2 机体、药物、病原体三者关系

第一节　抗菌药常用术语

(一)抗菌药概念

1.抗菌药(antibacterial drug)　是一类具有抑菌和杀菌活性,用于防治感染性疾病的药物。抗菌药主要用于细菌、支原体、衣原体、螺旋体、立克次体等微生物所致的感染,对于由病毒和真菌引起的感染基本无效。根据其来源分为抗生素和人工合成抗菌药物。

2.抗生素(antibiotics)　指由微生物产生的具有杀灭或抑制其他微生物作用的物质,有天然抗生素和人工半合成抗生素。具有抑制和杀灭肿瘤细胞的抗生素称为抗肿瘤抗生素。

(二)抗菌作用

1.抗菌谱　任何一种抗微生物药都不能抑制所有微生物病原体,每一种抗菌药有自己的抗菌范围。抗菌药物的抗菌范围称为抗菌谱。抗菌谱是临床选用抗菌药物的重要依据,可分为:

(1)窄谱抗菌药　指仅对一种细菌或某一属细菌有效的抗菌药,如青霉素G对革兰氏阳性菌有作用,对革兰氏阴性菌、结核菌、立克次体等基本无效。

(2)广谱抗菌药　指对多种微生物有抗菌作用的抗菌药,如四环素、氯霉素对革兰阳性菌、革兰阴性菌、支原体、衣原体、螺旋体等均有效。

2.抗菌活性　指抗菌药抑制或杀灭病原微生物的能力。根据抗菌活性抗菌药可分为抑菌药和杀菌药两类。

(1)抑菌药　指在临床常用量时,能抑制细菌生长繁殖的药物。抑菌药可分为速效抑菌药(如大环内酯类、林可霉素类、四环素等)和慢效抑菌药(如磺胺类、甲氧苄啶等)。大剂量抑菌药也可杀菌。

(2)杀菌药　指能杀灭细菌的药物。杀菌药可分为繁殖期杀菌药(如青霉素类、头孢菌素类等)和静止期杀菌药(如氨基苷类)两类。杀菌药低浓度时对不敏感的细菌可能只有抑制作用。

(三)抗菌药的评价参数

1. 抗菌活性的评价

(1) 最低抑菌浓度和最小杀菌浓度　抗菌活性一般有体内和体外两种方法测定。在体外实验中,能够抑制病原微生物生长的最低药物浓度,称为最低抑菌浓度(minimum inhibitory concentration, MIC);能够杀灭培养基内99.9%细菌的最低药物浓度称为最小杀菌浓度(minimal bacteriocidal concentration, MBC)。MIC和MBC越小,抗菌药物的抗菌活性越大。

(2) 抗生素后效应(post antibiotic effect, PAE)　指微生物与抗菌药短暂接触后,药物浓度低于最低抑菌浓度时,微生物的生长繁殖仍然受到持续抑制的现象。PAE是评价药物抗菌活性的重要指标之一,通常情况下,PAE长,抗菌作用时间越长,确定给药方案时可适当延长给药间隔时间,减少给药次数。

2. 化疗指数(CI)　指化疗药物半数致死量(LD_{50})与半数有效量(ED_{50})的比值,或用5%致死量(LD_5)与95%有效量(ED_{95})的比值来表示。化疗指数是评价化疗药物临床应用价值和安全性的重要参数,通常其值越大,对机体的毒性越小,临床应用价值高。

(四)使用抗菌药出现的问题

1. 耐药性　病原菌对药物的敏感性降低甚至消失的现象,称为耐药性。耐药性可分为天然耐药性和获得耐药性。

2. 超级细菌　泛指临床上出现的多种耐药菌,如耐甲氧西林金黄色葡萄球菌(MRSA)、抗万古霉素肠球菌(VRE)、耐多药肺炎链球菌(MDRSP)、多重抗药性结核杆菌(MDR-TB),以及碳青霉烯酶肺炎克雷伯菌(KPC)等。这些细菌的可怕之处并不在于它们对人的杀伤力,而在于它们对普通杀菌药物的抵抗能力,对这些细菌,人们几乎无药可用。超级细菌的出现是由于抗菌药滥用所导致。

第二节　抗菌药物的作用机制

抗菌药物可干扰病原体正常的生化代谢过程,影响其结构和功能,根据药物干扰环节不同,其作用机制有以下几种情况(图33-3)。

1. 抑制细菌细胞壁合成　所有细菌的外部具有一层细胞壁,维持细菌的正常形态。细胞壁的主要成分为肽聚糖,革兰阳性菌细胞壁肽聚糖占50%~80%,厚而坚韧,革兰阴性菌仅占1%~10%。β-内酰胺类、万古霉素类等抗生素可抑制细胞壁中肽聚糖的合成,导致细菌细胞壁缺损。由于菌体内的渗透压高,水分不断渗入菌体内部,引起菌体膨胀、变形,加之自溶酶的激活,导致细菌破裂、溶解而死亡。

2. 增加细菌胞浆膜的通透性　细菌胞浆膜与一般生物膜特性相同,是具有选择性运输和屏障作用的半透膜。多烯类抗真菌药(如制霉菌素、两性霉素)选择性与病原菌胞浆膜中的麦角固醇结合而形成孔道,多黏菌素与磷脂类物质结合而使膜功能受损,两者均可增加胞浆膜的通透性,导致菌体内的蛋白质、核苷酸、氨基酸、磷脂等重要物质外漏而死亡。

3. 抑制细菌蛋白质合成　细菌的核糖体为70S,由30S亚基和50S亚基组成。大环内酯类、氯霉素和林可霉素与50S亚基结合,抑制蛋白质合成;四环素类与30S亚基结合,抑制蛋白质合成;氨基苷类与30S亚基和70S结合,作用于蛋白质合成全过程,抑制蛋白质合成。因哺乳动物的核糖体为80S,由40S和60S亚基构成,与细菌核糖体功能亦不完全相同,故对哺乳动物蛋白质合成影响较小。

4. 影响细菌核酸合成　喹诺酮类药物能抑制DNA回旋酶和拓扑异构酶Ⅳ作用,使细菌DNA复制受阻而导致细菌死亡;利福霉素类可抑制依赖DNA的RNA多聚酶,使转录过程受阻从而产生抗菌作用。

5. 影响细菌叶酸代谢　细菌生长繁殖所需的叶酸,须由细菌自身合成,磺胺类药物抑制细菌二氢叶酸合成酶,甲氧苄啶抑制二氢叶酸还原酶,减少四氢叶酸生成,影响核酸的合成而发挥抗菌作用。

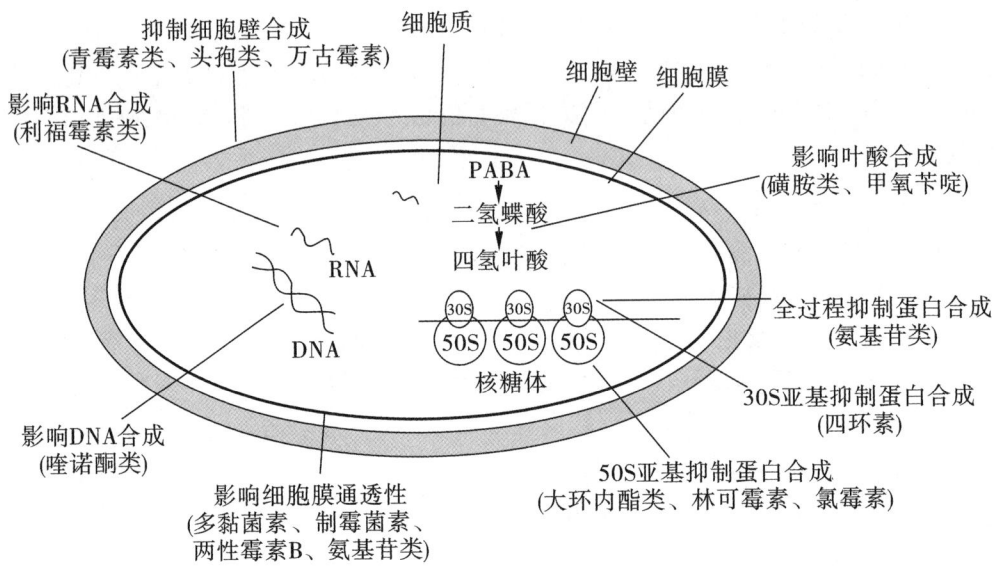

图33-3　细菌结构与抗菌药物作用部位

第三节　细菌的耐药性

目前认为细菌产生耐药性主要与以下几方面因素有关:

1. 产生灭活酶　细菌可通过耐药因子产生灭活酶,破坏药物的化学结构,产生耐药性。目前发现的灭活酶有水解酶和钝化酶两类。水解酶如金黄色葡萄球菌释放的β-内酰胺酶,可水解青霉素类和头孢菌素类的β-内酰胺环而使其失活。钝化酶(又称合成酶)如乙酰转移酶可催化药物分子与某些基团结合,使药物失活。氨基苷类可被钝化酶钝化而失去作用。

2. 降低细菌胞浆膜通透性　细菌可通过多种方式阻止抗菌药通过细菌胞浆膜。如铜绿假单胞菌可减少膜孔蛋白的数量或缩小其孔径,限制广谱青霉素类和头孢菌素类药物进入靶位;四环素类药物激发某些菌株所带的耐药质粒,诱导产生蛋白质阻塞细胞膜通道,使其无法进入菌体而产生耐药性。

3. 改变靶位结构　某些细菌可改变靶位蛋白的结构或数量,影响药物与靶位的结合,降低药物效应。如链霉素耐药菌株核糖体 30S 亚基上靶位 P_{10} 蛋白构象发生改变,青霉素作用靶位 PBPs 结构发生改变,药物的亲和力降低而产生耐药性。

4. 改变代谢途径　如磺胺类耐药细菌可合成大量对氨基苯甲酸(PABA),或直接摄取人体中的叶酸,改变代谢途径而产生耐药。

5. 加强主动外排系统　铜绿假单胞菌、大肠埃希菌、金黄色葡萄球菌等均有主动外排系统,可通过增加主动外排系统功能将进入菌体的药物泵出体外而产生耐药性。四环素类、大环内酯类、氟喹诺酮类、β-内酰胺类和氯霉素等均可因此机制引起耐药。

第四节　抗菌药的合理应用原则

抗菌药物的滥用,不仅造成药品资源和经济上的浪费,而且因不良反应和耐药菌株不断增加,给疾病治疗增加了难度。为了保护患者和医生的利益,必须按照应用原则合理应用抗菌药。

1. 明确病原学诊断　要合理选用抗菌药,必须先确定病原菌,同时进行药敏试验,必要时还需做联合药物敏感度与血清杀菌试验。对于危重患者在未知结果之前,根据临床经验预测致病菌,选择合适的抗菌药,同时进行药敏试验,再对疗效不佳的患者调整给药方案。

2. 严格根据药物适应证及患者情况选药　不同种类的抗菌药物适应证不同。在临床工作中,不仅要严格根据临床诊断、细菌学培养和药敏试验选用药物,还应结合患者的身体状况、肝肾功能、感染部位、药物的特点等综合考虑。

3. 合理制订给药方案　根据药动学参数和患者病情,选用相适应的给药途径、剂量、疗程。剂量过小不但影响疗效,而且易产生耐药性;剂量过大,则会导致不良反应。疗程过短达不到巩固疗效的目的。控制急性感染,抗菌药物一般用至体温恢复正常、症状消退后 72～96 h 方可停药。一般用药 72 h 后症状仍未好转则考虑更换药物或调整方案。

4. 严格控制预防性用药　预防性滥用抗菌药是目前普遍存在的问题,不合理的预防用药不但不能达到预期效果,反而会导致耐药性和继发反应的发生,因此应严格控制。若需要预防性用药,应有明确的临床指征,如较大创伤或手术后可用青霉素等抗生素预防感染,结肠手术前可用甲硝唑预防厌氧菌感染,接触过流行性脑脊髓膜炎、结核病、白喉患者而免疫功能差者可用相应药物预防感染。

5. 抗菌药物的联合应用　抗菌药物联合应用是为了提高疗效、减少不良反应、延缓或减少耐药性的产生,但若不合理的联合用药,则会导致不良反应加重、耐药菌株增多等后果。联合用药要严格掌握适应证,要有明确的指征,如:单一抗菌药物不能控制的严重感染或混合感染;需长期用药且易产生耐药性的慢性感染;药物难以到达的特殊部位感染。

同步练习

一、名词解释

1. 化疗指数 2. 抗菌药 3. 抗菌谱 4. 抑菌药 5. 杀菌药 6. 抗生素 7. 抗菌活性 8. 最低抑菌浓度 9. 最低杀菌浓度 10. 抗菌后效应

二、单项选择题

1. 属于杀菌药的抗生素是(　　)
   A. 四环素　　　　　　　　　　B. 青霉素 G
   C. 林可霉素　　　　　　　　　D. 磺胺类
   E. 红霉素

2. 影响细菌胞浆膜的通透性的药物是(　　)
   A. 头孢唑啉　　　　　　　　　B. 青霉素 G
   C. 四环素　　　　　　　　　　D. 多黏菌素类
   E. 红霉素

3. 药物的抗菌范围称为(　　)
   A. 抗菌谱　　　　　　　　　　B. 抗菌活性
   C. 耐受性　　　　　　　　　　D. 抗菌机制
   E. 以上皆否

4. 耐药性是指(　　)
   A. 反复用药后,机体对药物的敏感性降低
   B. 反复用药后,病原体对药物的敏感性降低甚至消失
   C. 患者对药物产生了生理依赖性
   D. 患者对药物产生了精神依赖性
   E. 以上均不是

单项选择题参考答案:1. B 2. D 3. A 4. B

(漯河医学高等专科学校　金少举)

第三十四章 β-内酰胺类抗生素

> **学习目标**
> 1. 掌握青霉素类和头孢菌素类的抗菌作用、临床应用、不良反应及防治措施。
> 2. 熟悉其他 β-内酰胺类的作用特点及临床应用。
> 3. 了解细菌对 β-内酰胺类产生耐药性的机制。

β-内酰胺类抗生素（β-lactam antibiotics）是化学结构中含 β-内酰胺环的一类化合物，包括青霉素类、头孢菌素类、非典型 β-内酰胺类和 β-内酰胺酶抑制剂等。本类药物品种多、抗菌活性强、毒性低、疗效高，适应证广，是临床常用的抗生素。

第一节 β-内酰胺类抗生素的分类、抗菌作用机制和耐药机制

一、β-内酰胺类抗生素的分类

1. 青霉素类
(1) 天然青霉素 代表药物注射用青霉素 G。
(2) 半合成青霉素 ①耐酸青霉素类：代表药物口服用青霉素 V。②耐酶青霉素类：代表药物注射用甲氧西林、注射用氯唑西林和氟氯西林。③广谱青霉素类：代表药物注射、口服用氨苄西林和口服用阿莫西林。④抗铜绿假单胞菌广谱青霉素类：代表药物注射用羧苄西林和哌拉西林。⑤抗革兰阴性菌青霉素类：代表药物注射用美西林和口服用匹美西林。

2. 头孢菌素类
(1) 第一代头孢菌素 代表药物注射、口服用头孢拉定和口服用头孢氨苄。
(2) 第二代头孢菌素 代表药物注射用头孢呋辛和口服用头孢克洛。
(3) 第三代头孢菌素 代表药物注射用头孢哌酮、头孢噻肟和口服用头孢克肟。
(4) 第四代头孢菌素 代表药物注射用头孢匹罗。

3. 非典型β-内酰胺类

(1) 头霉素类　代表药物头孢西丁、头孢美唑和头孢替坦。

(2) 碳青霉烯类　代表药物亚胺培南和美罗培南。

(3) 氧头孢烯类　代表药物拉氧头孢和氟氧头孢。

(4) 单环β-内酰胺类　代表药物氨曲南。

4. β-内酰胺酶抑制药　①棒酸:代表药物克拉维酸;②舒巴坦类:代表药物舒巴坦和他唑巴坦。

二、抗菌作用机制

β-内酰胺类抗生素的抗菌机制基本相同:属于细菌繁殖期杀菌剂,药物与细菌胞浆膜靶位上的青霉素结合蛋白(penicillin binding proteins,PBPs)结合,抑制转肽酶活性,阻碍黏肽合成,造成细胞壁缺损,而细菌菌体内渗透压高,大量水分涌入,使细胞膨胀、变形,同时触发细菌自溶酶,使细菌裂解而死亡。因细菌种类不同,所含PBPs类型和数量不同,对药物的亲和力和敏感性也不一样。

根据β-内酰胺类抗生素的作用机制,可以得出其作用特点:①对繁殖期细菌作用强于静止期(细菌在繁殖期需要合成大量细胞壁);②对革兰阴性杆菌不敏感(革兰阴性杆菌细胞壁黏肽含量低);③对人和动物毒性小,对真菌无效(哺乳类动物和真菌无细胞壁)。

三、耐药机制

细菌对β-内酰胺类抗生素产生耐药性的机制主要包括:

1. 产生水解酶　β-内酰胺酶(β-lactamase)是耐β-内酰胺类抗生素细菌产生的一类能使β-内酰胺环水解裂开并失去抗菌活性的酶。目前已发现的β-内酰胺酶有200多种,目前最常用BJM分类法,根据酶作用底物不同、是否被酶抑制剂抑制将其分为四大类十一小类。β-内酰胺酶对G^+有选择性,G^+菌能产生大量的β-内酰胺酶并分泌到细胞外,以青霉素酶为主;G^-菌产生β-内酰胺酶的量相对较少,这些酶存在于细胞壁和外膜之间,多数是广谱型,对青霉素类、头孢菌素类均有水解作用。β-内酰胺酶还能够与某些耐酶青霉素类抗生素迅速结合,使药物停留在胞浆膜外间隙中,不能到达作用靶位PBPs发挥抗菌作用,该机制称为"牵制机制"。

2. 改变PBPs　原有PBPs发生结构改变、合成量增加或产生新的PBPs,使之与β-内酰胺类抗生素的结合减少,失去抗菌作用。

3. 改变菌膜通透性　G^+菌的细胞壁对β-内酰胺类抗生素可以通透,而G^-菌的细胞壁外有一层脂质双分子层(外膜),对某些β-内酰胺类抗生素通透性差,产生非特异性低水平耐药,但有些β-内酰胺类抗生素可通过外膜上孔蛋白(porin)进入。敏感G^-菌的耐药主要是改变跨膜通道孔蛋白结构,突变菌株的孔蛋白基因失活,蛋白表达数量减少甚至消失,导致药物进入菌体内量减少而产生耐药。

4. 增强药物主动外排　细菌的胞质膜上存在主动外排系统,如P糖蛋白,可主动外排药物,从而形成低水平、多重性耐药。常见的有铜绿假单胞菌、金黄色葡萄球菌、大肠埃希菌、淋病奈瑟氏球菌和嗜麦芽寡养单胞菌等。

5. 缺乏自溶酶　细菌本身缺少自溶酶是 β-内酰胺类抗生素抗菌作用下降的原因之一,如耐药的金黄色葡萄球菌。

第二节　青霉素类

青霉素类药物按其来源可分为天然青霉素和半合成青霉素,该类药物的化学结构主要由 6-氨基青霉烷酸(6-APA)及侧链组成,而 6-APA 由一个 β-内酰胺环(B 环)和噻唑环(A 环)并合构成(图 34-1),分子中的 β-内酰胺环是抗菌活性的必需基团,与抗菌作用密切相关,当此环被破坏,则该药的抗菌作用将会减弱或消失。若反复使用青霉素类药物后,某些细菌(如金葡菌等)可释放出大量的 β-内酰胺酶,使药物结构中内酰胺键水解而断裂,抗菌作用明显减弱甚至消失,从而产生耐药性。另外,侧链上的 R 基团可被不同基团所取代而得到不同品种的人工半合成青霉素。

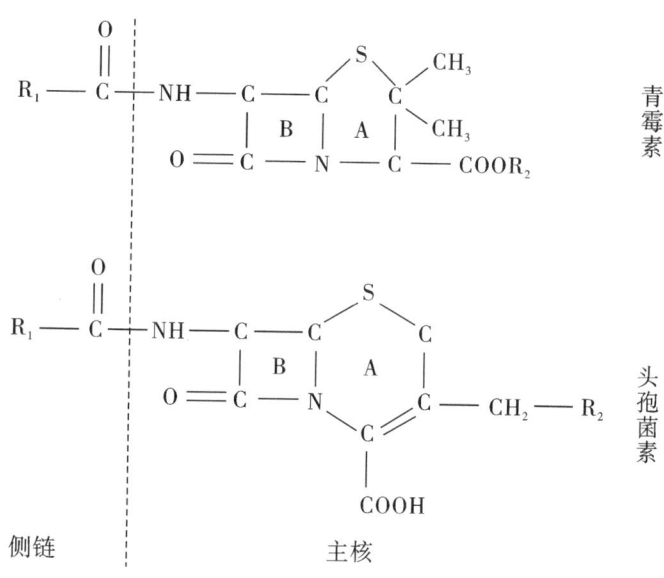

图 34-1　青霉素类抗生素的基本化学结构

一、天然青霉素

天然青霉素是从天然青霉菌的培养液中提取得到的一类化合物,分为 X、F、G、K 和双氢 F 五种成分,其中青霉素 G(简称青霉素)性质相对稳定,产量高,抗菌活性强,故临床常用。

青霉素 G(penicillin G)

青霉素 G 又名苄青霉素,是一种不稳定的有机酸,难溶于水,常用其钠盐和钾盐。水溶液极不稳定,若常温下放置 24 h 则大部分失效,并可产生具有抗原性的致敏物质(青霉烯酸和青霉噻唑),故通常制成粉针剂,在使用时要求临用前配制。青霉素遇热、酸、碱、醇、酶、重金属、氧化剂时其结构易被破坏,抗菌作用减弱或消失,应避免配伍使用。

青霉素的抗菌效价常用国际单位(U)表示，1 U青霉素相当于0.6 μg钠盐，1 mg青霉素钠盐相当于1 667 U，1 mg青霉素钾盐相当于1 598 U，1 mg普鲁卡因青霉素相当于1 000 U。其他半合成青霉素则多用重量单位(mg)计算。

【体内过程】 青霉素不耐酸，故不可口服，肌内注射吸收迅速而完全，必要时可静脉给药。广泛分布于关节腔、浆膜腔、间质液、淋巴液、中耳液及皮肤软组织中，但不易透过血-脑屏障，仅在有炎症时脑脊液中可达到有效浓度。$t_{1/2}$为0.5~1.0 h，作用维持时间4~6 h。大部分以原形经肾小管分泌排泄。

为延长青霉素的作用时间，可制成复合混悬剂，如普鲁卡因青霉素(Procaine benzylpeni-cilline，双效西林)、苄星青霉素(benzathine benzylpenicillin，长效西林)，肌内注射可延缓药物吸收，普鲁卡因青霉素用药后可维持24 h有效浓度，苄星青霉素可维持15 d有效浓度。但因两药血药浓度偏低，仅用于轻症患者或预防感染。

【抗菌作用】 青霉素G抗菌作用强，在细菌繁殖期高浓度杀菌，低浓度抑菌，但抗菌谱较窄。抗菌谱为：①革兰阳性球菌，溶血性链球菌、草绿色链球菌、肺炎球菌、敏感葡萄球菌等；②革兰阴性球菌，脑膜炎奈瑟菌、淋病奈瑟菌；③革兰阳性杆菌，破伤风梭菌、白喉棒状杆菌、炭疽芽孢杆菌、产气荚膜梭菌等；④螺旋体和放线菌，梅毒螺旋体、钩端螺旋体和衣氏放线菌等。对大多数革兰阴性杆菌和支原体、立克次体、真菌、病毒无效。

【临床应用】 青霉素抗菌活性强，是治疗上述抗菌谱中敏感病原体感染的首选药。

1.革兰阳性球菌感染 溶血性链球菌感染引起的咽炎、扁桃体炎、猩红热、中耳炎、蜂窝组织炎、心内膜炎等；草绿色链球菌感染引起的心内膜炎(需加用链霉素)；敏感葡萄球菌感染引起的疖、痈、败血症等；肺炎球菌感染引起的大叶性肺炎、急慢性支气管炎等。

2.革兰阴性球菌感染 脑膜炎奈瑟菌感染引起的脑脊髓膜炎，青霉素与磺胺嘧啶并列为首选药；淋病奈瑟菌感染，随耐药菌株增多，应根据药敏试验确定是否首选。

3.革兰阳性杆菌感染 破伤风、白喉、炭疽、气性坏疽等，应同时加用相应抗毒素。

4.螺旋体感染 梅毒、钩端螺旋体病，需早期用药。

5.放线菌感染 治疗放线菌引起的局部肉芽肿样炎症、脓肿、多发性瘘管及肺部感染等，需大剂量长疗程用药。

【不良反应】

1.过敏反应 青霉素毒性小，但部分患者可发生过敏反应。过敏的原因主要是青霉素的降解产物(青霉烯酸、青霉噻唑等)与体内组织蛋白结合后形成抗原物质而产生各种类型变态反应，以皮肤过敏和血清病样反应多见，常表现为药疹、荨麻疹和药热，少数患者可出现过敏性休克，表现为心悸、胸闷、气急、呼吸困难、面色苍白、脉搏细弱、血压下降、昏迷等，若抢救不及时可致死亡。因此，使用青霉素时应高度重视青霉素的过敏性休克，其主要防治措施有：①详细询问患者药物过敏史，对青霉素有过敏史者禁用，对其他药物过敏者应慎用；②凡初次用药和用药期间停药1 d以上、更换厂家、更换批号时，用药前均须进行皮试，皮试阴性者方可使用；③尽量避免局部用药和饥饿时用药；④药液需临用现配，用药后应观察30 min，无反应者方可离开；⑤做好急救准备,一旦发生过敏性休克,应及时抢救,立即给患者皮下或肌内注射0.1%肾上腺素0.5~1.0 mL,严重者可稀释后静脉滴注,心跳停止者,直接心内注射,并加用H_1受体阻断药或糖皮质激素等药物,必要时采取人工呼吸、吸氧、气管切开等综合抢救措施。

2. 青霉素脑病　静脉注射速度过快或大剂量使用青霉素时,可出现全身肌肉痉挛、抽搐、昏迷等反应,称为青霉素脑病,可能与脑脊液中浓度过高干扰正常的神经功能有关。老人、小儿和肾功能不全者多见。

3. 赫氏反应　治疗梅毒、钩端螺旋体等病时少数患者会出现症状加重现象,表现为全身不适、寒战、发热、肌痛、心率加快等症状,此反应的发生可能与大量病原体杀灭后释放的物质或形成免疫复合物有关。

4. 高钾(钠)血症　当大剂量使用青霉素钾盐(或钠盐)时,导致血钾(或钠)浓度升高,故肾功能不良时慎用,少尿或无尿者禁用青霉素钾盐。

5. 局部刺激　如长期用青霉素钾,可致局部红肿、硬结、疼痛,用钠盐时相对较轻。

二、半合成青霉素

天然青霉素具有抗菌作用强、毒性小等优点,但不耐酸,故不可口服;抗菌谱窄,对多数革兰阴性菌无效;不耐酶,细菌易耐药。为满足临床用药需要,在天然青霉素的基础上,用化学修饰的方法引入不同侧链而分别得到耐酸、耐酶、广谱、抗铜绿假单胞菌的半合成青霉素。半合成青霉素的抗菌机制、不良反应与青霉素相同,并与青霉素存在着交叉过敏现象。

(一)耐酸青霉素

青霉素 V(penicillin V):本药耐酸,可口服;但不耐酶,易产生耐药性;抗菌谱与青霉素相同,对多数革兰阴性菌无效;抗菌活性弱,仅用于轻度感染或预防性用药。

本类药物包括非奈西林、丙匹西林、阿度西林、环己西林等,作用相似。

(二)耐酸、耐酶青霉素

苯唑西林(oxacillin 新青霉素Ⅱ):耐酸,可口服,有一定胃肠反应;耐酶,对耐药的金黄色葡萄球菌仍有效;抗菌谱与青霉素相似,抗菌活性不及青霉素,主要用于耐药的金黄色葡萄球菌感染。

本类药物还包括氯唑西林(cloxacillin 邻氯青霉素)、双氯西林(dicloxacillin)、氟氯西林(flucloxacillin)等。

(三)广谱青霉素

氨苄西林(ampicillin 氨苄青霉素)、**阿莫西林**(amoxicillin 羟氨苄青霉素):本类药物耐酸,可口服;不耐酶,对耐药金黄色葡萄球菌无效;抗菌谱较广,对革兰阳性菌作用弱于青霉素G,对革兰阴性菌作用强,对厌氧菌也有作用,对肠球菌效果好,但对铜绿假单胞菌无效。可用于各种敏感菌引起的全身感染,氨苄西林可用于伤寒、副伤寒。阿莫西林对呼吸道感染效果较好,还可用于幽门螺杆菌引起的消化道感染。口服有胃肠反应。

(四)抗铜绿假单胞菌青霉素

本类药物抗菌谱广,对铜绿假单胞菌等革兰阴性菌作用强,对厌氧菌也有作用,对肠球菌作用弱;不耐酸,需注射给药;不耐酶,易产生耐药性。与青霉素有交叉过敏反应。主要用于铜绿假单胞菌、变形杆菌、大肠埃希菌等革兰阴性菌感染。

羧苄西林（carbenicillin 羧苄青霉素）：抗菌谱广，与氨苄西林相似，但对铜绿假单胞菌作用强。临床常用于烧伤后铜绿假单胞菌感染,也用于革兰阴性菌引起的尿路感染。本药单用时易产生耐药性,与庆大霉素等氨基糖苷类药物合用可产生协同作用,增强抗菌效果。大剂量用药时需注意电解质紊乱和神经系统毒性反应。

哌拉西林（piperacillin）：哌拉西林在本类药物中抗菌谱最广,抗菌作用强,对铜绿假单胞菌有强大抗菌作用,常用于治疗革兰阴性菌引起的严重感染。

本类药物还包括替卡西林(ticarcillin)、呋布西林(furbenicillin,呋布西林)、美洛西林(mezlocillin)等。

（五）抗革兰阴性菌青霉素

美西林（mecillinam）、替莫西林（temocillin）、匹美西林（pivmecillinam）：本类药物对革兰阴性菌作用强,对革兰阳性菌作用弱,对铜绿假单胞菌无效。美西林、匹美西林仅对部分革兰阴性杆菌有效,替莫西林对大部分革兰阴性杆菌有效。临床主要用于革兰阴性菌引起尿路、软组织等感染。

第三节　头孢菌素类

头孢菌素类（cephalosporins）是一类人工半合成β-内酰胺类抗生素,20世纪60年代第一个头孢菌素问世来,发展迅速,从第一代发展到第四代,目前上市品种已达六十余种。

头孢菌素类药物以7-氨基头孢烷酸（7-ACA）为母核,引入不同侧链而得到不同品种药物（图34-2）。头孢菌素类抗菌谱广、某些品种抗菌活性强、耐β-内酰胺酶、毒性低、过敏反应少见,在感染性疾病的治疗中占有重要地位。

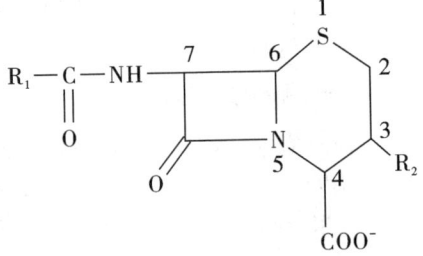

图34-2　头孢菌素的基本结构

【**体内过程**】　多数药物不耐酸,需注射给药;少数药物口服吸收良好,如头孢氨苄、头孢羟氨苄、头孢拉定、头孢克洛等。吸收后广泛分布全身各组织,第三代头孢菌素在前列腺、房水、胆汁、脑脊液中有较高浓度,其中胆汁浓度以头孢哌酮为最高、头孢曲松次之。多数头孢菌素$t_{1/2}$较短,一般为0.5～2 h,但头孢曲松可达8 h。主要经肾排泄,肾功能不全者可影响药物的排泄,需调整剂量。

【**药理作用与临床应用**】　头孢菌素为繁殖期杀菌剂,抗菌机制与青霉素相似,主要是抑制细菌细胞壁的合成。本类药物随代数增加,对革兰阴性菌的作用及对β-内酰胺酶的稳定性逐渐增强,对革兰阳性菌作用及肾毒性逐渐减弱,抗菌谱逐渐扩大；第四代头孢菌素的特性与第三代相似,详见表34-1。

表 34-1　头孢菌素类药物的作用及特点

分代	药物	主要特点
第一代	头孢噻吩(cefalotin,先锋霉素Ⅰ) 头孢噻啶(cefaloridine,先锋霉素Ⅱ) 头孢氨苄(cefalexin,先锋霉素Ⅳ) 头孢唑林(cefazolin,先锋霉素Ⅴ) 头孢拉定(cefradine,先锋霉素Ⅵ) 头孢羟氨苄(cefadroxil)	①对革兰阳性菌作用强,对革兰阴性菌作用弱,对铜绿假单胞菌无效;②对青霉素酶稳定,但可被革兰阴性菌β-内酰胺酶破坏;③肾损害较大,但头孢拉定较轻,与氨基糖苷类抗生素或强效利尿药合用时肾损害加重;④主要用于耐药金葡菌及敏感菌所致呼吸道、皮肤、软组织、尿路感染和败血症等,还可用于预防多种外科手术后感染
第二代	头孢克洛(cefaclor) 头孢呋辛(cefuroxime) 头孢孟多(cefamandole) 头孢替安(cefotiam) 头孢尼西(cefonicid)	①对革兰阳性菌作用减弱,对革兰阴性菌作用增强,对部分厌氧菌有高效,对铜绿假单胞菌无效;②对多种β-内酰胺酶较稳定;③肾损害较第一代轻;④主要用于耐药革兰阴性杆菌和其他敏感菌引起的肺部、胆道、尿路及其他器官感染和菌血症
第三代	头孢噻肟(cefotaxime) 头孢他啶(ceftazidime) 头孢曲松(ceftriaxone) 头孢哌酮(cefoperazone) 头孢地嗪(cefodizime) 头孢甲肟(cefpirome)	①对革兰阳性菌作用弱,对革兰阴性菌作用强,对铜绿假单胞菌、厌氧菌作用更强;②对各种β-内酰胺酶稳定;③几乎无肾损害;④主要用于治疗尿路感染和危及生命的败血症、脑膜炎、肺炎、骨髓炎、盆腔炎等严重感染,治疗铜绿假单胞菌引起的感染宜选用头孢他啶,新生儿脑膜炎和肠杆菌科细菌所引起的成人脑膜炎宜选用头孢曲松、头孢他啶
第四代	头孢匹罗(cefpirome) 头孢吡肟(cefepime) 头孢唑兰(cefozopran) 头孢利定(cefelidin) 头孢瑟利(cefoselis)	①抗菌谱和抗菌活性与第三代基本相似;②对革兰阳性菌作用较第三代强,较第一代弱;③对β-内酰胺酶稳定性更强,尤其对超广谱酶和染色体介导的β-内酰胺酶稳定;④主要用于对第三代头孢菌素耐药的革兰阴性菌感染和各种难治性感染

【不良反应】

1. 过敏反应　较青霉素少见,可表现为皮疹、荨麻疹、药热等,少数可见过敏性休克。与青霉素类药物存在部分交叉过敏反应,对青霉素有过敏史者慎用。

2. 肾毒性　大剂量或长期使用第一代头孢菌素时,可损害肾小管细胞,出现肾小管坏死,表现为蛋白尿、血尿、血浆尿素氮升高等,应避免与氨基糖苷类抗生素或强效利尿药合用。老年人和肾功能不全者禁用第一代头孢菌素。

3. 双硫仑样反应　患者用本类药物期间饮酒可出现此反应,表现为脸面部潮红、头痛、恶心、呕吐、视物不清、心率加快、呼吸困难等,严重者可致呼吸抑制、心力衰竭、惊厥等,甚至危及生命。故用本类药物期间或停药 3 d 内应避免饮酒或含乙醇的饮料。

4. 胃肠反应 口服本类药物后,可出现恶心、呕吐、食欲减退、腹泻等反应。

5. 其他 长期使用本类药物可致二重感染,大剂量应用头孢孟多、头孢哌酮后可出现低凝血酶原血症。

第四节 其他 β-内酰胺类抗生素

本类药物结构中虽无青霉素和头孢菌素类的基本母核,但都具有 β-内酰胺环结构,其特点是抗菌谱广、抗菌活性强、对 β-内酰胺酶较稳定、不良反应少。本类药物包括:碳青霉烯类、头霉素类、氧头孢烯类、单环 β-内酰胺类药物。

(一)碳青霉烯类

亚胺培南(imipenem,亚胺硫霉素):本药抗菌谱广,抗菌作用强,毒性低,对 β-内酰胺酶高度稳定,且能抑制 β-内酰胺酶活性。对革兰阳性菌、阴性菌、厌氧菌及产酶耐药菌都有很好的抗菌作用,抗菌机制与青霉素相似,且可由特殊的外膜通道快速进入靶位,产生强大杀菌作用;但不耐酸,不宜口服给药,多采用静脉给药;单独用药在体内易被肾脱氢肽酶降解而失活,常与肾脱氢肽酶抑制剂——西司他丁(cilastatin)联合用药,按 1∶1 比例制成复方制剂,用于多种革兰阳性菌、革兰阴性菌、厌氧菌及耐药菌所致严重的皮肤软组织、呼吸道、尿路感染及妇科感染。常见不良反应有胃肠反应、药疹、静脉炎、一过性氨基转移酶升高等,量大时可致肾损害,也可致中枢神经系统(头痛、意识障碍等)反应。

本类药物还有美洛培南(meropenem)、帕尼培南(panipenem)、倍他米龙(betamipron),等。抗菌谱和抗菌作用与亚胺培南相似,但对肾脱氢肽酶较稳定。

(二)头霉素类

头孢西丁(cefoxitin)、头孢美唑(cefmetazole):本类药物多从链霉菌获得,化学结构和抗菌作用与头孢菌素相似。抗菌谱广,对革兰阴性菌作用较强,对多数 β-内酰胺酶稳定。主要用于敏感菌所致的下呼吸道、软组织、泌尿道感染,腹腔、妇科及盆腔等需氧菌与厌氧菌的混合感染。不良反应与头孢菌素类相似。

(三)氧头孢烯类

拉氧头孢(latamoxef)、氟氧头孢(flomoxef):本类药物抗菌谱广,对革兰阳性菌、阴性菌及厌氧菌具有强大抗菌作用,对 β-内酰胺酶稳定。适用于厌氧菌和需氧菌混合感染,如盆腔感染、胆道感染、腹腔感染等。

(四)单环 β-内酰胺类

氨曲南(aztreonam):是第一个人工合成的单环 β-内酰胺类抗生素。本药对革兰阴性杆菌包括铜绿假单胞菌作用强,对多数 β-内酰胺酶稳定,体内分布广泛,与青霉素无交叉过敏反应,可用于青霉素过敏患者,或作为氨基糖苷类抗生素的替代品,主要用于敏感革兰阴性杆菌及铜绿假单胞菌感染。不良反应少,可出现皮疹、血清转氨酶升高等现象。

第五节 β-内酰胺酶抑制药及其复方制剂

本类药物结构中也含有 β-内酰胺环,但药物本身抗菌作用弱,抗菌谱窄,常与其他 β-内酰胺类抗生素合用,通过抑制 β-内酰胺酶而减弱细菌所产耐药酶对其他 β-内酰胺类药物的破坏,明显增强其他 β-内酰胺类药物的抗菌作用,也能扩大抗菌谱、延缓耐药性的产生。常用 β-内酰胺酶抑制剂有克拉维酸(clavulanic acid,棒酸)、舒巴坦(sulbactam,青霉烷砜)、他唑巴坦(tazobactam,三唑巴坦)等,与其他 β-内酰胺类抗生素组成的复方制剂见表34-2。

表34-2 常用 β-内酰胺类抗生素的复方制剂

复方制剂	药物组成	给药途径	作用特点及用途
奥格门汀 (augmentin)	阿莫西林+克拉维酸 (4:1)或(2:1)	口服	克拉维酸可抑制细菌释放 β-内酰胺酶,使阿莫西林免于被酶破坏,增强阿莫西林的抗菌效力。主要用于产酶耐药菌引起的轻、中度感染
替门汀 (timentin)	替卡西林+克拉维酸 (15:1)	注射	替卡西林对某些 G^- 菌有较强抗菌作用,但不耐酶,克拉维酸可抑制 β-内酰胺酶,减弱酶对药物的水解,增强药物的抗菌活性,扩大抗菌谱。主要用于产酶肠杆属科细菌、铜绿假单胞菌及厌氧菌感染
优立新 (unasyn)	氨苄西林+舒巴坦 (2:1)	注射	氨苄西林抗菌谱广,但易耐药,舒巴坦对耐药菌株产生的 β-内酰胺酶有较强的抑制作用,且两药在体内的药动学过程相近,有利于更好地发挥抗菌协同作用。主要用于产酶金黄色葡萄球菌、流感杆菌、肠道杆菌及厌氧菌等所致感染
舒萨林 (sulbactam)	阿莫西林+舒巴坦 (2:1)	注射	舒巴坦能破坏细菌产生的 β-内酰胺酶,维持阿莫西林对细菌的敏感性,充分发挥抗菌作用,适用于产酶耐药菌引起的呼吸道、泌尿生殖、皮肤及软组织感染
舒普深 (sulperazone)	头孢哌酮+舒巴坦 (1:1)	注射	舒巴坦可有效分解致病菌产生的 β-内酰胺,增强头孢哌酮对葡萄球菌、假单胞菌属、脆弱杆菌的抗菌活性,主要用于产酶耐药菌所致呼吸道、泌尿道、皮肤软组织的中重度感染
新治菌 (newcefotoxin)	头孢噻肟+舒巴坦 (2:1)	注射	头孢噻肟对革兰阴性菌有较强的抗菌活性,舒巴坦可抑制 β-内酰胺酶对头孢噻肟的破坏。用于产酶耐药菌所致呼吸道、泌尿生殖系统、骨关节感染和菌血症、败血症等,也用于外科手术后预防感染等
他唑星 (tazocin)	哌拉西林+他唑巴坦 (4:1或8:1)	注射	三唑巴坦可抑制细菌生产的 β-内酰胺酶,减少对哌拉西林的破坏,恢复药物对耐药菌的敏感性,并扩大抗菌谱,主要用于敏感的产酶菌所致下呼吸道、泌尿道、腹腔、骨关节感染、败血症,也用于儿科感染

制剂及用法

青霉素钠 注射剂:40万U、80万U、100万U。每日量为80万~200万U,分3~4次给予,肌内注射;静脉滴注适用于重症,每日量为200万~2 000万U,分2~4次给予。

普鲁卡因青霉素 注射剂:40万U、80万U。一次40万~80万U,一日1次,肌内注射。

苄星青霉素 注射剂:60万U、120万U,一次60万~120万U,14~28日1次,肌内注射。

青霉素V钾 片剂:20万U、40万U、80万U,一次20万~80万U,一日3~4次,口服。

苯唑西林钠 注射剂:0.5 g、1 g、2 g。一次0.5~1 g,一日4~6次,肌内注射或静脉滴注。

氯唑西林钠 胶囊剂:0.125 g、0.25 g、0.5 g。一次0.25~0.5 g,一日4次,口服。注射剂:0.5 g、1 g。一次0.5~1 g,一日3~4次,肌内注射一次1~2 g,一日3~4次,静脉滴注。

氟氯西林 片剂:0.125 g。一次0.25 g,一日3次,口服。注射剂:0.5 g、1 g。一次0.25 g,一日3次,肌内注射一次0.5 g,一日4次,静脉注射。

氨苄西林 胶囊剂:0.25 g、0.5 g。一次0.25~1 g,一日4次,口服。注射剂:0.5 g、1 g、2 g。一次0.5~1 g,一日4次,肌内注射;一次1~2 g,一日2~4次,静脉滴注。

阿莫西林 胶囊剂、片剂0.125 g、0.25 g。一次0.5 g,一日3~4次,口服。

羧苄西林钠 注射剂1 g、2 g、5 g。一次1~2 g,一日4次,肌内注射或静脉滴注。

哌拉西林 注射剂:0.5 g、1 g。一次1~4 g,一日4次,肌内注射或静脉滴注。

替卡西林 注射剂:1 g、3 g、6 g。一次1~2 g,一日4次,肌内注射或静脉滴注。

呋布西林 注射剂:0.5 g。一次1~2 g,一日4次,静脉滴注。

美西林 注射剂:0.5 g、1 g。一次0.4~0.6 g,一日3~4次,肌内注射或静脉滴注。

替莫西林钠 注射剂:1 g、2 g。一次0.5~2 g,一日2次,肌内注射或缓慢静脉注射。

头孢氨苄 片剂:0.125 g、0.25 g。一次0.25 g~0.5 g,一日4次,口服。

头孢羟氨苄 胶囊剂:0.125 g、0.25 g。一次0.5~1 g,一日2次,口服。

头孢唑林 注射剂:0.5 g。一次0.5~2 g,一日2~4次,肌内注射或静脉注射。

头孢拉定 片剂:0.25 g、0.5 g。一次0.25~0.5 g,一日3~4次,口服。注射剂0.5 g、1 g。一次0.5~1 g,一日4次,肌内注射或静脉滴注。

头孢克洛 胶囊剂:0.25 g。一次0.25~0.5 g,一日4次,口服。

头孢呋辛钠 注射剂:0.25 g、0.75 g、1.25 g。一次0.75~1.5 g,一日3次,肌内注射或静脉滴注。

头孢孟多 注射剂:0.5 g、1 g。一次 0.5~2 g,一日 3~4 次,肌内注射或静脉滴注。

头孢噻肟 注射剂:0.5 g、1 g。一次 0.5~1.5 g,一日 2~4 次,肌内注射或静脉滴注。

头孢克肟 胶囊剂:0.05 g、0.1 g。一次 0.2~0.4 g,一日 1~2 次,口服。

头孢曲松 注射剂:0.25 g、0.5 g、1 g。一次 0.5~1 g,一日 2~4 次,肌内注射或静脉滴注。

头孢他啶 注射剂:0.25 g、0.5 g、1 g。一次 0.5~2 g,一日 3 次,肌内注射或静脉滴注。

头孢匹罗 注射剂:0.5 g。一次 1~2 g,一日 2 次,肌内注射或静脉滴注。

头孢吡肟 注射剂:1 g、2 g。一次 1~2 g,一日 2 次,肌内注射或静脉滴注。

美罗培南 注射剂:0.5 g、1 g。一次 0.5~1 g,一日 3~4 次,肌内注射或静脉滴注。

头孢西丁 注射剂:1 g。一次 1~2 g,一日 3~4 次,肌内注射或静脉滴注。

拉氧头孢 注射剂:0.5 g、1 g。一次 0.5~1 g,一日 2 次,肌内注射或静脉滴注。

氟氧头孢 注射剂:0.5 g、1 g、2 g。一次 0.5~2 g,一日 2 次,肌内注射或静脉滴注。

氨曲南 注射剂:1 g。一次 0.5~2 g,一日 2~4 次,肌内注射或静脉滴注。

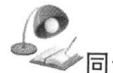

同步练习

一、单项选择题

1. 下列有关青霉素 G 描述不正确的是( )
 A. 水溶液性质不稳定 B. 不可口服
 C. 不耐酶 D. 半衰期较长
 E. 易致过敏反应

2. β-内酰胺类抗生素的抗菌机制是( )
 A. 抑制细菌细胞壁合成 B. 影响胞浆膜的通透性
 C. 抑制菌体蛋白质合成 D. 抑制细菌核酸合成
 E. 影响叶酸代谢

3. 流脑宜选下列哪些药物治疗( )
 A. 氯霉素 B. 青霉素 G+SD
 C. 青霉素 G+TMP D. 氨苄西林
 E. 四环素

4. 对青霉素耐药的金黄色葡萄球菌感染宜选用下列何药( )
 A. 青霉素 V B. 阿莫西林
 C. 氨苄西林 D. 苯唑西林
 E. 羧苄西林

5. 青霉素最严重的不良反应是( )
 A. 胃肠刺激 B. 二重感染
 C. 肾损害 D. 赫氏反应
 E. 过敏性休克

6.下列药物中对铜绿假单胞菌有效的是(　　)
  A. 青霉素 G   B. 苯唑西林
  C. 氨苄西林   D. 羧苄西林
  E. 以上皆是

二、思考题
1.试述青霉素的抗菌谱、用途及主要不良反应。
2.试述头孢菌素类药物的分类及主要特点,并举出代表药物。

单项选择题参考答案:1.D　2.A　3.B　4.D　5.E　6.D

(河南医学高等专科学校　卢泽恺)

第三十五章 大环内酯类、林可霉素类及多肽类抗生素

学习目标

1. 掌握大环内酯类药物的抗菌作用、临床应用及不良反应。
2. 熟悉林可霉素类的作用特点、临床应用及主要不良反应。
3. 了解多肽类抗生素的主要临床应用及不良反应。

第一节 大环内酯类抗生素

大环内酯类抗生素是一类具有 14~16 元大环内酯结构的抗生素,包括天然品和人工半合成品。前者有红霉素、麦迪霉素、麦白霉素、螺旋霉素等;后者有罗红霉素、克拉霉素、阿奇霉素、乙酰麦迪霉素、乙酰螺旋霉素等。

(一)抗菌作用及机制

大环内酯类抗菌谱较窄,第一代药物对大多数革兰阳性菌、厌氧菌作用强,对支原体、衣原体、军团菌作用突出。第二代药物扩大了抗菌范围,增加和提高了对革兰阴性菌的抗菌活性。为速效抑菌剂,高浓度时也可杀菌,碱化体液可增强抗菌活性;大环内酯类抗菌机制是药物与细菌核糖体 50 S 亚基结合,阻断肽酰基 t-RNA 移位和肽酰基的转移反应,抑制细菌蛋白质的合成而发挥抗菌作用。

(二)耐药机制

细菌对大环内酯类抗生素产生耐药的方式主要有以下几种:

1. 产生灭活酶 从大环内酯类抗生素诱导的细菌中分离出了多种灭活酶,包括酯酶、磷酸化酶、甲基化酶、葡萄糖酶、乙酰转移酶和核苷转移酶,使大环内酯类抗生素或水解或磷酸化或甲基化或乙酰化或核苷化而失活。

2. 靶位的结构改变 细菌可以针对大环内酯类抗生素产生耐药基因,由此合成一种甲基化酶,使核糖体的药物结合部位甲基化而产生耐药。

3. 摄入减少 对大环内酯类抗生素产生耐药性的细菌可以使膜成分改变或出现新的成分,导致大环内酯类抗生素进入菌体的量减少。

4. **主动外排系统增强** 某些细菌可以通过基因编码产生外排泵,可以针对性的泵出大环内酯类抗生素,比如链球菌内的 Mef、葡萄球菌和粪肠球菌中的 Msr 均为能量依懒性的主动外排系统,使 14、15 元大环内酯类抗生素呈现耐药性。

(三)药代动力学

1. **吸收** 红霉素不耐酸,易被破坏,口服吸收少,故临床一般用其肠溶片或酯化物。其他各种红霉素制剂均能口服吸收,但肠溶型药物生物利用度较差。克拉霉素和阿奇霉素对胃酸稳定,易吸收。

2. **分布** 大环内酯类能广泛分布到除脑脊液以外的各种组织和体液中,血中药物浓度低。

3. **代谢** 红霉素主要在肝代谢,阿奇霉素不在肝内代谢,大部分自胆汁,小部分从尿排泄。

4. **排泄** 红霉素和阿奇霉素主要以活性形式聚积和分泌在胆汁中,部分经肝肠循环被重吸收。克拉霉素及其代谢产物经肾排泄,肾功能不良者应适当调整服药剂量。

红霉素(erythromycin)

红霉素是从红链霉菌的培养液中提取得到的一种碱性抗生素,在酸性条件下易被破坏,为避免口服时被胃酸破坏,多制成肠溶片或酯类制剂,主要产品有:红霉素肠溶片、硬脂酸红霉素、琥乙红霉素(erythromycin ethylsuccinate)、依托红霉素(erythromycin estolat,无味红霉素),供静脉滴注用的有乳糖酸红霉素(erythromycin lactobionate)。

【**体内过程**】 吸收后广泛分布在扁桃腺、乳汁、胸水、前列腺中,但不易透过血-脑屏障。主要在肝代谢,经胆汁排泄,易形成肝肠循环,胆汁中浓度高(约为血药浓度的 30 倍),少量药物以原形经肾排泄;$t_{1/2}$ 约 2 h,碱化体液可增强抗菌活性。

【**抗菌作用**】 抗菌谱比青霉素广,对革兰阳性菌作用突出,对耐药金黄色葡萄球菌有效;对部分革兰阴性菌(如脑膜炎奈瑟菌、淋病奈瑟菌、流感杆菌、百日咳杆菌、布氏杆菌、军团菌等)有较强的抗菌作用;对支原体、衣原体、立克次体、螺旋体也有抑制作用。

【**临床应用**】 用于耐药的革兰阳性菌(尤其是金葡菌)感染和青霉素过敏者;治疗军团菌病、支原体肺炎、白喉、沙眼衣原体所致的新生儿结膜炎或婴儿肺炎及弯曲杆菌所致的败血症等,被列为首选药;亦可治疗炭疽、破伤风、气性坏疽、放线菌病、梅毒等。

【**不良反应**】

1. **胃肠反应** 本药局部刺激强,口服后可刺激胃肠道,使胃肠蠕动加强,出现恶心、呕吐、腹痛等反应,部分患者可引起假膜性肠炎。

2. **肝损害** 大剂量或长期应用时可损伤肝脏,引起胆汁淤积、肝大、肝区疼痛和转氨酶升高等,一般停药后可恢复。婴幼儿慎用,孕妇及肝病者禁用。

3. **其他** 偶见药热、皮疹等反应;静脉滴注速度过快可损害心脏,引起心电图复极异常、Q-T 间期延长、恶性心律失常及室性心动过速,可出现晕厥或猝死;静脉给药乳糖酸盐可引起注射部位疼痛和血栓性静脉炎;红霉素在氯化钠或其他盐类溶液中可产生乳白色沉淀或混浊,故不可直接用氯化钠溶解配制,应先用注射用水或 5% 葡萄糖注射液溶解后再用氯化钠注射液稀释。

阿奇霉素(azithromycin)：为长效大环内酯类抗生素。口服吸收好，分布广泛，$t_{1/2}$可达 2～3 d，主要以原形经肠道排泄，少量经肾排泄。抗菌谱较红霉素广，抗菌活性强，对多数革兰阳性菌有效，对革兰阴性球菌作用较红霉素强，对肺炎支原体作用为本类药物中最强。适用于治疗敏感菌所致呼吸道、皮肤软组织、泌尿生殖道感染。常见胃肠反应，偶见肝功能异常、白细胞减少等。

克拉霉素(clarithromycin，**甲红霉素**)：口服吸收好，分布广，扁桃体、肺、皮肤软组织中浓度高，代谢产物 14-羟克拉霉素仍有抗菌作用，主要经肾排泄，$t_{1/2}$为 3～5 h。对革兰阳性菌、肺炎衣原体、军团菌的作用突出，对支原体、流感嗜血杆菌、厌氧菌的作用强于红霉素。主要用于治疗敏感菌所致呼吸系统、泌尿生殖道、皮肤软组织感染，也用于治疗幽门螺杆菌感染。多见胃肠反应，也可见皮疹、头痛等。

罗红霉素(roxithromycin)：抗菌作用与红霉素相似，但对肺炎支原体、衣原体作用更强，对流感嗜血杆菌作用较弱。本药对酸稳定，口服吸收好，生物利用度高，分布广泛，$t_{1/2}$较长，可达 9～15 h。主要用于敏感菌所致的呼吸道、皮肤软组织、耳鼻喉、泌尿道感染；治疗支原体、沙眼衣原体感染。胃肠反应较弱，也可出现皮疹、皮肤瘙痒、头昏等。

乙酰螺旋霉素(acetylspiramycin)：为螺旋霉素的乙酰化产物，需在体内脱乙酰基后转化为螺旋霉素而发挥作用。本药口服吸收后迅速分布全身各组织。抗菌谱与红霉素相似，但作用较弱。主要用于敏感菌所致的呼吸道、软组织感染。不良反应主要为胃肠反应。

麦白霉素(meleumycin)：本药口服易吸收，可分布于皮肤、肝、肺、脾、肾等组织，主要在肝代谢，经胆汁排泄。抗菌效力比红霉素稍弱，但对红霉素耐药的部分革兰阳性菌用本药仍有效。主要用于敏感菌所致的急性咽炎、扁桃体炎、皮肤软组织感染、呼吸系统感染等。有胃肠反应，偶见血清转氨酶升高、荨麻疹等。

第二节 林可霉素类抗生素

本类药物包括林可霉素(lincomycin，洁霉素)和克林霉素(clindamycin，氯洁霉素)。两药抗菌谱相似，但克林霉素口服后吸收好，血药浓度较高，抗菌作用强，毒性较小，故临床较常用。

【**体内过程**】 林可霉素口服吸收差，易受食物影响；克林霉素吸收完全，受食物影响小。吸收后分布广泛，骨组织中药物浓度高，全身大多组织中均可达到有效浓度，不易透过血-脑屏障。在肝中转化成无活性产物，经肾和胆汁排泄，严重肝肾疾病者应调整剂量。胎盘和乳汁中浓度较高，若孕妇和哺乳妇女使用应权衡利弊。

【**抗菌作用**】 抗菌谱与红霉素相似，对链球菌、金黄色葡萄球菌、肺炎球菌和大多数厌氧菌的作用突出，对多数革兰阴性菌作用弱。抗菌机制与大环内酯类相似，通过抑制细菌蛋白质合成而呈现抑菌作用。

【**临床应用**】 用于对青霉素耐药或过敏的革兰阳性菌感染，尤适用于金黄色葡萄球菌引起的急、慢性骨髓炎及骨关节感染，也用于敏感厌氧菌引起的盆腔感染、败血症等。

【不良反应】 胃肠道反应常见,口服时较明显,表现为恶心、呕吐、胃腹部不适和腹泻等。部分患者可致伪膜性肠炎,表现为发热、腹胀、腹痛、腹泻,严重者可出现水样或血样大便,主要由大量繁殖的难辨梭状杆菌产生坏死性毒素引起,可口服甲硝唑或万古霉素治疗。偶见骨髓抑制、转氨酶升高,肝、肾功能不全者慎用。

第三节 多肽类抗生素

(一)万古霉素类

万古霉素类属糖肽类抗生素,包括万古霉素、去甲万古霉素和提拉考宁。万古霉素是从链霉菌培养液中提取得到,化学性质稳定。该药主要对耐药革兰阳性菌(尤其耐药金黄色葡萄球菌)有强大抗菌作用。

【体内过程】 口服难吸收,多数药物经粪便排泄,可用于肠道感染;肌内注射可引起剧烈疼痛及组织坏死,宜采用静脉注射给药;血浆蛋白结合率约55%,分布较广,胸膜腔、滑膜腔、腹腔、胆汁、心包液、脑脊液中均可达有效浓度;在体内代谢少,90%以上药物经肾排泄,$t_{1/2}$约6 h,肝肾功能不全时需调整剂量。

【抗菌作用】 属速效杀菌剂,对革兰阳性菌包括对多种抗生素耐药的金黄色葡萄球菌作用较强,特别是对革兰阳性球菌作用突出,对炭疽杆菌、白喉杆菌、厌氧菌也有作用,但多数革兰阴性菌易耐药。抗菌机制主要是阻碍细菌细胞壁合成,也可抑制胞质中的RNA合成。

【临床应用】 本药因毒性大,过敏反应多,故主要用于耐药革兰阳性菌严重感染,或用于对β-内酰胺类药物过敏的严重感染,如肺炎、心内膜炎、骨髓炎、败血症等;也用于其他抗生素(尤其是林可霉素类)引起的伪膜性肠炎。

【不良反应】 本药不良反应多且严重,表现为较强的耳毒性和肾毒性;还可引起过敏反应,严重者可致过敏性休克;静脉注射时可致脉管炎。

(二)多黏菌素类

多黏菌素包括多黏菌素B(polymyxin B)及多黏菌素E(polymyxin E;黏菌素,colistin),二者具有相似的药理作用。是多肽类抗生素,由于静脉给药可致严重肾毒性现已少用。

【体内过程】 多黏菌素口服不易吸收。肌内注射50 mg后2 h血药浓度达峰值(2~8 mg/L),有效血药浓度可维持8~12 h,$t_{1/2}$约6 h。肾功能不全者清除慢,$t_{1/2}$可达2~3 d。它分布于全身组织,以肝、肾为最高,并保持较长时间。多黏菌素不易弥散进入胸、腹腔、关节腔,即使在脑膜炎症时也不易透入脑脊液中,胆汁中浓度也较低。药物经肾缓慢排泄。

【抗菌作用】 对多数革兰阴性杆菌有杀灭作用。多肽类抗生素具有表面活性,含有带阳电荷的游离氨基,能与革兰阴性菌细胞膜的磷脂中带阴电荷的磷酸根结合,使细菌细胞膜面积扩大,通透性增加,细胞内的磷酸盐、核苷酸等成分外漏,导致细菌死亡。

【临床应用】 多黏菌素对生长繁殖期和静止期的细菌都有效,过去曾用于对其他抗生素耐药的铜绿假单胞菌和革兰阴性杆菌所致感染如败血症、脑膜炎、心内膜炎、烧伤后感染等。但现在已被疗效好、毒性低的其他抗生素所取代。仍可局部用于敏感菌的眼、耳、皮肤、黏膜感染及烧伤铜绿假单胞菌感染。多黏菌素口服用于肠道手术前准备。

【不良反应】 毒性较大。主要表现在肾脏及神经系统两方面,其中多黏菌素B较E尤为多见,症状为蛋白尿、血尿等。大剂量、快速静脉滴注时,由于神经肌肉的阻滞可导致呼吸抑制。

(三)杆菌肽类

杆菌肽类(bacitracin)是从枯草杆菌培养液中分离获得,为含噻唑环的多肽类抗生素的混合物。主要成分为杆菌肽A。本品对G^+菌有强大的抗菌作用,对耐β-内酰胺酶的细菌也有作用;对G^-球菌、螺旋体、放线杆菌等也有一定作用;对G^-杆菌无作用。该药的作用机制是选择性抑制细菌细胞壁合成阶段的脱磷酸化作用,从而抑制细胞壁合成,导致细菌死亡。杆菌肽属于慢性杀菌药。本药口服不吸收,局部应用也很少吸收,故只能注射给药,注射后主要经肾排泄。由于该药有严重的肾损害,临床只用于局部抗感染,其优点是刺激性小,过敏反应少,不易产生耐药性。

制剂及用法

红霉素 肠溶片:0.125 g、0.25 g。一次0.25~0.5 g,一日3~4次,口服。

琥乙红霉素 片剂:0.125 g、0.25 g。一次0.25~0.5 g,一日3~4次,口服。

乳糖酸红霉素 注射剂:0.25 g、0.30 g。一次0.25~0.5 g,一日3~4次。先加一定量的灭菌注射用水,用力振荡溶解后稀释,静脉滴注。

罗红霉素 片剂:150 mg、250 mg、300 mg。一次150 mg,一日2次,口服。

克拉霉素 片剂:0.25 g、0.5 g。一次0.25~0.5 g,一日2次,口服。

阿奇霉素 片剂:0.125 g、0.25 g、0.5 g。一次0.5 g,一日1次,口服。注射剂:0.5 g。一次0.5 g,一日1次,静脉滴注。

林可霉素 片剂:0.25 g、0.5 g。一次0.25~0.5 g,饭后口服,一日3~4次。注射剂:0.2 g/mL、0.6 g/2 mL。一次0.6 g,一日2~3次,肌内注射;一次0.6 g,每8~12 h一次,静脉滴注。

克林霉素 胶囊剂:75 mg、150 mg。一次150~300 mg,一日3~4次。注射剂0.3 g/2 mL、0.6 g/4 mL。一日600~1 200 mg,分2~4次肌内注射或静脉滴注。

万古霉素 注射剂0.5 g。一次0.5~1 g,一日2次,静脉滴注。胶囊剂0.125 g、0.25 g。一次0.5 g,一日4次。

去甲万古霉素 注射剂0.4 g。一日量0.8~1.6 g,一次或分次给予,静脉滴注。

替考拉宁 注射剂:200 mg、400 mg。首次6~12 mg/kg,以后每次3~6 mg/kg,一日2次。

多黏菌素E 片剂:50万U、100万U、300万U。一次50万~100万U,一日3次,口服。注射剂:100万U。一次50万~100万U,一日2次,肌内注射或静脉滴注,疗程不超过7 d。

杆菌肽 口含片:500 U。一次500 U~1 000 U,一日4~6次,口含。软膏500~

1 000 U/g。局部涂搽。溶液剂 500～1 000 U/mL,冲洗。

一、单项选择题

1. 有关红霉素的叙述不正确的是(　　)
   A. 属速效抑菌剂　　　　　　B. 在酸性环境中稳定性差
   C. 对革兰阳性菌作用强　　　D. 可用于治疗军团病
   E. 多选用生理盐水溶解配液

2. 红霉素最常见的不良反应是(　　)
   A. 胃肠刺激　　　　　　B. 过敏反应
   C. 肝损害　　　　　　　D. 肾损害
   E. 二重感染

3. 下列哪项不是红霉素的临床用途(　　)
   A. 耐药金葡菌感染　　　B. 百日咳
   C. 军团病　　　　　　　D. 结核病
   E. 支原体肺炎

4. 属于大环内酯类抗生素的是(　　)
   A. 多黏菌素　　　　　　B. 螺旋霉素
   C. 林可霉素　　　　　　D. 链霉素
   E. 克拉维酸

5. 哪种细菌感染首选红霉素(　　)
   A. 大肠埃希菌　　　　　B. 沙眼衣原体
   C. 军团菌　　　　　　　D. 变形杆菌属
   E. 克雷伯菌属

二、思考题

红霉素临床有哪些应用？用药时应注意哪些问题？

单项选择题参考答案:1. E　2. A　3. D　4. D　5. C

(河南医学高等专科学校　卢泽恺)

第三十六章 氨基糖苷类抗生素

学习目标

1. 掌握氨基糖苷类抗生素的抗菌作用、临床应用及不良反应。
2. 熟悉氨基糖苷类抗生素的抗菌作用机制。
3. 了解氨基糖苷类抗生素的耐药性。

氨基糖苷类（aminoglycosides）抗生素是由氨基糖分子与非糖部分的苷元结合而成的碱性化合物，按其来源不同分为两大类：一类为天然品，包括新霉素、链霉素、庆大霉素、卡那霉素、妥布霉素、小诺霉素、大观霉素、西索米星、阿司米星等；另一类为人工半合成品，包括阿米卡星、奈替米星、依替米星、异帕米星等。

（一）抗菌作用和机制

抗菌谱较广，对革兰阴性菌作用突出，对某些革兰阳性菌也有良好的杀菌作用，对多数厌氧菌无效。妥布霉素、庆大霉素、阿米卡星、奈替米星、小诺霉素等对铜绿假单胞菌有效，其中妥布霉素作用最强。链霉素对结核杆菌和鼠疫杆菌作用强。

抗菌机制为药物进入细菌细胞内与核糖体结合，作用于细菌蛋白质合成的多个环节，抑制细菌蛋白质合成；还能通过其吸附作用与菌体胞浆膜结合，增加细胞膜通透性，菌体内重要物质外漏而引起细菌死亡。本类药属静止期杀菌药，与β-内酰胺类抗生素合用可产生协同作用，对肠球菌、链球菌、铜绿假单胞菌的作用增强。原因是β-内酰胺类抗生素可抑制细菌细胞壁合成，使细菌细胞壁多处缺损，氨基糖苷类可通过缺损的部位顺利进入菌体内发挥其抗菌作用，但两类药物不可在体外混合使用，以免引起结构改变而降低效价。

（二）耐药机制

本类药物间存在部分或完全交叉耐药性，耐药机制主要是细菌产生系列钝化酶，使氨基糖苷类药物的氨基或羟基发生磷酸化、腺苷酰化、乙酰化反应而失去活性。

（三）体内过程

本类药物口服难吸收，肠道中浓度高，仅用于治疗肠道感染和肠道消毒；治疗全身感染需注射给药。血浆蛋白结合率低，主要分布在细胞外液；不易透过血-脑屏障；在肾皮质和内耳内、外淋巴液中药物浓度高，与其肾毒性、耳毒性相关；可通过胎盘屏障进入胎儿体内,妊娠妇女慎用。本类药物在体内不被代谢,大多以原形经肾排泄,尿中药物浓度高,$t_{1/2}$为2~3 h,肾功能不良时半衰期明显延长,可产生蓄积而引起中毒。

(四)临床应用

用于治疗敏感需氧革兰阴性杆菌所致的全身感染,特别是大肠埃希菌、铜绿假单胞菌、克雷白杆菌等感染,也用于呼吸道、泌尿道、胃肠道感染及烧伤、创伤后感染。链霉素、卡那霉素还可用于治疗结核病。

(五)不良反应

1. **耳毒性** 现认为耳毒性的发生与内耳淋巴液中药物浓度高,引起前庭功能和耳蜗神经的损害有关。其中前庭功能损害可表现为眩晕、恶心、呕吐、眼球震颤和平衡失调,以新霉素、卡那霉素、链霉素多见;耳蜗神经损害可表现为耳底饱胀感、耳鸣、听力减退、耳聋等,新霉素、卡那霉素、阿米卡星等易发生。因本类药物对听力造成的损害多为不可逆,特别是儿童和老人更易发生,应慎用;部分患者可导致永久性耳聋,故应用本类药物时应关注患者的听力情况,一旦发生眩晕、耳鸣、听力减退时应立即停药,并避免与呋塞米、万古霉素等可增加耳毒性的药物合用。

2. **肾毒性** 本类药物主要经肾排泄,并可在肾皮质内产生蓄积,长期或连续应用本类药物时,可损害肾小管上皮细胞,出现蛋白尿、管型尿、血尿及无尿等表现,严重者引起肾衰竭,新霉素、庆大霉素、阿米卡星、链霉素等较易发生。故用药期间应定期检查肾功能,老年人和休克、肾病患者发生率高,应慎用;并避免与强效利尿药、第一代头孢菌素、多黏菌素、两性霉素等可产生肾毒性药物合用。

3. **神经肌肉麻痹** 当用药过量或静脉注射过快时,可阻滞神经肌肉的传导,表现为四肢无力、呼吸困难、心脏抑制、血压下降,严重者可致呼吸、心跳停止而死亡。若与肌肉松弛药、全身麻醉药合用时更易发生。其发生的原因可能是药物与Ca^{2+}竞争结合部位,抑制神经末梢乙酰胆碱的释放,并降低突触后膜对乙酰胆碱的敏感性,造成神经肌肉接头处传递受阻。一旦发生可用钙剂或新斯的明解救。

4. **过敏反应** 可引起皮疹、药热、血管神经性水肿等症状,严重者也可引起过敏性休克。一旦发生过敏性休克,可立即皮下或肌内注射肾上腺素并静脉滴注葡萄糖酸钙抢救。

(六)常用的氨基糖苷类抗生素

链霉素(streptomycin):是第一个用于临床的氨基糖苷类抗生素,也是第一个治疗结核病的抗生素。本药曾广泛用于革兰阴性杆菌及部分革兰阳性球菌引起的感染,但因耳毒性大、易耐药等,临床现已少用。目前主要用于治疗鼠疫和兔热病,作为首选药物;也是一线抗结核药;与青霉素合用治疗草绿色链球菌感染引起的心内膜炎;与四环素合用治疗布鲁杆菌感染。主要不良反应是耳毒性和肾毒性,也易引起过敏反应。

庆大霉素(gentamycin):是目前临床常用的氨基糖苷类抗生素。口服难吸收,肌内注射后吸收迅速而完全,主要分布于细胞外液,体内代谢少,以原形经肾排泄。本药对革兰阴性菌、革兰阳性菌和铜绿假单胞菌皆有良好抗菌作用,主要用于多数革兰阴性和部分革兰阳性菌引起的感染;与羧苄西林或头孢菌素合用治疗铜绿假单胞菌感染;与青霉素合用治疗肠球菌引起的心内膜炎;口服给药治疗消化道感染和肠道术前准备。主要不良反应是耳毒性,肾损害也多见,偶过见敏反应。

妥布霉素(tobramycin):抗菌作用与庆大霉素相似,但对铜绿假单胞菌作用比庆大霉素强2～5倍,且对庆大霉素耐药菌株仍有效。临床主要治疗铜绿假单胞菌引起的各种感染;也治疗其他各种革兰阴性杆菌引起的严重感染,如败血症、肺炎、心内膜炎和骨髓炎等。本药毒性较小,过敏反应发生率低,但有一定肾毒性和耳毒性,大剂量时可致神经肌肉接头阻滞。

阿米卡星(amikacin,丁胺卡那霉素):本药是氨基糖苷类抗生素中抗菌谱最广者,对革兰阴性杆菌和金黄色葡萄球菌作用强;最突出特点是对多数革兰阴性杆菌所产生的氨基糖苷类钝化酶稳定,不会因此类酶钝化而失去抗菌活性。临床广泛用于对其他氨基糖苷类抗生素耐药菌株引起的泌尿道、呼吸道和妇科等感染,尤其是与羧苄西林合用治疗铜绿假单胞菌、变形杆菌引起的感染,也可治疗结核分枝杆菌感染。不良反应以耳毒性为主,肾毒性较轻,长期用药可致二重感染。

奈替米星(netilmicin,乙基西索米星):抗菌谱与庆大霉素相似,但抗菌活性强,毒性低,对钝化酶稳定,对铜绿假单胞菌和多数革兰阴性杆菌有强大抗菌作用,对耐药金葡菌也有效。临床主要用于革兰阴性菌引起的呼吸道、消化道、泌尿道、皮肤软组织、骨骼、关节、腹腔及创伤部位的感染。耳毒性和肾毒性小,为本类药物最低。

小诺霉素(micronomicin):是小单孢菌及其变异株产生的一种氨基糖苷类抗生素,常用其硫酸盐。抗菌谱与庆大霉素相似,对中耳炎、胆道感染、呼吸系统感染和泌尿系感染疗效好。毒性小,偶见转氨酶升高。

大观霉素(spectinomycin,淋必治):由链霉菌产生的一种氨基环醇类抗生素。对淋病奈瑟菌作用强,对耐青霉素酶的淋病奈瑟菌亦有效,但对其他细菌作用弱。临床主要治疗淋病,尤其用于耐青霉素、四环素或对青霉素过敏的淋病治疗。不良反应少,部分患者可出现头痛、头晕,偶见皮疹、药热等。

制剂及用法

链霉素 注射剂:0.75 g、1 g、2 g。一次1 g,一日1次,肌内注射。

庆大霉素 注射剂:20 mg/mL(2万U)、40 mg/mL(4万U)、80 mg/mL(8万U)。一次80 mg,一日2～3次,肌内注射或静脉滴注。滴眼剂4万U/8 mL。一次1～2滴,一日3～5次。

阿米卡星 注射剂:0.2 g(20万U)。一次0.2 g,一日2～3次,肌内注射或静脉滴注,疗程不超过10 d。

妥布霉素 注射剂:10 mg/mL、40 mg/mL、80 mg/2 mL。一次1～1.7 mg/kg,每8 h一次,肌内注射或静脉滴注,疗程7～14 d。

奈替米星 注射剂:150 mg/2 mL。一次3～4 mg/mL,分2次用,肌内注射或静脉滴注。

大观霉素 注射剂:2 g(200万U)。一次2 g,一日1次,肌内注射,临用前,每2 g加入0.9%苯甲醇注射液3.2 mL,振摇,使成混悬液,用粗针头注入臀上部外侧深部肌肉内。

依替米星 注射剂:50 mg(1 mL)、100 mg(2 mL)。一日200 mg,一日1次,静脉滴注。

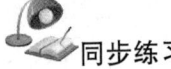 同步练习

一、单项选择题

1. 氨基糖苷类抗生素的抗菌机制是（　　）
   A. 抑制细菌细胞壁合成　　B. 抑制细菌核酸合成
   C. 抑制菌体蛋白质合成　　D. 改变胞浆膜的通透性
   E. 抑制叶酸的合成

2. 鼠疫首选下列何药治疗（　　）
   A. 青霉素　　B. 红霉素
   C. 链霉素　　D. 磺胺嘧啶
   E. 氯霉素

3. 链霉素主要的不良反应是（　　）
   A. 二重感染　　B. 肝毒性
   C. 肾毒性和耳毒性　　D. 胃肠反应
   E. 影响骨、牙生长发育

4. 对铜绿假单胞菌及耐药金黄色葡萄球菌均有效的抗生素是（　　）
   A. 庆大霉素　　B. 青霉素G
   C. 红霉素　　D. 苯唑西林
   E. 氨苄西林

5. 与呋塞米合用时耳毒性增强的抗生素是（　　）
   A. 青霉素G　　B. 氯霉素
   C. 林可霉素　　D. 四环素
   E. 庆大霉素

二、思考题

氨基糖苷类抗生素的主要不良反应有哪些？

单项选择题参考答案：1. C　2. C　3. C　4. A　5. E

（河南医学高等专科学校　卢泽恺）

第三十七章 四环素类与氯霉素

学习目标

1. 熟悉四环素类与氯霉素类药物的抗菌作用、临床应用及不良反应。
2. 了解四环素类与氯霉素类药物的抗菌作用机制。

四环素类和氯霉素不但对大多数革兰阳性菌和革兰阴性菌有作用,对支原体、衣原体、立克次体、螺旋体和阿米巴原虫也有较强的抑制作用,故称为广谱抗生素,但因病原体对上述药物的耐药菌株增多或因不良反应严重,使其应用受到限制。

第一节 四环素类

本类药物是以氢化骈四苯为基本母核的化合物(图 37-1),常用其盐酸盐。在酸性环境中较稳定,碱性环境易被破坏;粉针剂水溶液稳定性差,需在临用前配制。按其来源,将四环素类药物分为天然品和人工半合成品。天然品包括四环素、土霉素、地美环素和金霉素等;人工半合成品包括多西环素、美他环素、米诺环素等。其中,金霉素仅供外用,其他药物的抗菌活性强弱为:米诺环素>多西环素>美他环素>地美环素>四环素>土霉素。

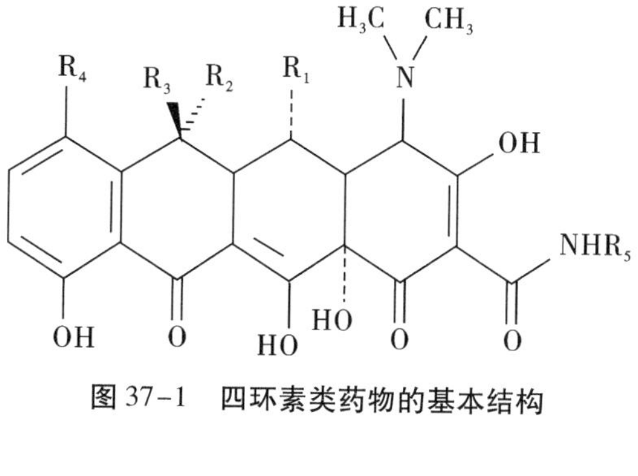

图 37-1 四环素类药物的基本结构

四环素(tetracycline)

【体内过程】 口服易吸收,但有限度,若一次给药剂量超过 0.5 g,其血药浓度并不随剂量增加而成比例升高,只能增加药物经消化道的排泄量。食物因素对药物的吸收影响大,乳制品或同服碳酸氢钠等抗酸药均可影响其吸收;某些多价金属离子(如 Ca^{2+}、Mg^{2+}、Al^{3+}、Fe^{2+} 等)可与其形成难溶性络合物,而相互影响吸收;广泛分布于全身各组织,易沉积在骨、牙组织中,也可进入胎儿循环和乳汁中,但不易透过血-脑屏障。主要以原形经肾排泄,部分从胆汁中排泄,易形成肝肠循环,胆汁中浓度高(为血药浓度的 10~20 倍),有利于治疗尿路和胆道感染。

【抗菌作用】 抗菌谱广,对大多数革兰阳性菌和革兰阴性菌有作用,对支原体、衣原体、立克次体、螺旋体均有良好效果,对放线菌和阿米巴原虫也有作用。但对革兰阳性菌的作用不及 β-内酰胺类、大环内酯类抗生素,对革兰阴性菌的作用不及氨基糖苷类、多黏菌素类抗生素,对铜绿假单胞菌、病毒、真菌无效。

四环素类药物属速效抑菌剂,高浓度时也具有杀菌作用。作用机制主要是与细菌核糖体 30S 亚基的 A 位结合,阻止肽链延伸而抑制蛋白质合成;同时还可改变细胞膜通透性,使细胞内核苷酸和其他重要物质外漏,从而影响 DNA 复制。因长期应用,耐药菌株较多。天然四环素类药物之间存在完全交叉耐药性,与半合成品之间无交叉耐药性。

【临床应用】 目前主要用于立克次体、支原体、衣原体、螺旋体感染;也用于革兰阴性菌感染、对青霉素过敏或耐药的革兰阳性菌感染、阿米巴原虫感染。其中对斑疹伤寒、恙虫病、支原体肺炎、鹦鹉热、性病性淋巴肉芽肿、回归热、霍乱等效果好,可作为首选药;百日咳杆菌、痢疾杆菌、布鲁沙杆菌、流感杆菌的感染常用人工半合成四环素类;口服本药治疗肠道感染,尤其对幽门螺杆菌引起的消化道感染疗效突出;局部用药也可治疗敏感菌所致的眼、皮肤等浅表感染。

【不良反应】

1.局部刺激 口服给药后可刺激胃肠道引起恶心、呕吐、胃腹不适、腹泻等症状,饭后给药可减轻;肌内注射可致局部红肿、疼痛、硬结或组织坏死,故不宜采用;静脉注射可引起静脉炎,需稀释后给药。

2.二重感染 是长期应用本类药物的主要不良反应。正常机体与外界相通的腔道内生存着不同种属的细菌,它们之间处于动态平衡、共生状态,长期应用四环素等广谱抗菌药后,敏感菌被杀灭或受抑制,非敏感菌乘机大量生长繁殖,引起新的感染,称为"二重感染",又称"菌群交替症"。常见的二重感染:①白念珠菌引起的鹅口疮、肠炎,可用抗真菌药治疗。②由难辨梭状杆菌引起的假膜性肠炎,可致肠壁坏死、剧烈腹泻,严重者可危及生命,一旦产生应立即停药,并口服甲硝唑、万古霉素等药物治疗。老人、婴幼儿及体质虚弱的患者,特别是应用有免疫抑制作用药物(肾上腺皮质激素、抗肿瘤药等)时更易发生。

3.影响骨、牙的生长发育 因药物与新形成骨骼和牙齿中的钙离子结合,影响骨、牙的发育和功能,骨骼生长抑制或发育畸形,硬度降低,易致骨折;可使牙齿颜色变黄(形成黄褐色)。四环素可通过胎盘进入胎儿体内,影响胎儿生长发育;还可经乳汁分泌,故妊娠期、哺乳期妇女及 8 岁以下的儿童禁用,老年人慎用。

4. 肝、肾损伤　长期或大量用药(静脉给药超过 1～2 g/d)可损害肝,引起肝区疼痛、黄疸等,甚至危及生命;也可损伤肾,尤其肾功能不全者更易产生。肝、肾功能不全者慎用。

5. 其他反应　偶见皮疹、药热等;也可引起光敏反应。

土霉素(oxytetracycline):抗菌作用与四环素相似,抗菌谱广,口服吸收少,肠道中药物浓度高,对肠道感染疗效较好。曾广泛应用于肠道感染和全身感染,但由于耐药菌株日益增多,疗效不佳,临床应用已明显减少。

多西环素(doxycycline,**强力霉素**):为土霉素的脱氧衍生物。口服吸收快而完全,且不易受食物因素影响,吸收率可达 90% 以上。分布广泛,脑脊液中药物浓度较高;大部分药物经肝代谢后随胆汁排泄,少数药物经肾排泄,易在肾小管重吸收。$t_{1/2}$ 较长,可达 15～20 h,有效血药浓度可维持 24 h 以上。

抗菌谱与四环素相似,但抗菌活性更强;耐药菌株较少,与天然四环素之间无交叉耐药性。临床主要用于呼吸道感染,如老年慢性支气管炎、肺炎、麻疹肺炎等;也可用于泌尿道、胆道、耳鼻喉等部位感染;亦可治疗前列腺炎。

不良反应有恶心、呕吐、腹泻等;静脉注射时可引起舌体麻木和味觉异常。

米诺环素(minocycline,**二甲胺四环素**):本药脂溶性高,口服吸收好,生物利用度达 95% 以上,且不易受食物因素的影响,但抗酸药和金属离子仍可影响其吸收;组织穿透能力强,体内分布广泛,脑脊液中的药物浓度较高。$t_{1/2}$ 长达 14～18 h。抗菌谱与四环素相似,但作用更强(为本类药物中最强),对四环素和青霉素耐药的菌株仍有效,是长效、高效四环素类抗生素。

临床主要用于耐药革兰阳性菌和立克次体、支原体、衣原体等引起的感染,如玫瑰痤疮、痤疮、霍乱、鼠疫等。可引起前庭反应:出现恶心、呕吐、头晕、眼花和运动失调等,老年和女性患者多见;长期用药可见皮肤色素沉着,停药后可逐渐消退。

第二节　氯霉素

氯霉素(chloramphenicol)

氯霉素是委内瑞拉链丝菌产生的一种广谱抗生素,1949 年用于临床。本药曾广泛治疗各种感染性疾病,但 20 世纪 50 年代后因多次发生严重不良反应,特别是引起再生障碍性贫血和灰婴综合征,极大地限制了该药的临床使用。氯霉素可溶于水,易溶于有机溶剂,目前有口服片剂、注射剂可供临床选用。

【体内过程】　口服吸收快而完全,生物利用度高,但食物影响吸收;肌内注射吸收较慢而少,血药浓度仅为口服量的 50% 左右;广泛分布于全身各组织和体液中,易透过血-脑屏障,脑脊液中药物浓度高,可达血药浓度 45%～99%;能透过胎盘屏障进入胎儿体内,也可分泌到乳汁中。$t_{1/2}$ 约为 2.5 h,有效浓度可维持 6～8 h。多数药物在肝内与葡萄糖醛酸结合生成无活性产物经肾排泄,少数以原形排泄。

【抗菌作用】　氯霉素抗菌谱广,低浓度抑菌,高浓度杀菌;对革兰阴性菌、革兰阳性菌都有抗菌作用;但对革兰阴性菌作用较强,尤其对伤寒杆菌、流感杆菌、百日咳杆菌、沙门菌有特效，对厌氧菌、立克次体、支原体、衣原体也有抗菌作用，对革兰阳性菌作用不及天然青霉素和四环素，对各种病毒、真菌、原虫无效。

抗菌机制是药物与细菌核糖体 50S 亚基上的肽酰转移酶作用点可逆性结合，使 P 位肽链不能移向 A 位，阻止肽链延伸，抑制蛋白质合成。因其作用位点与大环内酯类、克林霉素类药物相近，药物之间可相互竞争结合靶点而产生拮抗作用，故不可合用。

多数细菌对氯霉素能产生耐药性，其中以大肠埃希菌、痢疾杆菌、变形杆菌较多见，伤寒杆菌及葡萄球菌少见，耐药性产生较慢。耐药机制主要是细菌产生乙酰转移酶，通过质粒介导，使氯霉素转化成乙酰化衍生物而失活；某些细菌通过改变细菌胞膜通透性，使氯霉素不能进入菌体而产生耐药。

【临床应用】 目前临床对一般感染不选用氯霉素，仅用于有特效作用的某些感染，如伤寒、副伤寒、立克次体病；也用于某些敏感革兰阴性杆菌所致感染；因氯霉素在脑脊液中浓度高，故可治疗其他药物（青霉素和磺胺嘧啶）疗效差的脑膜炎；可通过局部给药治疗沙眼、结膜炎和化脓性中耳炎等浅表感染。

【不良反应】

1. 抑制骨髓造血功能　为氯霉素最严重的不良反应。表现为两种情况：一是可逆性抑制骨髓造血功能，表现为全血细胞减少，其中粒细胞减少较明显，此反应发生与剂量和疗程有关，较常见，可恢复；一旦发生应及时停药，用药时应严格控制剂量和疗程，用药一般不超过 2 周，肝功能不良患者不宜使用。二是不可逆的再生障碍性贫血，虽少见，但死亡率高，此反应属于变态反应，与剂量和疗程无直接关系，多见于儿童、妇女和过敏体质者。产生骨髓抑制可能是与氯霉素抑制骨髓造血细胞内线粒体中的 70S 核蛋白体有关，为防止此毒性反应发生，应严格掌握适应证，避免滥用，用药期间应系统监测血常规。

2. 灰婴综合征　是氯霉素特征性不良反应。主要发生在早产儿和新生儿，该类人群肝和肾发育尚未成熟，体内葡萄糖醛酸结合能力低下，对药物的排泄能力较弱，药物易在体内蓄积中毒，干扰线粒体核糖体功能，出现腹胀、呕吐、面色苍白、发绀、微循环障碍、呼吸抑制等系列症状，因进行性苍白（呈灰褐色）、微循环障碍的临床表现突出，故称"灰婴综合征"。该反应死亡率高，可达 40% 左右，故早产儿及 2 周以下新生儿应避免使用。

3. 其他反应　口服给药可引起恶心、呕吐、食欲不振等胃肠反应；长期用药也可致二重感染；偶见皮疹、血管神经性水肿等。妊娠期及哺乳期妇女禁用。

制剂及用法

多西环素　片剂：0.05 g、0.1 g。首剂 0.2 g，以后一次 0.1～0.2 g，一日 1 次，口服。

米诺环素　片剂：0.05 g、0.1 g。首剂 0.2 g，以后一次 0.1 g，一日 2 次，口服。胶囊剂：规格与用法同上。

替加环素　注射剂：50 mg。初始剂量 100 mg，维持剂量 50 mg，12 h 一次，静脉滴注。

氯霉素 滴眼剂:每2h一次。

同步练习

单项选择题

1. 四环素类药物的主要不良反应是( )
   A. 胃肠刺激　　　　　　　　B. 二重感染
   C. 骨髓抑制　　　　　　　　D. 肾损害
   E. 肝损害

2. 四环素类药物对下列哪种病原体无效( )
   A. 立克次体　　　　　　　　B. 衣原体
   C. 细菌　　　　　　　　　　D. 真菌
   E. 支原体

3. 支原体肺炎可选用下列何药治疗( )
   A. 庆大霉素　　　　　　　　B. 链霉素
   C. 四环素　　　　　　　　　D. 氯霉素
   E. 氨苄西林

4. 氯霉素临床应用受限的主要原因是( )
   A. 抗菌作用慢　　　　　　　B. 抑制骨髓造血功能
   C. 血药浓度低　　　　　　　D. 胃肠反应重
   E. 抗菌谱窄

5. 对青霉素耐药的淋病可选用( )
   A. 红霉素　　　　　　　　　B. 阿莫西林
   C. 羧苄西林　　　　　　　　D. 大观霉素
   E. 庆大霉素

6. 治疗兔热病的首选药是( )
   A. 青霉素　　　　　　　　　B. 红霉素
   C. 链霉素　　　　　　　　　D. 四环素
   E. 氯霉素

参考答案:1.B　2.D　3.C　4.B　5.D　6.C

(河南医学高等专科学校　卢泽恺)

第三十八章 人工合成抗菌药

> **学习目标**
> 1. 掌握氟喹诺酮类药、磺胺类药、甲氧苄啶的抗菌谱、临床应用及不良反应。
> 2. 熟悉氟喹诺酮类药、磺胺类药、甲氧苄啶的作用机制及耐药性。
> 3. 了解硝基呋喃类药抗菌谱、临床应用及不良反应。

第一节 喹诺酮类药

(一) 概述

喹诺酮类药(quinolones)是一类母核为4-喹诺酮的人工合成抗菌药。本类药物具有口服吸收好、抗菌谱广、不良反应少、半衰期长、无交叉耐药性、价格低廉等特点。根据开发时间和抗菌活性,喹诺酮类药物可分为四代。第一代药物以萘啶酸为代表,仅对大多数革兰阴性菌有效,不良反应多且易耐药,现已被淘汰;第二代药物以吡哌酸为代表,对大多数革兰阴性菌有效,亦对铜绿假单胞菌和部分革兰阳性菌有效,抗菌活性较第一代有所增强,可口服,临床仅用于治疗肠道和泌尿道感染;第三代药物是氟喹诺酮类药物,代表药物有诺氟沙星、环丙沙星、氧氟沙星等,具有抗菌谱广、抗菌活性强、抗生素后效应较长等特点,临床综合疗效已达到或赶超二代头孢类药物;第四代药物以莫西沙星、加替沙星为代表药物,抗菌活性更强、抗菌谱更广、光敏反应少,主要用于其他药物无效的难治性感染。

【体内过程】 氟喹诺酮类药物口服吸收好,不受食物的影响,生物利用度高;穿透力强,体内分布广泛,在血液循环较差的骨、关节和前列腺等组织中也可达较高浓度;$t_{1/2}$较长,给药次数少,应用方便;大部分药物以原形经肾排泄,少数药物经肝代谢后随胆汁排出。

【抗菌谱及作用机制】 氟喹诺酮类药物对大肠杆菌、沙门菌属、志贺菌属、阴沟肠杆菌、弯曲杆菌、淋病奈瑟菌、克雷伯菌属、变形杆菌等革兰阴性菌有强大的抗菌活性,90%最小抑菌浓度(MIC$_{90}$)通常低于0.2 μg/mL。氟喹诺酮类药物对金黄色葡萄球菌、链球菌、肠球菌、肺炎球菌等革兰阳性菌也有较好的抗菌作用,某些品种如左氧氟沙星对衣原体、支原体、结核分枝杆菌、部分厌氧菌也有作用。加替沙星、莫西沙星等第四代药物除对革兰阴性菌有强大的抗菌活性外,对革兰阳性菌、支原体、衣原体、结核分枝杆菌的作用进一步增强,对厌氧菌的活性尤强,但对革兰阴性菌的作用不如三代的环丙沙星。

喹诺酮类药物的抗菌机制:①抑制革兰阴性菌DNA回旋酶(又称拓扑异构酶Ⅱ),干扰DNA正超螺旋结构形成负超螺旋结构,阻断DNA双螺旋解旋,影响DNA复制而杀菌;②抑制革兰阳性菌拓扑异构酶Ⅳ,阻断DNA复制后期姐妹染色体的分离,影响DNA复制而杀菌。拓扑异构酶Ⅳ只存在于原核生物,广义上讲,亦属于拓扑异构酶Ⅱ。喹诺酮类药物在治疗量时对人体细胞的生长代谢几乎无影响。

由于近几年大量使用喹诺酮类药物,目前细菌对本类药物耐药性呈增长趋势。常见耐药菌为金黄色葡萄球菌、肠球菌、链球菌、铜绿假单胞菌、大肠埃希菌等。其耐药机制包括几个方面:①细胞靶位结构改变,DNA回旋酶发生变异,药物结合能力下降;②细菌细胞膜通透性降低,药物不易进入细菌,难以到达靶位;③细菌外排系统功能增强,药物流出增加;④细菌中存在耐药质粒,使细菌容易产生耐药性。喹诺酮类药物间有交叉耐药性,与头孢类药物间亦存在交叉耐药现象。

【临床应用】 目前临床常用药物为氟喹诺酮类。主要适用于:①泌尿生殖系统感染,喹诺酮类药物尿中浓度高于血药浓度,能完全清除敏感菌引起的单纯性和复杂性尿路感染、前列腺炎、宫颈炎、尿道炎等。②肠道感染,常用于由敏感菌引起的腹泻、痢疾和胃肠炎及胆道感染,可作为伤寒的首选药物。③呼吸道感染,可用于革兰阴性杆菌性肺炎,除诺氟沙星外可替代大环内酯类用于治疗支原体肺炎、衣原体肺炎、军团病等。④骨骼系统感染,因骨组织中药物浓度高,环丙沙星、左氧氟沙星等可作为急慢性骨髓炎和化脓性关节炎的首选药。⑤其他,可用于敏感菌引起的皮肤软组织感染、化脓性脑膜炎、败血症等。

【不良反应】 喹诺酮类药物可引起多种不良反应,但发生率低且轻。

1. 胃肠道反应 常见厌食、恶心、呕吐、消化不良、腹痛、腹泻等症状,与用药剂量有关,一般症状较轻。

2. 中枢神经系统反应 氟喹诺酮脂溶性较强,能透过血-脑屏障进入脑组织,抑制γ-氨基丁酸作用。轻症患者出现中枢兴奋症状,如头痛、眩晕、失眠、情绪异常等反应,严重者可出现惊厥、抽搐、复视、色视、精神异常等,故不宜用于由中枢神经系统疾病的患者。

3. 过敏反应 可见药热、皮疹、红斑、皮瘙痒等症状,洛美沙星、氟罗沙星、司氟沙星等易致光敏反应,暴露在太阳光下的部位可出现红斑、疱疹,严重者可出现皮肤糜烂、脱落,一般停药后可恢复,用药期间尽量避免光照。

4. 关节损害 可抑制长骨及软骨组织发育,少数患者出现肌无力、关节炎、关节痛、肌腱损害等症状,故孕妇、哺乳期妇女、儿童、青少年禁用。

5. 心脏毒性 发生率低,氟喹诺酮类药物具有直接改变心脏节律的可能。罕见出现Q-T间期延长、室颤等症状。

6. 肝、肾损害 对肝的损害主要表现为升高血清转氨酶、血清淀粉酶、乳酸脱氢酶等,对肾的损害主要是引起结晶尿、血尿、蛋白尿等,严重者可导致急性肾衰竭。

(二)常用喹诺酮类药物

诺氟沙星(norfloxacin,氟哌酸):为第一种人工合成并用于临床的氟喹诺酮类药物,口服生物利用度35%~45%,受食物影响,宜空腹服用;体内分布广,组织浓度高于血药浓度;主要经肾和胆汁排泄;抗菌谱广,抗菌作用强,对革兰阳性菌和革兰阴性菌均有杀灭作用,对厌氧菌、衣原体、分枝杆菌、支原体、军团菌等无效;血药浓度低,在肠道和尿中分布多,主要用于肠道、呼吸道和泌尿道感染。

氧氟沙星(ofloxacin,氟嗪酸):口服吸收生物利用度高。体内分布广,可透过血-脑屏障;在尿液、胆汁、痰液中药物浓度尤高,尿中浓度在喹诺酮类药物浓度最高,胆汁浓度为血药浓度的7倍;在耳鼻喉、前列腺、肺、骨中亦可达到有效浓度。抗菌谱广,抗菌活性高,对多数革兰阳性菌、革兰阴性菌较强作用,对肺炎衣原体、部分厌氧菌及结核分枝杆菌有效。适用于敏感菌所致的各类感染;可用作治疗结核的二线药物,与异烟肼、利福平等合用治疗结核病。

左氧氟沙星(levofloxacin):本药是氧氟沙星左旋体,口服吸收好,生物利用度高;血浆蛋白结合率低,组织穿透力强;大部分药物(约80%)以原形经肾排泄。抗菌谱同氧氟沙星,抗菌活性是氧氟沙星的2倍,对包括肺炎链球菌在内的革兰阳性菌抗菌活性在氟喹诺酮类药物中最强,主要用于各种急、慢性感染及难治性感染。不良反应少,是目前用于临床的氟喹诺酮类药物中最少者。

环丙沙星(ciprofloxacin):口服吸收快,生物利用度38%~60%;血浆蛋白结合率为40%,穿透力强,可广泛分布于全身;40%~50%以原形经肾排泄,尿中药物浓度高,小部分经胆汁排泄。抗菌谱广,目前用于临床的喹诺酮类药物中其对革兰阴性菌特别是铜绿假单胞菌的体外抗菌活性最强,对耐多种抗菌药的革兰阳性菌和革兰阴性菌感染仍有效,但对多数厌氧菌无效。临床主要用于敏感菌所引起的泌尿道、肠道、呼吸道、骨关节、皮肤软组织等部位的严重感染。

莫西沙星(moxifloxacin):口服吸收好,迅速分布各组织。抗菌谱广,抗菌活性强,对革兰阳性菌、厌氧菌、结核分枝杆菌、支原体、衣原体等作用比氟喹诺酮类强。临床用于敏感菌所致呼吸系统感染,也用于泌尿道和皮肤软组织感染。不良反应少,不易产生耐药性,几乎无光敏反应。

第二节 磺胺类药

一、概述

磺胺类药物是指具有对氨基苯磺酰胺结构的一类药物的总称,是第一类用于治疗感染的人工合成抗菌药。因具有抗菌谱广、性质稳定、体内分布广、产量大、价格低廉等优点,在临床和畜牧业中广泛应用。但由于各种高效低毒抗生素的问世、耐药菌的增多、过敏反应等原因,在临床应用逐渐减少。20世纪70年代中期,磺胺类药物与甲氧苄啶的协同作用被发现,两类药物的复方制剂抗菌活性增加,故在临床治疗感染性疾病中仍占据一席之地。根据临床使用情况,磺胺类药物可分为全身感染用药、肠道感染用药和局部外用药三类。

【体内过程】 治疗全身感染的磺胺药口服易吸收,分布于全身组织和体液,但不能进入细胞内液;磺胺嘧啶血浆蛋白结合率低,易透过血-脑屏障,脑脊液中浓度高,适用于治疗脑膜炎。在肝中被乙酰化而失活,药物原形及乙酰化产物经肾排泄。

【抗菌谱及作用机制】 磺胺类为慢效抑菌药,抗菌谱广,对大多数革兰阳性菌和革兰阴性菌、沙眼衣原体、疟原虫有良好的抑制作用。对病毒、螺旋体、支原体、立克次体无效。

对氨基苯甲酸(PABA)是细胞所必需的物质叶酸的组成部分之一,在二氢叶酸合成酶的作用下,与二氢蝶啶、谷氨酸合成二氢叶酸。磺胺类药物的基本结构是对氨基苯磺酰胺,与 PABA 的化学结构相似,可与 PABA 竞争二氢叶酸合成酶,阻碍二氢叶酸的生成,最终通过抑制细菌 DNA 的合成而达到抑制细菌繁殖的作用(图 38-1)。对已合成的叶酸无效,故磺胺类药物抑菌作用慢。哺乳动物能直接摄取外源性叶酸,因此磺胺类药物对人体影响小。

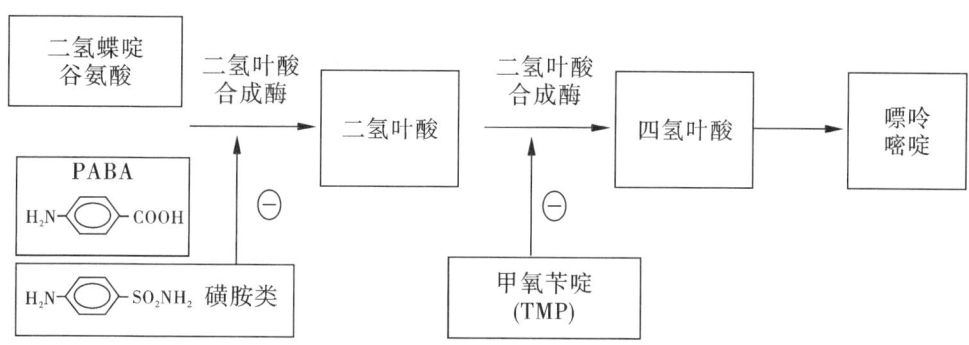

图 38-1 磺胺类和甲氧苄啶抗菌作用机制

细菌对磺胺药易产生耐药性,产生耐药性的原因可能为:①细菌改变代谢途径,直接利用外源性叶酸或产生大量 PABA;②细胞膜通透性改变,药物不易进入细菌;③经突变或质粒转移降低药物亲和力。磺胺药之间有交叉耐药性,与甲氧苄啶合用可延缓耐药性的产生。

【不良反应】

1. 胃肠道反应 1%~2% 的患者会出现恶心、呕吐、厌食、上腹部不适等症状,饭后服用可减轻。

2. 肾损害 药物原形及乙酰化物在酸性尿液中溶解度低,易析出结晶而损伤肾脏,表现为腰酸、腰痛、血尿、管型尿、少尿和无尿等症状,故应定期检查尿常规,发现结晶尿及时停药;服药期间多饮水以降低尿液中药物浓度,碱化尿液减少结晶析出,可减轻肾毒性。

3. 过敏反应 表现为皮疹、药热、血管神经性水肿、光敏性皮炎等,偶致剥脱性皮炎、多形性红斑。磺胺类药及衍生物(噻嗪类、磺酰脲类降糖药)之间有交叉过敏反应,用药前应询问过敏史,有过敏史者禁用。

3. 血液系统反应 偶见粒细胞减少、血小板减少及再生障碍性贫血;先天性 G-6

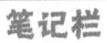

-PD缺乏者可引起急性溶血。用药期间应定期检查血常规。

4. 对胆红素的影响　磺胺类药物能够从血浆蛋白结合点上取代胆红素，使游离的胆红素增多，导致一系列不良反应。过多的游离胆红素可与脑部基底核的脂类结合，并干扰脑的正常功能，少数患者出现头晕、失眠、共济失调等神经系统症状，用药期间应避免高空作业和驾驶；游离胆红素进入新生儿尤其是早产儿中枢神经系统会导致核黄疸，故2岁以下的婴儿及临产孕妇不宜用磺胺类药物；胆红素增多，不能正常地转化成胆汁，肝细胞发生病变、肿胀，肝内的胆管受压或排泄胆汁受阻，进而发生肝细胞性黄疸、肝功减退，严重者可发生急性重型肝炎。

二、常用磺胺类药物

(一) 全身感染用药

全身感染用药口服易吸收，根据半衰期可分为：短效类（$t_{1/2}<10\ h$）、中效类（$t_{1/2}$ 10~24 h）、长效类（$t_{1/2}>24\ h$），中效类磺胺药抗菌作用强，临床常用。

短效类：半衰期短，一般小于10 h，代表药物有磺胺异噁唑。

磺胺异噁唑（sulfafurazole，SIZ，菌得清）：口服吸收快，生物利用度100%；主要经肝乙酰化代谢，以原形或代谢物经肾排泄，24 h排泄率可达95%；本药的乙酰化物在尿中溶解度高，不易在尿中析出结晶，肾毒性小，适用于泌尿道感染。

中效类：半衰期一般为10~24 h，代表药物有磺胺甲噁唑和磺胺嘧啶。

磺胺甲噁唑（sulfamethoxazole，SMZ，新诺明）：口服吸收较慢，$t_{1/2}$与甲氧苄啶（TMP）相近，两药合用抗菌作用增强。SMZ和TMP合用治疗敏感菌所引起的泌尿道、呼吸道感染及中耳炎，对伤寒、副伤寒有较好的疗效，是预防和治疗卡式肺孢子肺炎的首选药物。与甲氧苄啶合用，乙酰化代谢物易在尿中析出结晶，损伤肾小管，长期应用应同服碳酸氢钠。

磺胺嘧啶（sulfadiazine，SD）：口服易吸收，血浆蛋白结合率约45%，脑脊液中浓度高，治疗流行性脑膜炎的首选药，与链霉素合用治疗鼠疫，与乙胺嘧啶合用治疗弓形虫病。

长效类：持续时间长，半衰期大于24 h，代表药物有磺胺多辛和磺胺间甲氧嘧啶。

磺胺多辛（sulfadoxine，SDM，周效磺胺）：半衰期为150~200 h，维持时间长，可1周给药1次，故称周效磺胺。抗菌活性弱，适用于轻症感染，与乙胺嘧啶合用防治疟疾，现已少用。

(二) 肠道感染用药

肠道感染用药口服难吸收，代表药物有柳氮磺胺吡啶。

柳氮磺胺吡啶（sulfasalazine，SASP）：口服难吸收，本身无抗菌活性。在肠内经微生物作用水解释放出磺胺吡啶和5-氨基水杨酸，适用于治疗溃疡性结肠炎、回肠炎或用于肠道术前预防感染。

(三) 局部外用药

代表药物有磺胺醋酰钠、磺胺嘧啶银和磺胺米隆。

磺胺嘧啶银（sulfadiazine silver，SD-Ag）：抗菌谱广，对多数细菌和真菌有效，对铜绿假单胞菌作用强大,且有收敛作用,适用于烧烫伤感染。

磺胺醋酰钠(sulfacetamide sodium,SA-Na):抗菌活性强,穿透力强,可透入眼内组织,适用于沙眼、结膜炎和角膜炎等。

磺胺米隆(sulfamylon,SML,甲磺灭脓):抗菌谱广,对铜绿假单胞菌和破伤风杆菌有效,能迅速渗入创面及焦痂中,适用于烧伤和创伤后感染。

第三节 其他合成抗菌药

(一)甲氧苄啶

甲氧苄啶(trimethoprim,TMP,磺胺增效剂):口服易吸收,生物利用度高。体内分布广,可透过血-脑屏障。抗菌机制是抑制细菌二氢叶酸还原酶,阻碍二氢叶酸还原成四氢叶酸,影响细菌核酸和蛋白质的合成,属慢效抑菌药。抗菌谱与磺胺类药物相似但抗菌活性较强,易产生耐药性。常见不良反应有恶心、呕吐、皮疹;因阻碍叶酸代谢,长期应用可引起巨幼红细胞贫血、白细胞和血小板减少;有致畸作用,孕妇、哺乳期妇女、婴儿禁用。

若与磺胺类药合用,二氢叶酸合成酶及二氢叶酸还原酶均被抑制,细菌叶酸的代谢受到双重阻断,抗菌作用增强,甚至产生杀菌作用。因 TMP 和 SMZ、SD 半衰期相近,抗菌谱相似,一般用 TMP 与 SMZ 或 SD 制成复方制剂。复方制剂抗菌作用增强,抗菌谱扩大,不易产生耐药性,主要用于敏感菌引起的呼吸道、消化道和泌尿道感染及脑膜炎、败血症等。

(二)硝基呋喃类

硝基呋喃类药物抗菌谱广,不易引起耐药性,与其他药物间无交叉耐药性,但毒性较大。

呋喃妥因(nitrofurantoin,呋喃坦啶):口服吸收快而完全,与食物同服增加其吸收并能减少胃肠刺激。吸收后约50%被组织代谢,约40%以原形迅速从尿中排泄,在大多数组织难以达到有效治疗浓度,不适合治疗全身性感染。抗菌谱广,对大多数革兰阳性菌和革兰阴性菌有较好的抗菌活性,对铜绿假单胞菌无效。因尿中药物浓度高,临床上主要治疗敏感菌所致的泌尿系统感染。常见不良反应主要为胃肠道反应,偶见皮疹、药热等过敏反应;剂量过大或长期用药可引起头痛、头昏和眼球震颤,甚至引起周围神经炎;先天性缺乏 G-6-PD 患者可发生溶血性贫血。

呋喃唑酮(furazolidone,痢特灵):抗菌谱广,抗菌谱与呋喃妥因类似。口服吸收少,肠内药物浓度高,临床上主要用于由敏感菌所致肠道感染;也用于治疗幽门螺杆菌感染所致胃、十二指肠溃疡。

制剂及用法

诺氟沙星 胶囊剂:100 mg/粒,一次 100~200 mg,一日 3~4 次。注射剂:100 mg/100 mL、200 mg/200 mL,静脉滴注一次 200~400 mg,每 12 h 一次。

氧氟沙星 片剂：100 mg/片，一次 300 mg，一日 2 次。注射液：100 mg/5 mL，200 mg/5 mL，100 mg/10 mL，200 mg/10 mL，400 mg/10 mL，静脉滴注一次 400 mg，每 12 h 一次。

左氧氟沙星 片剂：50 mg/片，100 mg/片，200 mg/片，一次 200 mg，一日 2 次。胶囊剂：50 mg/粒，100 mg/粒，一次 200 mg，一日 2 次。注射剂：100 mg/50 mL，100 mg/100 mL，200 mg/100 mL，一次 200 mg，一日 1~2 次。

环丙沙星 片剂：250 mg/片，500 mg/片，一次 250~500 mg，一日 2 次。

莫西沙星 片剂：400 mg/片，一次 200~400 mg，一日 1 次。

磺胺嘧啶 片剂：500 mg/片，一次 1 g，一日 2 次，首剂加倍。

磺胺甲噁唑 片剂：500 mg/片，一次 1 000 mg，一日 2 次，首剂加倍。

柳氮磺吡啶 片剂：250 mg/片，一次 500~1 000 mg，一日 4 次。

甲氧苄啶 片剂：100 mg/片，一次 100~200 mg，一日 2 次。

呋喃唑酮 片剂：100 mg/片，一次 100 mg，一日 3~4 次。

呋喃妥因 肠溶片：100 mg/片，一次 100 mg，一日 3~4 次。

同步练习

一、单项选择题

1. 喹诺酮类药物的抗菌作用机制为（　　）
   A. 抑制细菌 β-内酰胺酶　　　　　　B. 抑制细菌 DNA 回旋酶和拓扑异构酶Ⅳ
   C. 抑制细菌二氢叶酸合成酶　　　　D. 抑制细菌细胞壁的生物合成
   E. 影响细菌胞质膜通透性

2. 关于喹诺酮类药错误的选项是（　　）
   A. 吸收迅速而完全　　　　　　　　B. 肝、肾等组织药物浓度高于血液
   C. 可通过正常或炎症的脑膜　　　　D. 大多数药物代谢后经肾排泄
   E. 口服易吸收，体内分布广

3. 喹诺酮类不宜用于儿童的原因（　　）
   A. 胃肠反应严重　　　　　　　　　B. 影响骨髓造血
   C. 影响牙齿健康　　　　　　　　　D. 损害肝、肾
   E. 可能损伤软骨引起关节痛

4. 氟喹诺酮类对下列哪种病原菌有效，而四环素类无效（　　）
   A. G^+ 菌　　　　　　　　　　　　B. G^- 杆菌
   C. 结核杆菌　　　　　　　　　　　D. 支原体
   E. 衣原体

5. 磺胺药中脑脊液浓度最高的是（　　）
   A. SD　　　　　　　　　　　　　　B. SA
   C. SIZ　　　　　　　　　　　　　　D. SMZ
   E. SA

6. 磺胺类药的抗菌机制是（　　）
   A. 抑制细菌蛋白质合成　　　　　　B. 抑制细菌叶酸代谢
   C. 抑制细菌 DNA 的合成　　　　　　D. 抑制细菌细胞壁的合成
   E. 影响细菌胞质膜通透性

7. 服用磺胺类药物时,加服碳酸氢钠的目的是( )
   A. 促进吸收
   B. 减慢排泄
   C. 增强疗效
   D. 使尿液偏碱性,增加磺胺类药物的溶解度
   E. 避免胃酸破坏
8. 口服难吸收,用于肠道感染的药物是( )
   A. 磺胺醋酰
   B. 甲氧苄啶
   C. 柳氮磺吡啶
   D. 呋喃妥因
   E. 磺胺甲氧嘧啶

二、思考题

1. 简述氟喹诺酮类药的抗菌谱。
2. 简述喹诺酮类药的不良反应。
3. 为什么临床常将磺胺甲噁唑和甲氧苄啶合用?

单项选择题参考答案:1. B 2. C 3. E 4. C 5. A 6. B 7. D 8. C

(漯河医学高等专科学校 金少举)

第三十九章 抗结核病药及抗麻风病药

> **学习目标**
> 1. 掌握一线抗结核药的作用、临床应用及不良反应。
> 2. 熟悉二线抗结核病药及氨苯砜的作用特点及应用。
> 3. 了解抗结核病药及抗麻风病药作用机制、耐药性及应用原则。

第一节 抗结核病药

结核病是由结核分枝杆菌引起的慢性传染病,可累及全身各个组织和器官,其中最常见的为肺结核。随着科学技术的进步和抗结核病药物的有效应用,结核病的流行得到了有效控制,但近年来,由于不规范的治疗及耐药菌株的出现,结核病重新成为危害人类健康、造成死亡的重要传染病。

抗结核药种类较多,根据药物疗效、不良反应和患者耐受情况的不同,可分为一线抗结核药和二线抗结核药。一线抗结核药,疗效高、不良反应少,患者较易接受,是治疗结核病的首选药物,如异烟肼、利福平、乙胺丁醇、吡嗪酰胺、链霉素等。二线抗结核药,仅用于细菌对一线抗结核病药产生耐药或患者无法使用一线药物时的备选用药,如对氨基水杨酸、丙硫异烟胺、卡那霉素、环丙沙星、氧氟沙星等。

(一)一线抗结核病药

异烟肼(isoniazid,INH,雷米封)

【体内过程】 口服吸收快而完全,1~2 h 后血药浓度达高峰。穿透力强,分布广泛,可渗入纤维化或干酪化结核灶中,也易进入吞噬细胞内,作用于已被细胞吞噬的分枝杆菌。主要在肝内被乙酰化代谢为无活性的乙酰异烟肼和异烟酸等,代谢产物与少量原形药物一起经肾排出。异烟肼的乙酰化是在乙酰转移酶的作用下完成的,如缺失则代谢减慢,易致蓄积中毒。临床上依据异烟肼在体内代谢的快慢将人群分为快代谢型者和慢代谢型者。我国快代谢型者约占50%,慢代谢型者占26%,中间型者占

24%。给药方案应根据不同患者的代谢类型确定。

【药理作用与作用机制】 异烟肼抗菌谱窄,仅对结核分枝杆菌有效。由于抗菌活性强,穿透力强,对细胞内及细胞外的结核杆菌均可杀灭,称为全效杀菌药。单用时易发生耐药性,联用其他抗结核病药,延缓耐药性发生并增强疗效。

异烟肼的抗菌机制尚未完全阐明,可能是:①抑制结核分枝杆菌细胞壁的分枝菌酸合成,使细胞壁合成受阻而杀菌。因细胞壁的合成在繁殖期,故异烟肼主要针对繁殖期的分枝杆菌,对静止期的细菌仅有抑制作用,且由于分枝菌酸是分枝杆菌细胞壁所特有,故对结核分枝杆菌有高度的选择性。②使 NAD(烟酰胺腺嘌呤二核苷酸)降解,影响 DNA 合成。③抑制膜磷脂的合成,增加细胞膜通透性。④与菌体的酶结合,引起细菌代谢紊乱而死亡。

【临床应用】 治疗各种类型结核病的首选药物。除预防和治疗早期轻症肺结核可单用外,需与其他抗结核药合用。

【不良反应】 治疗剂量时不良反应少而轻,发生率与剂量有关。

1. 神经系统毒性 常用量时可出现周围神经炎,表现为四肢麻木、震颤甚至肌肉萎缩;大剂量可引起中枢神经系统症状,出现眩晕、昏迷、惊厥等,严重时可诱发精神病或癫痫;偶见中毒性脑病或中毒性精神病。神经系统毒性发生的可能是由于维生素 B_6 利用降低有关,异烟肼与维生素 B_6 结构相似,竞争同一酶系,妨碍其利用。同服维生素 B_6 可起到预防及治疗作用。

2. 肝毒性 可有暂时性转氨酶升高,极少数人会出现黄疸,用药期间应定期检查肝功,肝功能不全者慎用。

3. 其他 如胃肠道反应、发热、皮疹、粒细胞减少、狼疮样综合征等。

利福平(rifampicin,甲哌利福霉素)

利福平属于半合成利福霉素类广谱杀菌药,具有高效低毒、口服方便等优点。

【体内过程】 口服吸收快而完全,生物利用度达90%;对氨基水杨酸可延缓其吸收,若两者合用应间隔 8～12 h。本药穿透力强,分布于全身各组织,能进入巨噬细胞、结核空洞、胸腹水及痰液;可通过胎盘屏障和血-脑屏障,脑膜炎时,脑脊液中浓度可达血药浓度的20%。主要在肝内代谢,代谢产物乙酰基利福平抑菌作用为其 1/10～1/8;原形及代谢物主要经胆汁排泄,形成肝肠循环。本药为橘红色,患者的尿液、粪便、唾液、泪液、汗液和痰等均可染成橘红色,应提前告知患者。利福平是肝药酶诱导剂,可加快自身及其他药物的代谢。

【抗菌作用及作用机制】 抗菌谱广,对革兰氏阳性菌(如耐药金黄色葡萄球菌、肺炎链球菌)和革兰氏阴性菌(如脑膜炎奈瑟菌、大肠杆菌)、结核分枝杆菌、麻风分枝杆菌有强大抑制或杀灭;高浓度时,对军团菌、沙眼衣原体也具有抑制作用。对繁殖期和静止期的结核分枝杆菌均有作用。

利福平抗菌机制是特异性抑制依赖 DNA 的 RNA 多聚酶,阻碍 mRNA 合成,对人和动物细胞的 RNA 多聚酶几乎无影响。单用极易产生耐药性,与 RNA 多聚酶突变有关,联用其他一线抗结核药能延缓耐药性产生。

【临床应用】 治疗各种结核病,需与其他抗结核病药联用;还可治疗麻风病、沙眼及其他敏感菌所引起的感染。

【不良反应】

1. 胃肠道反应　常见恶心、呕吐、腹痛、腹泻等症状,饭后服用可减少刺激,但食物可减少利福平吸收,故应在饭后 2 h 服用。

2. 肝损害　少数患者会出现黄疸、肝大、肝功能减退,有慢性肝病或合用异烟肼时较易发生,故应定期检查肝功能。

3. 过敏反应　个别患者会出现皮疹、药热等过敏反应。

4. 有致畸作用　妊娠早期妇女禁用。

乙胺丁醇(ethambutol)

【体内过程】　口服吸收好,食物不影响其吸收。吸收后迅速分布于组织与体液中,不易透过血-脑屏障,但脑膜炎时脑脊液中可达有效浓度;50% 以原形由肾排泄,20% 从粪便排出。

【抗菌作用及作用机制】　对几乎所有类型的结核分枝杆菌有高度的抗菌活性,在细胞内外皆有抗菌作用。抗菌机制可能是与二价金属离子如 Mg^{2+} 结合,干扰 RNA 的合成,对繁殖期细菌有效,对静止期细菌几乎没影响。单用可产生耐药性,但发生缓慢,多与利福平或异烟肼等联合应用,治疗各种类型的结核病及耐药结核分枝杆菌引起的结核病。

【不良反应】　常用量不良反应少见,偶见胃肠道反应及肝功损害。大剂量长期应用可致球后视神经炎,表现为视力下降、视物模糊、视野缩小,出现中央及周围盲点。及时停药,数周至数月可自行缓解;用药期间应定期进行眼科检查。

吡嗪酰胺(pyrazinamide):口服易吸收,分布于各组织与体液中,细胞内和脑脊液中浓度较高,大部分经肝代谢为吡嗪酸,代谢物与少量原形经肾排泄。吡嗪酰胺在酸性环境中抗菌作用增强,单独使用易产生耐药性,与异烟肼和利福平联合应用以治疗各型结核病。大剂量长期应用时易发生肝损害,出现肝大、肝区压痛、转氨酶升高等肝损害与关节痛等;抑制尿酸盐排泄,诱发关节痛。采用低剂量、短程疗法,不良反应可明显减少。

链霉素(streptomycin):是最早有效的抗结核病药。穿透力弱,不易渗入细胞、纤维化、干酪化病灶,在体内仅有抑菌作用,疗效不及异烟肼和利福平,对巨噬细胞内结核分枝杆菌几乎无效;不易透过血-脑屏障和细胞膜,对结核性脑膜炎疗效差。临床与其他抗结核药合用治疗浸润性结核、粟粒性结核等各型活动结核病。单用易耐药,不良反应较严重,长期应用易引起耳毒性。

(二)二线抗结核病药

对氨基水杨酸(paraaminosalicylic acid,PAS):口服吸收快而完全。分布于全身组织、体液及干酪样病灶中,不易透入脑脊液及细胞内。在肝内主要经乙酰化代谢,代谢物经肾排出。抗菌谱窄,仅对细胞外结核分枝杆菌有抑菌作用,疗效差。作用机制可能为竞争性抑制二氢叶酸合成酶,干扰细菌叶酸合成,抑制结核分枝杆菌的生长繁殖。不易产生耐药性,与其他抗结核病药联合使用可延缓耐药性发生,因可延缓利福平的吸收,不宜与其合用。也可用于甲状腺功能亢进,对甲亢合并结核病患者较适用;大剂量可影响凝血酶原的生成,有降血脂作用。不良反应常见恶心、呕吐、畏食等消化道反应,饭后服药或加服抗酸药可减轻;偶见皮疹、药物热、剥脱性皮炎等过敏反应;长期应用可出现肝、肾损害,碱化尿液可减轻肾损害。

乙硫异烟胺(ethionamide):异烟酸衍生物,与异烟肼结构相似,抗结核机制主要抑制分枝菌酸的合成,但作用较弱,临床仅用于一线抗结核药无效的患者。不良反应发生率高,胃肠道反应多见,表现为食欲缺乏、恶心、呕吐、腹痛、腹泻。

卷曲霉素(capreomycin):多肽类抗生素,主要通过抑制蛋白质合成而发挥抗结核作用,单用易产生耐药性,临床上与其他抗结核药物同用疗效较好,用于复治的结核患者。不良反应同链霉素但较轻。

(三)新型抗结核药

利福喷汀(rifapentine):人工合成利福霉素衍生物。抗菌谱与利福平相似,但抗菌活性是其7倍。半衰期长,每周用药1~2次即可。利福平较利福平少且轻。与异烟肼、乙胺丁醇有协同作用,主要用于结核病及麻风病,尚具有有一定的抗艾滋能力,临床应用潜力高。

司帕沙星(sparfloxacin):第三代氟喹诺酮类药物,抗菌谱广,对分枝杆菌、革兰阳性菌、革兰阴性菌、厌氧菌、支原体及衣原体均有较强的抗菌活性。对于耐药性的菌株有效,是一类潜力高的抗结核病药。

罗红霉素(roxithromycin):新型大环内酯类,与异烟肼或利福平有协同作用。详见第三十五章。

(四)抗结核病药应用原则

合理应用抗结核药,能提高疗效,降低不良反应。用药原则要遵守早期、联合、适量、规律及全程用药五个原则。

1. **早期** 早期病灶内结核分枝杆菌生长旺盛,对药物敏感,易被抑制或杀灭;同时局部病灶部位血液循环好,药物浓度高,疗效显著,故临床主张早期用药。

2. **联合** 联合用药可提高抗结核药疗效、降低毒性、延缓耐药性产生。临床通常根据严重程度选择联用方案。

3. **适量** 抗结核药用量不足,病灶部位不能达到有效血药浓度,影响疗效,且易产生耐药性;剂量过大则易发生药物毒副反应。

4. **规律** 结核分枝杆菌生长缓慢,易耐药,且药物难以渗透,需要足够长的疗程。用药应严格遵照医嘱要求规律用药,不漏服,不停药,以避免耐药性的产生。

5. **全程用药** 抗结核化疗期间患者的病情、用药、复查等应在医务人员监督指导之下,确保得到规范治疗。

第二节 抗麻风病药

麻风病是由麻风分枝杆菌引起的一种慢性传染病,主要病变在皮肤和周围神经。治疗药物主要包括砜类、利福平、硫苯咪唑等,砜类是目前临床最重要的药物,常用的有氨苯砜、苯丙砜和醋氨苯砜。

氨苯砜(dapsone)

【体内过程】 口服吸收完全。吸收后广泛分布于全身组织和体液,肝和肾中浓度高,其次为皮肤和肌肉,皮肤病变部位浓度远高于正常部位。在肝中被乙酰化,代谢物经肾排泄;原形主要经胆汁排泄,形成肝肠循环,消除缓慢,且易沉积,故停药3周后仍可检测到药物,宜周期性地做短暂停药。

【抗菌作用及作用机制】 抗菌谱与磺胺类类似,对麻风分枝杆菌有较强的抑制作用。其作用机制可能是抑制二氢叶酸合成酶,干扰叶酸的合成。

【临床应用】 氨苯砜是治疗各种类型麻风病的首选药。单用易产生耐药性,与利福平联用可延缓耐药性的产生,在治疗过程中不应随意减少剂量或过早停药。也可用于其他皮肤病的治疗。

【不良反应】 常见溶血性贫血和发绀,葡萄糖-6-磷酸脱氢酶缺乏者较易发生。有时出现胃肠道反应、头痛及周围神经病变及过敏反应。剂量过大对肝亦有一定毒性,应定期检查血常规和肝功能。

制剂及用法

异烟肼 片剂:50 mg/片,100 mg/片,一次300 mg,一日1次顿服。注射剂:100 mg/2 mL,一次300~600 mg,加生理盐水20~40 mL,缓慢静脉注射,或加入输液250~500 mL,静脉滴注。

利福平 片剂:150 mg/片,300 mg/片,一次450~600 mg,一日1次顿服。

乙胺丁醇 片剂:250 mg,一日15 mg/kg,一日1次顿服。

链霉素 注射剂:750 mg/瓶,1 000 mg/瓶,一次500 mg,一日2次,肌内注射。

对氨基水杨酸钠 片剂:500 mg/片,一次2 000~3 000 mg,一日4次。注射剂:2 000 mg/瓶,用生理盐水配置溶液滴注,一日4~12 g。

吡嗪酰胺 片剂:250 mg/片,500 mg/片,一日35 mg/kg,分3~4次服。

氨苯砜 12.5~100 mg/d,一次服用,从小剂量开始,每周服药6 d,连服3个月,停药2周。

同步练习

一、单项选择题

1. 异烟肼引起的神经毒性( )
   A. 可用PAS预防   B. 可用维生素B_{12}预防
   C. 与维生素B_6缺乏有关   D. 与多巴胺受体阻断有关
   E. 可用维生素B_2预防

2. 下列有关利福平的叙述,错误的是( )
   A. 对结核分枝杆菌作用弱   B. 可使尿、粪、泪液、痰液染成橘红色
   C. 可发生肝损害   D. 抑制细菌依赖DNA的RNA多聚酶
   E. 具有广谱抗菌作用

3. 异烟肼的副作用是( )
   A. 肝功损害,消化道症状   B. 精神兴奋,周围神经炎,肝功受损
   C. 耳聋   D. 球后视神经炎
   E. 肾功能不全

4.适用于全身各部位,各种类型结核病的药物是( )
   A.利福平   B.异烟肼
   C.乙胺丁醇   D.链霉素
   E.卡那霉素

5.当前最常用的抗麻风病药是( )
   A.苯丙砜   B.氨苯砜
   C.醋胺苯砜   D.利福平
   E.异烟肼

二、简答题
1.简述抗结核病药的临床用药原则。
2.简述异烟肼的抗结核作用特点。

单项选择题参考答案:1.C 2.A 3.B 4.B 5.B

(漯河医学高等专科学校 孙明振)

第四十章 抗真菌药和抗病毒药

学习目标

1. 熟悉抗真菌药和抗病毒药的作用特点、临床应用和不良反应。
2. 了解抗真菌药的分类。

第一节 抗真菌药

真菌感染一般分为浅部真菌感染和深部真菌感染两类。浅部真菌感染多由各种癣菌引起,主要侵犯皮肤、毛发、指(趾)甲、口腔或阴道等,发病率高,危险性小。深部真菌感染多由白念珠菌和新型隐球菌引起,主要侵犯内脏器官和深部组织,发病率低但病情严重,常可危及生命。近年来,因大量使用广谱抗菌药物、糖皮质激素、抗肿瘤药物、免疫抑制剂等因素,深部真菌感染发病率呈上升趋势,应引起临床高度重视。

抗真菌药是指能抑制或杀灭真菌生长或繁殖的药物。根据化学结构可分为五类:①抗生素类抗真菌药,如两性霉素 B;②唑类抗真菌药,如咪康唑;③丙烯胺类抗真菌药,如特比萘芬;④嘧啶类抗真菌药,如氟胞嘧啶;⑤棘白菌素类抗真菌药,如卡泊芬净。

一、抗生素类抗真菌药

抗生素类抗真菌药包括多烯类抗生素(如两性霉素 B)和非多烯类抗生素(如灰黄霉素)两类。

(一)多烯类抗生素

两性霉素 B(amphotercin B,庐山霉素)

具有亲水性和亲脂性的特点。

【体内过程】 口服、肌内注射均难吸收,临床采用静脉滴注给药。血浆蛋白结合率90%~95%,不易透过血-脑屏障。体内消除缓慢,停药数周后仍可在尿中检出

【抗菌作用与机制】 两性霉素B为广谱抗真菌药,几乎对所有真菌有抗菌活性。对各类真菌有抑制作用,高浓度时杀灭真菌;因细菌细胞膜无固醇,对细菌、立克次体、病毒等无效。能选择性与真菌细胞膜的麦角固醇相结合形成孔道,增加膜的通透性,导致细胞内营养物质外漏而使真菌停止生长或死亡。不易产生耐药性。

【临床应用】 治疗深部真菌感染的首选药,主要用于真菌感染的肺炎、心包炎、脑膜炎、尿路感染及败血症等。治疗真菌性脑膜炎时,需加鞘内注射。口服用于治疗肠道真菌感染,局部给药用于皮肤、指(趾)甲及黏膜等浅表部真菌感染。

【不良反应】 不良反应较多且严重。最常见高热、寒战、头痛、恶心、呕吐等,如事先给患者应用解热镇痛药、抗组胺药及生理量的糖皮质激素(如氢化可的松或地塞米松)可减轻治疗初期的寒战和发热。因哺乳动物的红细胞及肾小管上皮细胞含有类固醇,故其可引起红细胞膜及肾损伤。几乎所有患者均可出现不同程度肾功能损害(低血钾、低血镁)及贫血,用药期间应做血钾,血常规,尿常规,肝肾功能和心电图检查,发现异常及时停药、及时治疗。

制霉菌素(nystatin):作用机制、抗菌作用和体内过程、不良反应等与两性霉素B基本相同,但对念珠菌属的活性较高且不易产生耐药性。毒性大,不宜注射用药。口服难吸收,适用于防治消化道念珠菌病;局部用药可治疗口腔、皮肤、阴道念珠菌感染,不良反应较少。

(二)非多烯类抗生素

灰黄霉素(griseofulvin):抗浅部真菌药。口服吸收较少,油脂食物能促进药物吸收,微粒型制剂口服易吸收。因主要分布于脂肪、皮肤、毛发等组织,对各种皮肤癣菌(表皮癣菌属、小孢子菌属和毛癣菌属)有较强抑制作用,但对深部真菌和细菌无效。临床主要用于各种皮肤癣菌的治疗,如头癣、体癣、股癣、手足甲癣等,尤其对头癣疗效显著。因静止状态的真菌仅被抑制,病变痊愈有赖于角质的新生和受感染角质层的脱落,故治疗常需数月,且外用无效。常有恶心、腹泻、呕吐、头痛、眩晕、周围神经炎、白细胞减少等;该药毒性较大,临床已少用。

二、唑类抗真菌药

广谱抗真菌药,包括咪唑类和三唑类,可干扰麦角固醇的生物合成,增加真菌细胞膜的通透性,使真菌停止生长或死亡。

(一)咪唑类

酮康唑(ketoconazole):第一个可口服的咪唑类广谱抗真菌药。口服易吸收,酸性环境有助于吸收,不宜与抗酸药及胃酸分泌抑制药同服。主要由胆汁排泄,少量经肾排泄。可治疗各种浅部和深部真菌感染。外用疗效较好,可用于皮肤癣病感染,尤其是经灰黄霉素治疗无效或对灰黄霉素过敏的患者。口服不良反应较多,常见厌食、恶心、呕吐等胃肠道反应,以及皮疹、头晕、嗜睡等;偶见肝毒性,肝病患者禁用,用药期间应定期检查肝功能;还可引起内分泌异常表现为女性月经紊乱、男性乳房发育和性欲减退等。妊娠期妇女、哺乳期妇女应慎用。

咪康唑(miconazole):对几乎所有致病性真菌都有作用;口服吸收差,静脉给药可治疗深部真菌感染,但不良反应较多。目前临床主要局部应用于治疗皮肤、阴道及指

(趾)甲的感染。因皮肤和黏膜不易吸收,局部应用无明显不良反应。

克霉唑(clotrimazole):口服不易吸收,毒性较大。临床主要局部应用于治疗各种浅部真菌感染。

(二)三唑类

伊曲康唑(itraconazole):口服吸收良好,生物利用度约55%。吸收后广泛分布于肺、肾脏、皮肤、指甲等处,不易透过血-脑屏障。抗菌谱类似酮康唑但抗菌活性强。首选用于罕见真菌如组织胞浆菌、芽生菌感染。不良反应轻,主要为胃肠道反应,也可出现头昏、头痛等,偶见肝毒性。

氟康唑(fluconazol):口服吸收迅速而完全,不受食物和胃酸的影响,生物利用度为95%。分布广泛,可透过血-脑屏障,脑脊液浓度可达血药浓度的50%~60%。90%药物以原形自尿中排出。抗菌谱与酮康唑相似,体外抗菌活性是其5~20倍。临床用于口咽部、食管、阴道、尿道念珠菌感染、真菌性脑膜炎等,是治疗艾滋病患者隐球菌性脑膜炎的首选药。不良反应发生率低,主要为胃肠道反应,可见头晕、头痛、皮疹等。

三、丙烯胺类抗真菌药

特比萘芬(terbinafine):口服吸收好,在毛囊、毛发和富含皮脂的皮肤可达到较高浓度。阻碍真菌细胞膜麦角固醇的合成,导致真菌死亡。对各种浅部真菌有杀菌作用,对深部真菌有较弱的抑制作用。临床主要用于浅表真菌引起的体癣、股癣、足癣、甲癣等。人体细胞对本药的敏感性为真菌的万分之一,不良反应较轻,常见胃肠道反应,偶有皮疹、荨麻疹、关节痛、肌痛及肝毒性。

四、嘧啶类抗真菌药

氟胞嘧啶(flucytosine):人工合成广谱抗真菌药。口服易吸收,穿透力强,广泛分布于深部体液中,能通过血-脑屏障。可影响DNA和蛋白质合成。对念珠菌、隐球菌、芽生菌、着色霉菌等有良好的抑菌作用,与两性霉素B合用治疗念珠菌病和隐球菌病。不良反应较轻,有恶心、呕吐、皮疹和肝毒性,偶见骨髓造血功能抑制。

五、棘白菌素类抗真菌药

卡泊芬净(caspofungin):口服不吸收,不易透过血-脑屏障,需静脉滴注给药。抑制葡聚糖合成酶,干扰真菌细胞壁的合成。临床上主要用于治疗不能耐受的侵袭性曲霉病,也可用于治疗念珠菌所致的败血症、腹腔脓肿、腹膜炎等。

第二节 抗病毒药

抗病毒药指用于预防和治疗病毒性疾病的药物。病毒属非细胞型微生物,由核心及外面的蛋白衣壳组成。根据核心核酸不同分为DNA病毒和RNA病毒。病毒需寄生于活细胞内,利用宿主细胞的代谢系统进行增殖。病毒增殖周期包括吸附、穿入、脱壳、生物合成及子代病毒的组装成熟和释放过程。药物阻止病毒增殖过程中任一环节，均可起到防治病毒感染性疾病的作用。理想的抗病毒药物应在抑制病毒复制的同时不损害宿主细胞的功能，但因病毒的复制过程与宿主细胞的代谢过程关系密切，迄今为止安全有效的抗病毒药为数极少。根据用途抗病毒药可分为广谱抗病毒药、抗流感病毒药、抗人类免疫缺陷病毒药、抗疱疹病毒药和抗肝炎病毒药。

一、广谱抗病毒药

利巴韦林(ribavirin，病毒唑)：人工合成的核苷类抗病毒药。口服吸收迅速而完全，首关代谢明显，生物利用度为45%，脂类食物和胃酸可促进药物的吸收。在呼吸道分泌物中的浓度高于血药浓度，能进入红细胞且能蓄积。在肝内经磷酸化生成具有活性的利巴韦林单磷酸，主要由肾排泄，仅有少量随粪便排出。广谱抗病毒活性，多种RNA（如甲型及乙型流感病毒、副流感病毒、沙粒病毒等）和DNA病毒（如疱疹病毒、腺病毒等）均有抑制作用。临床主要用于防治流感、疱疹、甲肝、乙脑、麻疹等。常见不良反应有头痛、乏力、皮疹等，大剂量可致贫血、白细胞减少、心肌损害等。妊娠期妇女禁用。

干扰素(interferon，IFN)：干扰素是机体细胞在病毒感染受其他刺激后，体内产生的一类抗病毒的糖蛋白。已被证明有抗病毒作用的有三种，即IFN-α、IFN-β和IFN-γ。IFN-α、IFN-β抗病毒及抗增生作用较强，IFN-γ调节免疫作用明显。干扰素具有广谱抗病毒活性，临床常用慢性肝炎（乙、丙、丁型肝炎）、流行性感冒、流行性腮腺炎、乙型脑炎等。另外还广泛应用于肿瘤的辅助治疗。干扰素不良反应常见一过性发热、胃肠道反应、粒细胞、血小板减少等，用药中应严密监测和处理患者的不良反应，制订随访计划，定期随访。

二、抗流感病毒药

金刚烷胺(amantadine)：口服易吸收，分布广，唾液等分泌物中可达较高浓度，大部分以原形经肾排泄。特异性抑制甲型流感病毒，干扰甲型流感吸附和穿入宿主细胞，抑制病毒RNA脱壳及释放而发挥作用；大剂量也可抑制乙型流感、风疹和其他病毒；具有抗震颤麻痹的作用。临床主要用于甲型流感的防治，亦用于治疗帕金森病。不良反应有厌食、恶心、头痛、眩晕、失眠等，孕妇慎用。

金刚乙胺(amantadine)：金刚烷胺的α-甲基衍生物，脂溶性较低，不宜透过血-脑屏障。抗甲型流感强于金刚烷胺，抗病毒谱较广。临床用于流行性感冒的预防和早期治疗。

奥司他韦(oseltamivir，达菲)：一类神经氨酸类似物，代谢产物磷酸奥司他韦能高选择性抑制流感病毒神经氨酸酶，影响病毒颗粒释放，阻止病毒传播，有效治疗流感。是目前治疗流感的最常用药物之一，也是公认的抗禽流感、甲型H_1N_1病毒最有效的药物之一。不良反应有恶心、呕吐、腹泻、腹痛等消化道反应，常在首次用药时发生，其他不良反应还有眩晕、头痛、失眠、疲劳、咳嗽等。

三、抗人类免疫缺陷病毒药

临床常用的抗人类免疫缺陷病毒（HIV）药主要有核苷反转录酶抑制剂（NRTIs）、非核苷反转录酶抑制剂（NRTIs）和蛋白酶抑制剂三种，另外还有整合酶抑制剂、进入抑制剂、融合抑制剂也已应用于临床。研究证明合理的联合用药比单一用药可减慢发病速度和降低死亡率。1995 年后相继推出"鸡尾酒疗法"（cocktail therapy）和"高效抗反转录病毒疗法"（highly active antiretroviural therapy，HRRT）。

（一）核苷反转录酶抑制剂

齐多夫定（zidovudine）：世界上第一个上市的抗 HIV 药，嘧啶衍生物，能竞争性抑制 HIV 反转录酶，使 DNA 链合成终止，阻止 HIV 复制和繁殖。治疗获得性免疫缺陷综合征（acquired immunodeficiency syndrome，AIDS）的首选药物。常见不良反应有骨髓抑制、胃肠道反应、巨幼红细胞性贫血和粒细胞减少，用药期间应定期检查血常规。

其他核苷反转录酶抑制剂有嘧啶衍生物扎西他滨（zalcitabine，ddC）、司他夫定（stavudine，d4T）、拉米夫定（lamivudine，3T）等和嘌呤衍生物去羟肌苷（didanosine，ddI）、阿巴卡韦（abacavir，ABC），均为天然核苷类的人工合成品，与齐多夫定有相同的作用机制。

（二）非核苷反转录酶抑制剂

奈韦拉平（nevirapine）：结合 HIV 反转录酶的活性中心，阻断反转录酶活性，抑制 HIV 的复制。有效预防 HIV 从感染孕妇到胎儿的子宫转移发生率，也可治疗分娩后 3 d 内的新生儿 HIV 感染。因易产生耐药性，不单独应用于 HIV 感染，常与核苷反转录酶抑制剂合用。常见不良反应为皮疹，轻微者可以继续服药，严重者应立即停药；其他不良反应有胃肠道反应、头痛、嗜睡、抑郁、皮肤损害、肝坏死甚至器官衰竭等。

其他非核苷反转录酶抑制剂有地拉韦啶（delavirdine）、依法韦恩茨（efavirenz）。

（三）蛋白酶抑制剂

蛋白酶抑制剂包括利拖那韦（ritonavir）、英地那韦（indinavir）、安普那韦（amprenavir）、奈非那韦（nelfinavir）、沙奎那韦（saquinavir）。通过抑制蛋白酶活性，阻止前体蛋白裂解，导致未成熟的非感染性病毒颗粒堆积，产生抗病毒作用。临床需与其他抗 HIV 药联合应用。

四、抗疱疹病毒药

阿昔洛韦（acyclovir，无环鸟苷）：口服吸收差，生物利用度低。血浆蛋白结合率很低，体内分布广，可透过血-脑屏障。经肝代谢转化为三磷酸无环鸟苷，主要经肾排泄。竞争性抑制病毒 DNA 多聚酶，阻止病毒 DNA 合成。对单纯疱疹病毒作用最强，对水痘-带状疱疹病毒、EB 病毒作用稍弱，对乙肝病毒有一定作用。临床主要用于单纯疱疹所致的各种感染，也用于带状疱疹、艾滋病患者并发水痘-带状疱疹等。是治疗单纯疱疹病毒感染、水痘-带状疱疹病毒感染的首选药。不良反应较少，常见消化道反应、头痛和皮疹，静脉给药可致静脉炎症。

伐昔洛韦（valaciclovir）：阿昔洛韦二异戊酰胺酯，口服吸收后迅速转化为阿昔洛韦。抗病毒活性、作用机制及耐药性与阿昔洛韦相同。生物利用度高于阿昔洛韦,不良反应较轻。

更昔洛韦(ganciclovir):对单纯疱疹病毒抑制作用与阿昔洛韦相似,对巨细胞病毒作用强。骨髓抑制等不良反应发生率高,只用于巨细胞病毒引起的严重感染。

碘苷(idoxuridine,疱疹净):竞争性抑制胸苷酸合成酶,阻断病毒 DNA 合成,故对 DNA 病毒有效,对 RNA 病毒无效。毒性大,临床仅限于局部给药,治疗眼部或皮肤单纯疱疹病毒和水痘病毒感染;滴眼治疗人类疱疹病毒浅层角膜炎有效。可引起局部刺痛、瘙痒、睫毛脱落、结膜炎和眼睑水肿等,偶见过敏反应。长期应用可出现角膜混浊。

阿糖腺苷(idarabine,Ara-A):核苷类抗 DNA 病毒药,通过抑制 DNA 多聚酶而抑制病毒 DNA 复制。临床静脉滴注用于治疗单纯疱疹病毒性脑炎,也用于角膜炎、新生儿单纯疱疹、艾滋病患者合并带状疱疹等。常见不良反应为胃肠道反应,静脉滴注可出现血栓性静脉炎,剂量过大可引起骨髓抑制、肝肾损害。妊娠期妇女及婴儿禁用。

五、抗肝炎病毒药

目前对病毒性肝炎的治疗还没有特效药。抗病毒治疗的主要对象仅为慢性病毒性肝炎和急性丙型肝炎,只能达到抑制的目的,绝大多数无根治作用。

阿德福韦(adefovir dipivoxil):在细胞内被磷酸激酶转化为具有活性的二磷酸盐,抑制乙肝病毒 DNA 复制,改善肝组织炎症、坏死和纤维化。适用于 HBeAg 和乙肝 DNA 阳性、ALT 增高的慢性乙肝患者。

制剂及用法

制霉菌素 片剂:50 万 U/片,一次 50 万 U~100 万 U,一日 3~4 次。
克霉素 软膏、霜剂(3% 或 5%)供外用。
特比萘芬 片剂:125 mg/片,一次 250 mg,一日 1 次。霜剂(1%)外用。
两性霉素 B 粉针剂 5 mg、25 mg,溶于 5% 葡萄糖注射液中静脉滴注。
酮康唑 片剂:200 mg/片,一次 200 mg,一日 1 次顿服。洗剂、霜剂局部外用。
氟康唑 片剂:50 mg/片,100 mg/片,一次 200 mg,一日 1 次顿服,首日加倍。
伊曲康唑 片剂:100 mg/片,200 mg/片,一次 100~200 mg,一日 1 次顿服。
咪康唑 胶囊:250 mg/粒,一次 250~500 mg,一日 2 次。软膏局部应用。
氟胞嘧啶 片剂:250 mg/片,500 mg/片,一日 100~150 mg/kg,分 3~4 次服用。
盐酸金刚烷胺 片剂 100 mg/片,一次 100 mg,一日 2 次,连用不超过 10 d。
奥司他韦 胶囊:75 mg/粒,一次 75 mg,一日 2 次,连用 5 d。
碘苷 滴眼液:8 mg/mL,每 2 h 一次滴眼。
阿昔洛韦 胶囊:200 mg/粒,一次 200 mg,每 4 h 一次。霜膏剂外用。
伐昔洛韦 200 mg/片,300 mg/片,一次 300 mg,一日 2 次。
利托那韦 软胶囊:100 mg/粒,一次 300 mg,一日 2 次,之后每 2~3 日每次用量增加 100 mg,直至一次 600 mg,一日 2 次。
奈韦拉平 片剂:200 mg/片,成人先导期剂量一次 200 mg,一日 1 次,连用 14 d,后一日 2 次。一次 200 mg。

利巴韦林　片剂:50 mg/片,100 mg/片,一日 800～1 000 mg,分 3～4 次服。
齐多夫定　胶囊:100 mg/粒,一次 200 mg,每 4 h 一次。
阿德福韦　片剂:10 mg/片,一次 10 mg,一日 1 次。

同步练习

单项选择题

1. 对深部真菌感染有较好疗效的药物是(　　)
   A. 酮康唑　　　　　　　　　B. 灰黄霉素
   C. 两性霉素 B　　　　　　　D. 制霉菌素
   E. 克霉唑

2. 仅对浅表真菌感染有效的药物是(　　)
   A. 灰黄霉素　　　　　　　　B. 制霉菌素
   C. 克霉唑　　　　　　　　　D. 伊曲霉素
   E. 酮康唑

3. 对浅部和深部真菌感染都有效的是(　　)
   A. 制霉菌素　　　　　　　　B. 两性霉素 B
   C. 氟胞嘧啶　　　　　　　　D. 氟康唑
   E. 特比萘芬

4. 金刚烷胺经常使用于预防(　　)
   A. 流感病毒　　　　　　　　B. 麻疹病毒
   C. 腮腺炎病毒　　　　　　　D. 乙肝病毒
   E. 丙肝病毒

5. 用于抗艾滋病病毒的药物是(　　)
   A. 利巴韦林　　　　　　　　B. 扎那米韦
   C. 齐多夫定　　　　　　　　D. 阿昔洛韦
   E. 碘苷

6. 对阿昔洛韦不敏感的病毒是(　　)
   A. 单纯疱疹病毒　　　　　　B. 带状疱疹病毒
   C. 乙型肝炎病毒　　　　　　D. 水痘病毒
   E. 生殖器疱疹病毒

7. 抑制流感病毒神经氨酸酶,干扰成熟病毒自宿主细胞的释放过程的药物是(　　)
   A. 奥司他韦　　　　　　　　B. 阿糖胞苷
   C. 羟基脲　　　　　　　　　D. 甲氨蝶呤
   E. 巯嘌呤

单项选择题参考答案:1. C　2. A　3. D　4. A　5. C　6. D　7. A

(漯河医学高等专科学校　孙明振)

第四十一章 抗寄生虫药

> **学习目标**
> 1. 掌握甲硝唑的作用、应用及不良反应。
> 2. 熟悉抗阿米巴病药、抗滴虫病药、抗肠蠕虫病药的临床选用。
> 3. 了解疟原虫生活史及抗疟药的作用环节、抗血吸虫病药的应用及不良反应。

第一节 抗疟药

一、疟原虫的生活史和抗疟药的作用环节

疟疾是由疟原虫引起的雌性按蚊传播的传染病。致病疟原虫主要有间日疟原虫、三日疟原虫、恶性疟原虫和卵形疟原虫,分别引起间日疟、三日疟、恶性疟和卵形疟。抗疟药是用于防治疟疾的药物。疟原虫不同的发育阶段对各类抗疟药的敏感性不同。

疟原虫生活史基本相同,可分为雌性按蚊体内的有性生殖(孢子增殖)和人体内的无性生殖(裂体增殖)两个阶段。

1. 有性生殖阶段(蚊体内) 雌性按蚊吸吮疟疾患者的血后,人体中的雌雄配子体随血液进入蚊体内形成合子,并在蚊体内进一步发育成熟为大量子孢子,移行于蚊子的唾液腺,通过吸血再次注入人体,成为疟疾流行传播的根源,此时按蚊具有传染性。伯氨喹能杀灭迟发型子孢子及配子体,可阻止复发和传播。

2. 无性生殖阶段(红细胞外期和红细胞内期)

(1) 红细胞外期 受感染的按蚊叮咬人体,将唾液中的子孢子输入人体,子孢子随血液循环侵入肝细胞,在肝细胞内经 10~14 d 发育为成熟裂殖体,生成大量。此时无临床症状,为潜伏期。乙胺嘧啶能杀灭裂殖子,可作为病因性预防药。

间日疟原虫和卵形疟原虫的部分孢子(迟发型子孢子)侵入肝细胞后,在肝细胞内经数月休眠,后再裂体增殖。成为疟疾远期复发的根源。

(2)红细胞内期 肝细胞破裂释放大量裂殖子,随血液循环侵入红细胞,发育成为滋养体,再形成裂殖体,破坏红细胞后,释放出大量裂殖子、代谢物及红细胞破坏后所产生的变性蛋白,可刺激机体出现临床症状,表现为寒战、高热等;从红细胞释放的裂殖子又侵入新的红细胞进行裂体繁殖,导致症状反复发作。红细胞内的疟原虫裂体增殖3~5代后,部分裂殖子发育成雌、雄配子体。氯喹、奎宁、青蒿素等药物能杀灭红细胞内期的裂殖体,可控制症状发作。

二、常用抗疟药

(一)主要用于控制症状的抗疟药

氯喹(chloroquine)

人工合成的4-氨基喹啉类衍生物。常用其磷酸盐。

【体内过程】 口服吸收快而完全,抗酸药干扰其吸收。吸收后广泛分布于各组织,肝、脾、肺等组织中的浓度为血浆浓度的200~700倍;红细胞内的浓度为血药浓度的10~20倍,受感染的红细胞中药物浓度比正常红细胞中药物浓度约高25倍。在肝内代谢为去乙基氯喹,仍有抗疟作用。代谢物及小部分原形经肾排泄,酸化尿液可促进排泄。因代谢及排泄均缓慢,故作用持久。

【药理作用与临床应用】

1. 抗疟作用 氯喹可杀灭红细胞内期裂殖体,快效、强效、作用持久。一般服药后1~2d症状消退,2~3d血中疟原虫消失。控制疟疾症状的首选药,也可预防性控制症状发作。临床治疗良性疟和恶性疟的急性发作。对子孢子、休眠体和配子体无效,不能用于病因性预防及控制复发和传播。

2. 抗肠外阿米巴病 氯喹在肝中浓度高,可杀灭阿米巴滋养体,适用于治疗阿米巴肝脓肿。

3. 免疫抑制 大剂量具有免疫作用,可用于红斑狼疮、类风湿关节炎、肾病综合征等。

【不良反应】 常用量不良反应较少,可有胃肠道反应、头痛、头晕、耳鸣及皮疹等,停药后可自行消失;大量用药可发生视网膜病、听力障碍、心律失常、粒细胞减少等,应严密观察,发现毒性反应立即停药;有致畸作用,孕妇禁用。

奎宁(quinine)

奎尼丁的左旋体,是从金鸡纳树皮中提取的一种生物碱

【体内过程】 口服吸收快而完全,吸收后分布于全身组织,肝内浓度最高。在肝内被氧化分解失效,代谢产物及小部分原形经肾排泄。

【作用与应用】 奎宁对红细胞内疟原虫有抑制和杀灭作用,可迅速控制临床症状。其疗效比氯喹弱且不良反应差,但不易产生耐药性,可用于耐氯喹或耐多药的恶性疟疾,特别是脑型恶性疟。尚有解热镇痛、心肌抑制、兴奋子宫平滑肌等作用。

【不良反应】

1. 金鸡纳反应 血浆药物浓度超过30~60 μmol/L时可出现金鸡纳反应,表现为

头痛、恶心、呕吐、耳鸣、视听力减退等症状,一般在停药后可恢复。

2. **特异质反应** 葡萄糖 6-磷酸脱氢酶(G-6-PD)缺乏者可出现急性溶血。

3. **心血管系统症状** 剂量过大可致低血压、心律失常、休克甚至危及生命。心脏病患者慎用。

4. **其他** 刺激胰岛素释放,降低血糖;对子宫有兴奋作用,孕妇禁用。

青蒿素(artemisinin):我国学者从黄花蒿中提取的一种抗疟药,对耐药疟原虫有效,受到国内外广泛重视。口服吸收迅速,广泛分布于各组织,易透过血-脑屏障,代谢产物经肾排泄。青蒿素对各种疟原虫的红细胞内期裂殖体均有强大杀灭作用,对红细胞外期无效。临床可用于控制间日疟和恶性疟的症状,对耐氯喹的恶性疟和脑型疟疗效较好,但在体内消除快,维持时间短,不易彻底杀灭疟原虫,故复发率较高。不良反应少,偶见胃肠道反应、白细胞减少、一过性心脏传导阻滞等;有致畸作用,孕妇禁用。

青蒿琥酯(artesunate):青蒿素水溶性衍生物,作用与青蒿素相同但抗疟效果较强,能迅速控制疟疾发作,主要用于脑型疟疾及各种危重疟疾的抢救。

蒿甲醚(artemtherin):青蒿素脂溶性衍生物。作用与青蒿素相同但抗疟效果较强,可制成油针剂注射给药,用于治疗恶性疟疾,显效迅速。

(二)主要用于控制复发和传播的抗疟药

伯氨喹(primaquine):口服吸收快,分布广泛,肝中浓度较高,体内代谢快,代谢产物经肾排泄。对间日疟和卵形疟的休眠子有较强的杀灭作用,是控制复发和传播的首选药;与氯喹合用可达到根治间日疟的效果,防止恶性疟的传播,减少耐药性的产生。对红细胞内期的疟原虫作用弱,不能用于控制疟疾症状。治疗量不良反应少,可出现胃肠道反应、头晕等反应,停药后可消失;大剂量毒性大,可发生高铁血红蛋白症伴有发绀;葡萄糖 6-磷酸脱氢酶缺乏者,可发生急性溶血。

(三)主要用于病因性预防的抗疟药

乙胺嘧啶(pyrimethamine):口服吸收慢而完全,半衰期长,为 80~95 h,有效血药浓度可维持 2 周。通过抑制二氢叶酸还原酶阻止疟原虫的裂体增殖,是病因性预防的首选药;对成熟的裂殖体无效,不能控制疟疾急性发作症状。若与磺胺类药物合用,可使疟原虫的体内叶酸代谢受到双重阻断,产生协同作用并延缓耐药性的发生。治疗量一般无不良反应。长期大量服用可引起巨幼红细胞性贫血、粒细胞减少症,及时停药或服用甲酰四氢叶酸治疗可恢复。

第二节 抗阿米巴病药及抗滴虫病药

(一)抗阿米巴病药

阿米巴病是由溶组织阿米巴原虫引起的寄生虫病。阿米巴原虫的生活史有三个阶段:包囊、小滋养体和大滋养体。阿米巴包囊在肠内发育成小滋养体,在适宜条件下在结肠黏膜下层形成大滋养体。大滋养体引起肠道内和肠道外感染。

甲硝唑(metronidazole,灭滴灵)

人工合成的硝基咪唑类化合物。

【体内过程】 口服吸收迅速而完全,生物利用度高。分布广,渗入全身组织和体液可通过胎盘屏障和血-脑屏障。在肝内代谢,大部分以原形经肾排泄,小部分随唾液、乳汁、阴道分泌物及精液排泄。

【作用与应用】

1. 抗阿米巴病 对肠内外大、小滋养体均有强大杀灭作用,但对阿米巴原虫和包囊无明显作用。是治疗肠内、肠外阿米巴病的首选药,不能用于治疗无症状的包囊携带者。

2. 抗滴虫病 口服后分布于阴道分泌物、精液和尿液中,对阴道毛滴虫有强大的直接杀灭作用,并对阴道内的正常菌群无影响,是治疗阴道滴虫感染的首选药。对男女患者均有良好疗效,已婚患者,配偶双方应同时使用。

3. 抗厌氧菌感染 对革兰阳性或革兰阴性厌氧菌均有较强杀灭作用,对需氧菌和兼性需氧菌无效。目前作为抗厌氧菌感染的首选药,常用于厌氧菌感染引起的败血症、产后盆腔炎和骨髓炎等,也可与其他抗菌药物合用防治妇科手术、胃肠外科手术时厌氧菌感染。

4. 抗贾第鞭毛虫病 目前治疗贾地鞭毛虫感染的有效药物,治愈率达90%。

【不良反应】

1. 胃肠道反应 口服有苦味、金属味感,出现恶心、呕吐、食欲减退、腹泻等。一般较轻,患者可耐受。

2. 神经系统症状 出现头痛、眩晕、肢体感觉异常及共济失调等,极少发生,一旦发生应立即停药。

3. 过敏反应 少数人可出现皮肤黏膜的过敏反应,停药后可恢复。

4. 双硫仑反应 使用本药期间和停用1周内禁止含乙醇的饮品。

替硝唑(tinidazole):咪唑类衍生物。抗阿米巴病疗效与甲硝唑相似但毒性较小;对阴道滴虫病、贾第鞭毛虫病、兰伯鞭毛虫病也有疗效。

二氯尼特(diloxanide):二氯乙酰胺类衍生物,可直接杀灭阿米巴小滋养体,间接肃清阿米巴包囊,是目前最有效的阿米巴包囊杀灭药。治疗无症状或症状轻微的包囊携带者的首选药;可用于慢性阿米巴痢疾,也可防止由甲硝唑控制症状后的急性阿米巴痢疾复发;对肠外阿米巴病无效。不良反应较轻,患者可耐受,偶有恶心、呕吐、皮疹等。

巴龙霉素(paromomycin):氨基苷类抗生素,通过抑制蛋白质合成直接杀灭阿米巴滋养体;抑制阿米巴共生菌,间接抑制阿米巴原虫。临床用于治疗急性阿米巴痢疾。

氯喹(chloroquine):抗疟药,有杀灭阿米巴滋养体的作用。临床用于甲硝唑无效或禁忌的阿米巴肝脓肿。

衣米丁和去氢衣米丁:对组织中的阿米巴滋养体有杀灭作用,但对肠中的滋养体及包囊无效。因毒性大,仅限于甲硝唑治疗无效或禁用的急性阿米巴痢疾与阿米巴肝脓肿。不良反应有心脏毒性、肌无力、震颤、疼痛等。

（二）抗滴虫病药

滴虫病主要是由阴道毛滴虫所引起的滴虫性阴道炎、尿道炎和前列腺炎。甲硝唑是治疗滴虫病的首选药。耐甲硝唑的滴虫感染可考虑选用乙酰砷胺。

乙酰砷胺（acetarsone）：对阴道滴虫有直接杀灭作用，毒性大，仅供外用，有轻度的局部刺激作用，可使阴道分泌物增多。该药有局部刺激作用，使阴道分泌物增多或产生皮疹。

第三节 抗吸虫药

吡喹酮（praziquantel）：人工合成吡嗪异喹啉衍生物，具有广谱抗蠕虫作用，作用强大。有效浓度的吡喹酮引起虫体痉挛性麻痹，失去吸附能力，脱离宿主组织，转移至肝被吞噬细胞破坏；较高浓度时损伤虫体表膜，暴露抗原，虫体在宿主防御机制参与下被破坏。对日本血吸虫、曼氏血吸虫、埃及血吸虫成虫有快速杀灭作用，对幼虫作用弱，是目前抗血吸虫病的首选药。对其他吸虫如肺吸虫、华支睾吸虫、姜片虫及各种绦虫也有显著杀灭作用。不良反应可见胃肠道反应及头痛、头晕、肌震颤等；少数患者有心电图异常、中毒性肝炎等症状。

第四节 抗线虫药

阿苯达唑（albendazole，丙硫咪唑，肠虫清）：广谱驱虫药，具有广谱、高效、低毒的特点。通过影响虫体对糖的摄取利用，减少ATP合成，阻断虫体生长繁殖，能杀灭多种肠道线虫、绦虫和吸虫的成虫及虫卵。临床主要治疗蛔虫、钩虫、蛲虫、鞭虫感染，是治疗肠线虫病的首选药；也可用于治疗棘球蚴病、囊虫病。不良反应较少而轻，可出现短暂消化道反应和头晕、头痛、血清转氨酶等症状，停药后可自行缓解。孕妇、2岁以下儿童及肝、肾功能不全者禁用。

甲苯咪唑（mebendazole）：阿苯达唑的同类物，作用机制与阿苯达唑相似，为广谱驱肠虫药，对多种线虫的成虫和幼虫有杀灭作用。口服难以吸收，多聚集于肠道，有利于杀灭肠道内的寄生虫且对宿主影响小。临床用于治疗蛔虫、钩虫、鞭虫感染，尤其适用于混合感染。孕妇、2岁以下儿童及肝、肾功能不全者禁用。

噻嘧啶（Pyrantel）：人工合成四氢嘧啶衍生物，广谱抗肠虫药。抑制虫体胆碱酯酶使乙酰胆碱堆积，可使虫体肌肉痉挛性麻痹，最终导致虫体不能附着宿主肠壁而排出体外。临床主要用于蛔虫、钩虫、蛲虫单独感染或混合感染，是治疗蛔虫病首选药物之一。

哌嗪（Piperazine，驱蛔灵）：常用驱蛔虫药，对蛔虫和蛲虫具有较强驱除作用，能通过改变虫体肌细胞膜的通透性，引起膜超极化，阻断虫体神经肌肉接头传递，使虫体肌肉麻痹，最终导致虫体不能附着宿主肠壁，随肠蠕动经粪排出。临床主要用于治疗蛔虫所致的不完全肠梗阻和早期胆道蛔虫。

左旋咪唑（Levamisole）：广谱驱肠虫药，选择性抑制虫体肌肉内琥珀酸脱氢酶，减少能量产生,虫体肌肉持续收缩而致痉挛性麻痹,随肠蠕动被排出。驱蛔虫效果最佳,比哌嗪的驱蛔虫作用强而快。临床治疗蛔虫和钩虫混合感染及肠道蛔虫所致不完全肠梗阻。不良反应较轻,可见胃肠道反应、头晕、肝功能异常等。

第五节　抗绦虫药

氯硝柳胺(Niclosamide,灭绦灵):口服难吸收,肠道内浓度高。通过抑制虫体线粒体氧化磷酸化过程,阻碍 ATP 的产生,影响虫体的发育。可杀死绦虫成虫的头节和体节前段,对虫卵无效。临床用于治疗牛绦虫病和猪绦虫病感染;还能杀灭田间钉螺、血吸虫尾蚴及毛蚴,下水前涂于皮肤可预防急性血吸虫感染和稻田皮炎。不良反应有头晕、胸闷、腹痛、发热及皮肤瘙痒等。

制剂及用法

磷酸氯喹　片剂:75 mg/片,250 mg/片。控制疟疾发作:首剂 1 000 mg,6 h 后 500 mg,第 2、3 日各服 500 mg。

硫酸奎宁　片剂:300 mg/片,一次 300~600 mg,一日 3 次,连服 5~7 d。

青蒿素　片剂:100 mg/片,首剂 1 000 mg,6 h 后再服 500 mg,第 2、3 日各服 500 mg。

磷酸伯氨喹　片剂:13.2 mg/片。根治间日疟:一次 13.2 mg,一日 3 次,连用 7 d。

乙胺嘧啶　片剂:6.25 mg/片,一次 25 mg,1 周 1 次,进入疫区前 1 周开始服用,用至离开疫区后 4 周。

甲硝唑　片剂:200 mg/片。阿米巴病:一次 500 mg,一日 2 次,疗程 5~7 d。

衣米丁　注射剂:30 mg/mL,一日 1 mg/kg,一次深部肌内注射,连用 5 d。

吡喹酮　片剂:200 mg,一次 10 mg/kg,一日 3 次,连服 2 d。

利福平　片剂:150 mg/片,300 mg/片,一次 450~600 mg,一日 1 次顿服。

乙胺丁醇　片剂:250 mg/片,一日 15 mg/kg,一日 1 次顿服。

甲苯达唑　片剂:50 mg/片,一次 200 mg 顿服。

阿苯达唑　片剂:100 mg/片,一次 400 mg 顿服。

枸橼酸哌嗪　片剂:250 mg/片,500 mg/片,成人一次 3~3.5 g,睡前顿服,连服 2 d。

氯硝柳胺　片剂:500 mg/片,首次 1 g,1 h 后再服 1 g,2 h 后服硫酸镁导泻。

单项选择题

1. 下列可用于控制疟疾复发和传播的药物是(　　)
   A. 氯喹　　　　　　　　　　　　B. 奎宁
   C. 青蒿素　　　　　　　　　　　D. 伯氨喹

E. 青蒿琥酯

2. 主要用于病因性预防的抗疟药是(　　)
　　A. 氯喹　　　　　　　　　B. 乙胺嘧啶
　　C. 伯氨喹　　　　　　　　D. 青霉素
　　E. 奎宁

3. 对肠内外阿米巴病均有良效的药物是 (　　)
　　A. 红霉素　　　　　　　　B. 四环素
　　C. 甲硝唑　　　　　　　　D. 青霉素
　　E. 庆大霉素

4. 下列哪项不属于甲硝唑的不良反应(　　)
　　A. 食欲不振、恶心、呕吐　　B. 口腔金属味
　　C. 可引起过敏反应　　　　D. 心血管反应
　　E. 致癌、致畸

5. 对钩虫、蛔虫、蛲虫、鞭虫、绦虫感染均有效的药是(　　)
　　A. 哌嗪　　　　　　　　　B. 左旋咪唑
　　C. 甲苯达唑　　　　　　　D. 噻嘧啶
　　E. 恩波吡维铵

单项选择题参考答案：1.D　2.B　3.C　4.D　5.C

(漯河医学高等专科学校　孙明振)

第四十二章 抗恶性肿瘤药

学习目标
1. 掌握常用抗恶性肿瘤药的作用、临床应用、不良反应。
2. 熟悉抗恶性肿瘤药的分类及临床用药原则。
3. 了解抗恶性肿瘤药的作用机制。

第一节 概 述

恶性肿瘤,也称癌症,是机体某些细胞无限制的快速增殖和扩散的疾病,严重危害人类健康,是目前主要致死原因之一。临床常采用手术、放射、化疗、免疫及中西医结合等方法进行综合治疗。化学药物治疗在综合治疗中仍起主导地位,而以分子靶向药物为代表的新型抗肿瘤药物治疗手段已取得突破性进展,重要性不断上升。

(一)细胞增殖周期及药物作用环节

细胞从一次分裂结束到下一次细胞分裂完成,称为细胞增殖周期,历经4个时相:DNA 合成前期(G1 期)、DNA 合成期(S 期)、DNA 合成后期(G2 期)和有丝分裂期(M 期)。根据细胞增殖特点肿瘤群分为增殖细胞群、静止细胞群(G0 期)和无增殖能力细胞群。肿瘤增殖细胞群与全部肿瘤细胞群之比称为生长比率(GF)。抗肿瘤药通过影响细胞周期的生化事件或细胞周期调控对不同周期或时相的肿瘤细胞产生细胞毒作用并延缓细胞周期的时相过渡。有的药物杀灭处于增殖周期各时相的细胞甚至包括 G0 期细胞的药物,称为细胞周期非特异性药物(CCNSA),如烷化剂、抗肿瘤抗生素等;有的药物仅对增殖周期的某些时相敏感而对 G0 期细胞不敏感的药物,称为细胞周期特异性药物(CCSA),如作用于 M 期细胞的长春碱类。

(二)抗恶性肿瘤药的分类

根据药物对细胞的作用,分为细胞毒类抗肿瘤药和非直接细胞毒类抗肿瘤药两大类。

1. 细胞毒类抗肿瘤药 细胞毒类抗肿瘤药即传统的化疗药物,在杀伤肿瘤细胞的同时,对正常的组织细胞也产生不同程度的损伤作用。

(1)按作用机制分类 ①干扰核酸合成药:如阿糖胞苷等;②影响DNA结构和功能的药物:如丝裂霉素等;③干扰转录过程阻止RNA合成的药物:如多柔比星等;④干扰蛋白质合成的药物:如长春碱类。

(2)按化学结构和来源分类 ①烷化剂,如氮芥等;②抗代谢药,如甲氨蝶呤等;③抗肿瘤抗生素,如多柔比星等;④抗肿瘤植物药,如长春新碱等;⑤其他类,如顺铂、卡铂、门冬酰胺酶等。

2.非直接细胞毒类抗肿瘤药

(1)调节体内激素平衡药。

(2)分子靶向药物:①单克隆抗体类;②小分子化合物类;③其他类。

(三)抗恶性肿瘤药的药理作用及耐药机制

肿瘤细胞的无限增殖状态是因为细胞增殖相关的基因被开启或激活而细胞分化相关的基因被关闭或抑制,抑制肿瘤细胞增殖或诱导肿瘤细胞凋亡均可发挥抗肿瘤作用。例如干扰DNA的合成。

肿瘤细胞对抗肿瘤药物产生耐药性是化疗失败的重要原因,有天然耐药性及获得性耐药性,根据耐药谱又分为原药耐药(PDR)和多药耐药(MDR)。耐药性产生的原因复杂,概括起来有以下几点:①药物的转运或摄取障碍;②药物的活化障碍;③靶酶质和量的改变;④细胞产生新的代谢途径;⑤分解酶的增加;⑥修复机制增加;⑦DNA链间或链内的交联减少;⑧特殊膜糖蛋白增加,细胞排出药物增多,目前研究较多的是P糖蛋白参与的耐药性。

第二节 常用抗肿瘤药

一、主要影响核酸合成的药物

抗肿瘤药又称抗代谢药,因为它们与核酸代谢的必需物质如叶酸、嘌呤碱、嘧啶碱的化学结构相似,竞争性拮抗相关物质代谢,干扰核酸的合成、阻止癌细胞的分裂和增殖,属于细胞周期特异性药物,主要在S期作用。不良反应主要有骨髓抑制、胃肠道反应和肝肾损害。

(一)二氢叶酸还原酶抑制剂

甲氨蝶呤(methotrexate,MTX):结构与叶酸相似,为抗叶酸药。可竞争性地抑制二氢叶酸还原酶,使二氢叶酸不能转变为四氢叶酸,阻断S期DNA的合成,同时也阻断RNA和蛋白质的生物合成。临床主要用于治疗儿童急性白血病,也用于绒毛膜上皮癌、恶性葡萄胎、头颈部肿瘤、卵巢癌及消化道癌等;鞘内注射可用于中枢神经系统白血病的预防和缓解症状。不良反应有胃肠道反应(可见口腔炎、胃炎、腹泻、便血)、骨髓抑制(最为突出,可致白细胞、血小板减少,严重者可有全血下降)、肝肾损害等。孕妇可致畸胎、死胎。

(二) 嘌呤核苷酸互变抑制剂

疏嘌呤(6-mereaptopurine,6-MP)：在体内代谢为硫代肌苷酸，可阻断肌苷酸转化为腺苷酸和鸟苷酸，干扰体内嘌呤代谢，阻碍 DNA 的合成，还可直接掺入 DNA、RNA 发挥作用。对 S 期细胞最有效，对 G1 期有延缓作用。临床主要用于急性淋巴细胞性白血病的维持治疗，大剂量对绒毛膜上皮癌有效，对恶性淋巴瘤和多发性骨髓瘤也有一定疗效。不良反应主要表现为消化道反应和骨髓抑制，偶有肝、肾损害。

(三) 胸苷酸合成酶抑制剂

氟尿嘧啶(5-fluorouracil,5-FU)：化学结构与尿嘧啶相似，本身无抗肿瘤作用，在体内代谢为有活性的 5-氟尿嘧啶脱氧核苷酸。通过抑制脱氧胸苷酸合成酶，从而影响 DNA 的生成，导致细胞死亡；还可掺入 RNA 中，干扰 RNA 的正常生理功能及影响蛋白质的合成。临床主要用于消化道癌症和乳腺癌手术后的辅助治疗；对肺癌、卵巢癌、绒毛膜上皮癌、宫颈癌、头颈部癌、膀胱癌等也有效。毒性较大，常见骨髓抑制（如白细胞、血小板减少）和消化道反应（如恶心、呕吐、胃肠黏膜出血），还可引起脱发、皮炎、色素沉着等。

(四) DNA 多聚酶抑制药

阿糖胞苷(cytarabine,Ara-C)：口服易破坏，应静脉注射给药。选择性抑制 DNA 多聚酶的活性而抑制 DNA 合成，还可掺入 DNA 中干扰其复制而发挥作用。有免疫抑制作用。临床用于治疗成人急性粒细胞白血病或单核细胞白血病。对实体瘤单独应用疗效不好，可合用 5-氟尿嘧啶等药物提高疗效。不良反应主要有骨髓抑制和胃肠道反应，表现为白细胞及血小板减少、恶心、呕吐等，还可见肝功能受损、转氨酶升高。

(五) 核苷酸还原酶抑制剂

羟基脲(hydroxyurea,HU)：抑制核苷酸还原酶，阻止 DNA 的合成。对慢性粒细胞白血病有显著疗效；可暂时缓解转移性黑色素瘤症状；用药后瘤细胞集中于 G1 期，常作为同步化疗药物以提高化疗或放疗的治疗效果。不良反应主要为骨髓抑制，甚至发生巨幼红细胞性贫血；还可见轻度消化道反应，偶见肾损伤，有致畸作用。

二、主要影响 DNA 结构与功能的药物

(一) 烷化剂

烷化剂化学性质活泼，具有烷基，能与细胞 DNA 或蛋白质中的亲核基团（氨基、羟基、羧基、磷酸基等）发生烷化反应，使 DNA 链断裂或碱基错配，损害 DNA 结构和功能，影响细胞的分裂增殖，甚至引起细胞死亡。属于细胞周期非特异性药物，能杀灭各期的肿瘤细胞。

氮芥(chlormethine)：第一个应用于临床的烷化剂。作用迅速，维持时间短，对各期细胞均有杀灭作用，适用于纵隔压迫症状明显的恶性淋巴瘤患者。目前临床主要用于霍奇金病、非霍奇金淋巴瘤等。毒性反应大，常见胃肠道反应、骨髓抑制、脱发，还有耳毒性、黄疸、月经失调及男性不育等，现已少用。

环磷酰胺(cyclophosphamide,cytoxan,CTX)：氮芥衍生物，本身无抗肿瘤活性，在肝内代谢为磷酰胺氮芥，与 DNA 起烷化作用而发挥抗肿瘤作用。抗瘤谱广，是目前广

泛应用的烷化剂。临床主要用于恶性淋巴瘤的治疗,也用于多发性骨髓瘤、急性淋巴细胞白血病、卵巢癌、乳腺癌、鼻咽癌、肺癌、神经母细胞瘤等恶性肿瘤的治疗。常见的不良反应主有骨髓抑制、恶心、呕吐、脱发及出血性膀胱炎等。

噻替哌(thiotepa,TEPA):乙酰亚胺类烷化剂,化学性质非常活泼。与细胞内 DNA 的碱基结合,抑制肿瘤细胞的分裂。抗瘤谱广,作用快而强,临床用于治疗乳腺癌、卵巢癌、消化道癌、膀胱癌、肝癌、宫颈癌、肺癌等。不良反应主要为骨髓抑制作用,还可引起白细胞和血小板减少,但较氮芥轻。

白消安(busulfan,马利兰):甲烷磺酸酯类,在体内解离后起烷化作用。小剂量选择性抑制粒细胞的生成,大剂量可抑制血小板及红细胞,抑制淋巴细胞作用微弱。临床主要用于治疗慢性粒细胞白血病,也用于治疗中枢神经系统肿瘤,对急性白血病无效。不良反应主要为胃肠道反应及骨髓抑制,可引起再生障碍性贫血,久用可致肺纤维化、闭经或睾丸萎缩。

(二)铂类配合物

顺铂(cisplatin):二价铂与两个氯原子、两个氨基结合的含铂无机络合物。作用类似烷化剂,在体内将氯解离后,二价铂与 DNA 上的碱基形成交叉联结,破坏 DNA 的结构和功能,高浓度亦可抑制 RNA 和蛋白质的合成。具有抗瘤谱广,对乏氧肿瘤细胞有效的特点。临床主要用于实体瘤的治疗,如卵巢癌、膀胱癌、乳腺癌、肺癌、鼻咽癌、头颈部癌等,对非精原细胞性睾丸瘤最为有效,常与环磷酰胺、长春新碱和博来霉素等合用。不良反应主要为消化道反应、肾毒性、耳毒性、周围神经炎等,对胰腺亦有毒性。

卡铂(carboplatin,碳铂):第二代铂类抗肿瘤药,抗肿瘤作用与顺铂相似,但水溶性较好,肾毒性、消化道反应、耳毒性较顺铂小,已在临床广泛使用。

奥沙利铂(oxaliplatin):第三代铂类抗肿瘤药,作用机制与顺铂类似,但抗肿瘤作用更强,毒性更低。对大肠癌和卵巢癌有较好的疗效,对胃癌、非霍奇金淋巴瘤、非小细胞肺癌和头颈部肿瘤也有效。

(三)抗生素类

丝裂霉素(mitomycin,MMC):由链霉菌提取,分子中含有乙撑亚胺及氨甲酰酯基团,作用与烷化剂相似,与 DNA 形成交联,抑制 DNA 复制,能使部分已形成的 DNA 崩解,对 RNA 也有抑制作用。属于细胞周期非特异性药物。抗瘤谱广,作用强。临床可用于胃癌、乳腺癌、肺癌、结肠癌、胰腺癌、慢性粒细胞白血病、恶性淋巴瘤等,与其他抗肿瘤药合用可提高疗效。不良反应主要有明显的骨髓抑制及胃肠反应,偶见心、肺、肝、肾毒性及间质性肺炎,注射局部刺激性较大。

博来霉素(bleomycin,BLM):多种糖肽抗生素的混合物。肿瘤组织中药物浓度较高,能与铜或铁离子结合,使氧分子形成氧自由基及羟自由基,从而使 DNA 单链及双链断裂,阻止 DNA 复制。属于细胞周期非特异性药物,但对 G2 期细胞作用较强。临床主要用于治鳞状上皮癌(头、颈、口腔等),也可用于淋巴瘤的联合治疗。对骨髓影响小,不良反应主要有发热、脱发等,大剂量可引起间质性肺炎及肺纤维化。

(四)拓扑异构酶抑制剂

喜树碱类:从我国特有植物喜树中提取的生物碱或衍生物,有喜树碱(camptothecin,CPT)、羟喜树碱(hydrocamptothecin,HCPT)等。抑制 DNA 拓扑异构酶

I,阻断DNA合成。属细胞周期非特异性药物,但对S期细胞作用强。临床主要用于肝癌、胃癌、肠癌、绒毛膜上皮癌、恶性葡萄胎、急慢性粒细胞白血病等。不良反应主要有泌尿道刺激症状、胃肠道反应及骨髓抑制、脱发等。

三、干扰转录过程和阻止RNA合成的药物

放线菌素D(dactinomycin D):多肽类抗生素。嵌入到DNA双螺旋链中相邻的鸟嘌呤和胞嘧啶碱基对之间,阻碍RNA多聚酶的功能,阻止RNA特别是mRNA的合成。属周期非特异性药物,但对G1期作用较明显,且可阻止G1期向S期转变。抗瘤谱窄,对恶性淋巴瘤、肾母细胞瘤、恶性葡萄胎、绒毛膜上皮癌、横纹肌肉瘤、霍奇金病及神经母细胞瘤等有效。不良反应常见恶心、呕吐、口腔炎、骨髓抑制、脱发、皮炎等。

蒽环类抗生素:有多柔比星(adriamycin,阿霉素)、柔红霉素(daunorubicin,DNR)等,作用机制相似。能嵌入DNA碱基对中,阻止转录,影响DNA的复制及RNA的合成。属于细胞周期非特异性药物,对S期细胞作用较强。抗瘤谱广,临床主要用于耐药的急性淋巴细胞白血病或粒细胞白血病、恶性淋巴瘤、乳腺癌、卵巢癌、小细胞肺癌、胃癌、肝癌等。缓解期短,可与其他抗肿瘤药合用。不良反应主要是骨髓抑制、消化道反应、脱发及心脏毒性等。

四、抑制蛋白质合成与功能的药物

长春碱(inblastin,VLB)和长春新碱(incristin,VCR):夹竹桃科长春花植物所含的生物碱。与微管蛋白结合,抑制微管聚合,阻断纺锤丝的形成,使细胞有丝分裂停止于中期;还可干扰RNA多聚酶和蛋白质合成。长春碱比长春新碱抗肿瘤作用稍强。属于细胞周期特异性药物,主要作用于细胞周期的M期,对G1期细胞也有作用。长春碱主要用于急性白血病、恶性淋巴瘤及绒毛膜上皮癌;长春新碱对儿童淋巴细胞性白血病疗效较好,对霍奇金病和淋巴肉瘤也有疗效,常与其他抗癌药合用。常见的不良反应主要为骨髓抑制、神经毒性、消化道反应、脱发、局部刺激等。

紫杉醇(paclitaxel):近年来受到广泛重视的抗肿瘤药,是从紫杉及红豆杉植物中提取的有效成分。选择性地促进微管蛋白聚合并抑制其解聚,影响纺锤体的功能,抑制细胞的有丝分裂。对乳腺癌、卵巢癌有独特的疗效,对肺癌、食管癌、大肠癌、恶性黑色素瘤、头颈部癌、淋巴瘤及脑瘤等亦有疗效。不良反应主要有骨髓抑制、胃肠道反应、心脏毒性、神经毒性及过敏反应等。

三尖杉生物碱类(harringtonine):从三尖杉属植物提取所得,有三尖杉碱(harringtonine)和高三尖杉碱(homoharringtonine)。抑制蛋白质合成的起始阶段,使核糖体分解,蛋白质合成及有丝分裂停止。属细胞周期非特异性药物,但对细胞S期作用明显。临床用于治疗急性粒细胞白血病疗效较好,还可用于急性单核细胞白血病、慢性粒细胞白血病及恶性淋巴瘤等的治疗。不良反应有骨髓抑制、胃肠道反应、脱发、心脏毒性等。

L-门冬酰胺酶(lasparaginase):是细胞所需的重要氨基酸,某些肿瘤细胞不能自行合成,需从细胞外摄取。L-门冬酰胺酶能将血清门冬酰胺水解而使细胞缺乏门冬酰胺,细胞生长受到抑制。正常细胞能自身合成门冬酰胺,故不受本药影响。临床主

要用于急性淋巴细胞白血病。不良反应常见胃肠道反应,偶见过敏反应,用时应做皮试。

五、调节体内激素平衡的药物

乳腺癌、前列腺癌、甲状腺癌、宫颈癌、卵巢癌、睾丸癌等与相应的激素失调有关。某些激素或其拮抗剂通过改善体内激素失调状态而抑制某些肿瘤生长。抗肿瘤时无细胞毒性反应,但激素使用不当诱发也会造成较多不良反应。

糖皮质激素:用于抗肿瘤的本类药有泼尼松(prednisone)、泼尼松龙(prednisolone)、地塞米松(dexamethaone)等。因其有免疫抑制作用,能抑制淋巴细胞增殖。对急性淋巴白血病及恶性淋巴瘤疗效好,作用快但不持久,易产生耐药性;对其他肿瘤无治疗作用。因抑制免疫功能易引起感染而助长肿瘤的扩散,仅在恶性肿瘤引起发热不退、毒血症状明显时,短期少量应用改善症状等。

雄激素:常用药物有丙酸睾酮(testosteronepropionate)和二甲基睾酮(methyltestosterone),可对抗催乳素的乳腺刺激作用,还能减少雌激素的分泌和直接对抗雌激素,从而抑制乳腺癌的生长。临床主要用于晚期乳腺癌,尤其对骨转移者疗效较佳。

雌激素:常用药物有己烯雌酚(diethylstilbestrol),能减少雄激素的分泌且能直接对抗雄激素,抑制前列腺癌的生长发育。临床主要用于前列腺癌;还可用于治疗绝经期乳腺癌,机制不明。

他莫昔芬(tamoxifen,三苯氧胺):人工合成抗雌激素药,是雌激素受体的部分激动剂,具有雌激素样作用,能与雌二醇竞争雌激素受体,从而抑制雌激素依赖性肿瘤细胞生长。临床用于乳腺癌和卵巢癌,对雌激素受体阳性及绝经后患者疗效好。

六、分子靶向药物

(一)蛋白激酶信号转导通路抑制剂

曲妥珠单抗(trastuzumab,Herceptin):重组人单克隆抗体,选择性地结合表皮生长因子受体2(HER-2),阻断HER-2信号转导通路,抑制HER-2过度表达的肿瘤细胞增殖。临床用于治疗HER-2过度表达的转移性乳腺癌。不良反应有消化道反应、关节痛、背痛、胸痛、头痛、寒战、发热等。

西妥昔单抗(cetuximab)、**帕尼单抗**(panitumumab)、**尼妥珠单抗**(nimotuzumab):选择性地结合表皮生长因子受体1(HER-1),拮抗EGFR信号转导通路后抑制由该受体介导的肿瘤增殖。西妥昔单抗及帕尼单抗临床主要用于转移性结直肠癌,西妥昔单抗亦可用于头颈部肿瘤。尼妥珠单抗是我国研发的人源化单抗,临床用于HER-1阳性表达的鼻咽癌治疗。

伊马替尼(imatinib)、**达沙替尼**(dasatinib)、**尼洛替尼**(nilotinib):蛋白酪氨酸激酶Bcr-Abl抑制剂。临床主要用于慢性粒细胞白血病和晚期转移性胃肠间质瘤的治疗。不良反应有胃肠道反应、液体潴留、肌肉骨骼疼痛及头痛、乏力等,严重的不良反应有血液系统毒性及肝损伤。

吉非替尼(gefitinib)、**埃洛替尼**(erlotinib):ErbB1/EGFR酪氨酸激酶抑制剂,可阻

断 EGFR 的激酶活性及其下游信号通路。临床用于晚期或转移的非小细胞肺癌二线治疗。不良反应主要为腹泻、恶心、呕吐等消化道症状及丘疹、瘙痒等。

拉帕替尼(lapatinib)：可阻断 ErbB1/EGFR 和 ErbB2/HER-2 的酪氨酸激酶活性，抑制有受体信号途径介导的肿瘤增殖和转移。主要用于过表达 HER-2 的晚期或转移性乳腺癌。

坦罗莫司(temsirolimus)、**依维莫司**(everolimus)：丝/苏氨酸蛋白激酶 mTOR 的抑制剂，阻断由 mTOR 介导的信号转导过程，抑制细胞周期进程和新生血管形成，促进细胞凋亡。临床用于治疗肾细胞癌、肝细胞癌和套细胞淋巴瘤，还可作为一线免疫抑制剂用于器官移植。

(二) 新生血管抑制剂

贝伐珠单抗(bevacizumab)：重组人源化单克隆抗体，阻断人血管内皮细胞生长因子受体(vascular endothelial growth factor receptor, VEGFR)，抑制肿瘤新生血管形成。临床用于治疗肾细胞癌、转移性结直肠癌、晚期非小细胞癌和恶性胶质瘤。不良反应主要为高血压、心肌梗死、蛋白尿胃肠穿孔等。

舒尼替尼(sunitinib)：VEGFR 阻断剂，抑制肿瘤新生血管的形成，抑制肿瘤细胞的生长。临床用于治疗胃肠基质细胞癌和晚期、转移性肾细胞癌。常见不良反应为疲倦，严重者影响正常活动能力，还可发生出血、高血压、蛋白尿、动脉血栓形成和胃肠穿孔。

血管内皮抑制素：特异性抑制毛细血管和主动脉内皮增殖，非血管内皮细胞和平滑肌细胞的增殖不受影响。临床用于配合化疗治疗不能进行手术的非小细胞肺癌。

(三) 细胞分化诱导剂

维甲酸(retinoic acid, 维 A 酸)：可抑制多种化学致癌和病毒诱癌作用，诱导白血病细胞分化成熟，抑制细胞增殖且促进凋亡。对急性早幼粒白血病缓解率高。临床主要用于恶性肿瘤的预防及癌前病变和急性早幼粒细胞白血病的治疗。

亚砷酸(arsenious, 三氧化二砷)：通过降解 PML/RARa 融合蛋白、下调 Bcl-2 基因表达等选择性诱导白血病细胞凋亡。临床用于急性早幼粒细胞白血病的治疗。

(四) 蛋白酶体抑制剂

硼替佐米(bortezomib)：属可逆性蛋白酶体抑制剂，抑制蛋白酶体 26 S 亚单位的糜蛋白酶和(或)胰蛋白酶活性，促进肿瘤细胞凋亡。临床主要用于多发性骨髓瘤和套细胞淋巴瘤的治疗。不良反应主要为粒细胞减少、疲倦、外周神经病变和消化道反应。

第三节 抗恶性肿瘤药物的用药原则

正确合理应用抗肿瘤药物是提高肿瘤患者生存率和生活质量，降低复发率和药物不良反应发生率的重要手段，是肿瘤综合治疗的重要组成部分。合理应用抗肿瘤药，主要考虑原则如下：

1. 从细胞增殖动力学考虑

(1) 招募作用 设计细胞周期非特异性药物和细胞周期特异性药物的应用顺序,招募 G0 期细胞进入增殖周期,增加肿瘤细胞灭杀数量。有两种情况:①对增长缓慢的实体瘤(GF 值不高),可先用细胞周期非特异性药物,再用细胞周期特异性的药物。先用细胞周期非特异性药物杀灭增殖期及部分 G0 期细胞,可使瘤体缩小并招募 G0 期细胞进入增殖期,利于细胞周期特异性药物发挥作用。②对增长较快的肿瘤宜先用细胞周期特异性药物杀灭大量增殖周期的肿瘤细胞,再用细胞周期非特异性药物,使 G0 期细胞进入增殖期,然后重复上述疗法。

(2) 同步化作用 先用周期特异性药物,将肿瘤细胞阻滞于某时相,药物作用消失后,肿瘤细胞进入下一时相,再作用于后一时相的药物。

2. 从药物作用机制考虑 针对肿瘤发病机制,联合应用作用于不同环节的抗肿瘤药物可提高疗效,如联合应用甲氨蝶呤和巯嘌呤。

3. 从药物毒性考虑 降低药物对机体的损害可降低药物的毒性及减少毒性的重叠。

4. 从药物的抗菌谱考虑 胃肠道癌宜用氟尿嘧啶、环磷酰胺、丝裂霉素、羟基脲等;鳞癌宜用博来霉素、甲氨蝶呤等;肉瘤宜用环磷酰胺、顺铂、多柔米星等;骨肉瘤以多柔米星(多柔比星)及大剂量甲氨蝶呤加救援剂甲酰四氢叶酸钙为好;脑的原发或转移瘤首选亚硝脲类,亦可用羟基脲。

制剂及用法

环磷酰胺 粉针剂:100 mg、200 mg。临用药前加氯化钠注射液溶解后立即静脉注射,一次 200 mg,一日或隔日 1 次,一疗程 8~10 g。

塞替派 注射剂:10 mg/mL。一次 10 mg,一日 1 次,肌内注射或静脉注射,5 d 后改为每周 3 次,总量 200~400 mg。

白消安 片剂:0.5 mg/片,2 mg/片。一日 2~8 mg,分 3 次空腹服用,有效后用维持量一日 0.5~2 mg,一日 1 次。

甲氨蝶呤 注射剂:5 mg/mL。一次 5~20 mg,一日或隔日 1 次,肌内注射或静脉注射。

氟尿嘧啶 注射剂:250 mg/10 mL。一次 250~500 mg,一日或隔日一次,静脉注射,一疗程总量 5~10 g。

巯嘌呤 片剂:25 mg/片,50 mg/片,100 mg/片。白血病:一日 1.5~2.5 mg/kg,分 2~3 次服用,病情缓解后用原量 1/3~1/2 维持。

羟基脲 片剂:500 mg/片。一次 500 mg,一日 2~3 次,4~6 周为一疗程。

盐酸阿糖胞苷 注射剂:50 mg/mL。一次 1~2 mg/kg,一日 1 次,静脉注射或静脉滴注,一疗程 10~14 d。

丝裂霉素 片剂:1 mg/片。一日 2~6 mg,一疗程总量 100~150 mg。

博来霉素 粉针剂:15 mg,30 mg。一次 15~30 mg,一日或隔日 1 次,缓慢静脉注射,总量 450 mg。

放线菌素 D 注射剂:0.2 mg。一次 0.2~0.4 mg,一日或隔日 1 次,静脉或静脉滴注,一疗程 4~6 mg。

多柔米星 粉针剂:10 mg,50 mg。一日 30 mg/m², 连用 2 d, 静脉注射, 间隔 3 周后可重复应用。

长春碱 粉针剂:10 mg。一次 10 mg, 一周 1 次, 静脉注射, 一疗程总量 60~80 mg。

长春新碱 粉针剂:1 mg。一次 1~2 mg, 一周 1 次, 静脉注射, 一疗程总量 6~10 mg。

紫杉醇 注射剂:30 mg/5 mL。一次 150~175 mg/m², 静脉滴注时间 3 h, 3~4 周一次。

高三尖杉酯碱 注射剂:1 mg/mL。一次 1~4 mg, 一日 1 次, 静脉滴注, 4~6 d 为一疗程, 隔 1~2 周重复用药。

门冬酰胺酶 粉针剂:1 000 U、2 000 U。一次 20~200 U/kg, 用生理盐水稀释, 一日或隔日 1 次, 静脉注射, 10~20 次为一疗程。

顺铂 粉针剂:20 mg。一次 20 mg, 一日或隔日 1 次, 静脉注射或静脉滴注, 一疗程总量 100 mg。

卡铂 粉针剂:100 mg。一次 100~400 mg/m², 用 5% 葡萄糖注射液稀释后静脉滴注, 连用 5 d 为一疗程, 4 周后重复给药。

奥沙利铂 注射剂 50 mg/mL。一次 85 mg/m², 静脉滴注, 每 2 周重复, 共 12 个周期。

曲妥珠单抗 注射剂:440 mg/20 mL。8 mg/kg 初始负荷量后接着每 3 周 6 mg/kg 维持量, 静脉滴注约 90 min。共使用 17 剂(疗程 52 周)。

西妥昔单抗 注射剂:100 mg/20 mL。首次注滴前, 患者必须接受抗组胺药物治疗, 建议在随后每次使用本品之前都对患者进行这种治疗; 每周给药 1 次, 初始计量 400 mg/m², 滴注时间为 120 min, 其后每周 250 mg/m², 滴注时间为 60 min。

甲磺酸伊马替尼 片剂:100 mg/片。成人每日 1 次, 每次 400 mg 或 600 mg。

吉非替尼 片剂:250 mg/片。一次 250 mg, 每日 1 次, 空腹或与食物同服。

甲苯磺酸拉帕替尼 片剂:250 mg/片。一次 1 250 mg, 每日 1 次。

同步练习

一、单项选择题

1. 属于细胞周期特异性的抗肿瘤药是( )
   A. 甲氨蝶呤　　　　　　　　　B. 顺铂
   C. 环磷酰胺　　　　　　　　　D. 塞替哌
   E. 阿霉素

2. 属于细胞周期非特异性的抗肿瘤药是( )
   A. 5-FU　　　　　　　　　　　B. 6-MP
   C. 环磷酰胺　　　　　　　　　D. 长春碱
   E. 羟基脲

3. 白消安主要用于( )
   A. 急性白血病　　　　　　　　B. 慢性粒细胞白血病

C. 恶性淋巴瘤　　　　　　　　D. 淋巴细胞白血病

E. 肺癌

4. 可刺激膀胱黏膜引起血尿、蛋白尿的药物是( )

A. 甲氨蝶呤　　　　　　　　　B. 氮芥

C. 环磷酰胺　　　　　　　　　D. 顺铂

E. 长春新碱

5. 哪个抗癌药在体外没有抗癌作用( )

A. 放线菌素 D　　　　　　　　B. 环磷酰胺

C. 阿糖胞苷　　　　　　　　　D. 羟基脲

E. 氮芥

二、思考题

1. 简述抗恶性肿瘤药物的分类。

2. 哪些抗肿瘤激素可用于治疗绝经期妇女的乳腺癌？简述其异同点。

单项选择题参考答案：1. A　2. C　3. B　4. C　5. B

(漯河医学高等专科学校　孙明振)

第八篇 其他类药物

第四十三章 影响免疫功能的药物

> **学习目标**
> 1. 熟悉环孢素、肾上腺皮质激素、他克莫司、硫唑嘌呤、环磷酰胺、抗淋巴细胞球蛋白、干扰素、白细胞介素-2、左旋咪唑、转移因子的作用、临床应用及不良反应。
> 2. 了解其他调节免疫功能药的作用特点及临床应用。

免疫应答:机体免疫系统在抗原刺激下所发生的一系列变化称为免疫应答反应,可分三期。①感应期,是巨噬细胞和免疫活性细胞处理和识别抗原的阶段;②增殖分化期,免疫活性细胞被抗原激活后分化增殖并产生免疫活性物质;③效应期,致敏淋巴细胞或抗体与相应靶细胞或抗原接触,产生细胞免疫或体液免疫效应。

免疫病理反应:正常的免疫应答反应在抗感染、抗肿瘤及抗器官移植排斥反应方面有重要意义。当机体免疫功能异常时,可出现免疫病理反应,包括变态反应(过敏反应)、自身免疫性疾病、免疫缺陷病和免疫增殖病等,表现为机体的免疫功能低下或免疫功能过度增强,严重时可导致机体死亡。

第一节 免疫抑制剂

免疫抑制药物(immunosuppressive drugs)是指能抑制有关免疫细胞的增殖和功能,降低机体免疫反应的药物。临床主要用于治疗自身免疫性疾病和防治器官移植后的排斥反应。由于对正常免疫反应也有抑制作用,还易出现机体的抵抗力降低而诱发感染、恶性肿瘤发生率增高及影响生殖功能等不良反应,可大致分为以下几种:①抑制

IL-2生成及其活性的药物如他克莫司、环孢素等；②抑制细胞因子基因表达的药物如皮质激素；③抑制嘌呤或嘧啶合成的药物如硫唑嘌呤等；④阻断T细胞表面信号分子如单克隆抗体等。

环孢素(cyclosporine)

环孢素,又名环孢素A(cyclosporine A,CsA),是由真菌的代谢产物中提取得到的由11个氨基酸组成的环状多肽,现已能人工合成,具有潜在的免疫抑制活性但对急性炎症反应无作用。

【体内过程】 口服吸收慢而不完全,生物利用度20%~50%,也可静脉注射。30%与血浆蛋白结合,4%~9%结合于淋巴细胞,血浆中游离药物仅5%,$t_{1/2}$为24 h,大部分经肝代谢自胆汁排泄,少量以原形经尿液排泄。

【药理作用】 本药可选择地抑制辅助性T细胞产生细胞因子,如白细胞介素-2,从而阻断T细胞对抗原的分化增殖性反应,抑制自然杀伤细胞的杀伤能力;它的另一个重要作用是抑制淋巴细胞生成干扰素。它对网状内皮系统吞噬细胞无影响,因而环孢素不同于细胞毒类药物的作用,它仅抑制T细胞介导的细胞免疫而不致显著影响机体的一般防御能力。

【临床应用】

1. 用于器官抑制　环孢素对多种细胞类型均具有作用。已广泛用于肾、肝、胰、心、肺、皮肤、角膜及骨髓移植,防止排异反应。
2. 自身免疫性疾病　如类风湿关节炎、系统性红斑狼疮、银屑病、皮肌炎等。

【不良反应及注意事项】

1. 肾毒性　常见不良反应,表现为肾小球滤过率下降、血肌酐升高。用药期间应控制剂量,密切监测肾功能,停药后可恢复。
2. 肝毒性　多见于用药早期,可见转氨酶升高、黄疸等。
3. 其他　继发感染也常见,多为病毒感染;此外还有胃肠道反应、感觉异常、嗜睡及多毛等。

肾上腺皮质激素类:常用药物有泼尼松(prednisone)、泼尼松龙(prednisolone)、地塞米松(Dexamethasone)等。生理情况下所分泌的糖皮质激素主要影响物质代谢过程,超生理剂量则发挥抗炎抗免疫等药理作用。对免疫反应的多个环节均有影响。可抑制巨噬细胞对抗原的吞噬和处理、阻止淋巴细胞增殖、破坏淋巴细胞、抑制淋巴因子产生、减少抗体生成等。临床主要用于器官移植排斥反应和治疗自身免疫性疾病。本品较大剂量易引起糖尿病、消化道溃疡和类库欣综合征症状,对下丘脑-垂体-肾上腺轴抑制作用较强。并发感染为主要的不良反应。

他克莫司(tacrolimus,FK-506)

他克莫司是一种强效免疫抑制剂,作用机制与环孢素相似,但更强,属于高效、低毒的新型免疫抑制剂。

【体内过程】 口服吸收快,生物利用度25%,体内分布广,$t_{1/2}$为7 h,经肝代谢。

【药理作用】 本药的活性在体外及体内实验中都已被证实。可抑制细胞毒性T淋巴细胞的生成。他克莫司抑制T细胞的活化作用以及T辅助细胞依赖B细胞的增生作用,也会抑制如白介素-2、白介素-3及γ-干扰素等淋巴因子的生成与白介素-2受体的表达。在体内试验中显示出对肝及肾移植有效。

【临床应用】 用于肝、肾移植后的排斥反应,对自身免疫性疾病有一定疗效,可用于类风湿关节炎、肾病综合征、系统性红斑狼疮等。

【不良反应】 不良反应同环孢素,但更严重。肾毒性及神经毒性发生率更高,而多毛症的发生率较低;胃肠道反应及代谢异常均可发生。

抗代谢药类:常用的抗代谢药有硫唑嘌呤(azathioprine,Aza)、甲氨蝶呤(methotrexate,MTX)与6-巯嘌呤(6-mercaptopurine,6-MP)。均通过干扰嘌呤代谢进而抑制DNA、RNA和蛋白质的合成。对T淋巴细胞的抑制作用较明显,并可抑制T、B母细胞,故能同时抑制细胞免疫和体液免疫反应,但不抑制巨噬细胞的吞噬功能。主要用于肾移植的排异反应和类风湿关节炎、系统性红斑狼疮等多种自身免疫性疾病的治疗。最主要的不良反应为骨髓抑制,此外尚有其他一些毒性效应包括胃肠道反应恶心、呕吐等,口腔、食管溃疡,皮疹及肝损害等。

烷化剂:常用的烷化剂有环磷酰胺、白消安和赛替派,均能选择性地杀伤增殖期淋巴细胞,并抑制其转化为淋巴母细胞。主要选择性抑制B淋巴细胞,大剂量也能抑制T淋巴细胞,对自然杀伤细胞也有抑制作用。临床主要用于类风湿关节炎、肾小球肾炎等多种自身免疫性疾病及器官移植后的排斥反应。本品与其他抗肿瘤药物合用时对一些恶性肿瘤有一定的疗效。此外,尚可用于流行性出血热的治疗,通过减少抗体产生,阻断免疫复合物引起的病理损伤,从而阻断病情的发展。不良反应有骨髓抑制,胃肠道反应,出血性膀胱炎及脱发等。偶见肝功能障碍。

抗淋巴细胞球蛋白(antilymphocyte globulin,ALG):属于强免疫抑制剂,是直接抗淋巴细胞的抗体,是用人的淋巴细胞免疫马、兔等动物后,从动物血清中分离制成的抗人淋巴细胞的免疫球蛋白,又称抗胸腺细胞球蛋白(antithymocyte globulin,ATG),现已能用单克隆抗体技术生产,特异性高,安全性好。主要作用于T细胞,对细胞免疫有较强的抑制作用。其特点是无骨髓毒性。主要用于防治器官移植的排斥反应,因变态反应发生率高,多在其他免疫抑制药无效时应用;临床还试用于白血病、多发性硬化症、重症肌无力及溃疡性结肠炎、类风湿关节炎和系统性红斑狼疮等疾病。常见不良反应有寒战、发热、血小板减少、关节疾病和血栓性静脉炎等。静脉注射可引起血清病及过敏性休克,还可引起血尿、蛋白尿,停药消失。

霉酚酸酯(mycophenolate mofetil):又名麦考酚酸莫酯,是一种真菌抗生素的半合成衍生物,在体内可转化成霉酚酸(mycophenolic acid,MPA),免疫抑制作用的主要机制与MPA选择性、可逆性地抑制次黄嘌呤单核苷脱氢酶(inosine 5-monophosphate dehydrogenase,IMPDH),从而抑制经典途径中嘌呤的合成,导致鸟嘌呤减少有关。口服给药吸收迅速,生物利用度高,血浆药物浓度在1 h左右达峰值,有明显的肝肠循环,$t_{1/2}$为16~17 h。氢氧化铝能抑制其吸收,而考来烯胺可降低药物血药浓度。主要用于肾移植和其他器官的移植,其不良反应为腹泻,减量或对症治疗可消除,无明显的肝、肾毒性。

单克隆抗体:巴利昔单抗和达珠单抗是IL-2受体α单链的单克隆抗体,可以阻断Th细胞IL-2受体从而发挥免疫抑制效应。单克隆抗体可通过静脉注射给药,偶可引起严重的超敏反应。

来氟米特(leflunomide)：是一个具有抗增生活性的异噁唑类免疫抑制药，口服吸收后，在肠道和肝内迅速转化为活性代谢产物 A771726，通过 A771726 抑制二氢乳清酸脱氢酶(DHODH)的活性，阻断嘧啶的从头合成途径，影响 DNA 和 RNA 的合成，使活化的淋巴细胞处于 G1/S 交界处或 S 期休眠。此外尚可阻断活化的 B 细胞增殖，减少抗体生成。不仅有免疫抑制作用，还有明显的抗炎作用，半衰期较长，约 9 d，血药浓度较稳定，生物利用度较高。不良反应少，主要有腹泻、可逆性转氨酶升高、皮疹。临床主要用于治疗类风湿关节炎、抗移植排斥反应，及其他自身免疫性疾病。

第二节　免疫增强剂

免疫增强剂(immunostimulants)是指单独或同时与抗原使用时能增强机体免疫应答的物质，主要用于免疫缺陷病、慢性感染性疾病，也常作为肿瘤的辅助治疗药物。种类繁多，包括提高巨噬细胞吞噬功能的药物如卡介苗等，提高细胞免疫功能的药物如左旋咪唑、转移因子及其他免疫核糖核酸、胸腺素等，提高体液免疫功能的药物如丙种球蛋白等。

卡介苗(Bacillus Calmette-Guerin, BCG)：是牛型结核杆菌的减毒活菌苗，为非特异性免疫增强剂。具有免疫佐剂作用，即增强与其合用的各种抗原的免疫原性，加速诱导免疫应答，提高细胞和体液免疫水平。能增强巨噬细胞的吞噬功能，促进 IL-1 产生，促进 T 细胞增殖，增强抗体反应和抗体依赖性淋巴细胞介导的细胞毒性，增强天然杀伤细胞的活性。给动物预先或早期应用 BCG，可阻止自发、诱发或移植肿瘤的生长，致部分肿瘤消退，其抗癌作用机制尚未阐明。

除用于预防结核病外，主要用于肿瘤的辅助治疗，如白血病、黑色素瘤和肺癌。近年来，也用于膀胱癌术后灌洗，可预防肿瘤的复发。接种部位红肿、溃疡形成、过敏反应。瘤内注射偶见过敏性休克，甚至死亡。剂量过大可降低免疫功能，甚至可促进肿瘤生长。

干扰素(interferon, IFN)：是一族可诱导的分泌糖蛋白，是由单核细胞和淋巴细胞产生的细胞因子。现已能够采用 DNA 重组技术生成重组人干扰素。具有抗病毒、抗肿瘤和免疫调节作用。INF 对感冒、乙型肝炎、带状疱疹和腺病毒性角膜炎等感染有预防作用。已试用于人肿瘤的治疗，对成骨肉瘤患者的疗效较好，对其他肿瘤(如多发性骨髓瘤、乳腺癌、肝癌、肺癌、各种白血病)也有一定的辅助疗效，可改善患者的血常规和全身症状。不良反应主要有发热、流感样症状及神经系统症状(嗜睡、精神紊乱)，皮疹、肝功能损害。大剂量可致可逆性白细胞和血小板减少等。5% 患者用后产生抗 INF 抗体，原因不明。

白细胞介素-2(interleukin-2, IL-2)：也称 T 细胞生长因子，系辅助性 T 细胞(Th)产生的细胞因子。现已能应用基因工程生产，称人重组白细胞介素-2。与反应细胞的 IL-2 受体结合后，可诱导 Th、Tc 细胞增殖；激活 B 淋巴细胞抗体，活化巨噬细胞；增强 NK 细胞和淋巴因子激活的杀伤细胞(lympholine-activated killer cell, LAK cell)的活性，诱导干扰素的产生。临床主要用于治疗恶性黑色素瘤、肾细胞癌、霍奇金淋巴瘤等，可控制肿瘤发展，减少肿瘤体积及延长生存时间。本品尚可与抗艾滋病药物合用治疗艾滋病,使患者的卡氏肉瘤缩小,并暂时增加 Th 细胞的绝对数,使部分病例的迟发型过敏反应增至正常水平。全身不良反应有发热、寒战;胃肠道不良反应如厌食、恶心、呕吐等;皮肤反应如弥漫性红斑。此外尚有心肺反应、肾脏反应、血液系统反应及神经系统症状等。

左旋咪唑(levamisole,LMS):系一种口服有效的免疫调节药物,属于合成噻唑类化合物的衍生物。对正常人和动物几乎不影响抗体的产生,但对免疫功能低下者,促进抗体生成,可使低下的细胞免疫功能恢复正常,如增强或恢复免疫功能低下或缺陷者的迟发型皮肤过敏反应,促进植物血凝素诱导的淋巴细胞增殖反应;还能增强巨噬细胞的趋化和吞噬功能。其机制可能与提高淋巴细胞内环鸟苷酸(cGMP)水平,降低环腺苷酸(cAMP)水平有关。

口服易吸收,主要在肝内代谢,经肾排泄的原形不到 5% 口服量。本品及其代谢物的消除 $t_{1/2}$ 分别为 4 h 和 16 h。但单剂量的免疫药理作用往往可持续 5~7 d,故目前常用每周一日的治疗方案。主要用于免疫功能低下者恢复免疫功能,可增强机体抗病能力。可与抗癌药合用治疗肿瘤,可巩固疗效,减少复发或转移,延长缓解期。可改善多种自身免疫性疾病如类风湿关节炎、系统性红斑狼疮等免疫功能异常症状。

依他西脱(etanercept):是由肿瘤坏死因子受体的 P_{75} 蛋白的膜外区与人 IgG 的 Fc 段融合构成的二聚体,抑制由 TNF 受体介导的异常免疫反应及炎症过程。$t_{1/2}$ 为 115 h。主要用于治疗类风湿关节炎。不良反应主要是局部注射的刺激反应,其他有待于进一步观察。

转移因子(transfer factor,TF,传输因子):是从健康人白细胞中提取制得的一种多核苷酸和低分子量多肽,无抗原性。可以将供体的细胞免疫信息转移给未致敏受体,使之获得供体样的特异性和非特异的细胞免疫功能,其作用可持续 6 个月,本品可起佐剂作用。但不转移体液免疫,不起抗体作用。临床用于先天性和获得性免疫缺陷病的治疗,也试用于难以控制的病毒性和霉菌感染及肿瘤辅助治疗。不良反应较少,少数患者可出现皮疹,注射部位产生疼痛。

胸腺素(thymosin):是由胸腺分泌的一类促细胞分裂的含 28 个氨基酸残基的具有生理活性的多肽激素,现已成功采用基因工程生物合成。可诱导 T 细胞分化成熟,调节成熟 T 细胞的多种功能,从而调节胸腺依赖性免疫应答反应。用于治疗胸腺依赖性免疫缺陷疾病(包括艾滋病),肿瘤及某些自身免疫性疾病和病毒感染。常见的不良反应为发热,少数出现过敏反应。

异丙肌苷(isoprinosine):为肌苷与乙酰基苯甲酸和二甲胺基异丙醇酯以 1∶3∶3 组成的复合物。主要增强细胞免疫功能。可诱导 T 细胞分化成熟,并增强其功能;增强单核巨噬细胞和 NK 细胞的活性,恢复低下的免疫功能。此外,兼有抗病毒作用。临床用于急性病毒性脑炎和带状疱疹等病毒性感染及某些自身免疫性疾病,还可用于肿瘤的辅助治疗、改善艾滋病患者的免疫功能。不良反应少,安全范围较大。

制剂及用法

环孢素 胶囊剂:10 mg/粒、25 mg/粒、50 mg/粒,注射剂:5 mL:0.25 g,口服,一日 10~15 mg/kg,于器官移植前 3 h 开始应用并持续 1~2 周,然后逐渐减至维持量

5～10 mg/kg。静脉滴注可将50 mg以注射用生理盐水或5％葡萄糖注射液200 mL稀释后于2～6 h缓慢静脉滴注,剂量为口服剂量的1/3。

他克莫司 胶囊剂:0.5 mg/粒、1 mg/粒、5 mg/粒,注射剂:1 mL:5 mg,口服成人每天150～250 μg/kg,儿童每天200～300 μg/kg,分3次服。静脉注射成人每天25～50 μg/kg,儿童每天50～100 μg/kg。

卡介苗 注射剂(注射用无菌粉末):每瓶0.5 mL(5人次用剂量),含卡介菌0.25 mg。皮肤注射或皮肤划痕接种。

盐酸左旋咪唑 片剂:25 mg/片、50 mg/片。治疗肿瘤,每2周用药3 d或每周用药2天,一日3次,每次50 mg。自身免疫性疾病:一日2～3次,每次50 mg,连续用药。

同步练习

一、单项选择题

1. 下列属于免疫增强剂的是( )
   A. 环孢素　　　　　　　　　B. 左旋咪唑
   C. 他克莫司　　　　　　　　D. 来氟米特
   E. 以上都是

2. 下列属于免疫抑制剂的是( )
   A. 环孢素　　　　　　　　　B. 左旋咪唑
   C. 依他西脱　　　　　　　　D. 胸腺素
   E. 以上都是

3. 下列何药既有广谱抗病毒作用又能增强免疫功能( )
   A. 环孢素　　　　　　　　　B. 左旋咪唑
   C. 干扰素　　　　　　　　　D. 卡介苗
   E. 以上都是

4. 关于环孢素叙述错误的是( )
   A. 可选择地抑制辅助性T细胞产生细胞因子
   B. 增强自然杀伤细胞的杀伤能力
   C. 抑制淋巴细胞生成干扰素
   D. 用于器官抑制
   E. 用于自身免疫性疾病

二、思考题

1. 常用的免疫抑制剂包括哪些药物?
2. 自身免疫性疾病可以使用什么药物进行治疗?

单项选择题参考答案:1. B　2. A　3. C　4. B

(河南医学高等专科学校　赵汴霞)

第四十四章 消毒防腐药

> **学习目标**
> 1. 掌握乙醇、甲醛、聚维酮碘的药理作用特点和用途。
> 2. 了解其他消毒防腐药的作用特点和用途。

第一节 概 述

消毒药(disinfectants)是指能迅速杀灭病原微生物的药物,主要用于环境、器械等非生物表面的消毒;防腐药(antiseptics)是指仅能抑制病原微生物生长繁殖的药物,主要用于抑制局部皮肤、黏膜和创伤等体表的微生物感染,也用于食品及生物制品等的防腐。防腐药和消毒药是根据用途和特性来分类的,两者之间并无严格的界限,消毒药在低浓度时仅能抑菌,而防腐药在高浓度时也能杀死病原微生物,因此统称消毒防腐药。消毒防腐药与抗菌药物不同,这类药物没有明显的抗菌谱。在临床应用达到有效浓度时,亦对机体脏器产生损伤,故一般不作为全身给药。

本类药物可通过不同的作用机制达到对病原微生物的抑制和杀灭作用。包括:①使病原微生物的蛋白质变性、凝固;②干扰病原微生物的重要酶系统,影响其代谢,呈现杀灭作用;③降低病原微生物的表面张力,增加细胞膜通透性,使细胞破裂或溶解;④氧化、水解或脱水作用。

本类药作用的发挥受药液浓度、酸碱度、环境介质及药物相互作用等的影响,所以合理选择并正确使用消毒防腐药,需要考虑到被消毒的对象、污染的病原微生物种类及影响药物作用发挥的综合因素。用于皮肤的消毒药,要求抗菌作用强、起效快、渗透性强、刺激性较小,如碘酊、乙醇、氯己定等,常用于注射部位、手术视野的消毒。用于创面及黏膜的消毒药,要求对组织刺激小,不妨碍伤口愈合,不易受创面分泌物的影响,不易被局部吸收或吸收后在体内毒性低等,如依沙吖啶、碘甘油、呋喃西林等。用于器械的消毒药,应选用不损伤器械且杀菌作用强的药物,如酚类或醛类的制剂、含氯制剂、氯己定等。用于环境的消毒药,要求杀菌作用强,对环境污染小,如用于住房和环境的消毒药物,应便于喷洒或熏蒸,常用的有甲酚皂、过氧乙酸、甲醛、乳酸等,用于排泄物的消毒应不受脓液和分泌物等有机物的影响且价格低廉,如漂白粉、甲酚皂等。用于污染严重(包括肝炎病毒、结核分枝杆菌等)的金属器械,可选用杀菌力强且对金属腐蚀性小的戊二醛等。

第二节 常用消毒防腐药

一、醇类

醇类能渗入细菌体内使菌体蛋白质变性而呈现杀菌作用,但对芽孢、病毒、真菌无效。

乙醇(alcohol)

乙醇为无色澄明液体,具醇香,味烈。易挥发和燃烧,燃烧呈淡蓝色火焰。可与水、甘油及多种有机溶剂任意混溶。

【药理作用】 能杀灭繁殖期细菌、结核分枝杆菌、病毒,但不能杀灭细菌芽孢。对组织有刺激性,能溶解皮脂清洁皮肤,涂擦皮肤能扩张局部血管,改善血液循环。70%~75%浓度常用于皮肤和一般器械消毒;乙醇的杀菌作用随浓度升高而增强,但浓度过高时可引起蛋白质凝固而影响穿透,阻碍乙醇向内渗透,杀菌作用反而降低,故消毒时浓度不宜超过90%,以70%~75%的浓度杀菌作用最强。有机物的存在可减弱其杀菌作用。

【临床应用】 用于皮肤消毒、医疗器械与小型物品浸泡或涂抹消毒(不得用于灭菌处理)。浸泡医疗器械与小型物品用70%乙醇;20%~30%浓度用于物理降温,40%~60%浓度防止压疮发生。

【不良反应】 偶见过敏反应,不宜用于破损皮肤

苯氧乙醇(phenoxyaethanol)

苯氧乙醇对铜绿假单胞菌有强大杀灭作用,对其他病原体无作用。1%~2%苯氧乙醇水溶液(其中加乙醇10%),可用于烧烫伤及其他皮肤铜绿假单胞菌感染。

二、醛类

醛类能与菌体蛋白质中氨基结合,使其变性,从而能杀灭细菌、真菌、芽孢及病毒。

甲醛(formaldehyde)

福尔马林是甲醛40%的水溶液,外观无色透明,具有腐蚀性,有刺激性气味。福尔马林不可接触强氧化剂、强碱、酚类、尿素等物质,易引起化学反应造成危险。

【药理作用】 阻止细胞核蛋白的合成,抑制细胞分裂及抑制细胞核和细胞质的合成,导致微生物死亡。

【临床应用】 能杀灭繁殖期细菌、芽孢、病毒和真菌。但穿透力差,作用缓慢;甲

醛蒸汽用于畜禽棚舍、仓库、卵化室、皮毛、衣物、器具等的消毒。消毒作用受温度和湿度影响,温度越高,效果越好。0.5%溶液用于环境消毒,2%溶液用于器械消毒,3%溶液用于治疗脚癣和多汗,10%甲醛溶液用于保存和固定病理标本、尸体防腐、保存疫苗和血清;牙科用甲醛配成干髓剂,充填髓洞,使牙髓失活。

【不良反应】 甲醛蒸汽对呼吸道、眼刺激性大,可引起流泪、咳嗽、结膜炎、鼻炎等;与皮肤接触过久可致皮肤角质化,甚至发生接触性皮炎;大剂量吸收本品可出现中枢神经系统症状,意识丧失或惊厥、中枢抑制,甚至死亡。

戊二醛(glutaraldehyde):对细菌、芽孢、病毒、结核分枝杆菌和真菌等均有很好的杀灭作用。杀菌作用是甲醛的2~10倍,2%碱水溶液或异丙醇溶液常用于不宜加温处理的内镜等医疗器械和设备的浸泡消毒;1%溶液治疗体癣,10%~25%溶液外涂可治疗甲癣。毒性与腐蚀性比甲醛小,避免接触皮肤和黏膜,一旦进入眼睛,立即冲洗干净。

三、酚类

酚类能使菌体蛋白质变性而呈现抑菌或杀菌作用。对结核分枝杆菌效果差,对芽孢、病毒无效。

苯酚(phenol)

苯酚为无色或白色淡红色针状结晶,微溶于水,有毒且具腐蚀性。溶于乙醇、乙醚、三氯甲烷、甘油、二硫化碳等。

【药理作用】 苯酚为一种原浆毒,能使细菌细胞的原生质蛋白发生凝固或变性而杀菌。对革兰氏阳性细菌和革兰氏阴性细菌均具有杀菌作用,浓度约为0.2%即有抑菌作用,大于1%能杀死一般细菌,1.3%溶液可杀死真菌,5%溶液24 h杀灭结核分枝杆菌。对芽孢、病毒无效。

【临床应用】 为低效消毒剂,苯酚软膏(2%)用于皮肤防腐止痒、神经性皮炎、慢性湿疹等;1%~5%的苯酚甘油滴耳液消炎止痛,用于治疗外耳炎与中耳炎;苯酚溶液加碳酸氢钠后可用于金属器械浸泡消毒。

【不良反应】 本品对皮肤黏膜有刺激性,局部应用浓度过高可导致组织损伤甚至坏死。5%以上水溶液具有较强腐蚀性,误服可引起肝肾衰竭而死亡。

甲酚(cresol):抗菌作用比苯酚强3~10倍,能杀灭繁殖期细菌,对结核分枝杆菌、真菌有一定作用。主要用于消毒手、器械、环境及排泄物等。甲酚皂溶液(来苏水)稀释后为常用的消毒剂。对皮肤有刺激性,禁用于皮肤伤口。

四、酸类

酸类可解离出氢离子与菌体蛋白质中的氨基结合,使其变性、沉淀或改变细菌的生长环境而产生抗菌作用。

苯甲酸(benzoicacid):苯甲酸为无色、无味片状晶体。微溶于水,易溶于乙醇、乙醚等有机溶剂。在酸性环境中,0.1%浓度即有抑菌作用。通常pH值较低,效果较好。常与水杨酸配伍外用于浅部真菌感染,如体癣、足癣等,0.05%~0.1%浓度可加入食品或药品中用作防腐剂。毒性小,外涂可发生接触性皮炎。

乳酸(lactic acid):乳酸蒸汽可有效杀灭空气中的细菌,每立方米 1 mL,稀释 10 倍后加热熏蒸;1% 溶液用于阴道冲洗,高浓度时对皮肤有较强腐蚀性、刺激性。

硼酸(boric acid):对细菌和真菌有微弱的抑制作用,刺激性较小。1%~2% 常用作皮肤或黏膜损伤的清洁剂。5%~10% 软膏用于皮肤及黏膜患处。硼酸的钠盐称硼砂,呈碱性,作用与硼酸相似,常制成复方硼砂溶液做口腔感染、咽炎、扁桃体炎的含漱剂。外用毒性小,大面积使用可吸收中毒。

醋酸(acetic acid):醋酸刺激性小,其 0.1%~0.5% 溶液用于冲洗阴道,配合其他药物用于治疗阴道滴虫病;1%~3% 溶液用于洗涤铜绿假单胞菌感染伤口;5% 溶液 2 mL/m³ 熏蒸用于房屋消毒,可预防流感和普通感冒。

水杨酸(salicylic acid):10%~25% 醇溶液用于疣、痹、鸡眼等;3%、5%、10% 醇溶液制成擦剂、软膏等用于手足及体癣,有刺激性、腐蚀性。

五、卤素及其化合物

卤素类通过氧化细菌细胞质的活性基团并与蛋白质的氨基结合,使蛋白质变形而发挥强大杀菌作用。

聚维酮碘(povidone iodine):为非离子表面活性剂聚乙烯吡咯酮与碘的复合物,高效低毒消毒药物。本品因能逐步释放碘而发挥抗菌作用,作用机制是使菌体蛋白质变性、死亡。对病毒、细菌、真菌均有良好的杀灭作用,其特点是组织刺激性小。临床可用于皮肤和黏膜消毒,如 1%~3% 聚维酮碘溶液洗刷 2 min,可作为手术前手的消毒或传染病房、传染病专科门诊医务人员手的消毒;0.05%~0.1% 聚维酮碘溶液可用于伤口的消毒;0.03%~0.05% 聚维酮碘溶液可用于泌尿生殖系统和黏膜冲洗等。少数患者易引起过敏反应,所以对碘过敏者禁用。烧伤面积大于 20% 者,不宜局部使用。孕妇及 4 周岁以下儿童不宜使用。

碘酊(iodine tincture):2% 的碘酊溶液用于一般皮肤消毒;3.5%~5.0% 碘酊溶液用于手术野皮肤消毒,稍干后用 75% 乙醇脱碘;2% 碘甘油用于牙龈感染和咽炎时涂搽咽部;500 mL 水中加入 2% 碘酊溶液 2~3 滴,可用作饮水消毒。对黏膜及皮肤有刺激性,破损处不宜使用。

含氯石灰(chlorinatedlime):含氯石灰是次氯酸钙、氯化钙和氢氧化钙的混合物,有氯臭。可用于饮水消毒;0.5% 溶液用于非金属用具及无色衣物消毒;粪便及排泄物消毒时用干粉 1∶5,留置 2 h 即可。本药受潮易分解失效,宜盛放于密闭陶器内,于阴暗干燥处保存,临用时新鲜配制。忌与酸、铵盐、硫黄和其他有机化合物配伍。

次氯酸钠(sodium hypochlorite):为强氧化剂,且有漂白作用,对金属器械具腐蚀性,其杀菌作用随环境 pH 值的增大而降低,且受有机物温度影响,遇光、热易分解。通过氧化作用破坏菌体细胞膜和酶系统,呈现杀菌作用,对细菌、病毒、芽孢等有强大的杀灭作用。高浓度对组织有腐蚀、溶解作用。常作为各种外用消毒剂的成分,具有广谱、高效、去污性强等特点,一般按所需比例配制成不同浓度。

六、氧化剂

氧化剂类药物遇有机物释放新生态氧,使菌体内活性基团氧化而杀菌。

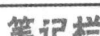

过氧化氢（hydrogen peroxide solution）：本品在过氧化氢酶的作用下迅速分解，释放出新生态氧，有较强的氧化作用，可杀灭细菌繁殖体、芽孢、真菌和病毒。产生大量气泡能松动脓块、血块、坏死组织及与组织粘连的敷料，故有一定清洁作用。用于皮肤、黏膜、创面、瘘管的清洗。1.5%～3.0%溶液含漱或滴耳，治疗扁桃体炎、口腔炎、化脓性外耳道和中耳道炎；3%溶液可清洗创面、溃疡及换药时松动痂皮和辅料，可减轻疼痛。高浓度时对皮肤、黏膜产生刺激性灼伤。连续含漱可出现可逆性舌乳头肥厚，可致牙釉质脱钙。用于身体内部的医疗器材，消毒或灭菌后，应将残存的过氧化氢洗净，对金属器材有腐蚀作用，勿长期浸泡。

高锰酸钾（potassium permanganate）：为强氧化剂，遇热、加酸或碱等均可释放出新生氧而呈现杀菌、除臭、氧化作用，对组织有收敛作用。其0.0125%溶液冲洗阴道或坐浴，能治疗白带过多和痔疮；0.025%溶液用于急性皮炎或湿疹伴继发感染；0.1%溶液可冲洗溃疡；1%溶液治疗腋臭及足部浅表真菌感染、冲洗蛇毒咬伤的伤口等。高浓度时有刺激和腐蚀性，稀释液多次应用也有一定的腐蚀性。

过氧乙酸（peracetic acid）：为无色透明液体，具强烈的酸性气味和刺激性。对物品腐蚀性强。过氧乙酸为强氧化剂，遇有机物放出新生氧而产生氧化抗菌作用。对细菌、芽孢、真菌和病毒均有高效杀灭作用。0.1%～0.2%过氧乙酸溶液用于手消毒；0.3%～0.5%过氧乙酸溶液用于医疗器械消毒；0.04%过氧乙酸溶液用于熏蒸空气、橡胶制品、地面及家具等消毒。浓度较高的过氧乙酸溶液对皮肤和黏膜有强烈腐蚀性，甚至引起烧伤。对金属有腐蚀性，勿用于金属器械的消毒。有漂白剂腐蚀作用，禁用于有丝织物和有色纸张的消毒。

七、表面活性剂

表面活性剂类药物常用的是阳离子表面活性剂，可降低表面张力，使油乳化和油污清除，所以又称清洁剂；易吸附在细菌表面，改变细菌胞壁的通透性，使蛋白变性；还具有溶解角质、乳化等作用。

氯己定（chlorhexidine）：为含氯的双胍类表面活性剂，常用其醋酸盐和盐酸盐。醋酸氯己定为白色或灰白色微晶粉，溶于水、醇；盐酸氯己定为白色或似白色的结晶性粉末，难溶于水、醇。本药带正电荷可吸附在细菌胞浆膜，使细胞内容物漏出，低浓度抑菌，高浓度杀菌。0.01%溶液为眼药水防腐剂，0.02%溶液做术前泡手，0.5%乳膏用于烧伤、烫伤感染，1:2 000水溶液可冲洗创伤伤口，1:200水溶液可用作房间、家具的消毒，0.1%溶液可供器械消毒。可引起接触性皮炎，过敏反应、休克等。

苯扎溴铵（benzalkonium bromide）：为阳离子表面活性剂，能杀灭一般细菌繁殖体，对化脓性病原菌、肠道菌有杀灭作用，对亲脂病毒如流感、牛痘、疱疹等病毒有一定杀灭作用。1:1 000～1:2 000溶液适用于术前皮肤、黏膜、伤口及手术器械等消毒，泡器械需加0.5%亚硝酸钠，以防器械生锈。有过敏反应，浓溶液具有腐蚀性，与皮肤接触可致损伤甚至坏死。

八、其他类

甲紫（methylrosanilinium chloride）：为深绿紫色的颗粒性粉末。在乙醇或三氯甲烷中溶解,在水中略溶,在乙醚中不溶。1%~2%水溶液常用于皮肤、黏膜创伤感染及溃疡;0.1%~1.0%水溶液用于烫、烧伤;1%糊剂用于足癣继发感染及脓皮病等。对黏膜有刺激或引起接触性皮炎,不宜长期使用;面部有溃疡性损害时可造成皮肤着色,应慎用。

依沙吖啶(ethacridine): 对革兰氏阳性菌的抑菌作用较强,但作用较慢。对各种化脓菌均有较强作用,对梭状芽孢杆菌和链球菌最敏感;穿透力强。0.1%~0.2%水溶液用于局部化脓性创伤的消毒,0.05%~0.1%水溶液用于冲洗创面或含漱。也可用于中期引产。

环氧乙烷(ethylene oxide): 是一种广谱、高效的气体消毒剂,在室温、常压下为无色气体,能与水以任意比例混溶,并能溶于常用有机溶剂和油脂。对消毒物品的穿透力强,可达到物品深部,可以杀灭多数病原微生物,包括细菌繁殖体、芽孢、病毒和真菌。气体和液体均有较强杀灭微生物作用,以气体作用更强。

本品在医学消毒和工业灭菌上用途广泛。常用于其他方法不能使用的皮革、棉制品、化纤织物、精密仪器、生物制品、纸张、书籍、文件、某些药物、橡皮制品等的消毒。消毒时必须在密闭容器内进行,较常用的有固定容器消毒法、消毒袋消毒法等。

硝酸银(silver): 低浓度的重金属离子能抑制菌体内含巯基酶系统的活性,影响细菌代谢而抑菌。高浓度的重金属离子则能与细菌蛋白质结合产生沉淀而杀菌。高浓度对人体组织产生收敛、刺激甚至腐蚀作用。卤素或碱性物质(肥皂)可使之失效,不可合用。

硝酸银水溶液可解离出银离子,与菌体蛋白质结合,呈杀菌作用。0.25%~0.50%溶液用于黏膜收敛;10%~20%溶液用于灼烧慢性溃疡及过度增生的肉芽组织;10%溶液还原成金属银可做牙本质脱敏。误服可引起重金属中毒。

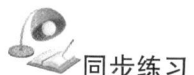
同步练习

一、单项选择题

1. 术前泡手消毒选用( )
   A. 苯甲酸　　　　　　　　B. 苯扎溴铵
   C. 水杨酸　　　　　　　　D. 次氯酸钠
   E. 环氧乙烷

2. 医疗器械消毒选用( )
   A. 氯己定　　　　　　　　B. 过氧化氢
   C. 高锰酸钾　　　　　　　D. 硼酸
   E. 苯甲酸

3. 不用于皮肤消毒的是( )
   A. 氯己定　　　　　　　　B. 碘伏
   C. 75%乙醇　　　　　　　D. 碘酊
   E. 环氧乙烷

4. 消毒防腐药不用于( )
   A. 环境消毒　　　　　　　B. 胃肠道消毒
   C. 排泄物消毒　　　　　　D. 体表消毒

E. 器械消毒
5. 杀菌作用强、无刺激性的消毒防腐药是( )
A. 酚类　　　　　　　　　　B. 醛类
C. 卤素类　　　　　　　　　D. 表面活性剂
E. 醇类

二、思考题
1. 常用碘伏、乙醇、过氧化氢等消毒防腐药各有哪些应用？
2. 乙醇发挥抗菌作用的最佳浓度是多少？为什么？

单项选择题参考答案：1. B　2. A　3. E　4. B　5. D

（河南医学高等专科学校　赵汴霞）

第四十五章 盐类及酸碱平衡调节药

学习目标

1. 掌握盐类和酸碱平衡调节药的作用、应用与不良反应。
2. 了解复方盐类及酸碱平衡调节药的组成及临床应用。

水、电解质和酸碱平衡是维持人体生命和各脏器正常生理功能所必要的条件。因疾病、创伤、感染等因素而使水、电解质和酸碱平衡失调时会导致各种临床症状,有时甚至危及患者生命,必须及早纠正。

第一节 调节盐类平衡药

一、钠盐

氯化钠(Sodium Chloride)

氯化钠中的氯离子、钠离子是细胞外的主要电解质离子。

【药理作用】 正常人体内总钠量平均为150 g,细胞外液中Na^+占阳离子含量的90%左右,是保持细胞外液渗透压和容量的重要成分,并以碳酸氢盐的形式在体内构成缓冲系统,对调节体液的酸碱平衡具有重要作用;血清中的钠离子还可维持细胞兴奋性和神经肌肉应激性。临床常用的制剂有0.9%和10%氯化钠注射液、林格液、乳酸钠林格液、葡萄糖氯化钠注射液等。

【临床应用】

1. 用于治疗各种原因引起的低钠综合征 体内大量失钠如大面积烧伤、严重吐泻、大量发汗、应用强效利尿剂、出血及肾上腺皮质不全等,均可引起低钠综合征。表现为全身虚弱、表情淡漠、头痛、肠绞痛、手足痉挛、循环衰竭、昏迷甚至死亡。乳酸钠林格注射液适用于酸中毒和有酸中毒倾向的脱水患者。

2. 外用冲洗液 0.9%氯化钠注射液外用可洗眼、洗鼻及冲洗伤口等。

3. 其他 高温作业者以 0.1%～0.2% 的溶液做口服饮料,可预防中暑;也可作为多种注射用粉针剂的溶媒。

【不良反应】 输液容量过多和滴速过快,可致高钠血症,引起水肿、血压升高、心率加快、胸闷、呼吸困难、急性左心功能衰竭。不适当给予高渗氯化钠可致高钠血症、低钾血症甚至高氯性酸中毒;快速大量输注低渗氯化钠可致溶血及脑水肿。脑、心、肾功能不全及血浆蛋白过低者慎用,肺水肿患者禁用。

二、钾盐

氯化钾(Potassium Chloride)

氯化钾容易从胃肠道吸收,主要由肾远曲小管和集合管 Na^+-K^+ 交换而排出体外。

【药理作用】 钾离子是细胞内主要阳离子,是维持细胞内渗透压的重要成分,是维持神经肌肉和心肌正常功能的必需物质,钾可与氢离子交换而参与酸碱平衡的调节。K^+ 缺乏时可出现低钾血症,表现为肠麻痹、心律失常、乏力、腱反射减退或消失等,严重者可因呼吸麻痹或心功能不全而死亡。

【临床应用】 主要用于各种原因引起的低钾血症,如严重吐泻、不能进食、长期使用排钾利尿药或肾上腺皮质激素等;还可治疗洋地黄中毒引起的频发性室性期前收缩或阵发性心动过速。

【不良反应和注意事项】
1. 胃肠道刺激症状 咽部不适、恶心、呕吐、胸痛(食管刺激)、腹痛、腹泻,甚至消化性溃疡及出血等,在空腹、剂量较大和原有胃肠道疾病者较易发生,用本药 10% 水溶液稀释在饮料中饭后服用可减轻胃肠道刺激。
2. 抑制心脏 诱发或加重房室传导阻滞,甚至心脏停搏,故严禁静脉注射氯化钾;静脉滴注溶液浓度一般不超过 0.3%,速度宜慢(每小时不超过 1 g),而且有尿才能补钾。滴注速度较快、大量使用或原有肾功能损害时可发生高钾血症:表现为乏力、手足口唇麻木、呼吸困难、意识模糊、心律失常甚至心脏停搏等。
3. 局部组织缺血坏死 静脉滴注时漏于皮下可致局部组织缺血坏死。
4. 其他 禁用于房室传导阻滞、高血钾症、肾衰竭及尿少或尿闭者。

第二节 调节酸碱平衡药

一、纠正酸中毒药

碳酸氢钠(sodium bicarbonate)

【作用与应用】
1. 碳酸氢钠为弱碱性药物,解离的 HCO_3^- 与 H^+ 结合,使体内 H^+ 浓度降低。口服可中和胃酸,治疗胃酸过多症、消化性溃疡和轻、中度代谢性酸中毒(首选药);静脉滴注治疗重度代谢性酸中毒。

2. 碳酸氢钠经肾排泄时碱化尿液,可用于预防尿酸性肾结石及减轻磺胺药的泌尿系不良反应;急性溶血时可防止血红蛋白沉积在肾小管;静脉滴注对巴比妥类、水杨酸类药物及甲醇等药物中毒有非特异性的解救中毒作用;增强氨基糖苷类抗生素治疗泌尿道感染的疗效。

3. 降低血钾,碳酸氢钠可升高血液的 pH 值,促进 K^+ 由细胞外进入细胞内,从而使血钾降低,用于心脏复苏纠正缺氧性酸中毒时所造成的高钾血症,缓解 K^+ 对心脏的抑制,使心肌收缩性及应激性增高。

【不良反应和注意事项】 对组织有刺激性,注射时切勿漏出血管。该药口服可在胃内产生大量二氧化碳气体,对患严重胃溃疡者有穿孔危险,应慎用;肾功能不全患者或长期大量应用碳酸氢钠可出现心律失常、肌肉痉挛、异常疲倦、虚弱、呼吸减慢、口内异味、尿频、尿急、持续性头痛、食欲减退、恶心呕吐等不良反应,静脉滴注过量可致碱中毒,故应控制使用剂量。

乳酸钠溶液(Sodium Lactate Solution)

【作用与应用】 乳酸钠进入体内后,其乳酸根在有氧条件下,在肝氧化成碳酸氢根离子,增加碱储备,纠正代谢性酸中毒。因作用不及碳酸氢钠迅速和稳定,较少采用,但在高钾血症或普鲁卡因胺、奎尼丁等药物引起的心律失常伴酸中毒患者,仍以乳酸钠治疗为宜。

【不良反应】 过量引起碱血症;不能用 0.9% 氯化钠或其他含氯化钠注射液稀释本药,以免成为高渗溶液;心功能不全、肝病、休克等患者慎用。

二、纠正碱中毒药

氯化铵(Ammonium Chloride)

【作用与应用】

1. 酸化体液 氯化铵进入体内解离为 NH_4^+ 和 Cl^-,NH_4^+ 迅速经肝代谢形成尿素,而 Cl^- 在体内可置换 HCO_3^-,减少体内过量的碱储备。口服或静脉滴注本药,可纠正代谢性酸中毒。

2. 酸化尿液 Cl^- 经肾排出时,可使 HCO_3^- 重吸收增多,H^+ 排出增多,使尿液 pH 值降低。可用于有机碱药物(如氨茶碱)过量中毒。

3. 祛痰作用 口服可刺激胃黏膜,反射性增加呼吸道分泌而祛痰,详见本教材第二十七章。

【不良反应】 可致恶心、呕吐、胃部不适等症状;注意不要过量使用,以防止发生酸血症。

氨丁三醇(Trometamol)

【作用与应用】 本药在体内通过摄取氢离子而纠正酸中毒,作用快而强,临床常用于急性代谢性酸中毒和呼吸性酸中毒。

【不良反应】 本药可引起患者恶心、呕吐等消化道症状;可致低血糖、低血压等;严重时可抑制患者呼吸甚至使呼吸停止;可使肺泡通气量减少,故用于呼吸性酸中毒时必须同时给患者吸氧;应避免剂量过大、滴注速度过快;禁用于肾性酸中毒和慢性呼吸性酸中毒患者。

制剂及用法

氯化钠 注射剂:90 mg/10 mL、0.9 g/100 mL、2.25 g/250 mL、4.5 g/500 mL、9 g/1 000 mL。用量视病情而定,一般一日 500~1 000 mL,口服或静脉滴注。

氯化钾 片剂:0.25 g/片、0.5 g/片。一次 1 g,一日 3 次。注射剂:1 g/10 mL、1.5 g/10 mL。一次 1~1.5 g,用 5%~10% 葡萄糖注射液 500 mL 稀释后静脉滴注。

氯化钙 注射剂:0.5 g/10 mL。一次 0.5 g,一日 1 次。用 25% 葡萄糖注射液稀释后缓慢静脉注射。

碳酸氢钠 片剂:0.5 g/片。一次 0.5~2 g,一日 3 次。注射剂:0.5 g/10 mL、5 g/100 mL、12.5 g/250 mL。剂量视病情而定,静脉滴注。

乳酸钠 注射剂:224 g/20 mL、560 g/50 mL。剂量视病情而定,用前加 5% 或 10% 葡萄糖注射液 5 倍量稀释成等渗液,静脉滴注。

氨丁三醇 注射剂:0.728 g/10 mL、1.456 g/20 mL、7.28 g/100 mL。剂量视病情而定,用前加 5% 或 10% 葡萄糖注射液 2 倍量稀释成等渗液,静脉滴注。

同步练习

一、单项选择题

1. 下列有关氯化钠叙述错误的是(　　)
   A. 用于治疗各种原因引起的低钠综合征
   B. 0.9%氯化钠注射液外用可洗眼、洗鼻及冲洗伤口等
   C. 可作为多种注射用粉针剂的溶媒
   D. 肺水肿患者禁用
   E. 给予高渗氯化钠可致高钾血症

2. 下列哪项是氯化钾的禁忌证(　　)
   A. 严重吐泻所致低血钾症　　　　B. 长期使用排钾利尿药致血钾过低
   C. 长期使用肾上腺皮质激素致血钾过低　D. 房室传导阻滞
   E. 洋地黄中毒引起的频发性室性期前收缩

3. 下列关于氯化钙描述错误的是(　　)
   A. 可治疗血钙降低引起的手足搐搦症　B. 静脉给药不用控制给药速度
   C. 可解救镁盐中毒　　　　　　　　D. 可治疗瘙痒性皮肤病
   E. 可用于维生素 D 缺乏性佝偻病、软骨病的辅助治疗

4. 乳酸钠的适应证是(　　)
   A. 高血钾症引起的心律失常伴酸中毒　B. 心功能不全
   C. 乳酸性酸中毒　　　　　　　　　D. 肾功能不全
   E. 肝昏迷

5. 临床上治疗代谢性酸中毒宜首选(　　)

A. 氯化钠 B. 乳酸钠
C. 碳酸氢钠 D. 氨丁三醇
E. 氯化铵

二、思考题

低钾血症有什么症状？如何治疗？

单项选择题参考答案：1.E 2.D 3.B 4.A 5.C

（河南医学高等专科学校 赵汴霞）

第四十六章 维生素类药物

> **学习目标**
> 熟悉各种维生素类药的作用、临床应用及主要不良反应。

维生素是机体维持正常生化代谢和生理功能所必需的一类低分子化合物,它是人体六大营养要素(糖、脂肪、蛋白质、盐类、维生素和水)之一。维生素在体内直接或以某些酶(或辅基)的组成成分方式参与代谢过程,维持人体器官的正常功能。人体对维生素的需要量虽然不大,但又不能缺乏,否则会出现一系列因维生素缺乏导致的症状或疾病。人体需要的维生素除少数可在体内自身或由细菌合成外,绝大多数须从肉类、禽类、蔬菜、水果及粮食制品中获取。维生素包括水溶性和脂溶性两大类,前者有维生素 B_1、维生素 B_2、维生素 B_6、维生素 B_{12}、烟酸、烟酰胺、维生素 C、叶酸等;后者有维生素 A、维生素 D、维生素 E、维生素 K 等。

第一节 脂溶性维生素

维生素 A(vitamin A)

维生素 A 在动物肝、蛋黄、乳汁中含量丰富,胡萝卜中含有较多 β-胡萝卜素,后者是维生素 A 原,进入体内可转化为维生素 A。

【药理作用】 ①参与视网膜中视紫红质等感光物质的合成,增强视网膜感光能力,维持暗视觉。②促进生长发育,维持上皮组织如皮肤、结膜、角膜的正常功能和结构的完整性。缺乏时,儿童生长发育延迟、长骨及牙齿发育障碍,皮肤粗糙、干燥出现眼干燥症。③参与体内许多氧化过程,尤其是不饱和脂肪酸的氧化。④其他作用:可对抗糖皮质激素的免疫抑制作用,大剂量可促胸腺增生,若与免疫增强剂合用,可使免疫力增强。

【临床应用】 临床用于防治维生素 A 缺乏症,如夜盲症、眼干燥症、角膜软化、角膜炎、结膜炎、皮肤粗糙角化等;也可防治佝偻病、软骨病、用于恶性肿瘤的辅助治疗等。婴儿、哺乳期妇女、孕妇等需要量增加时可适当补充。

【不良反应】 大剂量长期应用可致维生素A过多症,甚至发生急性或慢性中毒,6个月至3岁的小儿发生率最高,急性中毒者表现为嗜睡或过度兴奋、头痛、呕吐等颅内高压症状;慢性中毒者表现为食欲缺乏、皮肤干燥、皲裂、毛发干枯、脱发,严重者出现肝功能异常甚至肝硬化症状。

维生素D(vitamin, D)

多种维生素D均为类固醇的衍生物,主要有维生素D_2和维生素D_3。在鱼肝油、蛋黄、牛奶中含有维生素D_3(胆骨化醇)。植物中的麦角固醇,经紫外线照射转化为维生素D_2(骨化醇)。人体皮肤有7-脱氢胆固醇,经紫外线照射转化为维生素D_3,故多晒太阳可预防维生素D缺乏症。

【药理作用】 维生素D_2和维生素D_3均无生理活性,需经体内代谢转化后才成为有活性的维生素D。维生素D主要促进小肠和肾小管对钙、磷的吸收,促进钙、磷沉积于骨组织中使骨钙化。

【临床应用】 临床用于防治佝偻病、骨软化症和婴儿手足搐搦症,常与钙剂合用。

【不良反应】 长期大量应用维生素D可导致高钙血症、软骨组织钙化;引起肾功能损伤、出现多饮多尿、蛋白尿等;长期应用也可发生慢性中毒,表现为消化系统反应、烦躁、幻觉等精神反应,停药可迅速改善。

维生素E(vitamin E)

【药理作用】 维生素E能增加促性腺激素分泌,促进精子生成和活动、增加卵泡生长并增强孕酮的作用,可维持正常生育功能;因维生素E易被氧化,故在体内有保护不饱和脂肪酸、维生素A、维生素C及某些酶免受氧化,从而维持细胞膜的正常结构和功能、清除自由基、延缓细胞衰老、增强免疫力等;还可改善脂质代谢。

【临床应用】 临床用于治疗习惯性流产、先兆流产、不育症;也可辅助治疗进行性肌营养不良、早产儿溶血性贫血、高脂血症、动脉粥样硬化等疾病。

【不良反应】 大剂量可见胃肠反应(恶心、胃痉挛、腹泻等),亦可引起视力模糊、头晕、头痛、乳腺肿大、乏力软弱、流感样综合征等。

第二节 水溶性维生素

维生素B_1(vitamin B_1)

维生素B_1在米糠、麦麸、黄豆、酵母、瘦肉和花生中含量丰富。临床所用维生素B_1是人工合成品。维生素B_1在酸性溶液中稳定,在中性、碱性溶液中及加热迅速破坏。

【药理作用】 维生素B_1能抑制胆碱酯酶活性,维持胆碱能神经、消化系统和心血管系统的功能。

【临床应用】 临床用于防治脚气病,亦用于维生素B_1缺乏引起的各种疾病的辅助治疗,如全身感染、高热、甲状腺功能亢进、心肌炎、神经炎、糖尿病、营养不良等。

【不良反应】 毒性甚低,注射给药偶见过敏反应,有静脉注射致过敏性休克的报道;维生素 B_1 不宜与碳酸氢钠、氨茶碱、阿司匹林同时服用。

维生素 B_2(vitamin B_2)

广泛存在于绿叶蔬菜、肉类、肝、蛋、酵母、黄豆中。在酸性环境中稳定,遇碱或遇光易破坏。

【药理作用】 维生素 B_2 是体内黄素酶类的辅酶,黄素酶参与三大物质代谢;也参与血红蛋白的合成及维持正常视觉功能等。

【临床应用】 临床用维生素 B_2 防治因缺乏维生素 B_2 所引起的口角炎、舌炎、角膜炎、结膜炎、视网膜炎、视神经炎、阴囊炎、脂溢性皮炎及四肢躯干的皮炎等;亦可治疗难治性低色素性贫血,宜与其他 B 族维生素同时使用。

【不良反应】 在肾功能正常情况下不良反应不明显,大量使用后尿液呈黄色。

维生素 B_6(vitamin B_6)

维生素 B_6 包括吡哆醇、吡哆醛、吡哆胺三类物质,广泛存在于动、植物中,人体肠道细菌也可合成,故临床少见维生素 B_6 缺乏。

【作用与应用】 维生素 B_6 在体内参与中枢抑制性递质酪氨酸的合成及 5-羟色胺的形成;也参与脂肪的代谢。临床用维生素 B_6 防治异烟肼、肼屈嗪引起的中枢神经症状和周围神经炎、治疗抗癌药、放射线、口服避孕药等引起的呕吐或妊娠呕吐;作为动脉粥样硬化、粒细胞减少症及肝炎的辅助治疗药物;亦可治疗新生儿遗传性维生素 B_6 依赖综合征。

【不良反应】 少见,偶见过敏反应。维生素 B_6 与左旋多巴合用时可降低左旋多巴的抗帕金森病作用。

烟酸(nicotinic)和烟酰胺(nicotinamide)

烟酸和烟酰胺结构相似,烟酸在体内转化为烟酰胺而发挥作用,两者统称为维生素 PP。烟酸和烟酰胺多含于动物瘦肉、肝、肾、鱼、米糠、麦麸、谷类食物中。

【作用与应用】 维生素 PP 参与糖和脂肪的代谢;可通过促进 Ca^{2+} 内流而发挥防治心脏传导阻滞和提高窦房结功能的作用;烟酸具有扩张血管、降低血脂、减少胆固醇合成作用;亦有溶解纤维蛋白、防止血栓形成作用。临床治疗因维生素 PP 缺乏导致的糙皮病(皮炎、口舌炎、肠炎、食欲不振及神经炎、神经衰弱、抑郁或痴呆等神经精神症状),即"3D"症:皮炎、腹泻、痴呆;也可治疗高脂血症。

【不良反应】 肌内注射烟酰胺可引起疼痛;少数患者可引起头晕、恶心、呕吐、上腹不适、腹泻等,可自行消失;妊娠初期过量服用可能致畸;烟酸可引起肝功异常、肝内瘀滞型黄疸、血糖升高及高尿酸症、皮肤潮红、瘙痒等。异烟肼与烟酰胺结构相似,两者有拮抗作用,长期服用异烟肼时,为防止出现糙皮病症状,应适当补充烟酰胺。

维生素 C(vitamin,C)

维生素 C 广泛存在于绿叶蔬菜和新鲜水果中,尤以桃、桔、番茄、辣椒和鲜枣中含量丰富,药用者为人工合成品。

【作用与应用】 维生素C参与氨基酸代谢、神经递质5-羟色胺、去甲肾上腺素的合成及类固醇激素或其他类固醇化合物的合成或分解等;也参与胶原蛋白和组织细胞间质的合成;可降低毛细血管通透性,加速血液凝固,刺激凝血功能;能使Fe^{3+}还原成Fe^{2+},促进铁在肠内吸收;促使血脂下降;还促进体液免疫和细胞免疫,增强巨噬细胞和白细胞的吞噬能力,增强对感染的抵抗力;能使体内氧化型的谷胱甘肽还原为还原型谷胱甘肽,后者的巯基可与重金属离子结合而排出体外,从而发挥解毒功能;维生素C有抗组胺作用及阻止致癌物质(亚硝胺)生成作用。临床适用于防治坏血病(维生素C缺乏症)和各种急慢性传染性疾病、各种贫血及紫癜等辅助治疗;大剂量静脉注射用于克山病所致心源性休克的抢救。维生素C亦可用于慢性铁中毒,特发性高铁血红蛋白血症的治疗;病后恢复期,创伤愈合不良者,可适当补充维生素C。

【不良反应】 大剂量(1~4 g/d)可引起胃肠道反应、深部静脉血栓形成,增加尿中草酸盐排泄,引起泌尿系结石;少数患者出现皮肤潮红、头痛、尿频;大量长期服用后不可突然停药,否则可能出现坏血病表现,故宜逐渐减量停药。

【药物相互作用】 维生素C可降低抗凝血药作用,缩短凝血酶原时间;维生素C能拮抗氯丙嗪的中枢抑制作用,缩短巴比妥类药物的催眠时间;巴比妥类、苯海拉明、阿司匹林和四环素可增加维生素C在尿中的排泄;维生素C和维生素K合用时,在体液中发生氧化还原反应可降低疗效,故两者不宜合用。

制剂及用法

维生素C 片剂:25 mg/片、50 mg/片、100 mg/片,一次50~100 mg,一日3次。注射剂:0.1 g/2 mL,0.25 g/2 mL,0.5 g/5 mL,2.5 g/20 mL。一次0.1~0.25 g,一日1~2次,肌内注射或静脉注射。

维生素B_1 片剂:5 mg/片、10 mg/片。一次10~30 mg,一日3次。注射剂:50 mg/2 mL,100 mg/2 mL,一次50~100 mg,一日2次,肌内注射。

维生素B_2 片剂:5 mg/片、10 mg/片。一次5~10 mg,一日2~3次。注射剂:25 mg/mL,50 mg/mL,100 mg/2 mL,一次50~100 mg,一日1次,肌内注射或静脉注射。

维生素E 片剂:5 mg/片、10 mg/片。一次10~100 mg,一日2~3次。注射剂:50 mg/mL,一次5~50 mg,肌内注射。

维生素D 胶丸剂:1万U。一日2 500~5 000 U。

维生素A 胶丸剂:5 000 U、2.5万U。一次1万~2.5万U,一日1~2次。

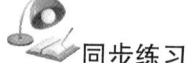

同步练习

一、名词解释

1. 维生素 2. "3D"症状

二、单项选择题

1. 可治疗儿童佝偻病的是(　　)

　　A. 维生素D　　　　　　　　　　　　B. 钴胺素

C. 叶酸 D. 维生素 C
E. 维生素 B_1

2. 可用于脚气病治疗的维生素是(　　)
   A. 钴胺素 B. 硫胺素
   C. 生物素 D. 遍多酸
   E. 叶酸

3. 关于维生素 C 的叙述错误的是(　　)
   A. 必须从食物中获得 B. 可参与体内氧化还原反应
   C. 参与体内羟化反应 D. 人体内可以合成的一种维生素
   E. 促进体液免疫和细胞免疫

4. 哪种维生素能被氨甲喋呤所拮抗(　　)
   A. 维生素 B_6 B. 叶酸
   C. 维生素 B_2 D. 维生素 B_1
   E. 维生素 C

5. 属于脂溶性维生素是(　　)
   A. 维生素 B_1 B. 维生素 B_2
   C. 维生素 C D. 维生素 B_{12}
   E. 维生素 D

6. 与凝血酶原生成有关的维生素是(　　)
   A. 维生素 K B. 维生素 E
   C. 硫辛酸 D. 遍多酸
   E. 硫胺素

7. 维生素 B_2 缺乏体征之一是(　　)
   A. 脂溢性皮炎 B. 周围神经炎
   C. "3D"症状 D. 牙龈疼痛出血
   E. 佝偻病

8. 几乎不能通过乳腺,故母乳中的含量很低的维生素是(　　)
   A. 维生素 A B. 维生素 B
   C. 维生素 C D. 维生素 D
   E. 以上均不对

三、思考题

简述维生素 D 的临床应用与不良反应。

单项选择题参考答案:1. A　2. B　3. D　4. B　5. E　6. A　7. A　8. D

(河南医学高等专科学校　赵汴霞)

第四十七章 解毒药

学习目标

1. 掌握有机磷农药中毒的症状及解毒药。
2. 熟悉金属、类金属、氰化物中毒解毒药。
3. 了解其他解毒药的特点。

第一节 有机磷酸酯类中毒解毒药

一、有机磷酸酯类中毒机制及中毒表现

有机磷酸酯类化合物(简称有机磷)系高效杀虫药,主要作为农业和环境卫生杀虫剂,如敌百虫、乐果、马拉硫磷、敌敌畏、内吸磷和对硫磷等;有些则用作战争毒气,如沙林、梭曼和塔崩等;仅少数作为缩瞳药治疗青光眼,如碘依可酯和异氟磷。

1. 中毒机制 有机磷经呼吸道、皮肤和消化道黏膜进入人体,与胆碱酯酶结合形成磷酰化胆碱酯酶,结合很牢固,使胆碱酯酶失活,不能水解乙酰胆碱,导致乙酰胆碱在体内大量蓄积而引起中毒症状。若不及时抢救,胆碱酯酶可在几分钟或几小时内"老化"。此时即使用胆碱酯酶复活药,也不能恢复酶的活性,必须等待新生的酶出现,因此一旦发生中毒,应及时抢救。此外,有机磷还可抑制三磷酸腺苷酶、胰蛋白酶、胰凝乳酶、胃蛋白酶等酶的活性,导致中毒症状复杂化,加重病情。

2. 中毒表现

(1)急性中毒 M样症状:瞳孔缩小、眼睛疼痛、因支气管平滑肌收缩、呼吸道腺体分泌增加而致呼吸困难,胃肠道可出现厌食、恶心、呕吐、腹痛、腹泻等;严重时常表现口吐白沫、呼吸困难、大汗淋漓、大小便失禁、心率减慢和血压下降。N样症状:肌无力、肌束抽搐、震颤并可致肌肉麻痹,严重时呼吸肌麻痹。中枢神经系统症状:先兴奋、不安,继而出现惊厥,后可转为抑制,出现意识模糊、谵妄、共济失调、反射消失、昏迷、呼吸麻痹、循环衰竭等。

(2) 慢性中毒 见于长期接触农药的人员,主要表现为血中胆碱酯酶活性明显下降、神经衰弱综合征、腹胀、多汗、偶见肌束颤动及瞳孔缩小等。

二、常用解毒药

(一) M 受体拮抗剂

如阿托品、东莨菪碱、山莨菪碱等。

阿托品(atropine)

阿托品能迅速对抗有机磷中毒时的 M 样症状,表现为松弛平滑肌、抑制腺体分泌、加快心率和扩瞳等效应,减轻或消除恶心、呕吐、腹痛、大小便失禁、流涎、支气管分泌增多、呼吸困难、出汗、瞳孔缩小、心率减慢和血压下降等症状。阿托品对 N 受体无明显作用,对中毒引起 N 样症状骨骼肌震颤对抗作用较差,且不能使胆碱酯酶复活,故必须与胆碱酯酶复活药合用。阿托品使用原则是及早、足量、反复给药直至"阿托品化"。"阿托品化"是指瞳孔较前扩大、颜面潮红、口干、皮肤干燥、肺部湿啰音明显减少或消失、心率加快有轻度躁动不安等。

(二) 胆碱酯酶复活剂

属季铵类化合物,包括碘解磷定、氯解磷定、双解磷和双复磷等。

碘解磷定(pralidoxime iodide)

【药理作用与临床应用】 进入体内后即与磷酰化胆碱酯酶结合,生成磷酰化胆碱酯酶和解磷定的复合物,后者进一步裂解为磷酰化解磷定,同时使胆碱酯酶游离出来,恢复其水解乙酰胆碱的活性。此外,碘解磷定也能与体内游离的有机磷酸酯类直接结合,然后由尿排出,从而阻止游离的毒物继续抑制酶活性。用于解救中度和重度中毒,对不同有机磷中毒的疗效有差异,如对内吸磷、马拉硫磷和对硫磷中毒的疗效较好,对敌百虫、敌敌畏中毒的疗效稍差,而对乐果中毒则无效。本药对骨骼肌的作用最明显,能迅速控制肌束颤动,由于不能直接对抗乙酰胆碱,故应与阿托品等药合用。

【不良反应】 剂量超过 2 g 或静脉注射速度过快(每分钟>0.5 g)时,可产生轻度乏力、视力模糊、复视、眩晕、头痛、恶心、呕吐和心率加快等症状。

氯解磷定(pralidoxime chloride):作用和应用与碘解磷定相似,但水溶性好,性质稳定,可肌内注射和静脉给药,使用方便。特别适用于有机磷中毒的早期抢救。偶见轻度头痛、头晕、恶心、呕吐等。因不良反应较小,故临床上已逐渐取代碘解磷定。

第二节 金属和类金属中毒解毒药

金属元素引起中毒的途径多种多样,例如金属在土壤中的分布不均、人类对金属矿藏的开发和冶炼、金属化合物的广泛使用等,易引起中毒的金属和类金属主要有铜、铬、锌、汞、铅、银、锰、镍、砷、锑、铋、磷等。常用金属及类金属解毒药主要有含巯基解毒药和金属络合物两大类。

一、中毒机制

金属或类金属进入人体后解离出离子,这些离子在高浓度时直接作用于组织产生腐蚀作用,除使组织坏死外,还可与组织细胞中的酶(主要是含巯基的酶如丙酮酸氧化酶等)相结合,使酶失去活性,影响细胞正常功能,使细胞的物质代谢发生障碍而出现一系列中毒症状。

二、解毒药物

(一)含巯基解毒药

能竞争性与金属离子结合,形成较稳定的水溶性络合物随尿排出,使酶恢复活性,但形成的络合物在体内有一部分重新解离出金属离子和二巯丙醇,后者很快被氧化并失去作用,解离出的金属离子仍可引起中毒,因此用药必须反复给予足够剂量,使血液中药物浓度和金属离子浓度之比为 2∶1。中毒越久,酶的活性越难复活,因此尽量早期用药。如二巯丁二钠、二巯丙磺钠、青霉胺等。

二巯丁二钠(sodium dimercaptosuccinate, Na-DMS)

【体内过程】 二巯丁二钠又称二巯琥钠。本药的水溶液不稳定,易水解,久置具有较大毒性,须新鲜配制。静脉注射血药浓度很快达峰值,并迅速由肾排出,无蓄积作用。

【药理作用】 本药的化学结构中含有两个活泼巯基,与金属离子有较强的亲和力,能结合成为不易解离的无毒环状化合物,由尿排出,从而防止含巯基的酶与金属离子结合,使这些酶的活性免受抑制;如早期用药还能与含巯基酶上的金属离子竞争性结合,使含巯基酶恢复活性。该药与金属离子结合后,仍有一定程度的解离,可再次产生中毒现象,故应早期用药、反复用药。

【临床应用】 主要用于治疗锑中毒,解毒效果好。对汞、砷、铅中毒有明显作用,对铜、钴、镍、镉等中毒也有效。治疗肝豆状核变性病也有明显的排铜和改善症状作用。

【不良反应】 本品毒性较小,注射后可有口臭、头痛、头晕、恶心、乏力及四肢酸痛等,减慢注射速度可减轻症状。偶见过敏反应。

二巯丙磺钠(sodium dimercaptopropane sulfonate):分子中的两个巯基不但能与金属离子络合,形成不易解离的无毒化合物由肾排出,而且还能夺取已经与酶结合的金属离子,恢复酶的活性。二巯丙磺钠是治疗汞、砷中毒的首选解毒药;对铬、铋、铅、铜及锑中毒有一定疗效。本药还可用于灭鼠药毒鼠强中毒的解救。常用量肌内注射无明显副作用。静脉注射过快可引起恶心、头晕、口唇麻木、面色苍白及心悸等。少数人可发生皮疹、发热等过敏反应,个别人可发生剥脱性皮炎或过敏性休克。

青霉胺(penicillamine):为青霉素的水解产物,口服可吸收80%。青霉胺可与金属离子铜、汞、铅等络合成可溶性的络合物,由尿液迅速排出。青霉胺是治疗肝豆状核变性病(铜代谢障碍)的首选药。对铅、汞、锌中毒亦有效。也可用于类风湿关节炎、硬皮病等。不良反应较多,常见有头痛、乏力、胃肠反应;也可出现发热、皮疹、关节痛、血细胞及血小板减少等。与青霉素有交叉过敏反应,用药前应做青霉素皮肤过敏试验。

（二）金属络合物

与金属、类金属有很强亲和力，与其形成无活性难解离的水溶性络合物，随尿排出，还能夺取已经与酶结合的金属、类金属离子，使组织细胞中的酶复活，恢复酶活性，起到解毒作用。

依地酸钙钠（EDTA Ca-Na$_2$）

依地酸钙钠又名解铅乐。本药口服吸收少。肌内注射可致局部疼痛，多采取静脉给药。

【药理作用】 能与多种金属离子（如铅、钴、铬、铜、镍、锰等）及放射性物质（镭、铀、钚、钍等）形成可溶性的络合物随尿排出，产生解毒作用。本药对铅中毒疗效最好，对钴、铬、铜、镍、锰等中毒及放射物质镭、铀、钚、钍等对机体的损害也有效，但对汞中毒无效。

【临床应用】 主要用于急、慢性铅中毒，用药后尿中铅排出量急剧增加，中毒症状在短期内显著减轻或消失；也可用于钴、铬、铜、镍、锰等中毒及放射物质中毒的解救。

【不良反应及注意事项】 较少见，可有短暂头痛、恶心、关节痛、乏力等副作用；大剂量可发生肾损害，用药期间应注意查尿量，肾病患者禁用；静脉注射过快可致低钙性抽搐及血栓性静脉炎，一般静脉滴注速度不超过 15 mg/min。

第三节　氰化物中毒解毒药

氰化物如氰化钾、氰化钠和氢氰酸等都是毒性极强、作用迅速的毒物；桃仁、杏仁等含有氰苷，水解亦可产生氢氰酸，大量误食也可中毒。其解救药常选用高铁血红蛋白形成剂（如亚硝酸钠、亚甲蓝）和供硫剂联合应用。

一、中毒机制

氰化物进入体内后释放出氰离子（CN$^-$）与细胞色素氧化酶中的 Fe^{3+} 结合，使该酶失去正常传递电子的功能，致使呼吸链中断，引起胞内窒息，出现缺氧、发绀，如不及时救治，可很快死亡。

二、解毒药物

解救药常选用氧化剂（如亚硝酸钠、高剂量亚甲蓝等）和供硫剂（硫代硫酸钠）联合应用。

亚硝酸钠（sodium nitrite）：为氧化剂，易溶于水，口服吸收迅速，60% 在体内代谢，其余以原形由肾排出。本药在体内可使含 Fe^{2+} 的血红蛋白氧化为高铁血红蛋白，高铁血红蛋白与氰离子亲和力较强，且结合牢固，能清除血液中游离的 CN$^-$，并能夺取氰化细胞色素氧化酶中的 CN$^-$，从而保护或恢复细胞色素氧化酶的活性，发挥解毒作用。解救氰化物中毒，作用慢而持久，疗效较亚甲蓝好。静脉注射速度过快可引起恶心、呕吐、眩晕、头痛及低血压等。大剂量可引起高铁血红蛋白血症,出现发绀、呼吸困难、晕厥及循环衰竭等。

亚甲蓝(methylene blue,美蓝):本药为氧化-还原剂,不同剂量呈现不同作用。小剂量(1~2 mg/kg)亚甲蓝在还原型辅酶Ⅰ脱氢酶(NADPH)作用下,还原成还原型亚甲蓝,可将高铁血红蛋白还原为血红蛋白。主要用于治疗亚硝酸盐、苯胺、非那西丁、伯氨喹、硝酸甘油及肠源性青紫症等所致的高铁血红蛋白血症。大剂量(5~10 mg/kg)亚甲蓝进入机体后,还原型辅酶Ⅰ脱氢酶不能使亚甲蓝全部转变为还原型亚甲蓝,氧化型亚甲蓝多,从而使血红蛋白氧化为高铁血红蛋白。主要用于解救氰化物中毒,其机制与亚硝酸盐相同,但作用较亚硝酸钠弱。本药大剂量静脉注射可致眩晕、头痛、恶心、腹痛、心前区痛、大汗淋漓、意识障碍等。禁止皮下、肌内注射,以免引起组织坏死。

硫代硫酸钠(sodium thiosulfate):本药在体内转硫酶的作用下,释放出硫离子,与游离的或已与高铁血红蛋白结合的CN^-结合,生成无毒且较稳定的硫氰酸盐由尿排出。本药具有还原性,使高铁血红蛋白还原为低铁血红蛋白,并可与多种金属、类金属离子结合形成无毒硫化物排出,可用于亚硝酸盐中毒及砷、汞、铅、铋、碘等的中毒。解救氰化物中毒时,应先静脉注射氧化剂后,再缓慢注射本药,不能混合后同时静脉注射;对内服氰化物中毒者,应同时用5%本药溶液洗胃,并于洗胃后保留适量溶液于胃中。

第四节　其他解毒药

乙酰胺(acetamide,解氟灵):是一种有机杀虫剂,在体内酰胺酶的作用下生成氟乙酸。氟乙酸可阻断三羧酸循环,导致柠檬酸、丙酮酸堆积,从而破坏细胞的正常功能引起细胞死亡。乙酰胺的化学结构与氟乙酰胺相似,故能争夺酰胺酶,使氟乙酰胺不能脱氨变成氟乙酸,从而解救氟乙酰胺中毒。乙酰胺是目前治疗氟乙酰胺中毒的有效解毒剂,毒性低,使用安全。本药有刺激性,肌内注射时有局部疼痛,常与普鲁卡因(20~40 mg)合用,可减轻疼痛。

精制抗蛇毒血清(purified antivenin):可中和相应的蛇毒。由于毒蛇的种类较多,其抗原性各异,因此抗蛇毒血清有含单克隆抗体及多克隆抗体之分,前者特异性强、效价高、疗效好;后者特异性小、效价低、疗效差。国内已生产治疗蝮蛇、五步蛇、银环蛇、眼镜蛇、金环蛇、蝰蛇咬伤的六种精制抗蛇毒血清。治疗相应的毒蛇咬伤,早期足量应用,疗效较好。

制剂及用法

碘解磷定　注射剂:0.5 g/20 mL、0.4 g/10 mL。静脉滴注或缓慢静脉注射:轻度中毒,0.4 g,以葡萄糖注射液或生理盐水稀释;中度中毒,首剂0.8~1.2 g,以后0.4~0.8 g,1次/2 h,共2~3次;重度中毒,首剂1~2 g,30 min后如无效可再给0.8~1.2 g,以后0.4 g/h。

氯解磷定 注射剂:0.25 g/2 mL、0.5 g/2 mL。肌内注射:轻度中毒,0.25～0.50 g;中度中毒,0.5～0.75 g,必要时可 2～4 h 重复给 0.5 g。静脉注射:治疗重度中毒,1 g,用生理盐水 10～20 mL 稀释后缓慢静脉注射,30～60 min 后病情未见好转,可再注射 0.75～1.0 g,以后改为静脉滴注,每小时不超过 0.5 g。

阿托品 注射剂:0.5 mg/mL、1 mg/mL、5 mg/mL。肌内注射或静脉注射:开始 2～4 mg,如无效,可每隔 5～10 min 注射 2 mg,直至阿托品化,第一天用量常超过 200 mg。

二巯丁二钠 注射剂:0.5 g、1 g。一次 1 g,用注射用水溶解后,立即静脉注射。视病情需要可重复注射。

依地酸钙钠 注射剂:1 g/5 mL,片剂:0.5 g。口服:1～2 g/次,一日 2～4 次;深部肌内注射:0.25～0.5 g 加入 2% 普鲁卡因 2 mL 中,一日 2 次;静脉滴注 1 g 加入生理盐水或 5%～10% 葡萄糖注射液 250～500 mL 中缓慢静脉滴注(至少 1 h),一日 1 次,连用 3 d。小儿按 15～20 mg/(kg·d),一日 1 次,肌内注射为宜。

硫代硫酸钠 注射剂:0.5 g/10 mL、1 g/20 mL。静脉注射:12.5～25 g/次,一日 1 次。小儿 250～500 mg/kg。

同步练习

一、单项选择题

1. 抢救有机磷中度以上中毒最好使用(　　)
   A. 阿托品　　　　　　　　B. 解磷定
   C. 解磷定和筒箭毒碱　　　D. 解磷定和阿托品
   E. 阿托品和筒箭毒碱

2. 解磷定能解除有机磷酸酯类中毒时的哪个症状(　　)
   A. 瞳孔扩大　　　　　　　B. 大小便失禁
   C. 恶心、呕吐　　　　　　D. 肌肉震颤
   E. 流涎

3. 氰化物中毒的解毒药是(　　)
   A. 二巯丙醇　　　　　　　B. 阿托品
   C. 亚硝酸钠　　　　　　　D. 青霉胺
   E. 二巯丁二钠

4. 急性砷、汞、锑等重金属中毒的解救药是(　　)
   A. 亚硝酸钠　　　　　　　B. 亚甲蓝
   C. 大苏打　　　　　　　　D. 二巯丁二钠
   E. 依地酸钙钠

二、思考题

简述阿托品在解救有机磷中毒患者中的作用、应用原则及阿托品化的指征。

单项选择题参考答案:1. D　2. D　3. C　4. D

(漯河医学高等专科学校　宋佳玉)

参考文献

[1] 杨宝峰. 药理学[M]. 8版. 北京:人民卫生出版社,2013.
[2] 朱依谆,殷明. 药理学[M]. 8版. 北京:人民卫生出版社,2016.
[3] 乔国芬. 药理学学习指导与习题集[M]. 3版. 北京:人民卫生出版社,2013.
[4] 李俊. 临床药理学[M]. 5版. 北京:人民卫生出版社,2013.
[5] 傅宏义. 新编药物大全[M]. 4版. 北京:中国医药科技出版社,2017.
[6] 陈新谦,金有豫,汤光. 新编药物学[M]. 17版. 北京:人民卫生出版社,2011.
[7] 杨宝峰. 基础与临床药理学(研究生)[M]. 2版. 北京:人民卫生出版社,2014.
[8] 吴基良,罗健东. 药理学(案例版)[M]. 2版. 北京:科学出版社,2017.

小事拾遗：

学习感想：

　　学习的过程是知识积累的过程，也是提升能力、稳步成长的阶梯，大家的注释、理解汇集成无限的缘分、友情和牵挂，请简单手记这一过程中的某些"小事"，再回首时定会有所发现、有所感悟！

学习的记忆

姓名：_____

本人于20____年____月至20____年____月参加了本课程的学习

此处粘贴照片

任课老师：_____ _____　　班主任：_____

班长或学生干部：_____ _____ _____

我的教室（请手写同学的名字，标记我的座位以及前后左右相邻同学的座位）